精编护理学基础与临床应用

主编　王淑娟　赵　雪　朱园园　徐　燕
　　　冯晓昱　李　烨　张　敏

中国海洋大学出版社
·青岛·

图书在版编目（CIP）数据

精编护理学基础与临床应用／王淑娟等主编．—青岛：中国海洋大学出版社，2022.8

ISBN 978-7-5670-3244-6

Ⅰ．①精… Ⅱ．①王… Ⅲ．①护理学 Ⅳ.①R47

中国版本图书馆CIP数据核字（2022）第152815号

出版发行	中国海洋大学出版社
社　　址	青岛市香港东路23号　　　　　　　**邮政编码**　266071
出 版 人	刘文菁
网　　址	http://pub.ouc.edu.cn
电子信箱	369839221@qq.com
订购电话	0532-82032573（传真）
策划编辑	韩玉堂
责任编辑	韩玉堂　　　　　　　　　　　　　　**电　　话**　0532-85902349
印　　制	朗翔印刷（天津）有限公司
版　　次	2023年3月第1版
印　　次	2023年3月第1次印刷
成品尺寸	185 mm×260 mm
印　　张	28.75
字　　数	726千
印　　数	1～1000
定　　价	198.00元

前言

护理学是医学科学领域中一门自然科学和社会科学相结合的、独立的综合性应用学科，是研究护理现象及其发生、发展规律的学科。当前，医学快速发展，医疗体制改革不断深化，人民群众的健康服务需求多样化、多层次，这对护理人员的水平和能力提出了更高的要求。因此，护理人员必须不断总结临床护理经验，熟悉并掌握新的护理技术，才能跟上护理学发展的步伐，更好地为患者服务。

为了给广大护理人员普及护理学知识，帮助广大护理人员更好地认识、了解相关疾病，正确进行护理诊断和提供相应的护理措施，并最终提高临床常见病和多发病的治愈率，我们邀请国内著名专家精心编写了《精编护理学基础与临床应用》一书，希望对护理人员、护理教育人员有所帮助。

本书首先介绍了基础护理技术，然后介绍了门诊护理、急救护理、重症护理，全面、系统地阐述了呼吸内科、心内科、肾内科、肿瘤科、普外科、神经外科、五官科、妇产科常见病、多发病的护理，最后对产后康复护理及社区护理进行了详细介绍。本书文笔流畅、精简易懂，具有科学性和先进性，将基础医学理论、基础护理知识、临床实际操作及各专科护理技能的应用融为一体，既突出了理论性和系统性，又突出了实用性和可操作性。本书的编写遵循了护士培养目标的要求，适合护理专业教师、护理专业学生及临床护理人员参考阅读。

护理学研究正在不断深入,护理经验也在进一步积累,愿本书能起到抛砖引玉的作用,也期待与各位同道共同努力,使护理学进一步发展。

《精编护理学基础与临床应用》编委会
2022 年 1 月

目录

第一章

基础护理技术

第一节 鼻饲技术

一、目的

对病情危重、昏迷、不能经口或不愿正常摄食的患者,通过胃管供给患者所需的营养和药物,维持机体代谢平衡,保证蛋白质和热量的供给,维持和改善患者的营养状况。

二、准备

（一）物品准备

治疗盘内:一次性无菌鼻饲包一套(硅胶胃管 1 根、弯盘 1 个、压舌板 1 个、50 mL 注射器 1 具、润滑剂、镊子 2 把、治疗巾 1 条,纱布 5 块),治疗碗 2 个,弯血管钳 1 把,棉签适量,听诊器 1 副,鼻饲流质液(38 ℃~40 ℃)200 mL,温开水适量,手电筒 1 个,调节夹 1 个(夹管用),松节油,漱口液,毛巾。对慢性支气管炎的患者视情况准备镇静剂、氧气。

治疗盘外:安全别针 1 个,夹子或橡皮圈 1 个,卫生纸适量。

（二）患者、护理人员及环境准备

患者了解鼻饲的目的、方法、注意事项及配合要点。护理人员帮助患者调整情绪,指导或协助患者摆好体位。护理人员应衣帽整齐,修剪指甲,洗手,戴口罩。环境安静、整洁,光线、温湿度适宜。

三、评估

(1)评估患者的病情、治疗情况、意识、心理状态及合作度。

(2)评估患者的鼻腔状况,有无鼻中隔偏曲、息肉,鼻黏膜有无水肿、炎症等。

(3)向患者解释鼻饲的目的、方法、注意事项及配合要点。

四、操作步骤

(1)确认患者并了解病情,向患者解释鼻饲的目的、过程及方法。

（2）备齐用物，将其携至床旁，核对床头卡、医嘱、饮食卡，核对流质饮食的种类、量、性质、温度、质量。

（3）患者如有义齿、眼镜，应协助其取下，妥善存放。防止义齿脱落，被误吞入食管或落入气管而引起窒息。插管时刺激可致流泪，取下眼镜便于擦除。

（4）取半坐位或坐位，可减轻胃管通过咽喉部时引起的咽反射，利于胃管插入。无法坐起者取右侧卧位，为昏迷患者取去枕平卧位，让患者的头向后仰，可避免胃管误入气管。

（5）将治疗巾围于患者的颔下，保护患者的衣服和床单，将弯盘、毛巾放置于方便易取处。

（6）观察鼻孔是否通畅，黏膜有无破损，清洁鼻腔，选择通畅的一侧以便于插管。

（7）准备胃管。测量胃管插入的长度，成人插入长度为 45～55 cm，一般取发际至胸骨剑突处或鼻尖经耳垂至胸骨剑突处，并进行标记。倒少许润滑剂于纱布上，润滑胃管前段 10～20 cm处，减少插管时的摩擦阻力。

（8）左手持纱布托住胃管，右手持镊子夹住胃管前端，沿选定侧鼻孔缓缓插入。插管时动作轻柔，镊子前端勿触及鼻黏膜，以防损伤，当胃管插入 10～15 cm，通过咽喉部时，如患者清醒，指导其做吞咽动作及深呼吸，随患者做吞咽动作及深呼吸顺势将胃管向前推进，直至标记处。如患者为昏迷患者，将患者的头部托起，使下颌靠近胸骨柄，可增大咽喉部通道的弧度，便于胃管顺利通过，再缓缓插入胃管至标记处。若插管时患者恶心、呕吐感持续，用手电筒、压舌板检查口腔咽喉部有无胃管盘曲卡住。如患者有呛咳、发绀、喘息、呼吸困难等误入气管现象，应立即拔管。患者休息后再插。

（9）确认胃管在胃内，用胶布将胃管固定于鼻翼和面颊部。验证胃管在胃内的 3 种方法：①打开胃管末端胶塞，将注射器连接于胃管末端抽吸，抽出胃液即可证实胃管在胃内。②将听诊器置于患者的胃区，快速经胃管向胃内注入 10 mL 空气，同时在胃部听到气过水声，即表示胃管已插入胃内。③将胃管末端置于盛水的治疗碗内，无气泡溢出。

（10）灌食：将注射器连接于胃管末端，先回抽，见有胃液，再注入少量温开水，可润滑管壁，防止喂食溶液黏附于管壁，然后缓慢灌注鼻饲液或药液等。鼻饲液温度为 38 ℃～40 ℃，每次鼻饲量不应超过 200 mL，间隔时间不少于 2 h。应分别灌入新鲜果汁与奶液，防止凝块产生。鼻饲结束后，再次注入温开水 20～30 mL 来冲洗胃管，避免鼻饲液积存于管腔中而变质，造成胃肠炎或堵塞管腔。鼻饲过程中，避免注入空气，以防造成腹胀。

（11）使用胃管末端胶塞，如无胶塞可反折胃管末端，用纱布包好，用橡皮圈系紧，用别针将胃管固定于大单、枕旁或患者衣领处，防止灌入的食物反流和胃管脱落。

（12）协助患者清洁口腔、鼻孔，整理床单位，嘱患者维持原卧位 20～30 min，防止发生呕吐，促进食物消化、吸收。对长期鼻饲者应每天进行口腔护理。

（13）整理用物，并清洁、消毒、备用。对鼻饲用物应每天更换和消毒，协助患者擦净面部，取舒适卧位。

（14）洗手，记录。记录插管时间，鼻饲液的种类、量及患者的反应等。

五、拔管

停止鼻饲或长期鼻饲需要更换胃管时进行拔管。

（1）携用物至床前，说明拔管的原因，并选择末次鼻饲结束时拔管。

（2）将弯盘置于患者的颔下，夹紧胃管末端，将其放于弯盘内，防止拔管时液体反流，胃管内残留液体滴入气管。揭去固定胶布,用松节油擦去胶布痕迹,再用清水擦洗。

（3）嘱患者深呼吸,在患者缓缓呼气时稍快拔管,到咽喉处快速拔出。

（4）将胃管放入弯盘中,移出患者的视线,避免患者产生不舒服的感觉。

（5）清洁患者面部、口腔及鼻腔,帮助患者漱口,取舒适卧位。

（6）整理床单位,清理用物。

（7）洗手,记录拔管时间和患者的反应。

六、注意事项

（1）注入药前应将药片充分研碎,全部溶解方可灌注。灌注多种药物时,应分开灌注,灌注每种药物之间用少量温开水冲洗一次,注意药物配伍禁忌。

（2）插胃管时护理人员与患者进行有效沟通,缓解患者的紧张度。

（3）插管动作要轻、稳,尤其是通过食管三个狭窄部位时（环状软骨水平处、平气管分叉处、食管通过膈肌处）,以免损伤食管黏膜。

（4）每次鼻饲前应检查胃管是否在胃内及是否通畅,并用少量温开水冲管,然后方可进行鼻饲。鼻饲完毕,再次注入少量温开水,防止鼻饲液凝结。注入鼻饲液的速度要缓慢,以免引起患者不适。

（5）鼻饲液应现配现用,已配制好的暂不用时,应放在 4 ℃以下的冰箱内保存,保证 24 h 内用完,防止长时间放置而变质。

（6）对长期鼻饲者应每天进行两次口腔护理,并定期更换胃管。每周更换一次普通胃管,每月更换一次硅胶胃管,2 个月更换一次聚氨酯胃管。更换胃管时应于当晚最后一次鼻饲后拔出胃管,翌日早晨从另一侧鼻孔插入胃管。

（7）每次灌注前或间隔 4～8 h 应抽胃内容物,检查胃内残留物的量。如残留物的量大于灌注量的 50%,说明胃排空延长,应告知医师。

（赵　雪）

第二节　营养支持技术

一、肠内营养

（一）目的

（1）提供全面、均衡、符合生理的营养供给,以降低高分解代谢,提高机体免疫力。

（2）维持胃肠道功能,保护肝脏功能。

（3）提供经济、安全的营养治疗。

（二）操作前准备

1.告知

告知患者和家属操作的目的和方法、注意事项、配合方法。

2.评估

评估患者的病情、意识状态、合作程度、营养状态、管饲通路情况、输注方式。

3.操作人员的准备

操作的护理人员着装整洁,修剪指甲,洗手,戴口罩。

4.物品准备

准备肠内营养液、营养泵、肠内营养袋、加温器、20 mL注射器、温水。必要时准备插线板。

5.环境

环境整洁、安静。

(三)操作过程

(1)携用物至患者床旁,核对腕带及床头卡。

(2)协助患者取半卧位。

(3)固定营养泵,安装管路,检查并确认胃肠营养管的位置,抽吸并评估胃内残留量。

(4)用温水冲洗胃肠营养管并将其与管路连接。

(5)根据医嘱调节输注速度。

(6)将加温器连于胃肠营养管上(一般温度调节为37 ℃~40 ℃)。

(7)核对。

(8)输注完毕,用温水冲洗胃肠营养管。

(9)包裹、固定胃肠营养管。

(10)协助患者取适宜卧位,整理床单位。

(11)整理用物,按医疗垃圾给用物分类并处理。

(12)擦拭治疗车。

(13)洗手,记录,确认医嘱。

(四)注意事项

(1)营养液现用现配,24 h内用完。

(2)对长期留置胃肠营养管者,每天用油膏涂擦鼻腔黏膜,每天进行口腔护理。

(3)输注前后或经胃肠营养管注入药物后均用温水冲洗胃肠营养管。

(4)定期(或按照说明书)更换胃肠营养管,对胃造口、空肠造口者,保持造口周围皮肤干燥、清洁。

(5)避免空气入胃,引起胀气。

(6)将加温器放到合适的位置,以免烫伤患者。

(7)抬高床头,避免患者平卧引起误吸。

(8)观察并记录输注量以及输注中、输注后患者的反应。

(9)特殊用药前、后用约30 mL的温水冲洗胃肠营养管,将药片或药丸经研碎、溶解后注入胃肠营养管。

(10)注意放置恰当的管路标识。

(五)评价标准

(1)患者和家属能够知晓护理人员告知的事项,对服务满意。

(2)操作规范、安全,动作娴熟。

二、肠外营养

（一）目的

通过静脉途径输注各种营养素，补充和维持患者的营养。

（二）操作前准备

1.告知

告知患者和家属操作的目的和方法、注意事项、配合方法。

2.评估

（1）评估患者的病情、意识状态、合作程度、营养状态。

（2）评估输液通路情况、穿刺点及其周围皮肤状况。

3.操作人员的准备

操作的护理人员着装整洁，修剪指甲，洗手，戴口罩。

4.物品准备

准备治疗车、穿刺盘、营养液、20 mL 注射器、输液泵、营养袋、加温器、温水。必要时准备插线板。

5.环境

环境整洁、安静。

（三）操作过程

（1）携用物至患者床旁，核对腕带及床头卡。

（2）协助患者取舒适卧位。

（3）固定输液泵，连接电源。

（4）将营养袋挂于仪器架上，排气。

（5）打开输液泵门，固定输液管，关闭输液泵门。

（6）开机，设置输液速度及预输液量。

（7）将感应器固定在墨菲氏滴管上端。

（8）给皮肤消毒，二次排气。

（9）穿刺，启动输液泵，妥善固定管路。

（10）整理床单位，协助患者取舒适卧位。

（11）整理用物，按医疗垃圾给用物分类并处理。

（12）擦拭治疗车。

（13）洗手，记录，确认医嘱。

（四）注意事项

（1）营养液宜现配现用，若营养液配制后暂时不用，应放在冰箱中冷藏，在室温下复温后再输注，保存时间不超过 24 h。

（2）可经周围静脉输入等渗或稍高渗溶液，应从中心静脉输入高渗溶液，明确标识。

（3）如果选择中心静脉导管输注，注意管路维护。

（4）不宜从输入营养液的管路输血、采血。

（五）评价标准

（1）患者和家属能够知晓护理人员告知的事项，对服务满意。

（2）遵循查对制度，符合无菌技术、安全给药原则。

（3）操作过程规范，动作娴熟。

（赵　雪）

第三节　无菌技术

一、无菌包使用技术

（一）目的

保持已经灭菌的物品处于无菌状态。

（二）操作前准备

1.操作人员的准备

操作的护理人员着装整洁，修剪指甲，洗手，戴口罩。

2.物品准备

准备无菌包、无菌持物钳及容器、治疗盘。

3.操作环境

环境整洁、宽敞。

（三）操作步骤

（1）检查无菌包，核对名称、有效灭菌日期、化学指示胶带颜色、包布情况。

（2）打开无菌包，揭开化学指示胶带或系带，按原折叠顺序逐层打开。

（3）用无菌钳取出物品，将物品放于指定的区域内。

（4）包内有剩余物品，按原折痕包好。

（5）注明开包时间。

（6）一次全部取出包内物品时，将包托在手中打开，另一只手将包布四角抓住，将包内物品妥善放置于无菌区域内。

（7）整理用物。

（四）注意事项

（1）严格遵循无菌操作原则。

（2）将无菌包置于清洁、干燥处，避免潮湿。

（3）打开包布时，手不可跨越无菌区，不可触及无菌面。

（4）注明开包日期，开启后的无菌包使用时间不超过 24 h。

（五）评价标准

（1）遵循无菌操作原则。

（2）操作过程规范、准确。

二、戴无菌手套

（一）目的

执行无菌操作或者接触无菌物品时需戴无菌手套，以保护患者、预防感染。

（二）操作前准备

1.操作护士的准备

操作护士着装整洁，修剪指甲，洗手，戴口罩。

2.物品准备

准备一次性无菌手套。

3.操作环境

操作环境要整洁、宽敞。

（三）操作步骤

（1）检查无菌手套的包装、有效期、型号。

（2）打开手套外包装。①分次取手套法：一只手掀起口袋的开口处，另一只手捏住手套的翻折部分（手套内面）取出手套，对准五指戴上。掀起另一只口袋，以戴着无菌手套的手指插入另一只手套的翻折部分，将手套戴好。②一次性取手套法：两手同时掀起口袋的开口处，分别捏住两只手套的翻折部分，取出手套。将两只手套的五指对准，先戴一只手套，再以戴好手套的手指插入另一只手套的翻折部分，以相同方法戴好。

（3）双手对合交叉，调整手套的位置，将手套翻边扣套在工作服的衣袖外面。

（4）脱手套方法：①用戴着手套的手捏住另一只手套污染面的边缘将手套脱下。②用戴着手套的手握住脱下的手套，用脱下手套的手捏住另一只手套清洁面（内面）的边缘，将手套脱下。③用手捏住手套的内面将手套丢至医疗垃圾桶内。

（5）整理用物，洗手。

（四）注意事项

（1）严格遵循无菌操作原则。

（2）戴无菌手套时，应防止手套污染。注意未戴手套的手不可触及手套的外面，戴手套的手不可触及未戴手套的手或者另一只手套的内面。

（3）诊疗护理不同的患者之前应更换手套。

（4）脱手套时，应翻转脱下。

（5）脱去手套后，应按规定程序与方法洗手。戴手套不能替代洗手，必要时进行手消毒。

（6）操作时如果发现手套破损，应及时更换。

（五）评价标准

（1）遵循无菌原则，符合无菌要求。

（2）操作过程规范、熟练。

（3）选择的手套型号适宜，外观平整。

三、铺设无菌器械台

（一）目的

将无菌巾铺在清洁、干燥的器械台上，形成无菌区，放置无菌物品，以备手术使用。

（二）操作前准备

1.操作护士的准备

操作护士着装整洁，修剪指甲，洗手，戴帽子、口罩。

2.物品准备

准备治疗车、无菌持物钳、无菌敷料包、器械包、手术衣及手术需要的物品。

3.操作环境

操作环境宽敞、洁净。

（三）操作过程

（1）核对、检查无菌包。

（2）打开无菌持物钳，标记开启时间。

（3）依次打开无菌敷料包、无菌器械包、无菌手术衣，将其分别铺置于治疗车上。

（4）用无菌持物钳夹取无菌手套，将其置于手术衣旁。

（5）穿手术衣，戴无菌手套。

（6）整理台面，把器械、敷料分别置于无菌台左、右侧。

（7）按医疗垃圾处理废弃物。

（四）注意事项

（1）严格执行无菌技术操作原则，预防交叉感染。

（2）无菌物品不超过器械台边缘。

（3）铺无菌台时身体须远离无菌区 10 cm 以上。

（4）无菌器械台边缘垂下的无菌单前侧比背侧长，无菌单垂缘至少 30 cm。

（五）评价标准

（1）符合无菌操作技术原则及查对制度。

（2）铺置无菌器械台顺序、方向正确。

（3）无菌器械台面平整，无菌物品摆放整齐、合理。

（4）铺置移动无菌台的方法正确。

（5）用物处理得当。

四、铺无菌盘

（一）目的

将无菌巾铺在清洁、干燥的治疗盘内，形成无菌区，放置无菌物品，以供治疗时使用。

（二）操作前准备

1.操作护士的准备

操作护士着装整洁，修剪指甲，洗手，戴口罩。

2.物品准备

准备治疗盘、无菌包、无菌持物钳及容器、无菌物品。

3.操作环境

操作环境整洁、宽敞。

（三）操作步骤

（1）检查无菌包，核对名称、有效灭菌日期、化学指示胶带颜色、包布情况。

（2）打开无菌包，使用无菌持物钳取出 1 块治疗巾，将其放于治疗盘内。

（3）对剩余物品按原折痕包好，注明开包日期及时间。

（4）将无菌治疗巾双折平铺于治疗盘内，将上层呈扇形折叠到对侧，边缘向外。

（5）放入无菌物品。

（6）将上层盖于物品上，上、下层边缘对齐，对开口处向上翻折，两侧边缘向下翻折。

（7）注明铺盘日期及时间。

（8）整理用物。

（四）注意事项

（1）严格遵循无菌操作原则。

（2）铺无菌盘区域清洁、干燥，避免无菌巾潮湿、污染。

（3）不可跨越无菌区，非无菌物品不可触及无菌面。

（4）注明铺无菌盘的日期、时间。无菌盘的有效期为 4 h。

（五）评价标准

（1）遵循无菌操作技术原则。

（2）操作轻巧、熟练、规范。

（3）用物放置符合节力及无菌要求。

（4）无菌物品摆放合理，折边外观整齐。

（王淑娟）

第四节 排痰技术

一、有效排痰法

（一）目的

对不能有效咳痰的患者进行叩背，协助患者排出肺部分泌物，保持呼吸道通畅。

（二）操作前准备

1.告知患者

告知患者操作目的、方法、注意事项、配合方法。

2.评估患者

（1）评估患者的病情、意识状态、咳痰能力、影响咳痰的因素、合作能力。

（2）评估患者的痰液的颜色、性质、量、气味。

（3）评估患者的肺部呼吸音情况。

3.操作护士的准备

操作护士着装整洁，修剪指甲，洗手，戴口罩。

4.物品准备

准备听诊器、隔离衣、快速手消毒剂，必要时备雾化面罩、雾化液。

5.环境

环境整洁、安静。

（三）操作步骤

（1）穿隔离衣，核对腕带及床头卡。

（2）协助患者取侧卧位或坐位。

（3）叩击患者的胸背部，手指合拢呈杯状，由肺底自下而上、自外向内叩击。

（4）拍背后，嘱患者缓慢深呼吸、用力咳出痰液。

（5）听诊肺部呼吸音清。

（6）协助患者清洁口腔。

（7）整理床单位，协助患者取舒适卧位。

（8）整理用物，脱隔离衣。

（9）洗手，记录，确认医嘱。

（四）注意事项

（1）注意保护胸、腹部伤口，合并气胸、肋骨骨折时禁做叩击。

（2）根据患者的体型、营养状况、耐受能力，合理选择叩击方式、时间和频率。

（3）操作过程中密切观察患者的意识及生命体征变化。

（五）评价标准

（1）患者能够知晓护士告知的事项，对服务满意。

（2）操作过程规范、安全，动作娴熟。

二、经鼻或经口腔吸痰

（一）目的

充分吸出痰液，保持患者呼吸道通畅，确保患者安全。

（二）操作前准备

1.告知患者及其家属

告知患者及其家属操作目的、方法、注意事项、配合方法。

2.评估患者

（1）评估患者的病情、意识状态、生命体征、承受能力、合作程度。

（2）评估患者的双肺呼吸音、痰鸣音、氧疗情况、血氧饱和度、咳嗽能力。

（3）评估患者的痰液的性状。

（4）评估患者的义齿、口腔及鼻腔状况。

3.操作护士的准备

操作护士着装整洁，修剪指甲，洗手，戴口罩。

4.物品准备

准备治疗车、治疗盘、吸痰包、一次性吸痰管、灭菌注射用水、负压吸引装置一套、隔离衣、快速手消毒剂、污物桶、消毒桶，必要时备压舌板、开口器、舌钳、口咽通气道、听诊器。

5.环境

环境整洁、安静。

（三）操作过程

（1）穿隔离衣，携用物至患者床旁，核对腕带及床头卡。

（2）协助患者取适宜卧位，取下活动义齿。

（3）连接电源，打开吸引器，调节负压吸引压力为20.0～26.7 kPa(150～200 mmHg)。

（4）戴一次性无菌手套，连接吸痰管。

（5）将吸痰管经口或鼻插入气道（进管时阻断负压），边旋转边向上提拉，每次吸痰时间不超过15 s。

（6）吸痰过程中密切观察患者的生命体征、血氧饱和度及痰液情况，听诊呼吸音。

（7）吸痰结束，用手上的一次性手套包裹吸痰管，将吸痰管及手套丢入污物桶。

（8）冲洗管路。

（9）整理床单位，协助患者取安全、舒适体位。

（10）整理用物，按医疗垃圾分类处理用物，给仪器及管路消毒。

（11）脱隔离衣，擦拭治疗车。

（12）洗手，记录，确认医嘱。

（四）注意事项

（1）观察患者的生命体征、血氧饱和度的变化及痰液情况，并准确记录。

（2）遵循无菌原则，插管动作轻柔。吸痰管到达适宜深度前避免负压，逐渐退出的过程中提供负压。

（3）选择粗细、长短、质地适宜的吸痰管。

（4）按需吸痰，每次吸痰时均须更换吸痰管。

（5）患者痰液黏稠时可以配合翻身叩背、雾化吸入，患者发生缺氧症状（如发绀、心率下降）时应停止吸痰，患者休息后再为其吸痰。

（6）吸痰过程中，鼓励并指导清醒患者深呼吸，进行有效咳痰。

（五）评价标准

（1）患者及其家属能够知晓护士告知的事项，并能配合操作。

（2）遵循无菌原则、消毒隔离制度。

（3）操作过程规范、安全、有效，动作轻柔。

三、气管插管吸痰

（一）目的

充分吸出痰液，保持患者呼吸道通畅。

（二）操作前准备

1.告知患者及其家属

告知患者及其家属操作目的、方法、注意事项、配合方法。

2.评估患者

（1）评估患者的病情、意识状态、合作程度。

（2）评估患者的心电监护及管路状况。

3.操作护士的准备

操作护士着装整洁，修剪指甲，洗手，戴口罩。

4.物品准备

准备治疗车、负压吸引装置一套、一次性吸痰管、无菌生理盐水、隔离衣、快速手消毒剂、污物桶、消毒桶。

5.环境

环境安静、整洁。

（三）操作过程

(1)穿隔离衣,携用物至患者床边,核对患者的腕带及床头卡。

(2)协助患者取仰卧位,将患者的头偏向操作者侧。

(3)吸痰前给予 2 min 纯氧吸入。

(4)连接电源,打开吸引器,调节负压吸引压力为 20.0～26.7 kPa(150～200 mmHg)。

(5)戴一次性无菌手套,连接吸痰管。

(6)正确开放气道,迅速将吸痰管插入至适宜深度,边旋转边向上提拉,每次吸痰时间不超过 15 s。

(7)观察患者的生命体征、血氧饱和度的变化,观察患者痰液的性状、量及颜色,听诊呼吸音。

(8)吸痰结束后再给予纯氧吸入 2 min。

(9)用手上的一次性手套包裹吸痰管,将其丢入污物桶。

(10)冲洗管路并妥善放置。

(11)整理床单位,协助患者取安全、舒适体位。

(12)整理用物,按医疗垃圾分类处理用物。

(13)脱隔离衣,擦拭治疗车。

(14)洗手,记录,确认医嘱。

（四）注意事项

(1)观察患者的生命体征及呼吸机参数的变化,如呼吸道被痰液堵塞,发生窒息,应立即吸痰。

(2)遵循无菌原则,每次吸痰前均须更换吸痰管,应先吸气管内,再吸口鼻处。

(3)吸痰前整理呼吸机管路,倾倒冷凝水。

(4)掌握适宜的吸痰时间。对呼吸机管路每周更换并消毒一次,发现污染严重,随时更换。

(5)注意吸痰管插入是否顺利,遇有阻力时,应分析原因,不得粗暴操作。

(6)选择型号适宜的吸痰管,吸痰管外径应≤气管插管内径的1/2。

(7)吸痰过程中,鼓励并指导清醒患者深呼吸,进行有效咳痰。

（五）评价标准

(1)患者及其家属能够知晓护士告知的事项,并能配合操作。

(2)遵循无菌技术、标准预防、消毒隔离原则。

(3)护士操作过程规范、安全、有效。

四、排痰机使用

（一）目的

协助排除肺部痰液,预防、减轻肺部感染。

（二）操作前准备

1.告知患者

告知患者操作目的、方法、注意事项、配合方法。

2.评估患者

（1）评估患者的病情、意识状态、耐受能力、心理反应、合作程度。

（2）评估患者的胸部皮肤情况及肺部痰液分布情况。

3.操作护士的准备

操作护士着装整洁，修剪指甲，洗手，戴口罩。

4.物品准备

准备振动排痰机、叩击头套、快速手消毒剂。

5.环境

环境整洁、安静、私密。

（三）操作步骤

（1）携用物至患者床旁，核对腕带及床头卡。

（2）协助患者取适宜体位。

（3）连接振动排痰机电源，开机。

（4）调节强度、频率。

（5）选择排痰模式（自动和手动），定时。

（6）安装适宜的叩击头及套。

（7）叩击头振动后，方可放于胸部、背部及其两侧并给予适当的压力治疗。

（8）治疗结束，撤除叩击头套。

（9）整理床单位，协助患者取安全、舒适卧位。

（10）整理用物，按医疗垃圾分类处理用物。

（11）洗手，记录，确认医嘱。

（四）注意事项

（1）注意禁止对皮肤感染、有胸部肿瘤、有心内附壁血栓、严重心房颤动、心室颤动、急性心肌梗死、不能耐受振动的患者使用振动排痰机。

（2）密切监测患者病情的变化，如患者感到不适，应及时停止治疗。

（3）应将叩击头置于叩击部位不动，持续数秒，再更换叩击部位，或使叩击头缓慢地在身体表面移动，要避免快速移动，以免影响治疗效果。

（4）根据患者的情况选择治疗时间，一般为 5～10 min。

（五）评价标准

（1）患者及其家属能够知晓护士告知的事项，对服务满意。

（2）注意观察患者的肺部情况。

（3）护士操作过程规范、准确。

（王淑娟）

第五节 氧疗技术

一、鼻导管或面罩吸氧

（一）目的

纠正各种原因造成的缺氧状态，提高患者的血氧含量及动脉血氧饱和度。

（二）操作前准备

1.告知患者

告知患者操作目的、方法、注意事项、配合方法。

2.评估患者

（1）评估患者的病情、意识、呼吸状态、缺氧程度、心理反应、合作程度。

（2）评估患者的鼻腔状况：有无鼻息肉、鼻中隔偏曲或分泌物阻塞等情况。

3.操作护士的准备

操作护士着装整洁，修剪指甲，洗手，戴口罩。

4.物品准备

准备治疗车、一次性吸氧管或吸氧面罩、湿化瓶、蒸馏水、氧流量表、水杯、棉签、吸氧卡、笔、快速手消毒剂、污物桶、消毒桶。

5.环境

环境安全、安静、整洁。

（三）操作过程

（1）携用物至患者床旁，核对腕带及床头卡。

（2）协助患者取适宜体位。

（3）清洁双侧鼻腔。

（4）正确安装氧气装置，使管路或面罩连接紧密，确定氧气流出通畅。

（5）根据病情调节氧流量。

（6）固定吸氧管或面罩。

（7）填写吸氧卡。

（8）用氧过程中密切观察患者的呼吸、神志、血氧饱和度及缺氧程度改善情况等。

（9）整理床单位，协助患者取舒适卧位。

（10）整理用物，按医疗垃圾分类处理用物。

（11）擦拭治疗车。

（12）洗手，记录，确认医嘱。

（四）注意事项

（1）保持呼吸道通畅，注意气道湿化。

（2）保持吸氧管路通畅，无打折、分泌物堵塞或扭曲。

（3）面罩吸氧时，检查面部、耳郭皮肤受压情况。

（4）吸氧时先调节好氧流量再与患者连接，停氧时先取下鼻导管或面罩，再关闭氧流量表。

(5)注意用氧安全,尤其是使用氧气筒给氧时注意防火、防油、防热、防震。

(6)对于长期吸氧患者,每天更换一次湿化瓶内蒸馏水,每周给湿化瓶浸泡消毒一次,每次30 min,然后洗净、干燥以备用。

(7)新生儿吸氧应严格控制用氧浓度和用氧时间。

(五)评价标准

(1)患者能够知晓护士告知的事项,对服务满意。

(2)操作过程规范、安全,动作娴熟。

二、一次性使用吸氧管(OT-MI 人工肺)

(一)目的

纠正各种原因造成的缺氧状态,提高患者的血氧含量及动脉血氧饱和度。

(二)操作前准备

1.告知患者及其家属

告知患者及其家属操作目的、方法、注意事项、配合方法。

2.评估患者

(1)评估患者的病情、意识、缺氧程度、呼吸、自理能力、合作程度。

(2)评估患者的鼻腔状况。

3.操作护士的准备

操作护士着装整洁,修剪指甲,洗手,戴口罩。

4.物品准备

准备治疗车、氧流量表、人工肺、水杯、棉签、快速手消毒剂、吸氧卡、笔,必要时准备吸氧面罩。

5.环境

环境安静、整洁。

(三)操作过程

(1)携用物至患者床旁,核对腕带及床头卡。

(2)协助患者取舒适卧位。

(3)正确安装氧气装置。

(4)清洁鼻腔。

(5)根据病情调节氧流量。

(6)吸氧并固定吸氧管或面罩。

(7)观察患者的缺氧改善情况。

(8)整理床单位,协助患者取舒适、安全卧位。

(9)整理用物,按医疗垃圾分类处理用物。

(10)擦拭治疗车。

(11)洗手,签字,确认医嘱。

(四)注意事项

(1)保持呼吸道通畅,注意气道湿化。

(2)保持吸氧管路通畅,无打折、分泌物堵塞或扭曲。

(3)面罩吸氧时,检查面部、耳郭皮肤受压情况。

（4）吸氧时先调节好氧流量再与患者连接，停氧时先取下鼻导管或面罩，再关闭氧流量表。

（5）注意用氧安全，尤其是使用氧气筒给氧时注意防火、防油、防热、防震。

（6）新生儿吸氧应严格控制用氧浓度和用氧时间。

（五）评价标准

（1）患者及其家属能够知晓护士告知的事项，并能配合，对服务满意。

（2）操作过程规范、安全，动作娴熟。

（张　敏）

第六节　导尿技术

一、女患者导尿法

（一）目的

为昏迷、尿潴留、尿失禁或会阴部有损伤者留置尿管以保持局部干燥、清洁，协助临床诊断、治疗、手术。

（二）操作前准备

（1）告知患者和家属操作目的、方法、注意事项、配合方法及可能出现的并发症。

（2）患者签知情同意书。

（3）评估患者的病情、意识状态、自理能力、合作程度及耐受力，评估膀胱充盈度，评估会阴部的清洁程度及皮肤黏膜状况。

（4）操作护士着装整洁，修剪指甲，洗手，戴口罩。

（5）准备治疗车、一次性导尿包、一次性多用巾、快速手消毒剂、隔离衣、污物桶、消毒桶，必要时准备会阴冲洗包、冲洗液、便盆。

（6）环境整洁、安静、私密，温度适宜。

（三）操作过程

（1）穿隔离衣，携用物至患者床边，核对患者腕带及床头卡。

（2）关闭门、窗。

（3）协助患者摆好体位，取仰卧屈膝位，脱去患者的对侧裤腿，将其盖在近侧腿部。

（4）患者两腿外展，暴露会阴部。

（5）将多用巾铺于患者的臀下，打开导尿包外包装，将消毒物品置于患者的两腿之间。

（6）一只手戴手套，将碘伏棉球放入消毒弯盘内，另一只手持镊子依次给阴阜、双侧大阴唇、双侧小阴唇和尿道口消毒（每个棉球限用 1 次），顺序为由外向内、自上而下。

（7）脱手套，处理用物，用快速手消毒剂给双手消毒。

（8）将导尿包置于患者的双腿之间，打开，形成无菌区。

（9）戴无菌手套，铺孔巾。

（10）检查气囊，将导尿管与引流袋连接以备用。将碘伏棉球放于无菌盘内，用液状石蜡纱布润滑导尿管前端至气囊后 4～6 cm。

（11）用纱布分开并固定小阴唇，再次按照无菌原则给尿道口、双侧小阴唇内侧消毒，将最后一个棉球在尿道口停留 10 s。

(12)更换镊子,夹住导尿管,将其插入尿道内 4～6 cm,见尿后再插入 5～7 cm,夹闭导尿管开口。

(13)按照导尿管标明的气囊容积向气囊内缓慢注入无菌生理盐水,轻拉尿管有阻力后,连接引流袋。

(14)摘手套,妥善固定引流管及尿袋,使尿袋的位置低于膀胱,在导尿管标识处注明置管日期。

(15)整理床单位,协助患者取舒适卧位。

(16)整理用物,按医疗垃圾分类处理用物。

(17)脱隔离衣,擦拭治疗车。

(18)洗手,记录置管日期,尿液的量、性质、颜色等,确认医嘱。

(四)注意事项

(1)严格执行查对制度和无菌操作技术原则。

(2)保护患者的隐私。

(3)对膀胱高度膨胀且极度虚弱的患者,第一次放尿不得超过 1 000 mL,以免膀胱骤然减压引起血尿和血压下降。

(4)为女患者插导尿管时,如导尿管误入阴道,应另换无菌导尿管重新插管。

(5)插入导尿管动作要轻柔,以免损伤尿道黏膜。

(6)维持密闭的尿路排泄系统在患者的膀胱水平以下,避免挤压尿袋。

(五)评价标准

(1)患者及其家属知晓护士告知的事项,对操作满意。

(2)遵循查对制度,符合无菌操作技术原则、标准预防原则。

(3)操作规范、安全,动作娴熟。

(4)导尿管与尿袋连接紧密,引流通畅,固定稳妥。

二、男患者导尿法

(一)目的

其目的与女患者导尿法的目的相同。

(二)操作前准备

评估男患者有无前列腺疾病等引起尿路梗阻的情况,其余操作前准备与女患者导尿法的操作前准备相同。

(三)操作过程

(1)穿隔离衣,携用物至患者床边,核对患者腕带及床头卡。

(2)关闭门、窗。

(3)协助患者摆好体位,取仰卧屈膝位,脱去患者的对侧裤腿,将其盖在近侧腿部。

(4)患者两腿外展,暴露会阴部。

(5)将多用巾铺于患者的臀下,打开导尿包外包装,将消毒物品置于患者的两腿之间。

(6)一只手戴手套,将碘伏棉球放入消毒弯盘内,另一只手持镊子依次给阴阜、阴茎、阴囊消毒。用纱布裹住患者的阴茎,使阴茎与腹壁呈 60°,将包皮向后推,暴露尿道口,用碘伏棉球由内向外螺旋式给尿道口、龟头及冠状沟消毒 3 次,每个棉球限用 1 次。

(7)脱手套,处理用物,用快速手消毒剂给双手消毒。

(8)将导尿包置于患者的双腿之间,打开,形成无菌区。

(9)戴无菌手套,铺孔巾。

(10)检查气囊,将导尿管与引流袋连接以备用。将碘伏棉球放于无菌盘内,用液状石蜡纱布润滑尿管前端至气囊后 20~22 cm。

(11)一只手持纱布包裹阴茎后将阴茎稍提起,和腹壁呈 60°,将包皮后推,暴露尿道口。以螺旋方式给尿道口、龟头、冠状沟消毒 3 次,每个棉球限用一次,将最后一个棉球在尿道口停留 10 s。

(12)提起阴茎,使其与腹壁呈 60°,更换镊子持导尿管,对准尿道口轻轻插入 20~22 cm,见尿后再插入 5~7 cm。

(13)按照导尿管标明的气囊容积向气囊内缓慢注入无菌生理盐水,轻拉尿管有阻力后,撤孔巾。

(14)摘手套,妥善固定引流管及尿袋,使尿袋的位置低于膀胱,导尿管应有标识并注明置管日期。

(15)整理床单位,协助患者取舒适卧位。

(16)整理用物、按医疗垃圾分类处理用物。

(17)脱隔离衣,擦拭治疗车。

(18)洗手,记录置管日期,尿液的量、性质、颜色等,确认医嘱。

(四)注意事项

(1)严格执行查对制度和无菌操作技术原则。

(2)保护患者的隐私。

(3)对膀胱高度膨胀且极度虚弱的患者,第一次放尿不得超过 1 000 mL,以免膀胱骤然减压引起血尿和血压下降。

(4)插入导尿管动作要轻柔,以免损伤尿道黏膜。

(5)男患者的包皮和冠状沟易藏污垢,导尿前要彻底清洁。插入导尿管前建议使用润滑止痛胶,插管遇阻力时切忌强行插入,必要时请专科医师插管。

(五)评价标准

(1)患者及其家属知晓护士告知的事项,对操作满意。

(2)遵循查对制度,符合无菌操作技术原则、标准预防原则。

(3)操作规范、安全,动作娴熟。

(4)导尿管与尿袋连接紧密,引流通畅,固定稳妥。

(王淑娟)

第二章

门 诊 护 理

第一节　发热门诊护理

发热门诊是新型冠状病毒肺炎（简称新冠肺炎）患者聚集的重要部门，为最大限度地减少医院内交叉感染，对发热门诊的护理工作必须制定科学、合理的规章制度，进行严格的管理，并加强指导和监督检查。

一、发热门诊的设施与布局

发热门诊在区域建设上要与普通门诊有一定距离（最好 8 m 以上），诊室最好设在医院大门口处，要求通风良好，有明显的标识。专职人员负责导医并为就诊者发放防护口罩。就诊要采取全封闭式流程，尽量避免发热患者与普通患者直接接触。

二、发热门诊的组织机构

（一）人员编制

设发热门诊主任、护士长、各级各类医务人员、各职能部门，配备专职收费员、检验员、药剂师、X 光放射检查人员。要求配备的医师、护理人员专业知识扎实，有丰富的临床诊断及鉴别诊断能力。

（二）发热门诊

发热门诊要设有独立的候诊区、诊室、留观室、治疗室、检验科、放射科（有专用 X 光机）、收费室、药剂室和卫生间，要有配备齐全的专用急救设备（如有创/无创呼吸机、多功能监护仪、心电图机、除颤器）。

三、严格的管理制度

（一）各级各类人员培训制度

在新冠肺炎流行期间，门诊医务人员流动较大，为确保医务人员的安全，上岗前必须进行严格的防护知识及相关专业知识的培训，其中也包括对保洁员、保安员等人员的培训。

（二）合理的就诊流程

为减少患者在诊区的活动，缩短就诊时间，应尽量简化患者就诊程序，并配备专职导医护士。专职导医护士引导患者进行各项检查。检查后患者应在指定候诊区等候，由护士领取检查结果，直接交予医师。

四、消毒隔离制度

基本的消毒隔离制度和普通门诊的相同，但要加强监督检查，确保各项措施落实到位。

（1）工作人员办公室、休息室应设在缓冲区，要与诊室有一定距离，室内应装有排风设备或空气净化消毒器（人机共存），每日对地面、桌面及门把手分别以 0.5%、0.2% 的含氯消毒液擦拭两次。

（2）留观室和诊室必须安装通风设备（如排风扇、单体空调或电风扇等），保持室内、外空气流通；每天用紫外线照射 3 次，每次 1 h，有条件的医院可安装空气消毒净化器，4～6 h 开机 1 次，每次 2 h；在有人的情况下可采用 3% 过氧化氢喷雾消毒（20～40 mL/m²），每天上午和下午各1 次。

（3）对不同的物品应采用不同的消毒方法。对体温计采用"一用一消毒"，可浸泡在 0.5% 的过氧乙酸中，下次使用前用清水冲净并擦干；听诊器、血压计用后应放入电子消毒柜中消毒30 min；床单、被套及枕套应一次性使用，使用后按照医疗垃圾进行处理。

（4）对地面采用湿式清扫，以 0.2%～0.5% 的过氧乙酸浸泡的墩布擦地或喷洒该浓度范围的过氧乙酸。对物体表面（如暖瓶、桌、椅、门把手、水龙头、电话、病历夹），可用 0.1%～0.2% 的过氧乙酸擦拭消毒。

（5）患者结束观察、收住院或转送其他医院后，应对隔离区进行终末消毒。可用 0.5% 的过氧乙酸熏蒸，关闭门、窗，密闭 4 h 后再通风 15～30 min。熏蒸期间，对地面可喷洒适量清水，保持50%～70% 湿度以利于药液的蒸发，应打开室内床头桌抽屉、桌门，要把贵重仪器搬出病室以避免腐蚀。

（6）对贵重仪器，如呼吸机、心电图机、监护仪、除颤器，可用 0.2% 的过氧乙酸擦拭。

（7）应把患者用过的一次性医疗物品及生活垃圾装入两层黄色垃圾袋，按医疗垃圾焚烧处理。

五、严格的防护措施

医务人员是新冠肺炎流行期间的高危人群，做好医务人员的自身防护极其重要。因此，必须严格进行区域划分，严格掌握清洁区、污染区及患者行走流程，确保清洁区不受污染。医务人员在接触患者前必须在诊室入口处着装整齐，包括穿防护衣、隔离衣、鞋套或雨靴，戴防护口罩、帽子、防护镜、手套；患者就诊时要佩戴防护口罩。

六、发热门诊的护理工作

（1）根据患者的病情及时进行分类、准确分诊，可在测量体温的同时询问有关事宜并认真填写相关登记表。应设专人负责引导、陪同患者就诊，尽量缩短患者的就诊时间。

（2）发热门诊的就诊者不一定都是新冠肺炎患者或疑似病例，必须做好就诊者之间的保护性隔离，确保不发生交叉感染；同时，要密切观察患者病情的变化并详细记录，发现异常情况，及时汇报。

（3）心理护理：一般情况下，发热门诊的就诊者有较大的心理压力，既害怕最终被诊断为新冠肺炎，又害怕在留观期间被他人感染，因此，相当多的患者存在不同程度的紧张、焦虑或恐惧心理。护士在做好自身防护工作的同时也要关注患者的心理状态，要主动安慰、关心患者，进行新冠肺炎知识的宣传教育，让患者明白与家属的暂时分离是对家属和社会负责，尽量消除患者的心理压力，使患者积极配合护理和治疗。

（4）就诊者就诊结束时，护士应将该就诊者的最终诊断及去向准确填写在登记本上，以备查询。

(牟飞飞)

第二节　呼吸内科门诊护理

一、呼吸内科的常用检查方法

（一）肺功能检查

可以协助判断引起呼吸困难的原因，评估病变损害程度和了解肺的功能储备。患者需于术前 4 h 戒烟，不要过饱及过量饮水，检查中遵医嘱进行呼吸动作，必要时测动脉血气；有眩晕、胸痛、心悸、恶心、气喘等不适，及时告知医师。

（二）胸腔穿刺

胸腔穿刺可协助诊断，缓解由胸腔积液引起的压迫症状，由医师在病房内局麻条件下进行。患者取坐位或半卧位，穿刺时不要动，不要深呼吸或咳嗽，防止损伤肺脏，尽量放松，保持正常呼吸。出现憋气、气喘、头晕及时告知医师。

（三）支气管造影

支气管造影是用碘油注入支气管拍胸片的方法，目的是观察各支气管分支的部位，确定咯血的原因。检查前 12 h 患者禁食、禁饮，遵医嘱服药，要咳尽呼吸道内的痰液，取下义齿，做好口腔卫生，排空大小便。喷雾式麻醉可能会使患者感到憋气，如有心慌、憋气、烦躁、瘙痒、欣快等症状及时告知医师。术后患者取侧卧位或半卧位，直至咽反射恢复正常，在此之前禁食、禁饮。术后有咽喉痛，属于正常反应。

（四）纤维支气管镜

纤维支气管镜是装有照明设备的一种内镜，常用于协助诊断肺癌、肺结核和肺不张，还可用来观察脓痰的来源及是否有支气管扩张，明确咯血的部位，也可用于吸出掉入呼吸道的异物。患者术前 6 h 内禁食、禁饮，检查时取平卧位，支气管镜经鼻或口插入。术后患者取侧卧位或半卧位，勿过早进食和饮水。

（五）CT

CT 是对肺、纵隔等组织病变的定位检查。

（六）胸部 X 线片

可诊断肺及纵隔病变。患者术前需除去项链等金属饰物及衣扣，要求憋气时，身体勿动。

（七）磁共振成像（MRI）

MRI可提供高清晰度的肺组织横断面影像，为无痛、无创伤的检查。检查时患者应除去所有金属异物，如手表、义齿、饰物、钥匙，如体内有起搏器、金属瓣膜等应告知医师。检查时患者可自由呼吸，但不要说话。

二、呼吸内科常用药物

（一）茶碱类

茶碱类药物有氨茶碱、复方茶碱等。①作用：控制喘息和防止呼吸道痉挛，松弛支气管平滑肌。②不良反应：食欲下降、腹泻、头晕、面色潮红、失眠、易怒、恶心、呕吐、心悸、心律失常、烦躁、呼吸急促等。③注意事项：患者要按时服药，不可私自停药。勿私自使用有中枢兴奋性的药物，如麻黄碱、肾上腺素。服药期间应戒烟，以免引起药物毒性反应。应空腹服用，以便更好地发挥药效。如果患有感冒，一定要就诊，因为感冒可能会影响药效。

（二）祛痰镇咳药

（1）可待因。①作用：控制干咳；②不良反应：头晕、呼吸困难、意识模糊、困倦、便秘、恶心，长期应用可致耐药或成瘾；③注意事项：勿饮酒。应用此药期间，从事驾车、操作机器的职业要格外注意。

（2）美沙醇。①作用：控制咳嗽；②不良反应：异常兴奋、失眠、易怒、神经质；③注意事项：此药通常与抗组胺药、拟交感神经药联用。在使用其他抗感冒药之前，要经医师允许。服药期间勿饮酒。

（三）激素类

泼尼松龙。①作用：减轻哮喘症状及其他呼吸道感染症状。②不良反应：腹痛、肋间痛、发热、疲乏、高血压、下肢水肿、呕吐、伤口不愈、头痛、失眠等。③注意事项：服此药时必须遵医嘱，不可私自减量或停药。应食用低盐、高蛋白、高钾食品。此药与饭同服可减少胃肠道刺激症状。勿与阿司匹林同服，以免加重胃溃疡。长期应用可能产生库欣综合征。

三、慢性支气管炎、肺气肿的预防及自我护理

（一）病因

慢性支气管炎是指气管、支气管黏膜及其周围组织的慢性非特异性炎症。临床上以咳嗽或伴有喘息及反复发作的慢性过程为特征。

1.外因

（1）吸烟：吸烟时间愈长、烟量愈大，患病率也愈高。戒烟后症状可减轻或消失，病情缓解甚至痊愈。

（2）感染：主要为病毒和细菌感染。首次发病前有受凉、感冒病史者达56%～80%。

（3）理化因素：如刺激性烟雾、粉尘、大气污染的慢性刺激。

（4）气候：寒冷常为慢性支气管炎发作的重要原因和诱因。

（5）过敏因素：患者有过敏史者较多。许多抗原性物质（如尘埃、细菌、寄生虫、花粉以及化学气体）可成为过敏因素而致病。

2.内因

（1）呼吸道局部防御及免疫功能降低：正常人的呼吸系统具有完善的防御功能，正常情况下，下呼吸道始终保持无菌状态。全身或呼吸道局部的防御及免疫功能减弱，可为慢性支气管炎提供发病的内在条件。

（2）自主神经功能失调：当呼吸道的副交感神经反应升高时，对正常人不起作用的微弱刺激便可引起支气管痉挛，分泌物增多，产生咳、痰、喘等症状。

总之，慢性支气管炎的病因是多方面的，一般认为在抵抗力减弱的基础上，有一种或多种外因存在时，经过长期、反复的相互作用，容易发展成慢性支气管炎。阻塞性肺气肿是由慢性支气管炎或其他原因逐渐引起的细支气管狭窄、终末细支气管远端气腔过度充气，并伴有气腔壁膨胀、破裂的一种病理状态，多为慢性支气管炎最常见的并发症。

（二）临床表现

主要症状为慢性咳嗽、咳痰和呼吸困难。开始时症状轻微，如果吸烟或接触有害气体或受寒感冒，则可引起急性发作或病情加重，在夏季气候转暖时则可自行缓解。

（1）咳嗽、咳痰：痰量以清晨较多，痰液一般为白色黏稠状或泡沫痰，急性发作伴有细菌感染时则变为黏液脓痰。

（2）呼吸困难：通常在慢性支气管炎阶段就可发生，随着病情发展，在平地活动时也可感觉胸闷、气短，严重时可出现呼吸衰竭的症状，如发绀、头痛、嗜睡、神志恍惚。

（三）治疗

（1）抗生素药物的使用：单用药物或联合用药，静脉注射后口服。严重感染者用青霉素或头孢菌素类，病情改善后可用口服抗生素药物巩固治疗，感染控制后，要及时停用广谱抗生素，以免长期使用引起菌群失调、二重感染或细菌产生耐药性。

（2）应用祛痰、镇咳药物：对年老体弱、无力咳嗽或痰量较多者，以祛痰为主，协助排痰，不选用强烈镇咳药，以免抑制中枢，加重呼吸道阻塞症状。

（3）对喘息性患者先用氨茶碱、沙丁胺醇等解痉平喘药物。

（4）定时做雾化吸入，可稀释气管内分泌物，有利于排痰。一般每天 2～4 次，可选用抗菌、祛痰平喘药进行吸入治疗。

（四）自我护理

（1）患者若能做到有效咳嗽，则对清理呼吸道分泌物、控制感染非常重要。有效咳嗽法：尽可能取坐位，上身向前倾，行深且慢的呼吸，屏住呼吸 3～5 s，短且用力地咳两次。

（2）教会患者减轻呼吸道分泌物黏稠度的方法：①增加饮水量，每天摄入液体 2 500～3 000 mL；②保持室内空气湿润；③咳嗽、咳痰后做口腔护理。

（3）教会患者进行有效呼吸的方法，以改善呼吸功能、减轻呼吸困难的症状。①缩唇呼吸法：首先鼓励患者放松，闭口，用鼻子吸气。在舒适的时间长度内由缩起的口唇完全呼出气来，会产生一种吹的效果。此法可预防呼吸道的塌陷，协助肺脏排气。②腹式呼吸法：当深吸气时腹部鼓起，在呼气时腹部收缩。当坐起或躺卧时，一只手在腹部而另一只手放在胸部，可感觉自己的呼吸是否正常。它的作用是有效使用横膈膜，呼吸也比较容易。

（4）活动要适宜：应向患者解释增加耗氧的活动和因素，如吸烟、体温升高、肥胖、有压力，以免增加耗氧量。氧气要放在随时可以取到的地方，给予低流量吸氧（1～3 L/min）。

（5）注意营养均衡：多吃含高蛋白、低糖类的食物，少吃高脂肪、高热量的食物。避免喝牛奶、食用巧克力等易导致唾液黏稠的食物。

（6）提供良好的休息环境：过冷或干燥的空气均会引起呼吸道痉挛。室内温度为 18 ℃～20 ℃，湿度为 50%～70%，室内需通风良好，保证充足的睡眠。

（7）教会患者自我照顾：如按时服药、勿急躁、保持心情舒畅；避开烟雾环境，尽量避免去交通拥挤的地方,以减少有害气体的吸入;预防感冒,加强体育锻炼,提高机体免疫力;戒烟。

(8)防止并发症:对有肺气肿的患者,应特别注意观察特发性气胸的症状(即一种急性的并发症),其常发生于肺大疱破裂之后。如果感到突然的尖锐性的疼痛,并随胸部的移动、呼吸或咳嗽而加重,一定要向医师说明。还要注意有无肺心病发生,如注意观察有无皮肤发紫或出现斑点,有无水肿,有无呼吸困难加重。

（五）预防

首先让患者掌握此病的本质,树立战胜疾病的信心,同时根据病情指导患者进行适当的体育锻炼,如腹式呼吸、缩唇呼吸等,增强呼吸肌肌力。注意生活规律和丰富的饮食营养,以全面增强体质、减少复发及提高生活质量。加强自身耐寒锻炼,感冒流行期不去公共场所,天气变化时及时增减衣服,避免感冒,减轻发病症状,减少入院次数。有条件的家庭可长期应用氧疗,每天吸氧时间应超过 15 h,低流量吸氧 1～3 L/min,可延长患者生存期。

四、支气管哮喘的预防及自我护理

支气管哮喘简称哮喘病,是因为变应原或其他过敏因素引起的一种支气管反应性过度增高的疾病,通过神经体液而导致气道可逆性痉挛、狭窄。遗传、过敏体质跟该病关系很大,该病的特点是反复发作的暂时性、带哮鸣音的呼气性呼吸困难,能自动或经治疗后缓解。

（一）病因

哮喘的发病及反复发作有诸多复杂的综合因素,大多是在遗传的基础上受到体内外某些因素的激发,主要的激发因素如下。

1.变应原

(1)特异性抗原包括以下几方面。①花粉:吸入花粉而引起的哮喘,称为花粉性哮喘。在一定地区及季节内因吸入某些致敏花粉,而引起季节性发作或季节性加重的支气管哮喘,药物治疗效果很差,无并发症者多可随空中花粉的消失而自行缓解。此类患者可选择不同的变应原进行皮肤试验和脱敏治疗。②灰尘:包括有机尘(街道上的灰尘)、家尘(腐烂物质、被褥等产生的细菌、真菌、脱屑等),建议湿式打扫。③尘螨:尘螨孳生于人类居住的环境中,如卧室、床褥、衣服。儿童的尘螨性过敏发病率高于成人,男性的尘螨性过敏发病率高于女性。④表皮变应原:狗、猫、马的皮屑。⑤真菌:潮湿的空气或住室中易产生真菌。⑥昆虫排泄物:甲虫、蛀虫、蟑螂等的排泄物可引起 I 型变态反应而致哮喘发作。

(2)非特异性因素有氨、煤气、氧气、冷空气等。

2.呼吸道感染

在哮喘患者中,可存在细菌、病毒、支原体等特异性 IgE,如果吸入相应的抗原则可激发哮喘。

3.气候因素

气温、湿度、气压、空气离子等改变可诱发哮喘,故在寒冷季节或秋、冬气候转变时发病较多。

4.药物因素

青霉素、阿司匹林、磺胺类等药物可以引起有对这些药物过敏史的患者哮喘的剧烈发作。

5.精神因素

临床上常见到精神紧张、恐惧、焦虑等诱发哮喘的例子。

6.运动因素

运动诱发的哮喘又称运动性哮喘,指经过一定量的运动后,出现的急性、暂时性气道阻塞。

(二)临床表现

哮喘症状可分为以下3个类型。

1.阵发性哮喘

多数患者有明显的变应原接触史或发作与季节有关。发作前多有鼻痒、眼睑痒、喷嚏、流涕或干咳等黏膜过敏现象,继而出现带哮鸣音的呼气性呼吸困难、胸闷、强迫体位,严重时出现发绀,轻度的可自行缓解。

2.慢性哮喘

慢性哮喘是阵发性哮喘控制不良的后果,一年四季经常发作。患者即使不在急性期内,也常感到胸闷、气急。

3.哮喘持续状态

哮喘持续状态指严重的哮喘发作持续4 h以上。患者出现极度呼吸困难、焦虑不安或意识障碍,大量出汗伴有脱水,明显发绀,心动过速,心率在140次/分钟以上。严重者可出现呼吸循环衰竭。

哮喘持续状态的原因通常为以下几种:①持续接触大量变应原。②失水严重,痰液黏稠,形成痰栓,阻塞小支气管。③继发急性感染。④治疗不当,耐药或突然停用激素。⑤心肺功能不全,严重肺气肿等。⑥精神紧张或并发自发性气胸等。

(三)哮喘持续状态的治疗

1.目的

缓解支气管痉挛、水肿所致的气道阻塞,保持黏液的正常分泌。

2.常规治疗

通常先吸入或口服支气管舒张药和激素,减轻支气管痉挛和气道水肿,如使用雾化治疗。在哮喘刚开始发作即予以雾化治疗,可有效缓解病情。雾化治疗步骤如下:①张口,将喷头置于口外2~4 cm处,对准口腔。②微抬头,把气呼净,然后深吸气,同时按压喷头,让喷出的药液随气流一同进入气道深处。因为药液进入气道越深,缓解支气管痉挛的作用越强,所以应尽量使喷出的药液吸入气道深部,而不是喷入口腔。③吸气结束后屏气5~10 s。④慢慢呼气。⑤雾化治疗完成后应及时进行口腔护理,预防口腔真菌感染。用面罩行雾化治疗后应及时清洁面部,以清除残留在面部的药物。

若对以上常规治疗反应不佳,则需住院治疗。住院后经用激素、静脉注射氨茶碱和吸入β_2受体兴奋药等,大多数患者可缓解症状。

(四)预防措施

1.避免诱因

找出变应原,避免患者接触。变应原包括某些食物(花生油、巧克力、咖啡等),动物(猫、狗、蟑螂等),家居用品(羽毛枕等),不良情绪(恐惧、愤怒、悲伤等),疾病(流感等),药物(普萘洛尔、碘油等),还有季节变化、冷热不适等。患者房间内避免摆设花草、铺设地毯,做卫生清洁时应注意湿法打扫,避免尘土飞扬,使用某些消毒剂时要转移患者。

2.预防感冒

注意随气候变化增减衣物,防止着凉、感冒。

3.控制哮喘发作

当哮喘发作的前兆(如胸闷、咳嗽、气促、憋闷)出现时,立即采取措施常常会减轻症状。通常采取的措施有以下几种:①使用常用的气雾喷剂;②放松心情;③使用缩唇呼吸法调整呼吸;④如果先兆为咳嗽,则首先必须清理痰液。如果上述措施均无效,马上通知医师。

4.适度活动

加强锻炼:在缓解期,患者应避开变应原,加强锻炼,提高御寒能力。适当的活动量有助于促进健康,患者可通过实践去发现哪些活动适合自己,如散步、慢跑。目前认为哮喘患者最适宜的运动是游泳。

5.合理饮食

平衡饮食能够预防感染。多吃高蛋白、低脂肪、低盐饮食,多吃新鲜的蔬菜、水果,多饮水以稀释痰液,减少支气管痉挛,补充由于憋喘、出汗过多而失去的水分,严禁食用与发病有关的食物,如牛奶、海产品。

6.药物维持

遵医嘱按时服药,即使自我感觉良好,也不能私自停药,因为停药或改变药量都可能成为哮喘发作的诱因。

7.严格戒烟

组织患者讨论吸烟与哮喘的关系,解释吸烟的不良影响,帮助其制订戒烟计划。

(五)自我护理

(1)有效排痰:当有上呼吸道感染存在时,应每天在家里做胸部物理疗法,采用体位引流、胸壁叩击的方法,有利于痰液的排出。①体位引流:患者准备软枕及手纸或痰杯,放在自己可以取到的地方。选择高矮合适的床,俯卧于床边,使上身成倒立状。将软枕放在胸下垫好,保持这一体位 10～20 min。②胸壁叩击:保持第一步体位,家属手心屈曲成凹状,轻拍患者的背部,自背下部向上,自背两侧向中间进行,这样轻拍 3～5 min。③咳嗽:患者保持第一步体位,用鼻用力吸气后屏住气,心中默数 1、2、3……8,然后张开嘴,做短暂、有力的咳嗽 2～3 次,将胸腔深部的痰咳出,咳嗽后做平静、缓慢的呼吸并放松。

(2)有效使用氧气:一般氧浓度为 30％～40％。

(3)居住环境宜空气清新、流通。

(4)采取舒适的体位,如半卧位。

(5)保持情绪稳定,可减少哮喘发作次数。

五、上呼吸道感染的预防及自我护理

(一)病因

该病大部分是由病毒引起(主要是鼻病毒、副流感病毒)的,其次是腺病毒,小部分由细菌(主要是溶血性链球菌、肺炎双球菌、葡萄球菌、流感杆菌)引起。上述病毒和细菌常寄生在人体鼻咽部。病毒的传染性较强,常通过飞沫传播。当受凉、过劳、身体或呼吸道局部防御功能减弱时,外来的或原已在呼吸道生存的病毒或细菌迅速繁殖引发该病。

(二)临床表现

(1)症状:起病较急,往往以流清鼻涕、鼻塞、喷嚏、咽干痒开始,可伴全身不适、头痛、疲乏、肌肉酸痛,一般无发热或有微热,经 2～3 d 鼻涕变稠,呈黏液性,可有咽痛、声嘶、轻度干咳,一般经 5～7 d 即可痊愈。由细菌感染引起者的全身症状较重,咽痛较明显,常无喷嚏和流涕。

(2)体征:鼻咽黏膜充血、肿胀,鼻腔有分泌物,咽红,咽后壁淋巴结肿大,有压痛。

（3）血常规：病毒感染者的白细胞计数偏低或正常，继发细菌感染者的白细胞数常升高。

（三）治疗

中医根据分型不同，将感冒分为风寒型、风热型，采取不同的方法辨证施治。西医治疗可用氯化铵合剂或复方甘草合剂镇咳，西地碘片或润喉片润喉，对有细菌感染者加用抗生素，对病毒感染者使用抗病毒制剂。

（四）护理

1.休息

应相对地减少活动，使生理和心理得到松弛并恢复精力，发热时应卧床休息，避免体力消耗过多，减轻头晕、心慌、全身无力等症状，促进康复。

2.补充营养及水分

呼吸道感染时，一般伴有迷走神经兴奋性降低，胃肠活动减弱，消化吸收能力差。同时，分解代谢增加，水分和营养物质大量消耗，致使入量不足，营养缺乏。因此应供给高热能、易消化的流质饮食或半流质饮食。患病时一般食欲较差，因此饮食还应注意清淡、少油腻。多饮水，每天需补充 2 000～4 000 mL 的水。

3.保持空气清新，定时开窗通风

空气流通可降低空气中微生物的数量，即减少感染新型病毒的机会，同时还应注意保暖，避免受凉。

4.保持口腔清洁，用淡盐水漱口

口腔是病原微生物侵入人体的途径之一。口腔内存有大量细菌，其中不少为致病菌，口腔的温度、湿度和食物残渣很适合微生物生长繁殖。在患病时，由于机体抵抗力低，饮水、进食减少，细菌在口腔内迅速繁殖，不仅可致口臭、影响食欲及消化功能，还可引起口腔局部炎症加重或反复促发呼吸道感染。每天多次用淡盐水漱口不仅可降低口腔内细菌的数量，还可保持口腔清洁，促进食欲，增强舒适感。

5.保证按时服药

一些中药、西药可直接杀灭细菌、病毒，增强机体吞噬细胞的防病抗病能力，抑制细菌、病毒的繁殖，起到最主要、最直接的作用，因此按时服药对于康复有着重要的意义。

（五）预防

1.积极锻炼

健康人的鼻咽部经常有一些病毒和细菌存在，在机体受凉、疲劳等因素作用下，机体抗病能力减弱而致病。所以，平时应加强身体锻炼，注意避免疾病的诱因，增强自身抗病能力。

2.呼吸道隔离

病毒具有高度的传染性，可以通过飞沫在空气中传播，也可借污染的食具和物品传播。在呼吸道感染流行时，应戴口罩，尽量不去公共场所，并将自用的水杯、毛巾、脸盆、碗筷等与他人分开，切断传染途径，尽量勿与其他人接触。

3.家庭消毒

家庭室内可用食醋熏或用艾卷熏，每次 1 h，隔天 1 次；有条件的可用消毒液擦拭桌面、窗台、地面，以达到空气消毒的目的。

4.中药预防

在呼吸道感染流行时，可服用清热、解毒、抗病毒的中药制剂以达到平衡体内阴阳，增强机体抵抗力的目的，这类中药制剂有野菊花、薄荷、荆芥、板蓝根等。

（牟飞飞）

第三节　消化内科门诊护理

一、消化性溃疡的检查

(一)胃液分析

胃溃疡患者的胃酸分泌正常或稍低,十二指肠溃疡患者的胃酸分泌则多增多。高峰排量明显减小者,尤其是胃液 pH>7.0,应考虑癌变,十二指肠溃疡高峰排量多超过 40 mmol/L。

(二)粪便隐血实验

采取素食 3 d 后,粪便隐血实验呈阳性提示有活动性消化溃疡。治疗后一般 1～2 周转阴。

(三)X 线钡剂检查

患者吞服钡剂后,钡剂充盈在溃疡的隐窝处,X 线检查可显示阴影。这是诊断消化性溃疡的直接手段。

(四)纤维内镜检查

通过纤维内镜检查,不仅能明确溃疡是否存在,还可以估计溃疡面的大小,了解周围炎症的轻重,溃疡面有无血管显露以及准确评价药物治疗的效果。

二、常用药物

(一)西咪替丁

(1)作用:抑制胃酸分泌,但不影响胃排空作用。该药对化学刺激引起的腐蚀性胃炎有预防及保护作用,同时对应激性溃疡和上消化道出血都有较好疗效。

(2)不良反应:消化系统反应有腹胀、腹泻、口干等,心血管系统反应可表现为面色潮红、心率减慢等。该药对骨髓有一定抑制作用,还有一定的神经毒性,患者可头痛、头晕、疲乏及嗜睡等。

(3)注意事项:不可突然停药,疗程结束后仍需要服用维持量 3 个月或严格遵医嘱服药,因为突然停药会引起酸度回跳性升高;用药期间注意查肝功能、肾功能和血常规;不可与抗酸剂(氢氧化铝、乐得胃等)同时服用,应在餐中服用或餐后立即服用;不宜与地高辛、奎尼丁及含咖啡因的饮料合用。

(二)雷尼替丁

(1)作用:组织胺 H_2 受体拮抗药,其作用比西咪替丁的作用强,作用迅速、长效,不良反应小。

(2)不良反应:静脉输入后可头晕、恶心,有面部烧灼感及胃肠刺激;可焦虑、健忘等。对肝有一定毒性,孕妇、婴儿及严重肾功能不全者慎用。

(3)注意事项:静脉用药后可出现头晕等不适,约持续 10 min 消失。不能与利多卡因合用。

(三)奥美拉唑

(1)作用:可特异性作用于胃黏膜细胞,抑制胃酸分泌,对 H_2 受体拮抗药效果不好的患者可产生强而持久的抑酸作用,对十二指肠溃疡有很好的治愈作用,并且复发率低,可减弱胃酸对食管黏膜的损伤,可治疗顽固性溃疡。

(2)不良反应:不良反应与雷尼替丁的不良反应相同,偶见转氨酶水平升高、皮疹、嗜睡、失眠等,停药后消失。

（3）注意事项:应于每日晨起时吞服胶囊,尽量不要嚼,不可擅自停药。一般十二指肠溃疡患者服用该药 2～4 周为 1 个疗程,胃溃疡患者服用该药 4～8 周为 1 个疗程。

三、消化性溃疡的预防及自我护理

消化性溃疡是发生在胃和十二指肠的慢性溃疡,亦可发生于食管下段、胃空肠吻合术后。溃疡的形成与胃酸和胃蛋白酶的消化作用有关,故称消化性溃疡。

（一）病因和发病机制

病因和发病机制尚不十分明确,学说甚多,一般认为其与多种因素有关。

（1）胃酸和胃蛋白酶:具有强大的消化作用,在该病的发病机制中占有重要地位,尤以胃酸的作用更大。

（2）胃黏膜屏障学说:在正常情况下,胃黏膜不受胃内容物的损伤,或在损伤后可迅速地修复。当胃黏膜屏障遭受破坏时,胃液中的氢离子可回流入黏膜层,引起组胺释放,使胃蛋白酶增加而造成胃黏膜腐烂,长期可形成溃疡。

（3）胃泌素在胃窦部潴留。

（4）神经系统和内分泌功能紊乱。

（5）其他因素:物理性及化学性刺激,各种药物可通过各种机制引起消化性溃疡,O 型血人群的十二指肠溃疡发病率高于其他血型者,消化性溃疡常与肝硬化、肺气肿、类风湿关节炎、慢性胰腺炎、高钙血症等并存。

（二）临床表现

1.疼痛

溃疡病患者的主要临床表现是上腹部疼痛,这种疼痛与饮食有较明显的关系。胃溃疡的疼痛多发生于饭后 0.5～2 h,在下一餐前消失。十二指肠溃疡的疼痛多出现于午夜或饥饿之时,进食后疼痛可减轻或缓解。疼痛可因饮食不当、情绪波动、气候突变等因素而加重。常服抑酸剂、休息、热敷疼痛部位可使疼痛减轻。穿透性溃疡的疼痛可放射至胸部和背后。少数溃疡病患者可无疼痛或仅有轻微不适。

2.其他胃肠症状

反酸、嗳气、恶心、呕吐等,可单独出现或伴有疼痛。

3.全身性症状

患者可有失眠等神经官能症的表现,并伴有自主神经功能不平衡的症状,如脉缓、多汗。

（三）并发症

1.上消化道出血

上消化道出血是该病的常见并发症之一。一部分患者以大量出血为该病的初发症状,临床表现为呕血和黑便,原来的溃疡病症状在出血前可加重,出血后可减轻。

2.穿孔

急性穿孔是消化性溃疡最严重的并发症。当溃疡深达浆膜层时,可发生急性穿孔。胃及十二指肠内容物溢入腹腔,导致急性弥漫性腹膜炎。临床表现为突然发生上腹剧痛,继而出现腹膜炎的症状和体征,部分患者呈现休克状态。

3.幽门梗阻

幽门梗阻是十二指肠球部溃疡常见的并发症,其原因是溃疡活动期周围组织炎性水肿引起痉挛,妨碍幽门通畅。随着炎症的好转,症状即消失。在溃疡愈合时,有少数患者可因瘢痕形成与周围组织粘连而引起持久性的器质性幽门狭窄。常见上腹部胃蠕动波、振水音,患者往往大量呕吐含酸性发酵宿食,呕吐后上述症状可缓解。

4.癌变

少数溃疡可发生癌变。

（四）治疗与护理

1.生活起居的规律性和饮食的合理性

该治疗方法包括:①精神因素对该病的发生发展有重要影响,过分的紧张、情绪的改变或疲劳过度,均会扰乱生活规律,诱发溃疡的发生或加重。应避免不良精神因素。②养成定时进食的良好习惯,忌暴饮暴食,限制酸、辣、生、冷、油炸等刺激性食物。急性期可服流食,逐步过渡到少渣半流食及少渣软饭。适当限制粗纤维,需注意少食多餐。急性期不宜用的食物有粗粮、杂豆、坚果、蔬菜、水果及刺激性食物。稳定期选用营养充足的平衡饮食,注意饮食的多样化,按时进餐,细嚼慢咽,不要过饥或过饱。

2.应用制酸药、解痉药和保护黏膜、促进溃疡愈合的药物

该治疗方法包括:①降低胃内酸度,即抑酸治疗。目前常用的抑酸剂有 H_2 受体阻断药和质子泵抑制药。前者常用的是西咪替丁,后者常用的是奥美拉唑,其他常用的药物还有雷尼替丁、法莫替丁等。②增加胃黏膜抵抗力。常用的药物有硫糖铝、铋剂。③应用抗生素类药物。应用抗生素的目的是杀灭幽门螺杆菌。单独应用一种药物疗效较差,常用的有阿莫西林、甲硝唑、铋剂三联治疗,与抗酸药同时应用疗效较好,复发率低,有效率可达 $80\%\sim90\%$。

3.注意观察患者的病情变化

观察患者的病情变化,如病情加重,及时通知医师。

（五）预防

1.保持心情愉快

持续或过度精神紧张、情绪波动,可使大脑皮质功能紊乱,自主神经兴奋性增加,最后导致胃酸分泌增多。减少和防止精神紧张、忧虑、情绪波动、过度劳累等,保持乐观情绪,心情愉快地工作与生活,以使大脑皮质功能稳定。

2.注意休息

不要过度疲劳,生活规律化。有规律地生活,注意劳逸结合。病情轻者可边工作边治疗;较重的活动性溃疡患者应卧床休息,一般应休息 4～6 周(溃疡愈合一般需 4～6 周)。

3.睡眠与休息

每天保证充足的睡眠及休息,防止复发。可适当给予镇静药或采用气功疗法。

4.饮食合理

注意饮食方式,要定时定量,细嚼慢咽,避免急食,忌生、冷、热、粗糙、油炸及其他刺激性食物和饮料,以清淡饮食为主。溃疡病活动期宜少食多餐(每天 5～6 次),症状控制后改为每天 3 次。

5.戒除烟、酒

吸烟可引起血管收缩,抑制胰液、胆汁分泌,使十二指肠中和胃酸的能力减弱。乙醇能使胃黏膜屏障受损加重,延迟愈合。患者要戒除烟、酒。

6.注意观察溃疡病复发症状

这类症状包括疼痛、吐酸水、恶心、呕吐、便血或体重减轻等。

（牟飞飞）

第三章

急诊护理

第一节　急性乙醇中毒

一、定义

乙醇别名酒精,是无色、易燃、易挥发的液体,具有醇香气味,能与水和大多数有机溶剂混溶。一次饮入过量乙醇或酒类饮料引起中枢神经系统由兴奋转入抑制的状态称为急性乙醇中毒。这主要与饮酒过量有关,可以损伤机体的多种脏器,患者可出现神经症状、精神症状和神经系统的损害。严重的急性乙醇中毒可引起死亡。

二、临床表现

急性乙醇中毒的临床表现因人而异,中毒症状出现的时间也各不相同。可大致分为三期,但各期之间的界限不明显。

(一)兴奋期

血液乙醇浓度达到 11 mmol/L(500 mg/L)时,大脑皮质处于兴奋状态,出现欣快、兴奋、头痛、头晕;颜面潮红或苍白,眼结膜充血;呼气带酒精味;言语增多,情绪不稳定,有时粗鲁无礼,易激怒;也可表现为沉默、孤僻和安静入睡。

(二)共济失调期

血液乙醇浓度达到 11~33 mmol/L(500~1 500 mg/L)时,患者动作不协调,步态蹒跚,行动笨拙,出现明显共济失调,发音含糊,语无伦次,眼球震颤,视物模糊,可有复视伴恶心、呕吐。

(三)昏睡、昏迷期

血液乙醇浓度超过 54 mmol/L(2 500 mg/L)但低于 87 mmol/L(4 000 mg/L)时,患者昏睡,面色苍白,口唇发绀,呕吐,瞳孔散大,体温降低。血液乙醇浓度达到 87 mmol/L 时,患者出现深昏迷,心率加快,血压下降,呼吸缓慢伴有鼾声,严重者出现呼吸循环衰竭而危及生命。

小儿摄入中毒量,一般无兴奋过程,很快沉睡,但由于低血糖,可发生惊厥。亦可发生肝和肾的损害、高热、吸入性肺炎、休克、颅内压增高等。

三、病因及发病机制

(一)抑制中枢神经系统

乙醇具有脂溶性,可迅速透过大脑神经细胞膜,作用于膜上某些酶而影响脑细胞功能。乙醇对中枢神经系统的抑制作用,随剂量的增加,由大脑皮质向下,通过边缘系统、小脑、网状结构到延髓。小剂量出现兴奋作用。血中乙醇浓度增大,作用于小脑,引起共济失调,作用于网状结构,引起昏睡和昏迷。极高浓度乙醇抑制延髓中枢,引起呼吸衰竭或循环衰竭。

(二)代谢异常

乙醇在肝细胞内代谢生成大量还原型烟酰胺腺嘌呤二核苷酸(NADH),使之与氧化型的比值(NADH/NAD)增大,甚至可高达正常值的2~3倍。相继发生乳酸水平升高,酮体蓄积导致的代谢性酸中毒以及糖异生受阻所致的低血糖。

四、辅助检查

(一)呼气中的乙醇浓度和血清乙醇浓度

急性乙醇中毒时血清乙醇浓度与呼气中的乙醇浓度相当。可测定呼出的气体、呕吐物、血、尿中乙醇的浓度来估计血清乙醇含量。

(二)动脉血气分析

动脉血气分析可出现轻度代谢性酸中毒表现。

(三)血清生化学检查

血清生化学检查可见低血钾、低血镁、低血钙、低血糖等。

(四)其他检查

心电图检查可见心律失常、心肌损害等表现。

五、诊断要点

对急性乙醇中毒依据嗅及酒味、典型的中毒表现及血中乙醇的定量和定性检测即可确定诊断。如果患者处于深昏迷,应鉴别该病与急性一氧化碳中毒、急性脑血管意外和安眠药物中毒。

六、治疗要点

(一)现场急救

(1)因乙醇中毒患者咽喉反射减弱及频繁呕吐,可能导致吸入性肺炎,甚至窒息而死亡,故保持呼吸道通畅极为重要。应给患者采取稳定性侧卧位并保持头偏向一侧。

(2)对躁动者加以约束,对共济失调或过度兴奋者适当限制活动,以免发生外伤。

(3)轻者无须院内处理,卧床休息、保暖,饮用适量果汁,可自行康复。如果重度醉酒者神志清醒,可用筷子或手指刺激其舌根部,迅速催吐;若中毒者昏迷不醒,应及时将其送往医院治疗。

(二)院内急救

1.迅速排出毒物

大多数患者由于频繁呕吐,一般不需要洗胃。但对于饮酒量大而不能自行呕吐的患者,可催吐或洗胃(洗胃液为温水或1%的碳酸氢钠溶液),以防乙醇过度吸收。洗胃应在摄入乙醇1 h内进行,因乙醇吸收快,1 h后洗胃已无必要。洗胃后灌入牛奶、蛋清等保护胃黏膜。

2.保持呼吸道通畅,吸氧

乙醇中毒常伴意识障碍,催吐或洗胃时应防止吸入性肺炎或窒息的发生。持续鼻导管或面罩吸氧,若出现持续低氧血症状态,必要时经气管插管机械通气。

3.药物催醒

纳洛酮是阿片受体拮抗药,是公认的治疗乙醇中毒的首选药物。对轻者给予纳洛酮0.4～0.8 mg,静脉注射一次;对重者可15～30 min重复给药,总剂量可达3～5 mg。

4.促进酒精代谢

静脉输入5%的葡萄糖盐水等,通过补液、利尿来降低机体内酒精的浓度;静脉注射50%的葡萄糖100 mL、胰岛素10～20 U,纠正低血糖;肌内注射维生素B$_1$、维生素B$_6$和烟酸各100 mg,加速乙醇在体内的氧化代谢。如病情重,出现休克、呼吸抑制、昏迷,应尽早行血液透析疗法。血液灌流不能有效清除乙醇。

5.对症治疗及防治并发症

对呼吸衰竭者给予适量呼吸兴奋药,如尼可刹米;给休克患者补充血容量,早期纠正乳酸酸中毒,必要时给予血管活性药物,如多巴胺;应用甘露醇防治脑水肿,降低颅内压;对躁动不安、过度兴奋的患者可给予地西泮(避免使用吗啡、氯丙嗪、巴比妥类镇静药)10～20 mg,肌内注射,以免发生外伤。合理使用抗生素预防呼吸道感染;给予抑制剂预防上消化道出血,如静脉滴注西咪替丁0.4 g;已并发上消化道出血者表现为呕吐少量至中量咖啡样或暗红色物,可对其使用质子泵抑制剂。

七、护理问题

(1)有外伤的危险:与步态蹒跚、共济失调有关。

(2)知识缺乏:缺少乙醇中毒有关的知识。

(3)潜在并发症:呼吸衰竭。

八、护理措施

(一)保持呼吸道通畅

患者取平卧位,把患者的头偏向一侧或让其采取侧卧位,及时清除呕吐物和呼吸道分泌物,防止误吸和窒息。

(二)病情观察

密切观察生命体征及神志的变化,防止误吸导致吸入性肺炎或窒息,心电监测有无心律失常和心肌损害的发生。纳洛酮的使用可导致心律失常,要重点监测血压、脉搏、心率、心律的变化,及时发现休克征兆。要监测血糖,警惕低血糖的发生。严格记录出入量,维持水、电解质及酸碱平衡。

(三)安全护理

对躁动不安者给予适当约束,可使用床护栏或约束带,防止坠床等意外情况发生。同时也要防止烦躁不安的患者伤及其他患者或医务人员,医务人员在护理此类患者时应做好自我防护。患者酒醒后仍会有头晕、无力、步态不稳等症状,如需如厕应有人陪同,以防摔倒。

(四)饮食护理

昏迷患者暂禁食,清醒后可给予清淡、易消化的流食、半流食或软食,避免刺激性食物。

（五）注意保暖

急性乙醇中毒患者全身血管扩张，散发大量热量，洗胃后患者常感寒冷甚至出现寒战，应提高室温、加盖棉被等，并给患者补充能量，维持正常体温。

（六）心理护理

乙醇中毒患者多是由家庭、生活、工作、经济等原因引起醉酒。对醉酒的患者给予关心和安慰，让患者发泄心中的郁积、不满和愤怒，或是倾听其诉说；与患者及陪同家属沟通，帮助其从酗酒中解脱出来。

（徐梅霞）

第二节　急性一氧化碳中毒

一、定义

一氧化碳（CO）俗称煤气，为无色、无臭、无味、无刺激性的气体。人体经呼吸道吸入空气中的 CO 含量超过 0.01％时，即可发生急性缺氧。严重者发生脑水肿和中毒性脑病，可因心、肺、脑缺氧衰竭而死亡，临床上称为急性一氧化碳中毒，俗称煤气中毒。

二、临床表现

（一）接触反应

吸入 CO 后，有头痛、头晕、心悸、恶心等不适，离开现场，吸入新鲜空气后，症状很快消失。

（二）轻度中毒

轻度一氧化碳中毒表现为剧烈头痛、头昏、四肢无力、恶心、呕吐、淡漠、嗜睡、短暂晕厥等症状，原有冠心病患者可出现心绞痛。血液中的碳氧血红蛋白（COHb）浓度达 10％～30％。患者若能迅速脱离现场，吸入新鲜空气，在短期内可完全恢复。

（三）中度中毒

患者处于浅昏迷或中毒昏迷状态，对疼痛刺激有反应，瞳孔对光反应、角膜反射迟钝，腱反射弱，呼吸、血压、脉搏可有变化。口唇、皮肤黏膜及甲床呈樱桃红色。血液中 COHb 浓度达到 30％～40％，经积极治疗可恢复正常且无明显并发症。

（四）重度中毒

患者处于深昏迷状态，各种反射消失。患者可呈去大脑皮质状态；患者可以睁眼，但无意识，不语，不主动进食，不主动大小便，呼之不应，推之不动，肌张力增强。患者常有脑水肿、惊厥、呼吸衰竭、肺水肿、上消化道出血、严重的心肌损害、心肌梗死、心律失常、休克、大脑局灶性损害及锥体外系统损害体征。皮肤可出现红肿和水疱，多见于昏迷时肢体受压部位。受压部位肌肉可发生压迫性肌肉坏死，坏死肌肉释放的肌球蛋白可引起急性肾衰竭，血液中 COHb 浓度达到 50％以上。此类患者的病死率高，经抢救存活者多有不同程度的后遗症。

（五）迟发脑病

少数中度、重度中毒患者（老年者居多）意识障碍恢复后，经过 2～60 d 的"假愈期"，可出现下列临床表现。

(1)精神意识障碍:呈痴呆、谵妄、去大脑皮质状态。

(2)锥体外系神经障碍:患者出现震颤麻痹综合征,以帕金森综合征为多,少数患者出现舞蹈症。

(3)锥体外系神经损害:如偏瘫、病理反射、大小便失禁。

(4)大脑皮质局灶性功能障碍:如失语、失明、继发性癫痫。

(5)脑神经、脊神经损害:如视神经萎缩、前庭蜗神经损害及周围神经病。

三、病因及发病机制

(一)与血红蛋白结合

CO 被吸入人体后,立即与血液中血红蛋白结合形成 COHb。CO 与血红蛋白亲和力比氧与血红蛋白的亲和力大得多,COHb 一旦形成,其解离的速度又比氧合血红蛋白(HbO_2)慢,且 COHb 的存在还抑制 HbO_2 的解离,阻碍氧的释放和传递,从而导致低氧血症,引起组织缺氧。

(二)与肌球蛋白结合

CO 与肌球蛋白结合影响细胞内氧弥散,使线粒体因缺乏氧,能量代谢受阻,能量产生减少。

(三)与细胞内细胞色素氧化酶结合

该病因破坏了细胞色素氧化酶传递电子给氧分子的功能,阻碍生物氧化过程,阻碍能量代谢,从而使三磷酸腺苷(ATP)产生减少或停顿,以致细胞不能利用氧。

(四)引起一氧化碳减少与内皮素增多

该病因导致血管平滑肌收缩,动脉、静脉、毛细血管特别是微小动脉和毛细血管痉挛,血小板聚集和黏附性增强,中性粒细胞的黏附和浸润加强,最终引起组织缺氧和损伤。

(五)细胞内 Ca^{2+} 超载

(1)细胞生物膜通透性加强,Ca^{2+} 通道开放,细胞外和肌质网、内质网的 Ca^{2+} 进入胞质内。

(2)细胞内的 Na^+ 与细胞内的 Ca^{2+} 交换,Ca^{2+} 进入细胞内。

(3)细胞生物膜上的 Ca^{2+} 泵因能量匮乏而失活,不能将 Ca^{2+} 转移到细胞外和细胞器内。

(六)直接毒性作用

CO 系细胞原浆性毒物,可对全身细胞有直接毒性作用。

四、辅助检查

(一)血液 COHb 测定

血液 COHb 测定是诊断一氧化碳中毒的特异性指标,在患者离开中毒现场 8 h 内取血检测,具有检测意义。

(二)脑电图检查

脑电图检查可见弥漫性不规则性慢波、双额低幅慢波及平坦波。

(三)头部 CT 检查

头部 CT 检查可发现大脑皮质下白质,包括半卵圆形中心与脑室周围白质密度减小或苍白球对称型密度减小。

（四）血气分析

急性一氧化碳中毒患者的动脉血中动脉血氧分压（PaO_2）和血氧饱和度（SaO_2）降低。

五、诊断要点

根据 CO 接触史、急性中毒的症状和体征及血液 COHb 试验呈阳性，可以诊断为一氧化碳中毒。血液 COHb 测定是有价值的确诊指标，采取血标本一定要及时，因为离开现场后数小时 COHb 会逐渐消失。要注意鉴别一氧化碳中毒与脑血管意外、糖尿病酸中毒引起的昏迷。

六、治疗要点

（一）终止 CO 吸入

发现中毒患者，立即带其撤离现场，停止继续吸入 CO。对重症患者采取平卧位，解开衣扣，松开腰带，保持呼吸道通畅。注意保暖。如患者发生呼吸心搏骤停，应立即进行心肺脑复苏。

（二）迅速纠正缺氧

氧疗是最有效的治疗一氧化碳中毒的方法，能加速 COHb 解离和 CO 排出。

1.面罩吸氧

对意识清醒的患者应用密闭重复呼吸面罩，使患者吸入纯氧，氧流量为 10 L/min。症状缓解和 COHb 水平低于 0.05 可停止吸氧。

2.高压氧治疗

高压氧治疗增加血液中物理溶解氧，提高总体氧含量，促进氧释放和 CO 排出，缩短昏迷时间和病程，预防一氧化碳中毒引起的迟发性脑病。高压氧治疗适用于中度、重度一氧化碳中毒患者或出现神经症状、心血管症状、血 COHb 浓度≥0.25 者。

（三）防治脑水肿，促进脑细胞代谢

严重中毒后 2～4 h，即可出现脑水肿，24～48 h 达高峰，并可持续多天。可快速静脉滴注 20%的甘露醇 250 mL，6～8 h 一次。2 d 后颅内压增高现象好转后可减量或停用，亦可用呋塞米、依他尼酸钠快速利尿，并适量补充能量合剂、细胞色素 C 及胞磷胆碱、脑活素等药物，以促进脑细胞代谢。

（四）对症治疗

应保持昏迷者、窒息者的呼吸道通畅，必要时行气管插管或切开并防止继发感染。对高热抽搐者，应做咽拭子细菌培养、血培养、尿培养，选用广谱抗生素。采用头部降温、亚低温疗法和解痉药物，必要时使用人工冬眠。对呼吸障碍者应用呼吸兴奋药。给昏迷患者每 2 h 翻身一次，局部减压，保持皮肤清洁，预防压疮。急性中毒患者从昏迷中苏醒后，两周内应卧床休息，避免精神刺激，不宜过多消耗体力；如有并发症，给予相应的治疗，严防神经系统和心脏并发症的发生。纠正休克、代谢性酸中毒、水和电解质代谢失衡。防治迟发性脑病。

（五）密切观察病情

（1）注重生命体征的观察，重点是呼吸和体温。防止高热和抽搐者坠床和自伤。

（2）准确记录出入量，注意液体的选择和滴速。防止脑水肿、肺水肿、水和电解质代谢紊乱等并发症。

（3）注意观察患者神经系统的表现及皮肤、肢体、受压部位的损害情况，如有无急性痴呆性木僵、癫痫、失语、抽搐、肢体瘫痪。

七、护理问题

(一)有外伤的危险

其与意识障碍有关。

(二)焦虑/恐惧

其与一氧化碳中毒后出现短暂的意识丧失、缺乏一氧化碳中毒知识有关。

(三)低效型呼吸形态

其与缺氧导致的呼吸困难有关。

八、护理措施

(1)患者入院后应处于通风的环境,注意保持呼吸道通畅,高浓度给氧(>8 L/min)或面罩给氧(浓度为50%),抢救苏醒后应让患者卧床休息。有条件的首选高压氧治疗。

(2)对躁动、抽搐者,应做好防护,加床护栏以防止坠伤。定时给患者翻身,做好皮肤护理,防止压疮形成。给保留导尿管者翻身时,应使尿袋及引流管的位置低于耻骨联合,保持引流通畅,防止尿液反流及引流管受压。

(3)患者昏迷期间应做好口腔护理,用生理盐水擦拭口唇,保持湿润,防止口腔溃疡。把患者的头偏向一侧,预防窒息。保持呼吸道通畅,清除阻塞物,备好吸引器及气管插管用物,随时吸出呕吐物及分泌物。备好生理盐水及吸痰管,每吸引一次,及时更换新吸痰管。患者昏迷时,眼不能闭合,应给患者的眼周涂凡士林,用纱布覆盖,保护角膜。

(4)密切观察病情,注意神经系统表现及皮肤、肢体受压部位的损害情况,观察有无过敏等药物反应,注意药物之间有无配伍禁忌。

(5)准确记录出入量,注意液体的选择和滴速,建立静脉通路。可选用静脉套管针,防止液体外渗,以利于各种抢救药及时起效。对特殊药物如用微量泵输液,要使药物准确输入,并注意水、电解质平衡。密切观察生命体征的变化,15～30 min记录一次,发现异常,及时与医师沟通,采取措施。

(6)心理护理:应对意识清醒者做好心理护理,表现出高度的同情心,安慰患者,使其增强康复的信心,积极配合治疗和功能锻炼。

(徐梅霞)

第三节　急性有机磷中毒

一、定义

急性有机磷中毒主要是有机磷农药抑制体内胆碱酯酶活性,胆碱酯酶失去分解乙酰胆碱的能力,引起体内生理效应部位乙酰胆碱大量蓄积,使胆碱能神经持续过度兴奋,导致先兴奋后衰竭的一系列毒蕈碱样、烟碱样和中枢神经系统中毒症状和体征等。

二、临床表现

有机磷农药一般经口中毒,潜伏期较短,为数分钟至数小时。经皮吸收中毒大多在 4～6 h 出现症状。三大主要特征是瞳孔缩小、大汗、肌束震颤。

（一）急性中毒发作期的基本临床表现

1.胆碱能兴奋或危象

（1）毒蕈碱样症状:又称 M 样症状,主要由堆积的乙酰胆碱使副交感神经末梢过度兴奋所致,引起平滑肌舒缩失常和腺体分泌亢进。该症状出现得较早,表现有恶心、呕吐、腹痛、腹泻、流涎、多汗、呼吸道分泌物增多、视物模糊、瞳孔缩小、呼吸困难、心跳加快、尿失禁等,严重时瞳孔呈针尖样并肺水肿,双肺满布湿啰音。

（2）烟碱样症状:又称 N 样症状。由于乙酰胆碱堆积在骨骼肌神经肌肉接头处,出现肌纤维颤动,全身紧缩或有压迫感,表现有胸部压迫感、全身紧束感、肌纤维颤动,常见于面部、胸部、四肢,晚期可有肌阵挛、肌麻痹、全身抽搐,最后患者可因呼吸肌麻痹而死亡。

（3）中枢神经系统症状:由于乙酰胆碱在脑内蓄积,早期多表现为头痛、头晕、倦怠、乏力,进而出现烦躁不安、言语不清、嗜睡、不同程度的意识障碍及阵发性抽搐。严重者出现脑水肿昏迷、肺水肿表现及中枢呼吸抑制,可因中枢性呼吸衰竭而死亡。

2.反跳

乐果和马拉硫磷口服中毒者,可能出现经抢救临床症状明显好转,稳定数天或 1 周后,病情急剧恶化,再次出现胆碱能危象,甚至肺水肿、昏迷或突然死亡,称为反跳。反跳可能和残留在皮肤、毛发和胃肠道的有机磷杀虫剂重新被吸收或解毒药过早停用等有关。其病死率占有机磷中毒者的 7%～8%。

3.中间综合征（IMS）

IMS 通常出现在急性有机磷中毒后 2～4 d,个别为 7 d。IMS 以肌无力为突出表现,主要受累部位为肢体近端肌肉和屈颈肌,脑神经运动支配的肌肉也常受累,表现为患者肢体软弱无力、抬头困难,严重者出现进行性缺氧致意识障碍、昏迷,可因呼吸肌麻痹而死亡。IMS 病变主要在突触后,使神经肌肉接头的功能出现障碍,阿托品治疗无效。IMS 多见于有二甲氧基的化合物（如乐果、氧乐果）中毒。

4.有机磷农药中毒致迟发性神经病（OPIDP）

在急性有机磷农药中毒胆碱危象消失后 2～3 周出现的感觉、运动型多发周围神经病,首先表现为肢体感觉异常,随后逐渐出现肢痛、麻痹,之后阵痛,最后发展为上肢感觉障碍。肢体远端的表现最明显,上肢和下肢远端套式感觉减退。

5.其他

有机磷中毒,特别是重度中毒患者,常可出现不同程度的心脏损害,主要表现为心律失常、ST-T 改变和 Q-T 间期延长等。

（二）有机磷中毒的分级表现

（1）轻度中毒:以 M 样症状为主,没有肌纤维颤动等 N 样症状,全血胆碱酯酶活性为50%～70%。

（2）中度中毒:M 样症状加重,出现肌纤维颤动等 N 样症状,全血胆碱酯酶活性为30%～50%。

（3）重度中毒：除有 M、N 样症状外，出现昏迷、肺水肿、脑水肿、呼吸麻痹，甚至呼吸衰竭。全血胆碱酯酶活性在 30% 以下。

三、病因及发病机制

有机磷农药可经过呼吸道、消化道、皮肤黏膜等途径进入人体。一般认为毒物被肺部吸收的速度比被胃吸收速度快，仅次于静脉注射的吸收速度。小儿中毒原因：误食被有机磷农药污染的食物（包括水果、蔬菜、乳制品、粮食以及被毒死的禽畜、水产品等）；误用沾染农药的玩具或农药的容器；不恰当地使用有机磷农药杀灭蚊、蝇、虱、蚤、臭虫、蟑螂及治疗皮肤病和驱虫，母亲在使用农药后未认真洗手及换衣服就给婴儿哺乳；用包装有机磷农药的塑料袋做尿垫，或用喷过有机磷农药的田头砂土填充"土包裤"来代替尿垫等；儿童在喷过有机磷农药的田地附近玩耍可能引起吸入中毒。

有机磷进入人体后，以其磷酰基与乙酰胆碱酯酶的活性部分紧密结合，形成磷酰化胆碱酯酶而使乙酰胆碱酯酶丧失分解乙酰胆碱的能力，以致体内乙酰胆碱大量蓄积，并抑制仅有的乙酰胆碱酯酶活力，使中枢神经系统及胆碱能神经过度兴奋，最后转入抑制和衰竭。

四、辅助检查

（一）全血胆碱酯酶活力测定

此测定是诊断有机磷中毒的特异性试验指标，也是判断中毒程度的重要指标。胆碱酯酶活性降至正常人的 70% 以下有意义。

（二）尿有机磷代谢产物测定

例如，对硫磷和甲基对硫磷在体内氧化分解生成对硝基酚，由尿排出，美曲磷脂中毒时尿中出现三氯乙醇，此类分解产物的测定有助于有机磷中毒的诊断。

五、诊断要点

部分病例容易被忽略，特别是对早期出现中枢神经抑制，循环系统、呼吸系统及中枢神经衰竭者，应及时了解有关病史并做有关检查，排除中毒的可能。

（1）病史：确定有接触、食入或吸入有机磷杀虫剂历史。

（2）中毒症状：出现中毒症状，以大汗、流涎、肌肉颤动、瞳孔缩小和血压升高为主要症状。皮肤接触农药致中毒者起病稍缓慢，症状多不典型，须仔细询问病史，注意全面体检有无皮肤红斑、水疱，密切观察临床演变以协助诊断。

（3）呕出物或呼出气体有蒜臭味。

（4）实验室检查：血液胆碱酯酶活性测定结果显著低于正常值。

（5）有机磷化合物测定：将胃内容物、呕吐物或排泄物做毒物检测。

（6）对不典型病例或病史不清楚者，应注意排除其他疾病，如其他食物中毒、毒蕈中毒和乙型脑炎，测血胆碱酯酶活性可鉴别。

六、治疗要点

（一）迅速清除毒物

（1）立即使患者脱离中毒环境，把患者运送到空气新鲜处，去除污染衣物，注意保暖。

(2)清洗:对皮肤黏膜接触中毒者,用生理盐水、清水或碱性溶液(美曲磷脂污染除外)冲洗被农药污染的皮肤、指甲、毛发,彻底清洗至无味。忌用热水及乙醇擦洗。对眼部被污染者,除对美曲磷脂污染必须用清水冲洗外,其余均可先用2%的碳酸氢钠溶液冲洗,再用生理盐水彻底冲洗,之后滴入1～2滴浓度为1%的阿托品。

(3)洗胃:①应立即对口服中毒者反复催吐,彻底、有效地洗胃。无论中毒时间长短、病情轻重,均应洗胃,即使中毒已达24 h仍应洗胃。洗胃时宜用粗胃管,先将胃内容物尽量抽完,再用生理盐水、清水、2%的碳酸氢钠溶液或1∶5 000的高锰酸钾溶液反复洗胃并保留胃管24 h以上,直至洗清为止。②美曲磷脂中毒时忌用碳酸氢钠溶液和肥皂水洗胃。对硫磷、甲拌磷、乐果、马拉硫磷中毒时忌用高锰酸钾溶液洗胃。不能确定有机磷种类时,则用清水、0.45%的盐水彻底洗胃。③导泻:从胃管注入硫酸钠20～40 g(溶于20 mL水)或注入20%的甘露醇250 mL进行导泻治疗,以抑制毒物吸收,促进毒物排出。

(二)紧急复苏

急性有机磷杀虫剂中毒者常因肺水肿、呼吸肌麻痹、呼吸衰竭而死亡。一旦发生以上情况,应紧急采取复苏措施;及时、有效地清除呼吸道分泌物,气管插管或气管切开以保持呼吸道通畅;患者心搏骤停,立即对其行心肺复苏。

(三)促进毒物排出

1.利尿

可选用作用较强的利尿药(如呋塞米)来利尿,促进有机磷排出,但要注意尿量,保持出入量的平衡。

2.血液净化技术

对严重有机磷中毒病例,特别是就诊较晚的病例,可借助透析、血液灌流、血液或血浆置换等血液净化技术,从血液中直接迅速取出毒物,可减少毒物对组织器官的损害,降低病死率。

(四)特异解毒剂的应用

原则是早期、足量、联合、重复用药。

1.抗胆碱药

抗胆碱药的代表药物为阿托品。阿托品能与乙酰胆碱争夺胆碱受体,缓解毒蕈碱样症状和对抗呼吸中枢抑制。应早期、足量、反复给药,直到毒蕈碱样症状明显好转或出现"阿托品化"表现。一般阿托品的用法:轻度中毒,首剂静脉注射1～3 mg,15～30 min重复一次,至"阿托品化"并以小剂量维持24 h;中度中毒,静脉注射3～10 mg,15～30 min重复一次,至"阿托品化",并以小剂量维持1～2 d;重度中毒,静脉注射10～20 mg,15～30 min重复一次,至"阿托品化",并维持2～3 d。

2.肟类药物

肟类药物又称为胆碱酯酶复能剂或重活化剂,能使被抑制的胆碱酯酶恢复活性,改善烟碱样症状。常用的有碘解磷定、氯解磷定、双复磷、双解磷等。早期、足量应用,持续时间不超过72 h。如氯解磷定,对轻度中毒者首剂0.5～1.0 mg,重复量为每6 h 1 g,用2 d;对中度中毒者首剂1～2 g,1 h 1次,重复2次,以后每4 h 1次,用2 d;对重度中毒者首剂2～3 g,1 h 1次,重复2次,以后每4 h 1次,用3 d。

3.复方制剂

解磷注射液是含有抗胆碱药和复能药的复方制剂。起效快,作用时间长,多采用静脉注射或肌内注射。根据症状的轻重调节用药剂量。对轻度中毒者首剂 1～2 mL;对中度中毒者首剂 2～4 mL;对重度中毒者首剂 4～6 mL,必要时可重复给药 2～4 mL。

（五）对症支持

（1）在尿量正常的情况下,可酌情补给氯化钾。维持水、电解质、酸碱平衡。

（2）应注意输液的量、成分和速度。成年人每天的输液量以 2 000～3 000 mL 为宜,儿童每天的输液量为 100 mL/kg 左右。输液速度不宜过快,有肺水肿或脑水肿征兆时,应控制输液量,并及时行脱水治疗。

（3）在治疗过程中,如果患者的症状改善不大,特别是胆碱酯酶活力恢复较慢,可输入新鲜血液 300～600 mL(如无休克,可先放血 300～600 mL,再输入),以补充活力良好的胆碱酯酶。

（4）对中毒严重的患者,可用肾上腺皮质激素,以抑制机体的应激反应,保护组织细胞,防治肺水肿、脑水肿,解除支气管痉挛及喉水肿。

（5）及时纠正心律失常、心力衰竭及休克。

（6）可注射青霉素等抗生素以预防合并感染。

（7）躁动时应注意区别是否由阿托品过量所致,必要时给予水合氯醛、地西泮等镇静药,但禁用吗啡,以免加重呼吸抑制。

（8）恢复期处理:急性期经抢救好转后,各脏器受到高度损害,应让患者休息 1～3 周,补充营养,应用维生素等;有肝损害者,给予保肝药物。

七、护理问题

（一）体液不足
其与恶心、呕吐、腹泻、流涎、多汗有关。

（二）低效型呼吸形态
其与出现肺水肿有关。

（三）有外伤的危险
其与头晕、乏力,烦躁不安有关。

（四）焦虑/恐惧
其与中毒后出现胸部压迫感、全身紧束感、缺乏有机磷中毒的知识有关。

（五）潜在并发症
潜在并发症为呼吸衰竭。

八、护理措施

（一）一般护理
（1）让患者卧床休息、保暖。清醒者取半卧位,给昏迷者取平卧位,把患者的头偏向一侧。

（2）维持有效的通气功能:如及时、有效地吸痰,保持呼吸道通畅,使用机械辅助呼吸,备好气管插管及气管切开用物。给予高流量吸氧(4～5 L/min)。

（3）迅速建立外周静脉通路:行心肺复苏时,必须快速建立两条静脉通路,一条供静脉注射阿托品使用,另一条供滴注胆碱酯酶活性剂及使用纳洛酮。

（4）充分、彻底地洗胃:洗胃时观察洗胃液以及患者的情况,有无出血、穿孔症状。因经胃黏膜吸收的农药可重新随胃液分泌至胃内,应保留胃管,定期冲洗。

（5）加强基础护理工作，如加强口腔护理、留置导尿管、防止尿潴留。

（6）高热时应立即行物理降温并注意阿托品的用量，必要时可慎用氯丙嗪降温。

（7）根据患者精神状态的改变过程及年龄因素决定患者的安全需要，如使用保护性约束、加床护栏以防患者受伤，并向家属解释约束的必要性。

（二）病情观察

（1）观察生命体征、尿量和意识，发现以下情况应及时配合抢救工作。①急性肺水肿：胸闷、严重呼吸困难、咳粉红色泡沫痰、有双肺湿啰音等。②呼吸衰竭：呼吸节律、频率和深浅度改变。③急性脑水肿：有意识障碍、头痛、剧烈呕吐、抽搐等。④中间综合征先兆症状：患者清醒后又出现胸闷、心慌、乏力等症状。此时应行全血胆碱酯酶化验、监测动脉血氧分压、记出入量等。⑤"反跳"的先兆症状：胸闷、流涎、出汗、言语不清、吞咽困难等。

（2）应用阿托品的观察：严密观察瞳孔、意识、皮肤、体温及心率变化，注意"阿托品化"与阿托品中毒的区别。

（3）应用胆碱酯酶复能剂的观察：注意观察药物的毒副作用，如短暂的眩晕、视物模糊、复视或血压升高。碘解磷定的剂量过大可出现口苦、咽痛和恶心，注射速度过快可出现暂时性呼吸抑制；双复磷的用量过大可引起室性期前收缩、室颤或传导阻滞。

（三）对症护理

1.应用阿托品的护理

静脉注射时，速度不要太快；阿托品抑制汗腺分泌，在夏天应注意防止中暑；大量使用低浓度阿托品输液时，可能发生溶血性黄疸。

（1）导致"阿托品化"和阿托品中毒的剂量十分接近，应严密观察病情变化，正确判断。

（2）阿托品反应低下：在阿托品应用过程中，患者意识障碍无好转或反而加重，颜面无潮红而具备其他"阿托品化"指征，称阿托品反应低下。原因可能为脑水肿、酸中毒或循环血量补足，使阿托品效力降低，应及时纠正酸中毒，治疗脑水肿。

（3）阿托品中毒：正常成人的阿托品致死量为 $80\sim100$ mg。当出现早期中毒征象时，应立即减量或停药，应用利尿药促进排泄或肌内注射毛果芸香碱 5 mg，必要时可重复。亦可用间羟胺 10 mg 拮抗。烦躁不安者可肌内注射地西泮 10 mg。中毒时可引起室颤，故应充分吸氧以维持正常的血氧饱和度。

（4）阿托品依赖：在抢救过程中，7 d 后再次出现仅有 M 样症状而无 N 样症状，使用小剂量阿托品即可缓解，大剂量阿托品也能耐受，称阿托品依赖。治疗以小剂量使用阿托品、缓慢撤药和延长给药时间为主。

2.应用胆碱酯酶复能剂的护理

早期用药，洗胃时即可应用，首次应足量给药。轻度中毒时单用该类药。中度以上中毒时必须联合应用阿托品，但应减少阿托品的剂量。若用量过大、注射太快或未稀释，可抑制胆碱酯酶导致呼吸抑制，应稀释后缓慢静脉推注或静脉滴注。复能剂在碱性溶液中易水解成有剧毒的氰化物，故禁与碱性药物配伍使用。碘解磷定药液刺激性强，漏于皮下时可引起剧痛及麻木感，故应确定针头在血管内方可注射给药，不可肌内注射。

（四）饮食护理

（1）轻度中毒者应禁食 $12\sim24$ h。

（2）中度中毒者应禁食 $24\sim36$ h。

（3）重度中毒者应禁食 24～72 h。

（4）皮肤吸收中毒者不需要禁食。

（5）症状缓解后应从流质开始，逐渐过渡到半流食和软食。

（五）心理护理

加强心理护理，减轻恐惧心理。护理人员应针对服药原因给予安慰，不歧视患者，为患者保密，并在生活观及价值观等方面进行正确引导。

（徐梅霞）

第四节 淹 溺

一、定义

人淹没于水或其他液体中，液体充塞呼吸道及肺泡或反射性引起喉痉挛而发生窒息和缺氧，并处于临床死亡状态称为淹溺。从水中救出后暂时性窒息，尚有大动脉搏动称为近乎淹溺。淹溺后窒息合并心脏停搏称为溺死。

二、临床表现

（一）症状

近乎淹溺者可有头痛或视觉障碍，剧烈咳嗽，胸痛，呼吸困难，咳粉红色泡沫痰。海水淹溺者口渴感明显，最初数小时可打寒战、发热。

（二）体征

体征为皮肤发绀、颜面肿胀、球结膜充血、口鼻充满泡沫和泥污。淹溺者常出现精神状态改变，烦躁不安，抽搐，昏睡，昏迷，肌张力增加。呼吸表浅、急促或停止。肺部可闻及干啰音、湿啰音。偶有喘鸣音，心律失常，心音微弱或消失，腹部膨隆，四肢厥冷。

三、病因及发病机制

（一）病因

落水者无自救能力，或不熟悉水流和地形而误入险区，是发生淹溺的常见原因。另外，在水中体力不支、肌肉抽搐或者有心脑血管疾病或投水自杀均可致淹溺。

（二）发病机制

根据发生机制，淹溺可分干性淹溺和湿性淹溺。干性淹溺是指人入水后，受强烈刺激（惊慌、恐惧、骤然寒冷等），引起喉痉挛导致窒息，呼吸道和肺泡很少或没有吸入水，约占淹溺的 10%。湿性淹溺指人入水后，喉部肌肉松弛，吸入大量水分，充塞呼吸道和肺泡而发生窒息，患者数秒钟后神志丧失，继之发生呼吸停止和心室颤动，约占淹溺的 90%。

1.淡水淹溺

淡水包括江水、河水、湖水、池水、井水等，一般属于低渗液体。大量淡水可经肺毛细血管迅速进入血液循环，血液被稀释，几分钟后血液总量可为原来的两倍；另外，水可损伤气管、支气管和肺泡壁的上皮细胞,使细胞表面活性物质减少而出现肺泡塌陷,从而进一步阻碍了气体交换。

2.海水淹溺

海水含 3.5％的氯化钠和大量钙盐和镁盐,为高渗性液体。海水进入肺泡后,大量血浆蛋白及水分由血管内向肺泡腔和肺间质渗出而引起急性肺水肿;另外,高渗液体对呼吸道和肺泡有化学性刺激和损伤作用。

四、辅助检查

(一)实验室检查

白细胞总数和中性粒细胞计数增多,红细胞和血红蛋白因血液浓缩或稀释情况不同而变化不同。海水淹溺者的血钠、血氯水平升高,血钾变化不明显,血中尿素水平升高。淡水淹溺者血钾水平升高,血钠、血氯水平下降。

(二)影像学检查

胸部 X 线检查常显示斑片状浸润,有时出现典型肺水肿征象。约有20％的病例的 X 线胸片无异常发现。

五、诊断要点

患者有淹溺史,根据临床症状和病史即可诊断,无须鉴别。

六、治疗要点

(一)一般措施

迅速将患者安置于抢救室内,换下湿衣裤,注意保暖。

(二)维持呼吸功能

给予高流量吸氧,同时将 40％～50％的乙醇置于湿化瓶内,可促进坍塌的肺泡复张,改善气体交换、纠正缺氧和迅速改善肺水肿。立即对行人工呼吸无效者行气管内插管,正压给氧,必要时行气管切开。静脉注射呼吸兴奋药。

(三)维持循环功能

患者心跳恢复后,常有血压不稳定或低血压状态,应注意监测有无低血容量,准确记录输液量和速度,必要时行中心静脉压监测。

(四)对症处理

(1)纠正低血容量:对淡水淹溺而血液稀释者,静脉滴注 3％的氯化钠溶液 500 mL,必要时可重复一次。对海水淹溺者,可给予 5％的葡萄糖溶液或低分子右旋糖酐。

(2)防治脑水肿:使用大剂量肾上腺皮质激素和脱水剂防治脑水肿。

(3)防治肺部感染:由于淹溺时易发生肺部感染,应使用抗生素预防或治疗。对在污染水域淹溺者,除进行常规抢救外,应尽早实施经支气管镜下灌洗。

七、护理问题

(一)窒息

其与大量水、泥沙进入鼻腔、气管和肺,阻塞呼吸道有关。

(二)急性意识障碍

其与溺水所致窒息引起脑缺氧有关。

（三）低效型呼吸形态

其与呼吸不规则，溺水所致缺氧有关。

（四）体温过高

其与溺水所致肺部感染有关。

（五）有外伤的危险

其与意识障碍、烦躁不安有关。

（六）潜在并发症

潜在并发症为吸入性肺炎、脑水肿、水及电解质紊乱、急性心力衰竭。

八、护理措施

（一）密切观察病情变化

（1）密切观察患者的神志、呼吸频率、深度，以判断呼吸困难程度。观察有无咳痰，痰液的颜色、性质、量，听诊肺部啰音及心率、心律情况，监测血压、脉搏和血氧饱和度。

（2）注意监测尿液的颜色、量、性质，准确记录尿量。

（二）输液护理

对淡水淹溺者应严格控制输液速度，从小剂量、低速度开始，避免短时间内输入大量液体，加重血液稀释程度。对出现血液浓缩症状的海水淹溺者应及时保证5％的葡萄糖溶液和血浆等的输入，切忌输入生理盐水。

（三）复温护理

对淹溺者，水温越低，人体的代谢需要越小，存活机会越大，某些淹溺者在冷水中心脏停搏30 min后仍可复苏。但是低温亦是淹溺者死亡的常见原因，在冷水（尤其是冷海水）中超过1 h，复苏很难成功。因此，及时复温对患者的预后非常重要。

复温方法包括以下两种。①被动复温：覆盖保暖毯或将患者置于温暖环境。②主动复温：应用热水袋、热辐射等加热装置进行体外复温，或使用体内复温法，如加温加湿给氧，加温静脉输液（43 ℃）。

复温要稳定、安全，不要太快，使患者的体温恢复到30 ℃～32 ℃即可，但对重度低温患者复温速度应加快。

（四）心理护理

消除患者的焦虑与恐惧心理，对于自杀淹溺的患者应尊重患者的隐私，引导患者正确对待人生、事业和他人。提高其心理承受能力，以使其配合治疗。同时做好家属的思想工作，使家属协助护理人员使患者消除自杀念头。必要时可以请求心理科医师帮助。

（五）健康教育

对从事水上或水中活动者应经常进行游泳、水上自救及互救技能培训。水上运动前不要饮酒。在农村，外出游泳前应对所去的水域情况有所了解。小朋友外出游泳时应有家长陪伴。

（徐梅霞）

第五节 中 暑

一、定义

中暑是指人体在高温环境下,由于水和电解质丢失过多,散热功能障碍,引起的以中枢神经系统和心血管功能障碍为主要表现的热损伤性疾病,是一种威胁生命的急症,可由中枢神经系统和循环功能障碍导致死亡、永久性脑损伤或肾衰竭。

二、临床表现

根据临床表现的轻重程度分为先兆中暑、轻症中暑和重症中暑。

(一)先兆中暑

患者在高温环境工作或生活一定时间后,出现口渴、乏力、多汗、头晕、目眩、耳鸣、头痛、恶心、胸闷、心悸、注意力不集中,体温正常或略高,不超过 38 ℃。

(二)轻症中暑

出现高热、痉挛、惊厥、休克、昏迷等症状。

(三)重症中暑

按表现不同可分为三型。

1.热痉挛

出汗后水和盐分大量丢失,仅补充水或低张液,补盐不足造成低钠血症、低氯血症,临床表现为四肢、腹部、背部肌肉的痉挛和收缩疼痛,常呈对称性和阵发性。也可出现肠痉挛剧痛。意识清楚,体温一般正常。热痉挛可以是热射病的早期表现,常发生于高温环境下强体力作业或运动时。

2.热衰竭

在热应激情况下机体对热环境不适应引起脱水、电解质紊乱、外周血管扩张,周围循环容量不足而发生虚脱。表现为头晕、眩晕、肌痉挛、血压下降甚至休克。中枢神经系统损害不明显,病情轻而短暂者也称为热晕厥,可发展为热射病。热衰竭常发生于老年人、儿童,也常发生于慢性病患者。

3.热射病

热射病又称中暑高热,属于高温综合征,是中暑最严重的类型。在高温、高湿或强烈的太阳辐射环境中作业后运动数小时(劳力性),或年老、体弱、有慢性疾病者在高温或通风不良环境中维持数天(非劳力性),热应激机制失代偿,使中心体温骤升,导致中枢神经系统和循环功能障碍。

患者在全身乏力、出汗、头晕、头痛、恶心等早期症状的基础上,出现高热、无汗、神志障碍,体温高达 40 ℃~42 ℃甚至高于 42 ℃。患者可有皮肤干燥、灼热、谵妄、昏迷、抽搐、呼吸急促、心动过速、瞳孔缩小、脑膜刺激征等表现,严重者出现休克、心力衰竭、脑水肿、急性呼吸窘迫综合征、急性肾衰竭、急性重型肝炎、多器官功能衰竭。

三、病因及发病机制

（一）病因

高温环境作业，或在室温>32 ℃、相对湿度较大(>60%)、通风不良的环境中长时间或强体力劳动，是中暑的致病因素。机体对高温环境的适应能力不足容易中暑。年老者、产妇、甲状腺功能亢进者、应用某些药物(如苯丙胺和阿托品)者、有汗腺功能障碍(如硬皮病和先天性汗腺缺乏症)者等容易中暑。

（二）发病机制

发生中暑是由于高温环境引起体温调节中枢功能障碍，汗腺功能衰竭，水、电解质平衡失调。

四、辅助检查

根据病情程度不同可表现为白细胞总数增加，中性粒细胞计数升高，血小板计数减少，凝血功能异常，尿常规异常，转氨酶、肌酐、尿素、血乳酸脱氢酶(LDH)和肌酸激酶(CK)水平升高，血液浓缩，电解质紊乱，呼吸性和代谢性酸中毒，心电图改变。应尽早发现重要器官出现功能障碍的证据，怀疑颅内出血或感染时，应做颅脑电子计算机断层扫描(颅脑CT)和脑脊液检查。

五、诊断要点

在高温环境下，重体力作业或剧烈运动过程中或之后出现相应的临床表现即可以诊断。对肌痉挛伴虚脱、昏迷伴有高热的患者应考虑中暑。需注意排除流行性乙型脑炎、细菌性脑膜炎、中毒性细菌性痢疾、脑型疟疾、脑血管意外、脓毒症、甲状腺危象、伤寒、抗胆碱能药物中毒等引起的高温综合征。

六、治疗要点

（一）先兆及轻症中暑

应立即把先兆中暑患者转移到阴凉、通风环境，让患者口服淡盐水或含盐清凉饮料，患者休息后即可恢复。对有循环功能紊乱者，可经静脉补充5%的葡萄糖盐水，但滴注速度不能太快，并加强观察，直至恢复。

（二）重症中暑

(1)对热痉挛患者主要补充氯化钠，静脉滴注5%的葡萄糖盐水或生理盐水1 000~2 000 mL。

(2)对热衰竭患者及时补充血容量，防止血压下降。可用5%的葡萄糖盐水或生理盐水静脉滴注，适当补充血浆。必要时监测中心静脉压以指导补液。

(3)热射病：①将患者转移到通风良好的低温环境，使用电风扇、空调。按摩患者的四肢及躯干，促进循环散热。监测体温、心电、血压、凝血功能等。②给予吸氧。③降温：降温速度与预后密切相关。体温越高，持续时间越长，组织损害越严重，预后也越差。一般应在1 h内使直肠温度降至37.8 ℃~38.9 ℃。④补钠和补液，维持水、电解液平衡，纠正酸中毒。低血压时应首先及时输液，补足血容量，必要时应用升压药(如多巴胺)。⑤防治脑水肿和抽搐：应用甘露醇。糖皮质激素有一定的降温、改善机体的反应性、降低颅内压作用，可用地塞米松。可酌情应用清蛋白。对抽搐发作者，可静脉注射地西泮。⑥综合与对症治疗：保持呼吸道通畅，对昏迷或呼吸衰竭者行气管插管，用人工呼吸机辅助通气；肺水肿时可给予毛花苷C、呋塞米、糖皮质激素和镇静药；

应及时发现和治疗肾功能不全;防治肝功能不全和心功能不全;控制心律失常;给予质子泵抑制剂,预防上消化道出血;适当应用抗生素预防感染等。

七、护理问题

(一)体液不足
其与中暑衰竭引起血容量不足有关。

(二)疼痛
肌肉痉挛性疼痛与低钠、低氯有关。

(三)急性意识障碍
其与中暑引起头部温度过高有关。

(四)体温过高
其与体温调节中枢功能障碍有关。

八、护理措施

(一)即刻护理措施
对心力衰竭患者要给予半卧位,对血压过低患者要给予平卧位,对昏迷患者要保持气道通畅,及时清除口鼻分泌物,充分供氧,必要时准备机械通气治疗。

(二)保持有效降温

1.环境降温

将患者安置在 20 ℃～25 ℃空调房间内,以增加辐射散热。

2.体外降温

给头部降温可采用冰帽、电子冰帽,或用装满冰块的塑料袋紧贴两侧颈动脉及双侧腹股沟区。给全身降温可使用冰毯,或用冰水擦拭皮肤,但注意避免局部冻伤。

3.体内降温

用 200 mL 冰盐水进行胃或直肠灌洗;也可用 1 000～2 000 mL 冰的 5% 的葡萄糖盐水静脉滴注,开始时滴速控制在 30～40 滴/分钟;或用低温透析仪(10 ℃)进行血液透析。

降温时应注意:①冰袋放置位置准确,注意及时更换,尽量避免同一部位长时间直接接触皮肤,以防冻伤。用冰(冷)水、酒精擦浴时,禁止擦拭胸部、腹部及阴囊处。②用冰(冷)水给患者擦拭和进行冰(冷)水浴,在降温过程中,必须用力按摩患者的四肢及躯干,以防周围血管收缩,导致皮肤血流淤滞。③老年人、新生儿、昏迷者、休克者、心力衰竭者、体弱或伴心血管基础疾病者,不能耐受 4 ℃冰浴,应禁用。必要时可选用 15 ℃冷水淋浴或冰水浴。④给头部降温常用冰枕、冰帽,使用时注意保护枕后、耳郭的皮肤,防止冻伤。⑤密切观察病情变化。

(三)降温效果观察

(1)降温过程中应密切监测肛温,每 15～30 min 测量一次,根据肛温变化调整降温措施。

(2)观察末梢循环情况,以确定降温效果。如患者高热而四肢末梢厥冷、发绀、提示病情加重;经治疗后体温下降、四肢末梢转暖、发绀减轻或消失,则提示治疗有效。无论用何种降温方法,只要体温降至 38 ℃左右即可考虑终止降温,防止体温再度回升。

(3)如有呼吸抑制、深昏迷、血压下降则停用药物降温。

（四）并发症的监测

(1)监测尿量、尿色、尿比重,以观察肾功能状况,深茶色尿和肌肉触痛往往提示横纹肌溶解。

(2)密切监测血压、心率,有条件者可测量中心静脉压、肺动脉楔压、心排血量以及体外循环阻力指数等,防止休克,并且直到合适补液以防止补液过量而引起肺水肿。降温时,血压应维持收缩压在 12.0 kPa(90 mmHg)以上,注意有无心律失常出现,必要时应及时处理。

(3)监测动脉血气、神志、瞳孔、脉搏、呼吸的变化。对中暑高热患者的动脉血气结果应予校正。

(4)严密监测凝血酶原时间、凝血活酶时间、血小板计数和纤维蛋白原,以防弥散性血管内凝血(DIC)。

(5)监测水、电解质的失衡。

(6)观察与高热同时存在的其他症状,如是否伴有寒战、大汗、咳嗽、呕吐、腹泻、出血,以协助明确诊断。

（五）对症护理

(1)口腔护理:应对高热患者加强口腔护理,以防感染与溃疡。

(2)皮肤护理:应及时给高热大汗者更换衣、裤及被褥,注意皮肤的清洁卫生,定时翻身,防止压疮的发生。

(3)高热惊厥护理:应保护患者,防止坠床及碰伤,惊厥时注意防止舌咬伤。

（徐梅霞）

第六节　电　击　伤

一、定义

电击伤(亦称触电)是指一定的电流或电能量（静电）通过人体致使机体组织损伤或功能障碍,甚至死亡的病理过程,一般常见于违章用电、电器年久失修、漏电、雷击及意外事故等。电击伤可以分为超高压电或雷击伤、高压电伤和低压电伤。

二、临床表现

轻者仅有瞬间感觉异常,重者可致死亡。

（一）全身表现

1.轻型

表现为精神紧张、表情呆滞、面色苍白、四肢软弱、呼吸及心跳加速。敏感患者可发生晕厥、短暂意识丧失。

2.重型

神志清醒患者有恐惧、心悸和呼吸频率快;昏迷患者则出现肌肉抽搐、血压下降、呼吸由浅快转为不规则以至停止,心律失常,很快导致心搏骤停。

49

（二）局部表现

主要表现为电流通过的部位出现电灼伤。

1.低压电引起的灼伤

伤口小,呈椭圆形或圆形,为焦黄或灰白色,干燥,边缘整齐,与正常皮肤分界清楚。这类灼伤一般不损伤内脏。如有衣服点燃,可出现与触电部位无关的大面积烧伤。

2.高压电引起的烧伤

烧伤面积不大,但可深达肌肉、血管、神经和骨骼,有"口小底大,外浅内深"的特征,肌肉组织常呈夹心性坏死。电流可造成血管壁变性、坏死或血管栓塞,从而引起继发性出血或组织的继发性坏死。

（三）并发症

患者可有短期精神异常、心律失常、肢体瘫痪、继发性出血或血供障碍、局部组织坏死继发感染、急性肾功能障碍、内脏破裂或穿孔、周围性神经病、永久性失明或耳聋等。孕妇电击后常发生死胎、流产。

三、病因及发病机制

（一）病因

1.人体直接接触电源

电动机、变压器等电器设备不检修,不装接地线;患者不懂安全用电知识,自行安装电器;家用电器漏电而用手直接接触开关等,都可能造成人体直接接触电源。

2.电流或静电电荷经空气或其他介质电击人体

台风、火灾、地震、房屋倒塌等使高压线断后掉在地上,在高压和超高压电场中,10 cm 内都有电击伤的危险;在大树下避雷雨,衣服被淋湿后更易被雷击。

（二）发病机制

电击伤的主要发病机制是组织缺氧。人体作为导体,在接触电流时,即成为电路的一部分。电击通过产热和电化学作用引起人体器官的生理功能障碍,如抽搐、心室颤动、呼吸中枢麻痹或呼吸停止以及组织损伤。电击伤对人体的危害与接触电压高低、电流强弱、电流类型、频率高低、电流接触时间、接触部位、电流方向和所在环境的气象条件都有密切关系。

（1）电流类型:同样电压下,交流电的危险性比直流电的危险性大。交流电能使肌肉持续抽搐,能牵引住接触者,使其脱离不开电流,因而危险性较直流电大。

（2）电流强度:一般而论,通过人体的电流越强,对人体造成的损害越重,危险性也越大。

（3）电压高低:电压越高,流经人体的电流越大,机体受到的损害也越严重。

（4）电阻大小:在一定电压下,皮肤电阻越低,通过的电流越大,造成的损伤越大。

（5）电流接触时间:电流对人体的损害程度与接触电源时间成正比。

（6）通电途径:电流通过人体的途径不同,对人体造成的伤害也不同。

四、辅助检查

早期可出现肌酸激酶（CK）及其同工酶（CK-MB）/乳酸脱氢酶（LDH）、丙氨酸转氨酶（ALT）的活性升高。尿液检测可见血红蛋白尿或肌红蛋白尿。

五、诊断要点

(一)病史

患者有明确的触电史或被雷、电击伤史。

(二)诊断注意事项

应了解患者有无从高处坠落或被电击抛开的情节,注意颈髓损伤、骨折和内脏损伤的可能性。监测血 LDH、CK-MB、淀粉酶、尿肌红蛋白、肝功能、肾功能等,可辅助判断组织器官的损伤程度。有些患者触电后,心跳和呼吸极其微弱,甚至暂时停止,处于"假死状态",因此要认真鉴别,不可轻易放弃对触电者的抢救。

六、治疗要点

救治原则为迅速使触电者脱离电源,争分夺秒地实施有效的心肺复苏及心电监护。

(一)现场急救

1.迅速脱离电源

根据触电现场情况,采用最安全、最迅速的办法使伤员脱离电源。

(1)切断电源:拉开电源闸刀或者拔除电源插头。

(2)挑开电线:应用绝缘物或干燥的木棒、竹竿、扁担等将电线挑开。

(3)拉开触电者:施救者可穿胶鞋,站在木凳上,把干燥的绳子、围巾或干衣服等拧成条状,套在触电者身上拉开触电者。

(4)切断电线:如果施救者不能接近触电者,不便将电线挑开时,可用干燥绝缘的木柄刀、斧或锄头等物将电线斩断,中断电流,并妥善处理残端。

2.防止感染

现场应保护好电烧伤创面,防止感染。

3.对轻型触电者的现场急救

就地观察及休息 1～2 h,以减轻心脏负荷,促进恢复。

4.对重型触电者的现场急救

对心搏骤停或呼吸停止者,应立即实施心肺复苏术。

(二)院内急救

1.维持有效呼吸

应立即给呼吸停止者气管插管,给予呼吸机辅助通气。

2.补液

对于低血容量性休克和组织严重电烧伤的患者,应迅速给予静脉补液,补液量较同等面积烧伤患者要多。

3.纠正心律失常

最严重的心律失常是心室颤动,对室颤者应尽早给予除颤。

4.创面处理

对创面应用无菌液冲洗后以无菌敷料包扎,局部坏死组织如与周围组织分界清楚,应在伤后3～6 d 及时切除焦痂。如皮肤缺损较大,则需植皮治疗,必要时应用抗生素和破伤风抗毒素以预防破伤风的发生。

5.筋膜松解术和截肢

肢体受高压电热灼伤,大块软组织灼伤引起局部水肿和小血管内血栓形成,可使电热灼伤远端肢体发生缺血性坏死,因而有时需要进行筋膜松解术,减轻灼伤部位周围压力,改善肢体远端血液循环。严重时可能需要做截肢手术。

6.对症处理

预防感染,纠正水和电解质紊乱,抗休克,防治应激性溃疡、脑水肿、急性肾衰竭等。

七、护理问题

(一)焦虑/恐惧

其与电击伤后出现短暂的电休克、担心植皮、截肢(指、趾)、电击伤知识的缺乏有关。

(二)皮肤完整性受损

其与皮肤烧伤,失去皮肤屏障功能有关。

(三)心排血量减少

其与电击伤后心律失常有关。

(四)体液不足

其与大面积电击伤后大量体液自创面丢失、血容量减少有关。

(五)疼痛

其与电击伤后创面疼痛及局部炎症有关。

(六)潜在的并发症

潜在的并发症有急性肾衰竭、感染、继发性出血、高钾血症。

八、护理措施

(一)即刻护理

应对心搏骤停或呼吸骤停者立即实施心肺复苏术,应配合医师做好抢救,尽早、尽快建立人工气道和机械通气,注意清除气道内分泌物。

(二)用药护理

尽快建立静脉通路,根据医嘱给予输液,恢复循环容量。如果应用抗生素后造成厌氧菌感染,遵医嘱注射破伤风抗毒素以预防发生破伤风。

(三)合并伤的护理

因触电后弹离电源或自高空跌下,常伴有颅脑伤、气胸、血胸、内脏破裂、四肢与骨盆骨折等合并伤。搬运过程中注意保护颈部、脊柱和骨折处,配合医师做好抢救。如有颅脑外伤,心搏、呼吸停止时间较长,伤员昏迷不醒,应遵医嘱在伤员头部放置冰袋,并快速静脉滴注 20% 的甘露醇 250 mL 或 50% 的葡萄糖溶液 60~100 mL,脱水,降低颅压,防止脑疝引起突然死亡。

(四)严密观察病情变化

1.密切监测生命体征的变化

测量呼吸、脉搏、血压及体温。注意呼吸频率,判断有无呼吸抑制及窒息发生;注意患者的神志变化,对清醒患者应给予心理安慰,消除其恐惧心理,同时注意患者是否出现电击后精神兴奋症状,应说服患者休息。

2.心律失常的监测

复苏后尤其应仔细检查患者的心率和心律,每次心脏听诊应保持 5 min 以上,判断有无心律失常。

3.肾功能监测

观察尿的颜色和量的变化,对有严重肾功能损害或脑水肿损害、使用利尿药和脱水剂者,应准确记录尿量。

（五）加强基础护理

保持患者局部伤口敷料的清洁、干燥,防止脱落。观察创面的颜色、气味,有无发绀、干性坏死等,警惕糜烂坏死组织腐蚀血管致大出血。保守治疗效果不好的,应及早截肢,并遵医嘱应用止痛药,注意观察患者有无幻肢痛。做好口腔和皮肤护理,预防发生口腔感染和压疮等。

（六）心理护理

医务人员应沉着冷静,操作熟练,多与患者进行肢体接触和眼神沟通,给患者更多的信任感;同时多安慰患者,告知其治疗方法、过程及效果,鼓励患者表达感受,教会患者自我放松的方法;适当延长患者家属探视的时间,家属的关心、鼓励和陪伴能够给予患者更多战胜疾病的信心。

（七）健康教育

教患者出院后自我保健知识,普及安全用电知识,尤其应加强学龄前儿童和小学生的安全用电知识教育。

（徐梅霞）

第四章

重症护理

第一节 高血压急症

高血压急症是指短时间内(数小时或数天)血压明显升高,舒张压>16.0 kPa(120 mmHg)和/或收缩压>24.0 kPa(180 mmHg),伴有重要器官组织(如心脏、脑、肾、眼底、大动脉)的严重功能障碍或不可逆性损害。高血压急症可以发生于高血压患者,表现为高血压危象或高血压脑病;也可发生在其他许多疾病过程中,主要发生于心、脑血管病急性阶段,如脑出血、蛛网膜下隙出血、缺血性脑卒中、急性左侧心力衰竭伴肺水肿、不稳定型心绞痛、急性主动脉夹层、急性肾衰竭、慢性肾衰竭。

单纯的血压升高并不构成高血压急症,血压的高低也不代表患者的危重程度;是否出现靶器官损害以及哪个靶器官受累不仅是高血压急症诊断的关键,还直接决定治疗方案的选择。及时、正确地处理高血压急症,可在短时间内使病情缓解,预防进行性或不可逆性靶器官损害,降低死亡率。根据降压治疗的紧迫程度,高血压急症可分为紧急和次急两类。前者需要采用静脉途径给药,在几分钟到 1 h 内迅速降低血压;后者需要在几小时到 24 h 内降低血压,可使用快速起效的口服降压药。

一、发病机制

长期高血压及伴随的危险因素引起小动脉中层平滑肌细胞增生和纤维化,中动脉、大动脉粥样硬化,管壁增厚和管腔狭窄,导致重要靶器官(如心、脑、肾)缺血。在此基础上或在其他许多疾病过程中,因紧张、疲劳、情绪激动、突然停服降压药、嗜铬细胞瘤阵发性高血压发作等,小动脉发生强烈痉挛,血压急剧上升,使重要靶器官缺血加重而产生严重功能障碍或不可逆性损害;或由于过高的血压突破了脑血流自动调节范围,脑组织血流灌注过多引起脑水肿、脑功能障碍。

妊娠时子宫胎盘血流灌注减少,使前列腺素在子宫合成减少,从而促使肾素分泌增加,通过血管紧张素系统使血压升高。

二、临床表现

（一）高血压脑病

高血压脑病常见于急性肾小球肾炎，亦可见于其他原因高血压，但少见于醛固酮增多症和嗜铬细胞瘤。该病常表现为剧烈头痛、烦躁、恶心、呕吐、抽搐、昏迷、暂时局部神经体征。舒张压常≥17.3 kPa（130 mmHg），眼底几乎均能见到视网膜动脉强烈痉挛，脑脊液压力可高达3.9 kPa（400 mmH$_2$O），脑脊液蛋白含量增加。经有效的降压治疗，症状可迅速缓解，否则将导致不可逆脑损害。

（二）急进型或恶性高血压

此类多见于中青年，血压显著升高，舒张压持续≥17.3 kPa（130 mmHg），并有头痛、视力减退、眼底出血、渗出和视盘水肿；肾损害突出，持续蛋白尿、血尿与管型尿；若不积极降压治疗，预后很差，患者常死于肾衰竭、脑卒中、心力衰竭。病理上以肾小球纤维样坏死为特征。

（三）急性脑血管病

急性脑血管病包括脑出血、脑血栓形成和蛛网膜下隙出血。

（四）慢性肾疾病合并严重高血压

原发性高血压可以导致肾小球硬化、肾功能损害。在各种原发或继发性肾实质疾病（包括各种肾小球肾炎、糖尿病肾病、红斑狼疮肾炎、梗阻性肾病等）中，出现肾性高血压者可达80%～90%。肾性高血压是继发性高血压的主要原因。随着肾功能损害加重，高血压的出现率、严重程度和难治程度也加重。

（五）急性左侧心力衰竭

高血压是急性心力衰竭常见的原因之一。

（六）急性冠脉综合征（ACS）

血压升高引起内膜受损而诱发血栓形成致ACS。

（七）主动脉夹层

主动脉内的血液经内膜撕裂口流入囊样变性的中层，形成血肿，随血流压力的驱动，逐渐在主动脉中层内扩展。临床特点为急性起病，突发剧烈的胸部、背部疼痛，休克，有血肿压迫相应的主动脉分支血管时出现的脏器缺血症状。主动脉夹层多见于中老年患者，约3/4的患者有高血压。超高速计算机断层扫描（CT）和磁共振成像（MRI）能明确诊断，必要时主动脉造影。一旦诊断明确，立即进行解除疼痛、降低血压、减慢心率的治疗。

（八）子痫

先兆子痫是指以下三项中有两项者：血压＞21.3/14.7 kPa（160/110 mmHg），尿蛋白≥3 g/24 h，伴水肿、头痛、头晕、视物不清、恶心、呕吐等自觉症状。子痫指妊娠高血压综合征的孕产妇发生抽搐。血液浓缩，血黏度升高，重者肌酐水平升高，凝血机制异常，眼底可见视网膜痉挛、水肿、出血。

（九）嗜铬细胞瘤

嗜铬细胞瘤可产生和释放大量去甲肾上腺素和肾上腺素，常见的肿瘤部位在肾上腺髓质，也可在其他具有嗜铬组织的部位，如主动脉分叉、胸腹部交感神经节。临床表现为血压急剧升高，伴心动过速、头痛、苍白、大汗、麻木、手足发冷。发作持续数分钟至数小时。通过发作时尿儿茶酚胺代谢产物香草基杏仁酸（VMA）和血儿茶酚胺的测定可以确诊。

高血压次急症,也称为高血压紧迫状态,指血压急剧升高而尚无靶器官损害。允许在数小时内将血压降低,不一定需要静脉用药。

三、诊断与评估

(一)诊断依据

(1)患者有原发性高血压病史。

(2)血压突然急剧升高。

(3)患者有伴有心功能不全、高血压脑病、肾功能不全、视盘水肿、渗出、出血等靶器官严重损害。

(二)评估

发生高血压急症的患者基础条件不同,临床表现形式各异,要决定合适的治疗方案,有必要早期对患者进行评估,做出危险分层,针对患者的具体情况制定个体化的血压控制目标和用药方案。

在病情诊断及评估中,简洁但完整的病史收集有助于了解高血压的持续时间和严重性、并发症情况以及药物使用情况;需要明确患者是否有心血管、肾、神经系统疾病病史,检查是否有靶器官损害的相关征象;进行必要的辅助检查:血电解质、尿常规、心电图(ECG)、检眼镜检查等。根据早期评估选择适当的急诊检查,如X线胸部平片、脑CT。一旦发现患者有靶器官急性受损的迹象,就应该进行紧急治疗,绝不能一味等待检查结果。

四、治疗原则

(一)迅速降低血压

选择适宜、有效的降压药物,静脉滴注,在监测下将血压迅速降至安全水平,以预防进行性或不可逆性靶器官损害,避免使血压下降得过快或过低,导致局部或全身灌注不足。

(二)降压目标

高血压急症降压治疗的第一个目标是在30~60 min将血压降到安全水平。由于患者的基础血压水平各异,合并的靶器官损害不一,必须根据患者的具体情况决定安全水平。有学者建议:①1 h内使平均动脉血压迅速下降但不超过25%。一般使血压下降值为近期血压升高值的2/3左右。但注意对于临床的一些特殊情况,如主动脉夹层和急性脑血管病患者,血压控制另有要求。②在达到第一个目标后,应放慢降压速度,加用口服降压药,逐步减慢静脉给药的速度,逐渐将血压降低到第二个目标。在以后的2~6 h将血压降至21.3/13.3~14.7 kPa(160/100~110 mmHg),根据患者的具体病情适当调整。③如果这样的血压水平可耐受和临床情况稳定,在之后24~48 h逐步降低血压,使血压达到正常水平,即高血压急症血压控制的第三步。

五、常见高血压急症的急诊处理

(一)高血压脑病

高血压脑病临床处理的关键是考虑将血压降低到目标范围内,还要保证脑血流灌注,尽量减少颅内压的波动。脑动脉阻力在一定范围内直接随血压变化而变化,有慢性高血压时,迅速、过度降低血压可能降低脑血流量,造成不利影响。因而降压治疗以静脉给药为主,1 h内将收缩压降低20%~25%,血压下降幅度不可超过50%,舒张压一般不低于14.7 kPa(110 mmHg)。在治疗时要同时兼顾减轻脑水肿、降颅压，避免使用降低脑血流量的药物。过去迅速降压首选硝普钠，起始量为 20 $\mu g/min$，视血压和病情可逐渐增至 $200\sim300$ $\mu g/min$。但硝普钠可能引起颅内压增高，并影响脑血流灌注，可能产生蓄积中毒，在用药时需对患者进行密切监护。现多用尼卡地平、拉贝洛尔等。其中尼卡地平不仅能够安全、平稳地控制血压，还能较好地保证脑部、心脏、肾等重要脏器的血供。尼卡地平应用于高血压急症时，以静脉泵入为主，剂量为每分钟 $0.5\sim6.0$ $\mu g/kg$，起始量为每分钟 0.5 $\mu g/kg$，达到目标血压后，根据血压调节点滴速度。拉贝洛尔 50 mg，缓慢静脉注射，以后每隔 15 min 重复注射，总剂量不超过 300 mg，或给初始量后以 $0.5\sim2.0$ mg/min 的速度静脉点滴。对合并有冠心病、心功能不全者可选用硝酸甘油。颅压明显升高者应加用甘露醇、利尿药。一般禁用单纯受体阻断药、可乐定和甲基多巴等。二氮嗪可反射性地使心率增快，并可增加心搏量和升高血糖，故对有冠心病、心绞痛、糖尿病者慎用。

（二）急性脑血管病

高血压患者在出现急性脑血管病时，脑部血流的调节机制进一步紊乱，特别是急性缺血性脑卒中患者，几乎完全依靠平均动脉血压的升高来维持脑组织的血液灌注。因而在严重高血压合并急性脑血管病的治疗中，需首先把握的一个原则就是"无害原则"，避免血流灌注不足。急性卒中期间迅速降低血压的风险和好处并不清楚，因此，一般不主张对急性脑卒中患者采用积极的降压治疗，在病情尚未稳定或改善的情况下，宜将血压控制在中等水平[约 21.3/13.3 kPa(160/100 mmHg)]，血压下降不要超过 20%。治疗时避免使用减少脑血流灌注的药物，可选用尼卡地平、拉贝洛尔、卡托普利等。联合使用血管紧张素转化酶抑制剂（ACEI）和噻嗪类利尿药有利于减少卒中发生率。

1.脑梗死

许多脑梗死患者在发病早期，其血压有不同程度的升高，且其升高的程度与脑梗死病灶的大小及是否患有高血压有关。脑梗死早期的高血压处理取决于血压升高的程度、患者的整体情况和基础血压。如收缩压为 $24.0\sim29.3$ kPa($180\sim220$ mmHg)或舒张压为 $14.7\sim16.0$ kPa($110\sim120$ mmHg)，一般不急于降压治疗，但应严密观察血压变化；如血压＞29.3/16.0 kPa(220/120 mmHg)，或伴有心肌缺血、心衰、肾功能不全及主动脉夹层等，或患者考虑溶栓治疗，则应给予降压治疗。根据患者的具体情况选择合适的药物及合适的剂量。如把 5 mg/h 作为尼卡地平的起始量，静脉滴注，每 5 min 增加 2.5 mg/h 至满意效果，最大剂量为 15 mg/h。拉贝洛尔 50 mg，缓慢静脉注射，以后每隔 15 min 重复注射，总剂量不超过 300 mg，或给初始量后以 $0.5\sim2$ mg/min 的速度静脉滴注。效果不满意者可谨慎使用硝普钠。β 受体阻滞剂可使脑血流量降低，急性期不宜用。

2.脑出血

脑出血时血压升高是颅内压增高情况下保持正常脑血流的脑血管自动调节机制。目前对脑出血患者合并严重高血压的治疗方案仍有争论，降压可能影响脑血流量，导致低灌注或脑梗死，但持续高血压可使脑水肿恶化。一般医师认为，在保持呼吸道通畅、纠正缺氧、降低颅内压后，如血压≥26.7/14.7 kPa(200/110 mmHg)时，才考虑在严密血压监测下使用经静脉降压药物进行治疗，使血压维持在略高于发病前的水平或 24.0/14.0 kPa(180/105 mmHg)左右；收缩压在 $22.7\sim26.7$ kPa($170\sim200$ mmHg)或舒张压在 $13.3\sim14.7$ kPa($100\sim110$ mmHg)，暂不必使用降压药，先脱水降颅压，并严密观察血压情况，必要时再用降压药。可选择 ACEI、利尿药、拉贝洛尔等。钙通道阻滞药能扩张脑血管、增加脑血流，但可能升高颅内压，应慎重使用。α 受体阻断药往往出现明显的降压作用及明显的直立性低血压,应避免使用。在调整血压的同时,防止继续出血,保护脑组织,防治并发症,需要时采取手术治疗。

(三)急性冠脉综合征

急性冠脉综合征包括不稳定性心绞痛和心肌梗死,其治疗目标在于降低血压、减少心肌耗氧量,但不可影响到冠脉灌注压,从而减少冠脉血流量。血压控制的目标是使收缩压下降10%～15%。治疗时首选硝酸酯类药物,如硝酸甘油,开始以 5～10 μg/min 静脉滴注,逐渐增加剂量,每 5～10 min 增加 5～10 μg/min。早期联合使用其他降血压药物治疗,如 β 受体阻滞剂、ACEI、$α_1$ 受体阻滞剂,必要时还可配合使用利尿药和钙通道阻滞剂。另外,配合使用镇痛药、镇静药等。特别是尼卡地平能增加冠状动脉血流,保护缺血心肌,静脉滴注能发挥降压和保护心脏的双重效果。拉贝洛尔能同时阻滞 $α_1$ 和 β 受体,在降压的同时能减少心肌耗氧量,也可选用。心肌梗死后的患者可选用 ACEI、β 受体阻滞剂和醛固酮拮抗药。此外,原发病的治疗(如溶栓、抗凝、血管再通)也非常重要,对 ST 段抬高的患者溶栓前应将血压控制在 20.0/12.0 kPa(150/90 mmHg)以下。

(四)急性左侧心力衰竭

急性左侧心力衰竭主要是由收缩期高血压和缺血性心脏病导致的。严重高血压伴急性左侧心力衰竭治疗的主要手段是通过静脉用药,迅速降低心脏的前负荷、后负荷。在应用血管扩张药迅速降低血压的同时,配合使用强效利尿药,尽快缓解患者的缺氧和高度呼吸困难。就心脏功能而言,应力求将血压降到正常水平。血压被控制的同时,心力衰竭亦常得到控制。可选用硝普钠、硝酸甘油、酚妥拉明等血管扩张药。对广泛心肌缺血引起的急性左侧心力衰竭,首选硝酸甘油。在降压的同时缓慢静脉注射吗啡 3～5 mg,必要时每隔 15 min 重复 1 次,共 2～3 次,对老年患者酌情减少剂量或改为肌内注射;呋塞米 20～40 mg,静脉注射,2 min 内推完,4 h 后可重复 1 次;并给氧、氨茶碱等。仅在心脏扩大或心房颤动伴快速心室率时应用洋地黄。

(五)急性主动脉夹层

3/4 的主动脉夹层患者有高血压,血压升高是病情进展的重要诱因。治疗目标为通过扩张血管、减缓心动过速、抑制心脏收缩、降低血压及左心室射血速度、降低血流对动脉的剪切力,从而阻止夹层血肿的扩展。主动脉夹层在升主动脉及有并发症,要尽快手术治疗;对主动脉夹层病变局限在降主动脉者应积极进行内科治疗。患者应绝对卧床休息,严密监测生命体征和血管受累征象,给予有效止痛、迅速降压、镇静和吸氧,忌用抗凝或溶栓治疗。对疼痛剧烈患者立即静脉使用较大剂量的吗啡或哌替啶。不论患者有无收缩期高血压,都应首先静脉应用 β 受体阻滞剂来减弱心肌收缩力,减慢心率,降低左心室射血速度。如普萘洛尔 0.5 mg,静脉注射,随后每 3～5 min 注射 1～2 mg,直至心率压降至 60～70 次/分钟。心率控制后,如血压仍然很高,应加用血管扩张药。降压的原则是在保证脏器足够灌注的前提下,迅速将血压降低并维持在尽可能低的水平。一般要求在 30 min 内将收缩压降至 13.3 kPa(100 mmHg)左右。如果患者不能耐受或有心、脑、肾缺血情况,也应尽量将血压维持在 16.0/10.7 kPa(120/80 mmHg)以下。治疗首选硝普钠或尼卡地平,静脉滴注。其他常用药物有乌拉地尔、艾司洛尔、拉贝洛尔等。必要时加用血管紧张素Ⅱ受体拮抗剂、ACEI 或小剂量利尿药,但要注意 ACEI 类药物可引起刺激性咳嗽,可能加重病情。肼苯达嗪和二氮嗪因有反射性加快心率,增加心排血量的作用,不宜应用。降压使缺血加重,因此对主动脉大分支阻塞患者不宜采用降压治疗。

（六）子痫和先兆子痫

妊娠急诊患者的处理需非常小心,因为要同时顾及母亲和胎儿的安全。在加强母儿监测的同时,治疗时需把握三项原则:镇静防抽搐、止抽搐,积极降压,终止妊娠。

(1)镇静防抽搐、止抽搐:常用药物为硫酸镁,肌内注射或静脉给药,用药时监测患者血压、尿量、腱反射、呼吸,避免发生中毒反应。镇静药可选用冬眠 1 号或地西泮。

(2)积极降压:当血压升高＞22.7/14.7 kPa(170/110 mmHg)时,宜静脉给予降压药物,控制血压,以防脑卒中及子痫发生。究竟血压应降至多少合适,目前尚无一致意见。注意避免血压下降得过快、幅度过大,影响胎儿血供。保证分娩前舒张压在 12.0 kPa(90 mmHg)以上,否则会增加胎儿死亡风险。紧急降压时可静脉滴注尼卡地平、拉贝洛尔或肼苯达嗪。尼卡地平是欧洲妊娠血压综合征治疗的首选药,它的胎盘转移率低,长时间使用对胎儿也无不良影响,能在有效降压的同时,延长妊娠,有利于改善胎儿结局,尤其适用于先兆子痫患者。另外,尼卡地平有针剂和口服药,适合孕产妇灵活应用。但应注意其可能抑制子宫收缩而影响分娩,在与硫酸镁合用时应小心产生协同作用。肼苯达嗪的常用剂量为 40 mg,将其加于 500 mL 5％的葡萄糖溶液中,静脉滴注,0.5～10 mg/h。血压稳定后改为口服药物维持。ACEI、血管紧张素Ⅱ受体拮抗剂可能对胎儿产生不利影响,禁用;利尿药可进一步减少血容量,加重胎儿缺氧,除非存在少尿情况,否则不宜使用利尿药;硝普钠可致胎儿氰化物中毒,亦为禁忌。

(3)结合患者的病情和产科情况,适时终止妊娠。

（七）特殊人群高血压急症的处理

1.老年性高血压急症

老年人患高血压的比例较高,容易出现靶器官损害,甚至是多个靶器官损害,高血压急症的发展速度较快,危险度更高。降压治疗可减少老年患者的心脑血管病及死亡率。但是老年高血压患者的血压波动大,控制效果差。另外,老年患者多有危险因素和复杂的基础疾病,因而在遵循一般处理原则的同时,需格外注意以下几点:①降压不要太快,尤其是对于体质较弱者。②脏器的低灌注对老年患者的危害更大,建议血压控制目标为收缩压 20.0 kPa(150 mmHg),如能耐受可进一步降低。若舒张压＜9.3 kPa(70 mmHg),可能产生不利影响。③大多数患者的药物初始剂量宜降低,注意药物不良反应。④常需要两种或更多药物控制血压。由于尼卡地平具有脏器保护功能,对于老年人高血压急症,建议优先使用。⑤注意原有的和药物治疗后出现的直立性低血压。

2.肾功能不全患者

治疗原则为在强效控制血压的同时,避免对肾功能的进一步损害。通常需要联合用药,根据患者的具体情况选择合适的降压药物。一般以将血压降至 20.0～21.3/12.0～13.3 kPa(150～160/90～100 mmHg)为宜,第 1 h 使平均动脉压下降 10％,第 2 h 使平均动脉压下降 10％～15％,在 12 h 内使平均动脉压下降约 25％。选用增加或不减少肾血流量的降压药,首选 ACEI 和血管紧张素Ⅱ受体拮抗剂,常与钙通道阻滞剂、小剂量利尿药、β 受体阻滞剂联合应用;避免使用有肾毒性的药物;经肾排泄或代谢的降压药的剂量应控制在常规用量的 1/3～1/2。病情稳定后建议长期联合使用降压药,将血压控制在低于 17.3/10.7 kPa(130/80 mmHg)的水平。

六、常用于高血压急症的药物评价

高血压急症的降压治疗除了选择起效迅速、作用持续时间短、停药后作用消失较快、不良反应小的静脉用药外,为增强降压作用、减少不良反应、保护重要脏器血流,出于特殊人群的需要,常需联合使用口服降压药,并且在血压控制后逐步减少静脉用药,转而用口服降压药物长期维持治疗。选择药物时应充分权衡血压与组织灌注、心脏负荷、血管损害、出血、凝血等的关系,合理控制降压的幅度与速度,考虑各种降压药物的作用和不良反应。

临床上用于降低血压的药物主要分为钙通道阻滞剂、ACEI、血管紧张素 II 受体拮抗剂、α 受体阻滞剂、β 受体阻滞剂、利尿药及其他降压药。常用于高血压急症的静脉注射药物为硝普钠、尼卡地平、乌拉地尔、二氮嗪、肼苯达嗪、拉贝洛尔、艾司洛尔、酚妥拉明等。根据患者的具体情况酌情配合使用其他药物,例如,紧急处理时可选用硝酸甘油、卡托普利等,舌下含服;ACEI、血管紧张素 II 受体拮抗剂对肾功能不全的患者有很好的肾保护作用;α 受体阻滞剂可用于前列腺增生的患者;在预防卒中和改善左心室肥厚方面,血管紧张素 II 受体拮抗剂优于 β 受体阻滞剂;心力衰竭时需采用利尿药,联合使用 ACEI、β 受体阻滞剂、血管紧张素 II 受体拮抗剂等药物。

部分常用药物的比较如下。

(一)硝普钠

硝普钠能直接扩张动脉和静脉,降压作用迅速,停药后效果持续时间短,可用于各种高血压急症。但是硝普钠在快速降低血压的同时也带来一系列不良反应,从而使硝普钠在临床的应用具有一定的局限性。例如,其控制血压呈剂量依赖性,同时还可以降低脑血流量,增加颅内压;对心肌供血的影响可引起冠脉缺血,增加急性心肌梗死早期的死亡率。静脉滴注时需密切观察血压,以免过度降压,造成器官组织血流灌注不足。长期或大剂量应用可导致血中氰化物蓄积中毒,引起急性精神病和甲状腺功能低下等。小儿,冠状动脉或脑血管供血不足者,肝、肾或甲状腺功能不全者禁用;代偿性高血压者、动静脉并联者、主动脉狭窄者和孕妇禁用。有高血压急症伴急性冠状动脉综合征、高血压脑病、急性脑血管病的患者或严重肾功能不全者使用时应谨慎。

(二)尼卡地平

尼卡地平为二氢吡啶类钙通道阻滞剂,是世界上第一个取得抗高血压适应证的钙通道阻滞剂。尼卡地平主要扩张动脉,降低心脏后负荷,对椎动脉、冠状动脉、肾动脉和末梢小动脉的选择性远高于心肌,在降低血压的同时,能改善脑、心脏、肾的血流量,并对缺血心肌具有保护作用。另外,它还具有利尿作用,也不影响肺部的气体交换。基于以上机制,尼卡地平在治疗高血压急症时具有以下特点:降压作用起效迅速,效果显著,血压控制过程平稳,血压波动性小;能有效保护靶器官;不易引起血压过度降低,用量调节简单、方便;不良反应少且症状轻微,停药后不易出现反跳,长期用药也不会产生耐药性,安全性很好。尼卡地平的降压效果与硝普钠的降压效果近似,而其安全性及对靶器官的保护作用明显优于硝普钠,因而尼卡地平不仅是治疗高血压的一线药物,还是急诊科在处理大多数高血压急症的理想选择。

(三)乌拉地尔

乌拉地尔为选择性 α_1 受体阻滞剂,具有外周和中枢降压作用,起效快,效果显著,不影响心率,无反跳现象,对嗜铬细胞瘤引起的高血压危象有特效。暂不提倡合用该药与 ACEI 类药物。主动脉峡部狭窄患者、哺乳期妇女禁用该药。妊娠妇女仅在绝对必要的情况下方可使用该药。老年患者需慎用该药,初始剂量宜小,在脏器供血维持方面欠佳。

(四)拉贝洛尔

拉贝洛尔对 α_1 和 β 受体均有阻滞作用,能减慢心率,减少心排血量,减小外周血管阻力。其降压作用温和,效果持续时间较长,特别适用于妊娠高血压。充血性心力衰竭、房室传导阻滞、心率过缓或心源性休克、肺气肿、支气管哮喘、脑出血患者禁用。肝功能、肾功能不全和甲状腺功能低下的患者慎用。

(五)艾司洛尔

艾司洛尔是选择性 β_1 受体阻滞剂,起效快,作用时间短。能减慢心率,减少心排血量,降低血压,特别是收缩压。支气管哮喘、严重慢性阻塞性肺病、窦性心动过缓、二至三度房室传导阻滞、难治性心功能不全、心源性休克及对本品过敏者禁用。

七、急救护理

(一)保持安静

患者要绝对卧床休息,取半卧位。减少搬动患者,教会患者缓慢改变体位。避免一切不良刺激和不必要的活动。帮助患者消除紧张、恐惧心理,稳定情绪。必要时按医嘱使用镇静药。

(二)保持呼吸道通畅

给氧,4～5 L/min。如呼吸道分泌物较多,患者的呼吸功能较差,应用吸引器吸出呼吸道分泌物。患者呕吐时将患者的头偏向一侧,防止误吸导致窒息。

(三)建立有效静脉通路

立即建立静脉通路,迅速按医嘱使用降压药,及时降低血压。降低血管阻力,解除血管的痉挛状态。一般首选硝普钠,应避光静脉注射,以微量泵控制注入速度,缓慢降压。4～6 h更换1次,持续静脉注射一般不超过72 h,以免发生硫氰酸盐中毒。有严重肝、肾疾病的患者应慎用。

(四)密切监测病情变化

严密观察血压的变化,尤其在更换药物或改变给药速度时。降压不宜过快或过低,应在短时间内把血压降至安全范围,并不要将血压降至完全正常的水平,以免造成脑供血不足和肾血流量下降。如出现出汗、不安、头痛、心悸、胸骨后疼痛等血管过度扩张现象,应立即停止用药。也可选用硝酸甘油、硝苯地平舌下含服;制止抽搐用地西泮,肌内注射或静脉注射;降低颅内压、减轻脑水肿用呋塞米或甘露醇,快速静脉滴注。

严密观察脉搏、呼吸、心率、血压、神志、瞳孔、尿量的变化,如发现异常,随时与医师联系。准确记录24 h出入量。

(五)提供保护性护理

患者意识不清时应加床护栏以防止坠床;发生抽搐时将牙垫置于上、下磨牙间以防止咬伤唇舌;避免屏气、嘱患者用力呼气或用力排便;保持周围安静,减少噪声的刺激。

(六)饮食护理

嘱患者合理饮食,选择低盐、低脂、低胆固醇饮食,少食多餐,避免过饱及刺激性食物;适当控制能量,多食含维生素和蛋白质的食物,增加蔬菜、水果、高膳食纤维食物的摄入量;限烟、酒,达到减轻心脏负荷、防止水钠潴留、预防便秘、降低血压的目的。

(七)心理护理

长期的抑郁或情绪激动、急剧而强烈的精神创伤可使交感-肾上腺素能系统活性增强,血压升高,因此,保持良好的心理状态非常重要。可通过了解患者的性格特征及有关社会-心理因素进行心理疏导,说明该病需长期甚至终身治疗,取得患者的充分理解和配合,教会患者训练自我控制能力,消除紧张、恐惧心理,安定情绪,保持最佳的心理状态。

(八)康复护理

指导并鼓励患者坚持非药物治疗,如给予低盐、低脂、低胆固醇和富含维生素食物,少食多餐,适当控制总热量;减肥,控制体重;合理安排休息和活动,保证充足的睡眠,参加适当的体育锻炼和劳动,避免重体力劳动、精神过度紧张和情绪激动等诱发因素。帮助患者建立长期治疗的思想准备,嘱其按时遵医嘱服药。定期门诊随访,教会患者及其家属测量血压,嘱其病情变化时随时就医。

(冯晓昱)

第二节　急性冠状动脉综合征

急性冠状动脉综合征(acute coronary syndrome,ACS)是冠状动脉在原有病变的基础上,由于血栓形成或痉挛而极度狭窄甚至完全闭塞,冠脉血流急剧减少,心肌严重缺血,而导致的一组症候群。ACS 在临床上主要包括不稳定型心绞痛(unstable angina pectoris,UAP)、急性 ST 段升高性心肌梗死(ST segment elevation myocardial infarction,STEMI)、急性非 ST 段升高性心肌梗死(non-ST segment elevation myocardial infarction,NSTEMI)。本节将侧重于除急性 STEMI 外的另外两组疾病。ACS 具有发病急、病情变化快、病死率高的特点,所以患者就诊后均需进行监护,以最大限度地降低患者住院病死率。

一、概述

(一)概念

ACS 是指急性心肌缺血引起的一组临床症状。冠状动脉造影和血管镜研究的结果揭示,UAP/NSTEMI 常常是由粥样硬化块破裂,进而引发一系列导致冠状动脉血流减少的病理过程所致。许多试验表明溶栓治疗有益于 ST 段抬高型 ACS,而无 ST 段抬高者溶栓治疗则未见益处。因此区别两者并不像以前那样重要了,而将两者一并讨论。

UAP 主要由 3 种表现形式,即静息时发生的心绞痛、新发生的心绞痛和近期加重的心绞痛。新发生的心绞痛疼痛程度必须达加拿大心脏学会(CCS)心绞痛分级Ⅲ级方能定义为 UAP,新发生的慢性心绞痛疼痛程度仅达 CCS 心绞痛分级Ⅰ～Ⅱ者并不属于 UAP 的范畴。ACS 在临床上经常使用 Braunwald 对 UAP 的分类,它有助于进行危险度分层和指导临床治疗,具体见表4-1。

表 4-1　Braunwald 不稳定心绞痛的临床分型

	A.有加重心肌缺血的心外因素(继发性不稳定心绞痛)	B.无加重心肌缺血的心外因素(原发性不稳定心绞痛)	C.急性心肌梗死后两周内发生(心梗后不稳定心绞痛)
Ⅰ.初发严重心绞痛或恶化型心绞痛,无静息痛	Ⅰ A	Ⅰ B	Ⅰ C
Ⅱ.过去一月内发生静息痛,但 48 h 内无发作(亚急性静息痛)	Ⅱ A	Ⅱ B	Ⅱ C
Ⅲ.48 h 内发生静息痛(急性静息痛)	Ⅲ A	Ⅲ B	Ⅲ C

另外,变异性心绞痛是由冠状动脉痉挛所致,是 UAP 的一种特殊表现形式。

（二）病理生理

ACS的病理生理基础是由心肌需氧和供氧的失衡而导致的心肌相对供血不足，主要由5个方面的原因所导致。

（1）不稳定粥样硬化斑块破溃后继发的血栓形成造成相应冠脉的不完全性阻塞，是ACS最常见的原因，由血小板聚集和斑块破裂碎片产生的微栓塞是导致ACS中心肌标志物释放的主要原因。

（2）冠脉存在动力性的梗阻，如变异性心绞痛，这种冠脉局部的痉挛是由血管平滑肌和/或内皮细胞的功能障碍引起的，动力性的血管梗阻还可以由室壁内的阻力小血管收缩导致；另外一种少见的情况是心肌桥的存在，即冠脉有一段走行于心肌内，当心肌收缩时，会产生"挤奶效应"，导致心脏收缩期冠脉受挤压而产生管腔狭窄。

（3）由内膜增生而非冠脉痉挛或血栓形成而导致的严重冠脉狭窄，多见于进展期的动脉粥样硬化或经皮穿刺冠脉介入治疗（PCI）后的再狭窄。

（4）冠脉的炎症反应（某些可能与感染有关，如肺炎衣原体和幽门螺旋杆菌），与冠脉的狭窄、斑块的不稳定以及血栓形成密切相关，特别是位于粥样硬化斑块肩部被激活的巨噬细胞和T-淋巴细胞可分泌基质金属蛋白酶（MMP），可导致斑块变薄和易于破裂。

（5）继发性UAP患者有着冠脉粥样硬化导致的潜在狭窄，日常多表现为慢性稳定型心绞痛，但一些外来的因素可导致心肌耗氧量的增加而发生UAP，如发热、心动过速、甲亢、低血压、贫血。

冠状动脉粥样斑块破裂、崩溃是ACS的主要原因。斑块破裂后，血管内皮下基质暴露，血小板聚集、激活，继而激活凝血系统，形成血栓，阻塞冠状动脉；此外，粥样斑块在致炎因子作用下，可发生炎细胞的聚集和激活，被激活的炎细胞释放细胞因子，激活凝血系统，并刺激血管痉挛，其结果是使冠状血流减少，心肌因缺血、缺氧而损伤，甚至坏死。心肌损伤坏死后，一方面心脏的收缩、舒张功能受损，心脏的射血能力降低，易发生心力衰竭；另一方面，缺血部位心肌细胞静息电位和动作电位均发生改变，与正常心肌细胞之间出现电位差，同时因心梗时患者交感神经兴奋性增大，心肌组织应激性增强，极易出现各种期前收缩、传导阻滞甚至室颤等心律失常。

二、临床表现

（一）症状

UAP引起的胸痛的性质与典型的稳定型心绞痛相似，但胸痛更为剧烈，持续时间长达20 min以上，严重者可伴有血流动力学障碍，出现晕厥或晕厥前状态。原有稳定型心绞痛出现疼痛诱发阈值突然降低，心绞痛发作频率增加，疼痛放射部位改变；出现静息痛或夜间痛；疼痛发作时出现新的伴随症状，如恶心、呕吐、呼吸困难；原来可以使疼痛缓解的方法（如舌下含化硝酸甘油）失效，以上皆提示不稳定心绞痛发生。

老年患者以及伴有糖尿病的患者可不表现为典型的心绞痛症状而表现为恶心、出汗和呼吸困难，还有一部分患者无胸部的不适而仅表现为下颌、耳部、颈部、上臂或上腹部的不适，孤立、新出现的或恶化的呼吸困难是UAP发作最常见的症状。

（二）体征

UAP发作或发作后片刻，可以发现一过性的第三心音或第四心音以及乳头肌功能不全所导致的收缩期杂音，还可能出现左室功能异常的体征，如双侧肺底的湿啰音、室性奔马律，严重左室功能异常的患者可以出现低血压和外周低灌注的表现。体格检查有助于发现一些导致继发性心绞痛的因素,如肺炎、甲亢。

(三)心电图

对于怀疑有 UAP 发作的患者,心电图(ECG)是首先要做的检查。ECG 正常并不排除 UAP 的可能,但 UAP 发作时 ECG 无异常改变的患者预后相对较好。如果胸痛伴有两个以上的相邻导联出现 ST 的抬高≥1 mm,则为 STEMI,宜尽早行心肌再灌注治疗。胸痛时 ECG 出现 ST 段压低≥1 mm,症状消失时 ST 的改变恢复是一过性心肌缺血的客观表现,持续性的 ST 段压低、伴或不伴胸痛相对特异性差。

相应导联上的 T 波持续倒置是 UAP 的一种常见的 ECG 表现,这多反映受累的冠脉病变严重,胸前导联上广泛的 T 波深倒(≥2 mm)多提示冠状动脉左前降支的近端严重病变。因陈旧心梗而在 ECG 上遗有 Q 波的患者,Q 波面向区域的心肌缺血较少引起 ST 的变化,如果有变化,常表现为 ST 段升高。

胸痛发作时 ECG 上 ST 的偏移(抬高或压低)和/或 T 波倒置通常随着症状的缓解而消失,如果以上 ECG 变化持续 12 h 以上,常提示发生非 Q 波心梗。心绞痛发作时非特异性的 ECG 表现有 ST 段的偏移≤0.5 mm 或 T 波倒置≤2 mm。孤立的 III 导联 Q 波可能是一正常发现,特别是在下壁导联复极正常的情况下。

对于怀疑有缺血性胸痛的患者,要特别注意排除其他一些引起 ST 段和 T 波变化的情况。对于 ST 段抬高的患者,应注意是否存在左室室壁瘤、心包炎、变异性心绞痛、早期复极、预激综合征等情况。中枢神经系统事件以及三环类抗抑郁药或吩噻嗪可引起 T 波的深倒。

对于怀疑心肌缺血的患者,动态的心电图检查或连续的心电监护至为重要,因为动态心电图(holter)显示 85%~90% 的心肌缺血不伴有心绞痛症状;此外,其还有助于检出急性心肌梗死,特别是在联合连续测定血液中的心脏标志物的情况下。

(四)生化标志物

既往心脏酶学检查特别是 CK 和 CK-MB 是区分 UAP 和急性心肌梗死的手段,如果 CK 和 CK-MB 水平轻度升高,未达到急性心肌梗死的诊断标准,则该病仍属于 UAP 的范畴。新的心脏标志物 TnI 和 TnT 对于判断心肌的损伤,较 CK 和 CK-MB 更为敏感和特异,时间窗口更长。既往诊为 UAP 的患者中,有 1/5~1/4 TnI 或 TnT 水平升高,这部分患者的疾病属于 NSTEMI 的范畴,预后较真正的 UAP 患者(TnI/TnT 水平不升高者)要差。肌红蛋白检查也有助于发现早期的心梗,敏感性高而特异性低,阴性结果有助于排除急性心肌梗死的诊断。

(五)核素心肌灌注显像

对怀疑有 UAP 的患者,在症状持续期行心肌核素静息显像,发现心肌缺血的敏感性及特异性均高,表现为受累心肌区域的核素充盈缺损,发作期过核素检查发现心肌缺血的敏感性降低。症状发作期间行核素心肌显像的阴性预测值很高,但是急性静息显像容易遗漏一部分 ACS 患者(大约占 5%),因此不能仅凭一次核素检查即做出处理决定。

三、诊断

(一)危险分层

1.高危患者

(1)心绞痛的类型和发作方式:静息性胸痛,尤其既往 48 h 内有发作。

（2）胸痛持续时间：持续胸痛 20 min 以上。

（3）发作时硝酸甘油缓解情况：含硝酸甘油后胸痛不缓解。

（4）发作时的 ECG：发作时动态性的 ST 段压低≥1 mm。

（5）心脏功能：心脏射血分数<40%。

（6）患者既往患心肌梗死，但心绞痛是由非梗死相关血管所致。

（7）心绞痛发作时并发心功能不全（有新出现的 S_3 音和肺底啰音）、二尖瓣反流（新出现的收缩期杂音）或血压下降。

（8）心脏 TnT(TnI)水平升高。

（9）其他影响危险因素分层的因素还有高龄（>75 岁）、糖尿病、C 反应蛋白（CRP）等炎性标志物或冠状动脉造影发现是三支病变或者左主干病变。

2.低危患者

特征：①没有静息性胸痛或夜间胸痛；②症状发作时心电图正常或者没有变化；③肌钙蛋白水平不升高。

（二）UAP 诊断

UAP 诊断依据：①有不稳定性缺血性胸痛，程度在 CCSⅢ级或以上。②有明确的冠心病证据：心肌梗死、运动试验或冠脉造影阳性的病史；陈旧心肌梗死心电图表现；与胸痛相关的 ST-T 改变。③排除急性心肌梗死。

四、治疗

（一）基本原则

首先对 UAP/NSTEMI 患者进行危险度分层。低危患者通常不需要做冠状动脉造影，合适的药物治疗以及危险因素的控制效果良好。治疗药物主要包括阿司匹林、肝素（或低分子肝素）、硝酸甘油和 β-受体阻滞剂，所有的患者都应使用阿司匹林。血小板糖蛋白Ⅱb/Ⅲa 受体拮抗剂（GBⅡb/Ⅲa 受体拮抗剂）不适用于低危患者。低危患者的预后一般良好，出院后继续服用阿司匹林和抗心绞痛药物。

高危患者通常最终要进入导管室，虽然冠脉造影的最佳时机还未统一。目前针对 UAP/NSTEMI，存在两种不同的治疗策略，一种为早期侵入策略，即对冠脉血管重建术无禁忌证的患者在可能的情况下尽早行冠脉造影和据此指导的冠脉血管重建治疗；另一种为早期保守治疗策略，在充分的药物治疗的基础上，仅对有再发心肌缺血者或心脏负荷试验显示为高危的患者（不管其对药物治疗的反应如何）进行冠脉造影和相应的冠脉血管重建治疗。

近来多数学者倾向于早期侵入策略，其理由是该策略可以迅速确立诊断，使低危者早期出院，使高危者得到有效的冠脉血管重建治疗。没有条件进行介入治疗的社区医院，可以把对早期临床症状稳定的患者的保守治疗作为 UAP/NSTEMI 的首选治疗，但对于最初保守治疗效果不佳的患者应该考虑适时地进行急诊冠状动脉造影，必要时需介入治疗。在有条件的医院，可早期对高危 UAP/NSTEMI 患者进行冠状动脉造影，必要时行 PCI/冠状动脉搭桥术（CABG）。在早期冠状动脉造影和 PCI/CABG 之后，静脉应用血小板 GPⅡb/Ⅲa 受体拮抗剂可能会使患者进一步获益，并且不增加颅内出血的并发症。

（二）一般处理

应让患者卧床休息，为其开放静脉通道并进行心电、血压、呼吸的连续监测，床旁应配备除颤器。对于有发绀、呼吸困难或其他高危表现的患者应该给氧，并通过直接或间接监测血氧水平确保有足够的血氧饱和度。若动脉血氧饱和度降低至<90%，应给予间歇高流量吸氧。手指脉搏血氧测定是持续监测血氧饱和度的有效手段，但对于无低氧危险的患者可不进行监测。应定期记录18导联心电图以判断心肌缺血程度、范围的动态变化。酌情使用镇静剂。

（三）抗血栓治疗

抗血小板和抗凝治疗对于UAP/NSTEMI治疗是重要的，有助于改变病情的进展和减少心肌梗死、心肌梗死复发和死亡。联合应用阿司匹林、肝素和一种血小板Ⅱb/Ⅲa受体拮抗剂代表着最高强度的治疗，适用于有持续性心肌缺血表现和其他一些具有高危特征的患者以及采用早期侵入措施治疗的患者。

抗血小板治疗应尽早，目前首选药物仍为阿司匹林。在UAP患者症状出现后尽快给予服用，并且应长期坚持。对因过敏或严重的胃肠反应而不能使用阿司匹林的患者，可以使用噻吩吡啶类药物（氯比格雷或噻氯吡啶）作为替代。在阿司匹林或噻吩吡啶药物抗血小板治疗的基础上应该加用普通肝素或皮下注射低分子肝素。对有持续性缺血或其他高危的患者以及计划行PCI的患者，除阿司匹林和普通肝素外，还应加用一种血小板GPⅡb/Ⅲa受体拮抗剂。对于在其后24 h内计划做PCI的UAP患者，也可使用阿昔单抗治疗12～24 h。

（四）抗缺血治疗

1.硝酸酯类药物

该类药物可扩张静脉血管、降低心脏前负荷和减少左心室舒张末容积，从而降低心肌氧耗。另外，硝酸酯类扩张正常的和硬化的冠状动脉血管，且抑制血小板的聚集。对于UAP患者，在无禁忌证的情况下均应从静脉途径给予硝酸酯类药物。根据反应逐步调整剂量。应使用避光的装置以10 μg/min的速率开始持续静脉滴注，每3～5 min递增10 μg/min，出现头痛症状或低血压反应时应减量或停药。

硝酸酯类药物血流动力学效应的耐受性呈剂量和时间依赖性，无论何种制剂在持续24 h治疗后都会出现耐药性。对于需要持续静脉使用硝酸甘油24 h以上者，可能需要定期增加滴注速率以维持疗效。或使用不产生耐受的硝酸酯类药物的给药方法（较小剂量和间歇给药）。症状控制后，可改用口服剂型来治疗。静脉滴注硝酸甘油的耐药问题与使用剂量和时间有关，使用小剂量间歇给药的方案可最大限度地减少耐药的发生。对需要24 h静脉滴注硝酸甘油的患者应周期性增加滴速以维持最大的疗效。一旦患者症状缓解且在12～24 h内无胸痛以及其他缺血的表现，应减少静脉滴注的速度而转向口服硝酸酯类药物或使用皮肤贴剂。对症状完全控制达数小时的患者，应试图给予患者一个无硝酸甘油期以避免耐药的产生。对于症状稳定的患者，不宜持续24 h静脉滴注硝酸甘油，可换用口服或经皮吸收型硝酸酯类制剂。另一种减少耐药发生的方法是联用一种巯基提供剂，如卡托普利或N-乙酰半胱氨酸。

2.β受体阻滞剂

β受体阻滞剂的作用可因交感神经张力、左室壁应力、心脏的变力性和变时性的不同而不同。β受体阻滞剂通过抑制交感神经张力、减少斑块张力达到减少斑块破裂的目的。因此β受体阻滞剂不但可在急性心肌梗死后减少梗死范围，而且可有效地降低UAP演变成为急性心肌梗死的危险性。

3.钙通道阻滞剂

钙通道阻滞剂并不是UAP治疗中的一线药物。随机临床试验显示，钙通道阻滞剂在UAP

治疗中的主要作用是控制症状。关于钙通道阻滞剂对复发的心肌缺血和远期死亡率的影响,目前认为短效的二氢吡啶类药物(如硝苯地平)单独用于急性心肌缺血反而会增加死亡率。

4.ACEI

ACEI 可以减少 ACS 患者、近期心肌梗死或左心室收缩功能失调患者、有左心室功能障碍的糖尿病患者以及高危慢性冠心病患者的死亡率。ACS 患者以及用 β 受体阻滞剂与硝酸酯类药物不能控制的高血压患者如无低血压,均应联合使用 ACEI。

（五）介入性治疗

比较给 UAP/NSTEMI 中的高危患者早期(24 h 以内)干预与在保守治疗基础上加必要时紧急干预,前者明显减少心肌梗死和死亡的发生,但早期干预一般应该建立在使用血小板糖蛋白Ⅱb/Ⅲa 受体拮抗剂和/或口服氯吡格雷的基础之上。

PCI 的适应证:①顽固性心绞痛,尽管经过充分的药物治疗,仍反复胸痛发作。②尽管经过充分的药物治疗,ECG 仍显示反复的缺血发作。③休息时 ECG 的 ST 段压低,心脏标志物(肌钙蛋白)水平升高。④临床已趋稳定的患者出院前负荷试验有严重缺血征象,例如,最大运动耐量降低,不能以其他原因解释;低做功负荷下几个导联出现较大幅度的 ST 段压低;运动中血压下降;运动中出现严重心律失常或运动负荷同位素心肌显像显示广泛或者多个可逆的灌注缺损。⑤超声心动图显示左心室功能低下。⑥患过心肌梗死,现有较长时间的心绞痛发作。

五、护理措施

患者到达急诊科,护士是第一个接待者,护士必须在获得检查数据和医师做出诊断之前,选择必要的紧急处置措施。急诊护士尤其应在对 ACS 综合征患者给予适时、有效的治疗方面发挥作用。护士需要在医疗资源有限的环境下,在患者床边判定紧急情况,减少延误。急诊护士还要具备心脏病护理技术,能处置急性心肌梗死,用电子微量注射泵进行输液,识别心律失常和准确处理严重心脏危象。

（一）病情观察

(1)ACS 患者病情危重,变化迅速,随时都可能出现严重的并发症。

(2)要认真、细致地观察患者的精神状况、面色、意识、呼吸,注意有无出冷汗、四肢末梢发凉等。

(3)经常询问患者有无胸痛、胸闷,并注意伴随的症状和程度,尤其是夜间。

(4)常规持续心电、血压监护,严密观察心率(律)、心电图示波形态的变化,及时识别各种心律失常,并向医师报告,及时处理。

(5)对有低血压者给予血压监护直到血压波动在正常范围。

(6)对有心力衰竭者给血氧饱和度监测,以保证血氧饱和度为 $95\% \sim 99\%$。

(7)对急性心肌梗死患者要定时进行心电图检查和心肌酶的检测,了解急性心肌梗死的演变情况。

(8)在监护期间,应注意患者有无出血倾向。观察患者的皮肤、黏膜、牙龈有无出血。观察尿的颜色。询问有无腹痛、腰痛、头痛现象。对行尿激酶溶栓治疗的急性心肌梗死患者,更应严密观察。

（二）病情评估

ACS 患者常需急诊入院。将患者送入监护室后,急诊科护士要迅速地评估患者是否有高度危险性或低度危险性。根据评估情况严格按照急诊护理路径,迅速采取相应措施。

1.危险评估

迅速地评估患者是否有高度或低度危险的 ACS,这是当今对护士的最大挑战。①有研究表明约 33% 的急性心肌梗死的患者在发病初期无胸痛的表现,然而这些被延迟送入医院的患者有更高的危险性,因为无典型胸痛的患者很少能及时得到溶栓、血管成形术或药物治疗。②在美国每年大约 460 万具有急性冠脉局部缺血症状的患者来到急诊科,其中只有大约 25% 的患者确诊后被允许入院。③在急诊科疑为 ACS 的患者中,只有约 1/3 有"真的病变"。

急诊护理决定性的作用在于快速完成对患者的评估,并且在早期对 ACS 高危人群提供及时的紧急照顾,使病情缓解。据统计,在美国每年有 100 万人发生急性心肌梗死,约 25% 的患者在到达急诊科前死亡。那些到达医院的患者仍有死亡的可能。

2.Antman 危险评分量表

2002 年 Antman 等建立了早期危险评估的 7 分危险评分量表。

(1)年龄>65 岁。

(2)存在 3 个以上冠心病危险因素。

(3)既往血管造影证实有冠状动脉阻塞。

(4)胸痛发作时心电图有 ST 段改变。

(5)24 h 内有 2 次以上心绞痛发作。

(6)7 d 内应用了阿司匹林。

(7)心肌坏死标记物含量升高。

具有上述危险因素的患者出现死亡、心肌梗死或需血管重建的负性心脏事件的可能性增大。评分越高,危险性越大,且这些患者从低分子肝素、血小板 GP Ⅱ b/Ⅲ a 受体拮抗剂和心脏介入等治疗中获益也越大。这一评分系统简单易行,使早期对患者进行客观的危险分层成为可能,有利于指导临床对患者进行及时、正确的治疗。

(三)急救护理

1.早期干预原则

在急诊情况下,一旦对胸痛患者明确了 ACS 的诊断,快速和有效的干预即迅速开始。1999 年在美国心脏病学会(ACC)和美国心脏联合会(AHA)制定的 ACS 治疗指南中曾推荐,患者应在发病 10 min 内到达急诊科,对所有不稳定心绞痛患者给予吸氧、静脉输液、连续的心电图监护。依据临床表现将患者分为高度危险、中度危险和低度危险。对高度危险患者严格管理,对低度危险患者必须按监护程序治疗,并定期随访,急诊护士和医师必须精确地估定患者的危险层次。

2.干预时间分期

近来国外有学者将早期干预分为 4 个节段,称为 4Ds。

时间 0(症状,Symptom):症状开始时间点,它代表着冠状动脉闭塞的时间,虽然它是一个比较好的指标,但不是完美的时间点。

时间 1(门口,Door):患者入急诊科的时间点。

时间 2(资料,Data):患者进行初步检查及心电图等材料的时间点。

时间 3(决定,Decision):决定是否进行溶栓治疗或进一步检查的时间点。

时间 4(药物,Drug):开始用药物或治疗的时间点。

其中,时间 1 至时间 2:6～11 min;时间 2 至时间 3:20～22 min;时间 3 至时间 4:20～37 min。

GISSI-2 研究中,不足 30％的患者在症状发生后 3 h 才得到治疗。平均耽搁时间为 3～5 h,其主要原因包括以下几点。

(1)患者本身的耽搁:患者在就医问题上耽搁时间是延误时间的一个主要因素,其原因多是患者发病之初症状较轻,未意识到病情的严重性,或地处偏僻,交通不便。

(2)运送患者的过程中耽搁:患者发病后被运送至医院途中,也要耽搁一些时间,据估计一般为 30 min 到数小时。

(3)医院内耽搁:患者到达医院以后耽搁时间是相当普遍的。在多数研究中,从患者到达医院至实施溶栓治疗,平均耽搁 45～90 min。

在症状发作不到 1 h 内接受治疗的患者 6 周的病死率为 3.2％;在症状发作 4 h 接受治疗的患者 6 周的病死率为 6.2％。事实上非常早期的综合治疗可减少 50％心肌梗死的发病率。"4Ds"在减少从发病到处理的时间延误方面发挥了积极作用。

3.急诊过程耽搁

ACS 患者急诊就诊耽搁主要在以下几方面:①患者到医院接受医师检查时;②对患者胸痛评估时,因为这需要仔细观察;③做 ECG 时;④当诊断技师不能及时识别 ST 变化,ECG 报告延迟传递给内科医师。

为避免这些急诊耽搁,有些医院尝试由急诊科护士做 ECG,并直接由医师快速阅读 ECG。还可自行设计护理观察记录文书,既节省了护士书写的时间,又提高了护理质量标准。

4.一般急救措施

(1)立即让患者采取舒适体位,对合并心力衰竭者给半卧位。

(2)常规给氧,3～5 L/min。

(3)连接好心电监护电极和测血压的袖带(注意电极位置应避开除颤区域和心电图胸前导联位置)。开启心电监护和无创血压监护。必要时给予血氧饱和度监护。

(4)协助给患者做全导联 ECG,将其作为基础 ECG,以便对照。

(5)在左上肢和左下肢建立静脉通路,均留置 Y 形静脉套管针(在抢救和急诊介入手术中方便用药)。

(6)备好急救药品和除颤器。

(7)抗凝疗法:给予嚼服的肠溶阿司匹林 100～300 mg,或加用氯吡格雷片 75 mg,1 次/日,皮下注射低分子肝素等。

(8)介入疗法:对于 ACS 患者的治疗,尽快重建血运极为重要,对行急诊 PCI 的患者应迅速做好术前各项准备。

5.急诊 PCI 的术前准备

(1)首先向患者及其家属介绍介入诊断和治疗的目的、方法、优点。

(2)急查血常规,血凝全套,心肌酶谱,甲肝、乙肝、丙肝抗体,抗 HIV 等,给手术区备皮,做碘过敏皮试。

(3)让患者排空膀胱,必要时留置导尿管。

(4)让患者嚼服肠溶阿司匹林 0.3 g,口服氯吡格雷片 300 mg,备好沙袋、氧气袋,全程监护,护送患者到导管室。

6.急诊 PCI 术后监护

(1)患者返回病房后,护士立即进行心电、血压的监护,注意心率(律)变化。

(2)急诊 PCI 患者术后常规留置动脉鞘管 6～12 h。嘱患者把术侧肢体伸直、制动,防止鞘管脱出、折断和术侧肢体的血栓形成。观察手术区有无渗血,触摸双侧足背动脉搏动情况,注意皮肤颜色和肢体温度的变化。协助按摩术侧肢体。

(3)动脉鞘管拔管前向患者说明拔管的简要过程,消除其紧张心理。医师拔管时,护士应准备好急救药品,如阿托品、多巴胺,观察患者心电监护和血压情况。拔管后,对穿刺部位进行加压包扎,观察有无渗血,保持局部清洁、无菌,严格交接班并做好记录。

(四)心肌耗氧量与护理

在 ACS 发病的极早期患者心肌脆弱,电活动极不稳定,心脏供血和耗氧量之间的矛盾非常突出,因此在发病早期,尤其是 24 h 以内,限制患者活动,降低心肌耗氧量,缓解心肌供血和需求之间的矛盾,对保证患者平稳度过危险期,促进心肌恢复,具有非常重要的意义。

1.心肌耗氧量

影响心肌耗氧量的主要因素有心脏收缩功、室壁张力、心肌体积。Katz 提出以二项乘积(double-product,D-P)作为心肌耗氧量的指标,其公式为最大血压乘以心率。由于该指标计算方法简单,可重复性好,被临床研究证实与心肌耗氧量的真实情况相关性好,已被广泛应用于临床。

2.排便动作

各种干预因素都可以引起 D-P 的增加,排便时患者需要屏住呼吸,使膈肌下沉,收缩腹肌,增加腹压,这一用力的动作,加上卧位排便造成的紧张、不习惯等因素,会导致血压升高和心率加快,从而加重心脏负担,使心脏的氧供和氧耗之间失衡,增加心律失常的发生危险。因此在护理中:①必须确实保证 ACS 患者大便通畅,可以给予缓泻剂、开塞露等。②另有研究表明坐位排便的运动强度低于卧位排便,故对无法适应卧位排便的患者在监护的情况下试行坐位排便,以缓解其焦虑情绪。③在患者排便期间还必须加强监护,要有护士在场,以应付可能出现的意外情况。

3.接受探视

患者接受探视时 D-P 增加明显。亲友的来访使患者情绪激动,交感神经兴奋,心脏兴奋性增强,心肌耗氧量增加。因此在护理中:①应尽可能地减少探视的次数。②对来访者应事先进行教育,说明避免患者情绪波动对患者康复的意义。③对经济有困难的患者,应劝其家属暂不谈及费用问题。

4.音乐疗法

曾有研究表明对心肌梗死及 UAP 患者进行音乐疗法,可使其情绪稳定,交感神经活动减少,副交感神经活动增强,从而使心肌耗氧量减少。但有些研究没有得出类似的结果,其原因可能是对象和乐曲的选择有问题,很难想象一个乐盲和一个音乐家对同一首曲子会有同样的反映,也很难想象一个人在听到音乐和听到哀乐时会有一样的心情。因此在进行音乐疗法时应加强针对性。

(冯晓昱)

第三节　肺血栓栓塞症

肺栓塞是以各种栓子阻塞肺动脉系统为其发病原因的一组疾病或临床综合征的总称,包括肺血栓栓塞症、脂肪栓塞综合征、羊水栓塞、空气栓塞等。其中,肺血栓栓塞症占肺栓塞中的绝大多数,该病在我国绝非少见病,且发病率有逐年升高的趋势,死亡率高,但临床上易漏诊或误诊。如果早期诊断和治疗得当,生存的希望甚至康复的可能性是很大的。

肺血栓栓塞症为来自静脉系统或右心的血栓阻塞肺动脉或其分支所致疾病,以肺循环和呼吸功能障碍为其主要临床和病理生理特征。引起肺血栓栓塞症的血栓主要来源于深静脉。

急性肺血栓栓塞症造成肺动脉较广泛阻塞时,可引起肺动脉高压,至一定程度导致右心失代偿、右心扩大,出现急性肺源性心脏病。

一、病理与病理生理

引起肺血栓栓塞症的血栓可以来源于下腔静脉径路、上腔静脉径路或右心腔,其中,大部分血栓来源于下肢深静脉,特别是从腘静脉上端到髂静脉段的下肢近端深静脉。肺血栓栓塞症栓子的大小有很大的差异,可单发或多发,一般多部位或双侧性的血栓栓塞更为常见。

(一)对循环的影响

栓子阻塞肺动脉及其分支达一定程度后,通过机械阻塞作用,加上神经体液因素和低氧所引起的肺动脉收缩,肺循环阻力增加,出现肺动脉高压,继而引起右心室扩大与右侧心力衰竭。右心室扩大导致室间隔左移,使左心室功能受损,导致心排血量下降,进而可引起体循环低血压或休克;引起主动脉内低血压和右心房压升高,冠状动脉灌注压下降,心肌血流减少,特别是右心室内膜下心肌处于低灌注状态。

(二)对呼吸的影响

肺动脉栓塞后不仅引起血流动力学的改变,还可因栓塞部位肺血流减少,肺泡无效腔增大;肺内血流重新分布,通气/血流比例失调;神经体液因素引起支气管痉挛;肺泡表面活性物质分泌减少,肺泡萎陷,呼吸面积减小,肺顺应性下降等导致呼吸功能不全,出现低氧血症和低碳酸血症。

二、危险因素

肺血栓栓塞症的危险因素包括任何可以导致静脉血液淤滞、静脉系统内皮损伤和血液高凝状态的因素。原发性危险因素由遗传和变异引起。继发性危险因素包括骨折、严重创伤、手术、恶性肿瘤、口服避孕药、充血性心力衰竭、心房颤动、各种原因引起的制动或长期卧床、高龄等。上述危险因素可以单独存在,也可同时存在,协同作用。年龄可作为独立的危险因素,随着年龄的增长,肺血栓栓塞症的发病率逐渐升高。

三、临床特点

肺血栓栓塞症临床表现的严重程度差别很大,可以从无症状到血流动力学不稳定,甚至发生猝死,主要取决于栓子的大小、多少、所致肺栓塞的范围、发作的急缓程度以及栓塞前的心肺状况。肺血栓栓塞症的临床症状也多种多样,不同患者常有不同的症状组合,但均缺乏特异性。

（一）症状

1.呼吸困难及气促（80%～90%）

呼吸困难及气促是肺栓塞最常见的症状,呼吸频率＞20 次/分钟,伴或不伴有发绀。呼吸困难的严重程度多与栓塞面积有关,栓塞面积较小,可基本无呼吸困难,或呼吸困难发作较短暂。栓塞面积大,呼吸困难较严重,且持续时间长。

2.胸痛

其包括胸膜炎性胸痛（40%～70%）或心绞痛样胸痛（4%～12%）,胸膜炎性胸痛多为钝痛,是由栓塞部位附近的胸膜炎症所致,常与呼吸有关。心绞痛样胸痛为胸骨后疼痛,与肺动脉高压和冠状动脉供血不足有关。

3.晕厥（11%～20%）

其主要表现为突然发作的一过性意识丧失,多合并有呼吸困难和气促表现。晕厥多由巨大栓塞所致,与脑供血不足有关。巨大栓塞可导致休克,甚至猝死。

4.烦躁不安、惊恐甚至濒死感（55%）

其主要由严重的呼吸困难和胸痛所致。出现该症状往往提示栓塞面积较大,预后差。

5.咯血（11%～30%）

其常为小量咯血,大咯血少见。咯血主要反映栓塞局部肺泡出血性渗出。

6.咳嗽（20%～37%）

其多为干咳,有时可伴有少量白痰,合并肺部感染时可咳黄色脓痰。主要与炎症反应刺激呼吸道有关。

（二）体征

（1）呼吸急促（70%）:是常见的体征,呼吸频率＞20 次/分钟。

（2）心动过速（30%～40%）:心率＞100 次/分钟。

（3）血压变化:严重时出现低血压甚至休克。

（4）发绀（11%～16%）:并不常见。

（5）发热（43%）:多为低热,少数为中等程度发热。

（6）颈静脉充盈或搏动（12%）。

（7）肺部可闻及哮鸣音或细湿啰音。

（8）胸腔积液的相应体征（24%～30%）。

（9）肺动脉瓣区第二音亢进,$P_2 > A_2$,三尖瓣区出现收缩期杂音。

四、辅助检查

（一）动脉血气分析

其常表现为低氧血症,低碳酸血症,肺泡-动脉血氧分压差$[P_{(A-a)}O_2]$增大。部分患者的结果可以正常。

（二）心电图

大多数患者表现有非特异性的心电图异常。较为多见的表现包括 $V_1 \sim V_4$ 的 T 波改变和ST 段异常;部分患者可出现 $S_I Q_{III} T_{III}$ 征（即 I 导 S 波加深,III 导出现 Q/q 波及 T 波倒置）;其他心电图改变包括完全或不完全右束支传导阻滞、肺型 P 波、电轴右偏、顺钟向转位等。心电图的动态演变对于诊断具有更大意义。

（三）血浆 D-二聚体

D-二聚体是交联纤维蛋白在纤溶系统作用下产生的可溶性降解产物。对急性肺血栓栓塞有排除诊断价值。若其含量<500 μg/L，可基本排除急性肺血栓栓塞症。

（四）胸部 X 线片

胸部 X 线片多有异常表现，但缺乏特异性。可表现为：①区域性肺血管纹理变细、稀疏或消失，肺野透亮度增加。②有肺野局部浸润性阴影、尖端指向肺门的楔形阴影，肺不张或膨胀不全。③右下肺动脉干增宽或伴截断征，肺动脉段膨隆以及出现右心室扩大征。④患侧横膈抬高。⑤有少到中量胸腔积液征等。仅凭 X 线胸片不能确诊或排除肺栓塞，但其在提供疑似肺栓塞线索和排除其他疾病方面具有重要作用。

（五）超声心动图

超声心动图是无创的、能够在床旁进行的检查，为急性肺血栓栓塞症的诊断提供重要线索。它不仅能够诊断和除外其他心血管疾病，对于严重的肺栓塞患者，还可以发现肺动脉高压、右室高负荷和肺源性心脏病的征象，提示或高度怀疑肺栓塞。若在右心房或右心室发现血栓，同时患者的临床表现符合肺栓塞，可以做出诊断。超声检查偶可因发现肺动脉近端的血栓而确定诊断。

（六）核素肺通气/灌注扫描（V/Q 显像）

其是肺血栓栓塞症重要的诊断方法。典型征象是呈肺段分布的肺灌注缺损，并与通气显像不匹配。但许多疾病可以同时影响患者的通气及血流状况，使通气灌注扫描在结果判定上较为复杂，需密切结合临床。通气/灌注显像的肺栓塞诊断分为高度可能、中度可能、低度可能及正常。如显示中度可能及低度可能，应进一步行其他检查以明确诊断。

（七）螺旋 CT 和电子束 CT 造影（CTPA）

由于电子束 CT 造影是无创的检查且方便，现指南中将其作为首选的肺栓塞诊断方法。该项检查能够发现段以上肺动脉内的栓子，是确诊肺栓塞的手段之一，但 CT 对亚段肺栓塞的诊断价值有限。直接征象为肺动脉内的低密度充盈缺损，部分或完全包在不透光的血流之间，或者呈完全充盈缺损，远端血管不显影；间接征象包括肺野楔形密度增高影，条带状的高密度区或盘状肺不张，中心肺动脉扩张及远端血管分支减少或消失等。CT 扫描还可以同时显示肺及肺外的其他胸部疾病。电子束 CT 扫描速度更快，可在很大程度上避免因心搏和呼吸的影响而产生伪影。

（八）肺动脉造影

肺动脉造影为诊断肺栓塞的"金标准"，是一种有创性检查，且昂贵。发生致命性或严重并发症的可能性分别为 0.1％和 1.5％，应严格掌握其适应证。

（九）下肢深静脉血栓形成的检查

该类检查有超声技术、肢体阻抗容积图（IPG）、放射性核素静脉造影等。

五、诊断与鉴别诊断

（一）诊断

肺血栓栓塞症诊断分 3 个步骤，疑诊-确诊-求因。

1.根据临床情况疑诊肺血栓栓塞症

(1)对存在危险因素,特别是并存多个危险因素的患者,要有强的诊断意识。

(2)结合临床症状、体征,特别是高危患者出现不明原因的呼吸困难、胸痛、晕厥和休克,或伴有单侧或双侧不对称性下肢肿胀、疼痛。

(3)结合心电图、X 线胸片、动脉血气分析、D-二聚体、超声心动图下肢深静脉超声。

2.对疑诊肺栓塞患者安排进一步检查以明确肺栓塞诊断

(1)核素肺通气/灌注扫描。

(2)CT 肺动脉造影。

(3)肺动脉造影。

3.寻找肺血栓栓塞症的成因和危险因素

只要疑诊肺血栓栓塞症,就要明确有无深静脉血栓形成,并安排相关检查,尽可能发现其危险因素,并加以预防或采取有效的治疗措施。

(二)急性肺血栓栓塞症临床分型

1.大面积肺栓塞

临床上以休克和低血压为主要表现,即体循环动脉收缩压<12.0 kPa(90 mmHg)或较基础血压下降幅度≥5.3 kPa(40 mmHg),持续 15 min 以上。需排除新发生的心律失常、低血容量或感染中毒症等其他原因所致的血压下降。

2.非大面积肺栓塞

不符合以上大面积肺血栓栓塞症的标准,即未出现休克和低血压的肺血栓栓塞症。非大面积肺栓塞中有一部分属于次大面积肺栓塞,即超声心动图显示右心室运动功能减退或临床上出现右心功能不全。

(三)鉴别诊断

应鉴别肺血栓栓塞症与急性心梗、肺炎、胸膜炎、支气管哮喘、自发性气胸等。

六、急诊处理

急性肺血栓栓塞症病情危重的,须积极抢救。

(一)一般治疗

(1)应密切监测呼吸、心率、血压、心电图及血气分析的变化。

(2)要求绝对卧床休息,不要过度屈曲下肢,保持大便通畅,避免用力。

(3)对症处理:对有焦虑、惊恐症状的可给予适当使用镇静药;对胸痛严重者可给吗啡 5~10 mg,皮下注射,对昏迷、休克、呼吸衰竭者禁用。对有发热或咳嗽的给予对症治疗。

(二)呼吸循环支持

对有低氧血症者给氧,对严重者可使用经鼻(面)罩无创性机械通气或经气管插管行机械通气,应避免行气管切开,以免在抗凝或溶栓过程发生不易控制的大出血。

对出现右心功能不全,心排血量下降,但血压尚正常的患者,可给予多巴酚丁胺和多巴胺治疗。对合并休克者增大剂量,或使用其他血管加压药物,如间羟胺、肾上腺素。可根据血压调节剂量,使血压维持在 12.0/8.0 kPa(90/60 mmHg)以上。对支气管痉挛明显者,应给予氨茶碱 0.25 g,静脉滴注,必要时加地塞米松,同时积极进行溶栓、抗凝治疗。

（三）溶栓治疗

可迅速溶解血栓,恢复肺组织再灌注,改善右心功能,降低死亡率。溶栓时间窗为 14 d,溶栓治疗指征:主要适用于大面积肺栓塞患者,对于次大面积肺栓塞,若无禁忌证也可以进行溶栓;对于血压和右心室运动功能均正常的患者,则不宜溶栓。

1.溶栓治疗的禁忌证

（1）绝对禁忌证:有活动性内出血,近期自发性颅内出血。

（2）相对禁忌证:2 周内做过大手术,分娩,器官活检或血管穿刺不能以压迫止血;2 个月内发生过缺血性脑卒中;10 d 内发生过胃肠道出血;15 d 内发生过严重创伤;1 个月内做过神经外科或眼科手术;有难以控制的重度高血压;近期曾行心肺复苏;血小板计数低于 $100×10^9/L$;妊娠;有细菌性心内膜炎及出血性疾病;有严重肝、肾功能不全。

对于大面积肺血栓栓塞症,因其对生命的威胁性大,上述绝对禁忌证应视为相对禁忌证。

2.常用溶栓方案

（1）尿激酶 2 h 法:把尿激酶 20 000 U/kg 加入 100 mL 0.9% 的氯化钠注射液中,持续静脉滴注 2 h。

（2）尿激酶 12 h 法:尿激酶负荷量 4 400 U/kg,加入 20 mL 0.9% 的氯化钠注射液中,静脉注射 10 min,随后以 2 200 U/(kg·h) 加入 250 mL 0.9% 的氯化钠注射液中,持续静脉滴注 12 h。

（3）重组组织型纤溶酶原激活剂 50 mg 加入注射用水 50 mL 持续静脉滴注 2 h。使用尿激酶溶栓期间不可同用肝素。溶栓治疗结束后,应每 2～4 h 测定部分活化凝血活酶时间（APTT）,当其水平为正常值的 1/2,即应开始规范的肝素治疗。

3.溶栓治疗的主要并发症为出血

为预防出血的发生,或发生出血时及时处理,用药前要充分评估出血的危险性,必要时应配血,做好输血准备。溶栓前宜留置外周静脉套管针,以方便溶栓中能够取血化验。

（四）抗凝治疗

抗凝治疗可有效地防止血栓再形成和复发,是肺栓塞和深静脉血栓的基本治疗方法。常用的抗凝药物为普通肝素、低分子肝素、华法林。

1.普通肝素

采取静脉滴注和皮下注射的方法。持续静脉泵入法:首剂负荷量 80 U/kg（或 5 000～10 000 U）,静脉注射,然后以 18 U/(kg·h) 持续静脉滴注。在开始治疗后的最初 24 h 内,每 4～6 h 测定 APTT,根据 APTT 调整肝素剂量,尽快使 APTT 达到并维持于正常值的 1.5～2.5 倍（表 4-2）。

2.低分子肝素

采用皮下注射。应根据体重给药,每天 1～2 次。对于大多数患者不需监测 APTT 和调整剂量。

表 4-2　根据 APTT 监测结果调整静脉肝素用量的方法

APTT	初始剂量及调整剂量	下次 APTT 测定的间隔时间
测基础 APTT	初始剂量为 80 U/kg,静脉注射,然后按 18 U/(kg·h) 静脉滴注	4～6 h
APTT<35 s	给予 80 U/kg,静脉注射,然后增加静脉滴注剂量 4 U/(kg·h)	6 h

APTT	初始剂量及调整剂量	下次 APTT 测定的间隔时间
APTT 为 35～45 s	给予 40 U/kg,静脉注射,然后增加静脉滴注剂量 2 U/(kg·h)	6 h
APTT 为 46～70 s	无须调整剂量	6 h
APTT 为 71～90 s	减少静脉滴注剂量 2 U/(kg·h)	6 h
APTT>90 s	停药 1 h,然后减少剂量 3 U/(kg·h),恢复静脉滴注	6 h

3.华法林

在肝素或低分子肝素开始应用后的第 24～48 h 加用口服抗凝剂华法林,初始剂量为 3.0～5.0 mg/d。华法林需要数天才能发挥全部作用,因此需至少重叠应用华法林与肝素 4～5 d。当连续 2 d 测定的国际标准化比率(INR)达到 2.5 时,或凝血酶原时间(PT)延长至原来的 1.5～2.5 倍时,即可停止使用肝素或低分子肝素,单独口服华法林治疗。应根据 INR 或 PT 调节华法林的剂量。在达到治疗水平前,应每天测定 INR,其后 2 周每周监测 2～3 次,以后根据 INR 的稳定情况每周监测 1 次或更少。若行长期治疗,每 4 周测定 INR 并调整华法林剂量 1 次。

(五)深静脉血栓形成的治疗

70%～90%急性肺栓塞的栓子来源于深静脉(尤其是下肢深静脉)血栓。深静脉血栓形成的治疗原则是卧床、抬高患肢、溶栓(急性期)、抗凝、抗感染及使用抗血小板聚集药等。为防止血栓脱落,肺栓塞再发,可于下腔静脉安装滤器,同时抗凝。

七、急救护理

(一)基础护理

为了防止栓子脱落,患者绝对卧床休息 2 周。如果已经确认肺栓塞的位置应取健侧卧位。避免突然改变体位,禁止搬动患者。86%的肺栓塞栓子来自下肢深静脉,而 51%的下肢深静脉血栓者发生肺栓塞,因此有下肢静脉血栓者应警惕肺栓塞的发生。抬高患肢,高于肺平面 20～30 cm。密切观察患肢的皮肤有无青紫、肿胀、发冷、麻木等感觉障碍。一经发现,及时通知医师。严禁挤压、热敷、针刺、按摩患肢,防止血栓脱落,造成再次肺栓塞。指导患者进食高蛋白、高维生素、粗纤维、易消化的饮食,多饮水,保持大便通畅,避免便秘、咳嗽等,以免增加腹腔压力,影响下肢静脉血液回流。

(二)维持有效呼吸

89%的该病患者有低氧血症。给予高流量吸氧,5～10 L/min,均以文丘里面罩或储氧面罩给氧,既能消除高流量给氧对患者鼻腔的冲击所带来的不适,又能提供高浓度的氧。注意及时根据血氧饱和度指数或血气分析结果来调整氧流量。对年老体弱或痰液黏稠难以咳出的患者,每天给予 2 次生理盐水 2 mL 加盐酸氨溴索 15 mg 雾化吸入,使痰液稀释,易于咳出;必要时吸痰;注意观察痰液的量、颜色、气味、性质。呼吸平稳后指导患者深呼吸运动,使肺早日膨胀。

(三)加强症状观察

肺栓塞临床表现多样化,无特异性,据报道典型的胸痛、咯血、呼吸困难三联征所占比例不到 1/3,而胸闷、呼吸困难、晕厥、咯血、胸痛等都可为肺栓塞的首要症状。因此接诊的护士除了询问现病史外,还应了解患者的基础疾病。目前已知肺栓塞的危险因素包括静脉血栓、静脉炎、高凝状态、恶性肿瘤,还包括术后长期静卧、长期使用皮质激素、血液黏滞度增加等。患者接受治疗后,要注意观察患者的发绀、胸闷、憋气、胸部疼痛等症状有无改善。患者胸痛较剧,导致呼吸困难加重,血氧饱和度为 72%～84%,加大吸氧浓度,用氨茶碱 0.25 g、生理盐水 50 mL,以微泵静脉推注,5 mL/h,肌内注射盐酸哌替啶 50 mg。经以上处理,胸痛、呼吸困难缓解,病情趋于稳定。

（四）监测生命体征

持续以多参数监护仪监护,专人特别护理。每 15～30 min 记录 1 次,严密观察心率、心律、血氧饱和度、血压、呼吸的变化,发现异常及时向医师报告,平稳后测血压、脉搏、呼吸频率,1 h 1 次。

（五）溶栓及抗凝护理

肺栓塞一旦确诊,最有效的方法是用溶栓和抗凝疗法,使栓塞的血管再通,维持有效的肺循环血量,迅速降低心前阻力。溶栓治疗最常见的并发症是出血,平均发生率为 5%～7%,致死性出血约为 1%。因此要注意观察有无出血倾向,注意皮肤、黏膜、牙龈及穿刺部位有无出血,是否有咯血、呕血、便血等现象。严密观察患者意识、神志的变化,发现有头痛、呕吐症状,要及时向医师报告。谨防脑出血的发生。溶栓期间要备好除颤器、利多卡因等抢救用品,防止溶栓后血管再通,部分未完全溶解的栓子随血流进入冠状动脉,发生再灌注心律失常。用药期间应监测凝血时间及 PT。

（六）注重心理护理

胸闷、胸痛、呼吸困难,易给患者带来紧张、恐惧的情绪,甚至造成濒死感。有文献报道,情绪过于激动也可诱发栓子脱落,因此护士要耐心指导患者,使其保持情绪的稳定;尽量帮助患者适应环境,接受患者这个特殊的角色;向患者讲解治疗的目的、要求、方法,使其对诊疗情况心中有数,减少不必要的猜疑和忧虑;及时取得家属的理解和配合;指导加强心理支持,采取心理暗示和现身说教,帮助患者树立信心,使其积极配合治疗。

（冯晓昱）

第四节 肝 性 脑 病

肝性脑病过去称肝昏迷,是肝脏严重受损引起的以代谢紊乱为基础、中枢神经系统功能失调的综合征,主要临床表现是意识障碍、行为异常和昏迷。

一、病因及发病机制

（一）病因

大部分肝性脑病是由各型肝硬化引起的,小部分肝性脑病见于各类肝病的急性期或暴发性肝功能衰竭阶段。肝性脑病常有明显的诱因,如上消化道出血、大量排钾利尿、放腹水、高蛋白饮食、使用催眠镇静药与麻醉药、便秘、有尿毒症、外科手术和感染。

（二）发病机制

肝性脑病的发病机制迄今未完全明了。一般认为,产生肝性脑病的病理生理基础是肝细胞功能衰竭和门腔静脉之间有手术造成的或自然形成的侧支分流。主要是来自肠道的许多毒性代谢产物未被肝脏解毒和清除,经侧支进入体循环,透过血脑屏障而至脑部,引起大脑功能紊乱。肝性脑病的体内代谢紊乱是多方面的,是多种因素综合作用的结果。但蛋白质、氨基酸、氨、硫醇的代谢障碍和抑制性神经递质的积聚可能起主要作用。糖和水、电解质代谢紊乱以及缺氧可干扰大脑的能量代谢而加重脑病。脂肪代谢异常,特别是短链脂肪酸的增多也起重要作用。

二、临床表现

肝性脑病的临床表现包括两类。

(一)意识障碍

出现妄想、幻觉、精神错乱、精神恍惚,继而定向力和睡眠倒错,最后出现木僵、昏睡,昏迷逐步加深,最后死亡,也有狂躁再转为抑制状态者。

(二)行为运动异常

患者情绪低沉,衣冠不整,哭笑无常,随处便溺,讲话缓慢和口齿不清,理解力减退,书写错误,不能完成简单计算及智力活动(如用火柴棒摆五角星)等。特征性表现是扑翼样震颤,亦称肝震颤,即嘱患者平伸双臂,让手指分开,可见双手向外侧偏斜,掌指关节和腕关节有快速、不规则的扑翼样抖动。患者肌张力增大,腱反射亢进,甚至出现四肢屈曲和面肌抽搐。此外,患者呼气中具有特殊的肝臭味。

一般根据意识障碍程度、神经系统表现和脑电图改变,将肝性脑病自轻微的精神改变到深昏迷分为四期。

一期(前驱期):轻度性格改变和行为失常,例如,欣快激动或淡漠少言,衣冠不整或随地便溺。患者应答尚准确,但吐字不清且较缓慢,可有扑翼样震颤,脑电图多数正常,此期历时数天或数周,有时症状不明显,易被忽视。

二期(昏迷前期):以意识错乱、睡眠障碍、行为失常为主。前一期的症状加重,定向力和理解力均减退,患者不能完成简单的计算和智力构图。言语不清、书写障碍、举止反常也很常见。患者多有睡眠时间倒错,昼睡夜醒,甚至有幻觉、恐惧、狂躁,而被看成一般精神病。此期患者有明显神经体征,如腱反射亢进、肌张力增大、踝痉挛及巴宾斯基征呈阳性等。此期扑翼样震颤存在,脑电图有特征性异常。患者可出现不随意运动及运动失调。

三期(昏睡期):以昏睡和精神错乱为主,各种神经体征持续或加重,大部分时间患者呈昏睡状态,但可以唤醒。患者醒时尚可应答问话,但常有神志不清和幻觉。扑翼样震颤仍可引出。肌张力增加,四肢被动运动常有抗力。

四期(昏迷期):神志完全丧失,不能唤醒。浅昏迷时,患者对痛刺激和不适体位尚有反应,腱反射和肌张力仍亢进;由于患者不能合作,扑翼样震颤无法引出。深昏迷时,各种反射消失,肌张力降低,瞳孔常散大,可出现阵发性惊厥、踝阵挛和换气过度。脑电图明显异常。

以上各期临床表现可有重叠,病情发展或经治疗好转时程度可进级或退级。

三、治疗措施

对肝性脑病目前尚无特效疗法,治疗应采取综合措施。

(一)消除诱因

某些因素可诱发或加重肝性脑病。肝硬化时,药物在体内半衰期延长,廓清减少,患者大脑的敏感性增加,多数不能耐受麻醉、镇痛、安眠、镇静等类药物,如使用不当,可出现昏睡,直至昏迷。当患者狂躁不安或有抽搐时,禁用吗啡及其衍生物、副醛、水合氯醛、哌替啶及速效巴比妥类,可减量(常量的 1/2 或 1/3)使用地西泮、东莨菪碱,并减少给药次数。必须及时控制感染和上消化道出血,避免快速和大量的排钾利尿和放腹水。注意纠正水、电解质和酸碱平衡失调。

（二）减少肠内毒物的生成和吸收

1.饮食

开始数天内禁食蛋白质。每天供给热量 1 200～1 600 kcal 和足量维生素,以碳水化合物为主要食物,对昏迷而不能进食者可经鼻胃管供食。对三、四期患者应禁止从胃肠道补充蛋白质,可鼻饲或静脉注射 25％的葡萄糖溶液,每天可进 3～6 g 必需氨基酸。胃不能排空时应停鼻饲,改用深静脉插管滴注 25％的葡萄糖溶液以维持营养。在大量输注葡萄糖的过程中,必须警惕低钾血症、心力衰竭和脑水肿。神志清楚后,可逐步增加蛋白质至 40～60 g/d,最好用植物蛋白,因为植物蛋白含蛋氨酸、芳香族氨基酸较少,含支链氨基酸较多,且能增加粪氮排泄;此外,植物蛋白含非吸收性纤维,被肠菌酵解产酸,有利于氨的排除,且有利于通便。

2.灌肠或导泻

清除肠内积食、积血或其他含氮物质,可用生理盐水或弱酸性溶液(如稀醋酸液)灌肠,或口服或鼻饲 30～60 mL25％的硫酸镁来导泻。

3.抑制细菌生长

口服新霉素 2～4 g/d 或选服巴龙霉素、卡那霉素、氨苄西林均有效。少数长期服新霉素的患者出现听力或肾功能减损,故服用新霉素不宜超过 1 个月。口服甲硝唑适用于肾功能不良者,每次 0.2 g,每天 4 次,疗效和新霉素的疗效相当。乳果糖口服后在结肠中被细菌分解为乳酸和醋酸,使肠腔呈酸性,从而减少氨的形成和吸收。对忌用新霉素或需长期治疗的患者,乳果糖或乳山梨醇为首选药物。近年来研究发现,乳糖在乳糖酶缺乏人群的结肠中,经细菌发酵产酸后也降低粪便 pH,减少氨含量,用以治疗肝性脑病,效果和乳果糖相同,但价格较便宜。

（三）促进有毒物质的代谢消除,纠正氨基酸代谢的紊乱

1.降氨药物

(1)谷氨酸钾和谷氨酸钠:加入葡萄糖溶液中静脉滴注,每天 1～2 次。谷氨酸钾、谷氨酸钠的比例视血清钾、血清钠的浓度和病情而定。尿少时少用钾剂,明显腹水和水肿时慎用钠剂。

(2)精氨酸:可促进尿素循环而降低血氨,用量为 10～20 g/d。把精氨酸加入葡萄糖溶液中,静脉滴注 1 次。药呈酸性,适用于血 pH 偏高的患者。降氨药对慢性反复发作的门体分流性脑病疗效较好,对重症肝炎所致的急性肝昏迷无效。

(3)苯甲酸钠:可与肠内残余氮质(如甘氨酸或谷氨酰胺)结合,形成马尿酸,经肾脏排出,从而降低血氨。治疗急性门体分流性脑病的效果与乳果糖的效果相当。剂量为每天 2 次,每次口服 5 g。

(4)苯乙酸与肠内谷氨酰胺结合,形成无毒的马尿酸经肾排泄,也能降低血氨浓度。

(5)鸟氨酸-α-酮戊二酸和门冬氨酸鸟氨酸均有显著的降氨作用。

2.支链氨基酸

口服或静脉输注以支链氨基酸为主的氨基酸混合液,在理论上可纠正氨基酸代谢的不平衡,抑制大脑中假神经递质的形成,但对门体分流性脑病的疗效尚有争议。支链氨基酸比一般食用蛋白质所致昏迷作用较小,如患者不能耐受含蛋白质的食物,摄入足量富含支链氨基酸的混合液对恢复患者的正氮平衡是有效和安全的。

3.氨基丁酸/苯二氮䓬类药物复合受体拮抗药

氟马西尼可以拮抗内源性苯二氮䓬所致的神经抑制,对三、四期患者有促醒作用且起效快,但维持时间短,通常在 4 h 之内。其采用的剂量为 0.5～1.0 mg,静脉注射或以 1 mg/h 持续滴注。该药对肝硬化伴发肝性脑病者的症状有很大改善。

(四)肝移植

肝移植是治疗各种终末期肝病的一种有效手段。由于移植操作过程的改良和标准化,供肝保存方法和手术技术上的进步以及抗排异的低毒免疫抑制剂的应用,患者在移植后的生存率已明显提高。

(五)其他对症治疗

1.纠正水、电解质和酸碱平衡失调

每天入液总量以不超过 2 500 mL 为宜。对肝硬化腹水患者的入液量应加以控制(一般约为尿量加 1 000 mL),以免血液稀释、血钠过低而加重昏迷。及时纠正缺钾和碱中毒,为缺钾者补充氯化钾;对碱中毒者可静脉滴注精氨酸盐溶液。

2.保护脑细胞功能

用冰帽降低颅内温度,以减少能量消耗,保护脑细胞功能。

3.保持呼吸道通畅

对深昏迷者,可行气管切开,以利于排痰和给氧。

4.防治脑水肿

静脉滴注高渗葡萄糖溶液、甘露醇等脱水剂,防治脑水肿。

5.防治出血与休克

对有出血倾向者,可静脉滴注维生素 K_1 或输鲜血,以纠正休克、缺氧和肾前性尿毒症。

6.腹膜或肾脏透析

例如,氮质血症是肝性脑病的原因,可以采用腹膜或血液透析治疗。

四、护理措施

肝性脑病是肝功能衰竭的最终表现,在临床中如能及时发现、及时治疗预后尚好。所以患者家属及护理人员应注重预见性护理,即寻找并清除诱因。

(一)病情观察

1.观察患者的性格和行为变化

患者发病前有脾气、性格的改变,表现为烦躁、易怒、表情欣快或少言寡语。同时,患者伴有扑翼样震颤。尤其要观察患者夜间是否睡眠颠倒,是否有异常行为表现。当患者出现上述症状时,用与患者交谈的方式,了解患者的反应性和回答问题的能力。肝昏迷早期患者在回答这些简单问题时常出现错误或反应迟钝。

2.观察患者有无诱因

发热、腹痛(腹膜炎)症状提示感染,呕血、便血、黑便、皮肤紫癜提示出血。要准确记录 24 h 尿量,少尿、无尿提示肝肾综合征发生。头痛、烦躁、呼吸急促、血压升高提示可能有急性脑水肿。当患者出现肝昏迷前兆时,护理人员应及时向医师报告。如果患者在家中出现肝昏迷前兆,家属应立即拨打 120 急救电话,将患者送医院治疗。

（二）护理

1.饮食护理

昏迷前期开始数天内禁止给患者提供蛋白质,供给足量维生素,以碳水化合物为主要食物。对昏迷而不能进食者鼻饲流质饮食。

2.安全防护

肝昏迷早期患者可能会出现行为错乱、狂躁,可出现自伤或伤害他人的行为,护理人员要注意加强安全防护措施,并给患者的病床加床护栏或保护带,以防其坠床。

3.口腔护理

对肝昏迷患者,每天用生理盐水擦洗口腔,及时清理呕吐物,保持患者的头部偏向一侧,防止发生窒息。

4.皮肤护理

保持患者身体清洁,防止发生压疮。

5.保持呼吸道通畅

对吸氧患者要保持鼻管通畅、清洁,经常翻身、拍背、做胸部体疗,避免吸入性肺炎和坠积性肺炎的发生。

6.保持排便通畅,减少氨的吸收

每天了解排便情况,根据病情可用稀醋酸灌肠或口服乳果糖,每次 20 g,每天 3 次,使肠腔内酸化,减少氨的吸收。

7.慎用安眠药,加强心理护理

疾病的困扰、烦恼、躯体上的不适往往影响患者的睡眠,使病情加重,但应用安眠药又有可能诱发肝性脑病。因此,要做好耐心、细致的解释工作,减轻患者的心理负担,为患者创造舒适的休养环境。

（冯晓昱）

第五节　癫痫持续状态

癫痫持续状态是指一次癫痫发作持续 30 min 以上,或连续多次发作,持续抽搐或有间断暂停,但意识一直模糊,即一次大发作后意识尚未恢复又出现另一次大发作,如此重复不止。此种患者需进行抢救,否则可导致高热、脑水肿、衰竭而死亡。

一、临床表现

（一）病史

首先确定是否为癫痫,病史是诊断的主要依据。患者多有停药或不规范治疗史,颅脑外伤、脑卒中或脑肿瘤史,多有诱发因素。

（二）频繁的癫痫发作

两次发作间期意识障碍没有完全恢复,或者癫痫发作持续 30 min 以上。

（三）全身性惊厥性癫痫持续状态（GCSE）

GCSE 是最常见的一种 SE 类型，指反复全身性惊厥发作（原发或继发），在两次发作之间意识障碍不恢复，或者单次长时间全身性惊厥发作，主要表现为反复或持续的强直、阵挛或二者的结合，伴严重的意识障碍。

（四）强直性癫痫持续发作

强直性发作而无阵挛、强直，或呈伸展状，或呈屈曲状，常见双上肢屈曲而双下肢伸直，或呈角弓反张型发作。

（五）阵挛性癫痫持续状态

发作一开始即有长时间阵挛发作而不伴强直，呈不对称性和无规律性，伴意识障碍。

（六）肌阵挛性癫痫持续状态

全身性肌阵挛性抽搐，反复持续发生或持续长时间。

二、病情评估

（1）患者评估：评估患者对有关疾病知识的了解程度、心理状态、详细病史，了解发作时目击者的描述。

（2）生命体征观察：①进行心电、血压、呼吸的监护。②观察呼吸情况，保持呼吸道通畅，分泌物多时应及时清理，严格无菌操作，减少患者的感染机会。③密切观察患者瞳孔、意识的变化。重视患者的自我异常变化。④注意观察癫痫发生的时间，以做到有效地预防和及时地抢救治疗。

（3）有效预防潜在并发症。

三、护理关键

（1）监测生命体征、意识，癫痫发作时立即向医师报告。

（2）协助患者绝对卧床休息，取头低足高位。

（3）保持呼吸道通畅，间断或持续给氧。

（4）加强进一步护理，预防并发症。

四、护理措施

（1）判断意识障碍的程度，严密观察生命体征、瞳孔的变化、角膜反射等。定时进行动脉血气分析。

（2）保持呼吸道通畅，通过鼻导管或面罩给氧，如血氧饱和度降低，动脉血氧分压低于 9.3 kPa（70 mmHg），宜及早使用呼吸机。一般先用气管内插管，如 24 h 以上无好转，则行气管切开，外接呼吸机。严格无菌操作，减少患者的感染机会。

（3）保护患者以防止可能的损伤，如抽搐发作引起气道阻塞或误吸，需约束患者，使其侧卧；对牙关紧闭者应放置牙垫；安装床护栏，防止坠伤，制定必要的保护措施。

（4）提供高营养且易消化的食物，让患者多食蔬菜、水果，多饮水，以刺激肠蠕动，减轻便秘及肠胀气。对于昏迷患者应保证营养的供给，必要时鼻饲流食。

（5）患者需要长时间、大剂量的静脉输注，对血管刺激性大，要注意保护血管，由远而近、由细到粗地选择静脉，严格执行无菌技术操作。

（6）迅速控制发作是治疗的关键，应遵医嘱及时、准确地用药。

（7）告知患者疾病相关知识和预后的正确信息及药物治疗知识,帮助其掌握自我护理的方法,尽量减少发作次数。应关心、理解、尊重患者,鼓励患者表达生气、焦虑或无能为力的感受,指导患者保持平衡心态,树立战胜疾病的信心,配合长期治疗。

五、健康指导

（1）患者应保持良好的饮食习惯,选择清淡且营养丰富的食物,不宜食用辛辣、过咸的食物,不宜过饱。戒除烟、酒。

（2）焦虑、抑郁可影响治疗效果,指导患者保持情绪稳定,心情舒畅,树立战胜疾病的信心,积极配合治疗。

（3）治疗期间患者可适当活动以增强抵抗力,保证充足的睡眠。必要时在患者睡前给予镇静药。患者生活应有规律,注意劳逸结合,积极锻炼身体,增强体质,预防感冒,减少疾病复发。

（4）由于疗程较长,出院后常需继续服药以巩固疗效。应对带药出院的患者详细介绍服药方法及可能出现的药物不良反应,说明坚持按时、按量服药的重要意义,嘱患者不可擅自停药。

（5）禁止从事有危险的活动,如攀登、游泳,以免发作时有生命危险。

（6）随身携带个人资料,写上姓名、地址、病史、联系电话等,这样癫痫发作时医务人员可以及时了解病情及联系家属。

（冯晓昱）

第六节　重症肌无力危象

一、疾病概论

重症肌无力（myasthenia gravis,MG）是神经-肌肉接头处传递障碍所致的,主要由乙酰胆碱受体抗体介导,细胞免疫和补体参与的自身免疫性疾病。临床特征为受累肌肉极易疲劳,经休息和抗胆碱酯酶药物治疗后部分恢复。若患者在病程中突然出现呼吸衰竭、肺活量明显减少称为重症肌无力危象。

（一）病因与发病机制

1.病因

重症肌无力危象在原有重症肌无力的基础上,常由下列因素而诱发:①感染。②创伤,分娩,胸腺切除手术或放射线治疗。③重症肌无力治疗不当,如未经抗胆碱酯酶药物治疗,抗胆碱酯酶药量不足或过量,或长期使用抗胆碱酯酶药物者突然停药。④受某些药物的影响,如箭毒、吗啡。

2.发病机制

目前,重症肌无力的发病机制尚未完全明了,可能因为体内产生乙酰胆碱受体抗体（acetylcholine receptor antibody,AchR-Ab）,在补体的参与下,与乙酰胆碱受体（acetylcholine receptor,AchR）发生应答,足够的循环抗体能致突触后膜传递障碍而发生肌无力,在此基础上,因上述不良因素而诱发重症肌无力危象。

（二）临床表现

重症肌无力危象是重症肌无力的主要死亡原因，患者可因呼吸肌、膈肌受累而出现咳嗽无力、呼吸困难，甚至因呼吸麻痹或继发吸入性肺炎而死亡；心肌偶可受累，常致突然死亡。

（三）救治原则

（1）对不同危象的特殊处理方法如下。①肌无力危象：静脉用抗胆碱酯酶药物，例如把 1 mg 新斯的明溶于 5％的葡萄糖注射液或 1 000 mL 生理盐水中，静脉滴注或静脉注射 0.3～1.0 mg，也可静脉注射 1.2 mg 溴吡斯的明，必要时定期重复使用。若用药后症状不减轻，甚至加重，应警惕胆碱能危象的发生。②胆碱能危象：立即停用抗胆碱酯酶药物，静脉注射或肌内注射阿托品，每次 0.5～2.0 mg，每 15～30 min 重复 1 次，直到毒蕈碱样症状消失为止，同时可给予碘解磷定。③反拗性危象：立即停用一切药物，行气管插管或气管切开术，呼吸机辅助呼吸，至少 72 h 以后，才可从小剂量开始应用抗胆碱酯酶药物。

（2）使用糖皮质激素和免疫抑制剂。糖皮质激素能缩短危象发作持续时间，对于胸腺瘤者，免疫抑制剂疗效优于抗胆碱酯酶药。

（3）注意维持水、电解质平衡。

（4）病因治疗。由胸腺瘤引起的重症肌无力并发危象者，待病情控制后，择期手术治疗。

二、护理评估

（一）病史

重症肌无力危象是在重症肌无力的基础上因某些因素而诱发，因此需了解患者重症肌无力发生的时间，主要症状特点，平时用药情况，包括药物的名称、剂量、服药时间等，危象发生前的精神状况，有无不良的精神刺激、应激状况等，危象发生主要的症状，救治情况，此外还应了解家属有无类似病史。

（二）身心状况

1.症状与体征

临床上将重症肌无力危象分为肌无力危象、胆碱能危象和反拗性危象。

（1）肌无力危象：为最主要的临床类型，暴发型尤为多见，为疾病发展所致。肌无力危象多发生在感染、创伤或减药、停药后。临床表现为烦躁不安，咽喉肌及呼吸肌进行性无力而出现呼吸、吞咽困难，咳嗽排痰无力，导致分泌物阻塞，发生严重缺氧，甚至呼吸衰竭而死亡。肌无力危象多发生于感染、创伤或停药后，无抗胆碱酯酶药物的中毒症状，静脉注射新斯的明 2～10 mg，症状显著好转，其作用时间可持续 2～4 min。

（2）胆碱能危象：由抗胆碱酯酶药物过量，突触后膜产生除极阻断所致，约占重症肌无力危象的 3％。临床表现除有上述肌无力危象症状外，常有瞳孔缩小，泪液、唾液、呼吸道分泌物增多，腹痛、腹胀、腹泻等毒蕈碱样作用和肌束震颤。新斯的明试验使肌无力症状加重，阿托品试验可使毒蕈碱中毒症状改善。

（3）反拗性危象：又称为无反应危象，由突触后膜大量乙酰胆碱受体受损，对抗胆碱酯酶药物失去反应，致突触后膜难以达到充分的极化所致。临床表现与胆碱能危象相似。停用抗胆碱酯酶药物症状无改善，新斯的明试验症状无改善或加重。

2.社会-心理状况

患者在原有疾病基础上病情加剧，出现呼吸衰竭等表现，病情危重，使患者及其家属焦虑不安、恐惧、消极悲观,甚至悲观绝望。

（三）辅助检查

1.电生理试验

虽然一次低频超强电刺激可使正常人神经冲动释放乙酰胆碱量减少,但仍可保持正常的神经肌肉接头传导,安全系数为 3 或 4。重症肌无力患者的乙酰胆碱受体数目减少,安全系数降低,故多数患者电生理试验呈阳性。

2.AchR-Ab 测定

AchR-Ab 测定大多数为阳性。

3.胸腺 CT 扫描

多数患者胸腺肿大或有胸腺瘤。

三、护理诊断

（一）清除呼吸道无效

其与咳嗽无力及呼吸道分泌物增多有关。

（二）气体交换受损

其与呼吸肌、膈肌受累有关。

四、护理目标

（1）呼吸道分泌物及时被清除,呼吸道保持畅通。

（2）呼吸困难获得缓解,缺氧得到纠正,生命体征平稳。

五、护理措施

（一）一般护理

（1）绝对卧床休息。

（2）给氧:应给呼吸困难者输氧,应对有明显发绀者行面罩给氧,必要时行气管插管或气管切开术,呼吸机辅助呼吸。

（3）饮食:因患者多不能进食,应通过鼻饲流质加强营养。

（4）其他:定时给患者改变体位、拍背,引流痰液,使用深部吸引器,定时做雾化吸入,防止肺不张;做好口腔护理、皮肤护理。预防口腔炎和压疮的发生。

（二）急救护理

1.病情监测

密切观察病情:注意呼吸频率与节律的变化,观察有无呼吸困难加重、发绀、咳嗽无力、瞳孔变化、出汗、唾液或呼吸道分泌物增多等现象。

2.用药护理

使用抗胆碱酯酶药物时,应严格遵医嘱。用药过程中注意观察患者的症状是否有所减轻,如用药后症状不减轻,甚至加重,应警惕胆碱能危象的发生,应及时向医师报告。禁止使用对神经-肌肉传递阻滞的药物,如氨基糖苷类抗生素、普鲁卡因胺。

（三）健康指导

（1）患者应保持心情舒畅,生活有规律。

（2）患者应按医嘱正确用药,定期到医院复诊,外出时随身携带好药物及病历。

（3）患者应避免疲劳,预防感染。

（4）病情加重时患者应及时到医院就诊。

六、护理评价

（1）患者呼吸道分泌物及时被清除,未发生吸入性肺炎,保持呼吸道畅通。气管切开者未发生继发感染。

（2）患者的生命体征平稳,血气分析正常。

（3）患者了解重症肌无力危象的预防知识,能按医嘱正确用药。

（冯晓昱）

第七节 糖尿病酮症酸中毒

糖尿病酮症酸中毒(diabetic ketoacidosis,DKA)为最常见的糖尿病急症,是体内胰岛素缺乏引起的以高血糖、高血酮和代谢性酸中毒为主要表现的临床综合征。当代谢紊乱发展至脂肪分解加速、血清酮体积聚超过正常水平时称为酮血症,尿酮体排出增多称为酮尿,临床上将这两者统称为酮症。当酮酸积聚而发生代谢性酸中毒时称为酮症酸中毒,其常见于 1 型糖尿病患者或 β 细胞功能较差的 2 型糖尿病患者伴应激时。

一、病因

DKA 在有糖尿病基础,某些诱因作用下发生。DKA 多见于年轻人。1 型糖尿病患者易发生 DKA,2 型糖尿病患者可在某些应激情况下发生 DKA。发病过程大致可分为代偿性酮症酸中毒与失代偿性酮症酸中毒两个阶段。诱发 DKA 的原因如下。

（一）急性感染

以呼吸系统、泌尿系统、胃肠道和皮肤的感染常见。伴有呕吐的感染更易诱发急性感染。

（二）胰岛素和药物治疗中断

胰岛素和药物治疗中断是诱发 DKA 的重要因素,特别是胰岛素治疗中断。有时体内产生胰岛素抗体致使胰岛素的作用降低而诱发 DKA。

（三）应激状态

糖尿病患者紧张或过度劳累,出现精神创伤、外伤、脑血管意外、急性心肌梗死等,可发生 DKA。

（四）饮食失调或胃肠疾病

严重呕吐、腹泻、厌食、高热等导致严重失水,过量进食含糖或脂肪多的食物,酗酒,或每天糖类摄入过少(<100 g)时发生 DKA。

（五）不明病因

发生 DKA 时往往有几种诱因同时存在,但对部分患者可能找不到明显诱因。

二、发病机制

主要病理基础为胰岛素相对或绝对不足,拮抗胰岛素的激素(胰高血糖素、皮质醇、儿茶酚胺类、生长激素)增加以及严重失水等,因此产生糖代谢紊乱,血糖不能被正常利用,导致血糖含量升高、脂肪分解增加、血酮含量升高、继发性酸中毒、水和电解质平衡失调等一系列改变。该病的发病机制中各种胰岛素拮抗激素相对或绝对增多起重要作用。

(一)脂肪分解增加、血酮水平升高与代谢性酸中毒的出现

DKA患者脂肪分解的主要原因:①胰岛素严重缺乏,不能抑制脂肪分解。②存在糖利用障碍,机体代偿性脂肪动员增加。③生长激素、胰高血糖素和糖皮质激素的作用增强,促进脂肪的分解。此时因脂肪动员和分解加速,大量脂肪酸在肝经 β 氧化生成乙酰辅酶 A。正常状态下的乙酰辅酶 A 主要与草酰乙酸结合后进入三羧酸循环。发生 DKA 时,由于草酰乙酸的不足,大量堆积的乙酰辅酶 A 不能进入三羧酸循环,加上脂肪合成受抑制,于是乙酰辅酶 A 缩合为乙酰乙酸,再转化为 β-羟基丁酸、丙酮,三者总称为酮体。与此同时,胰岛素的拮抗激素作用增强,也成为加速脂肪分解和酮体生成的另一个主要方面。在糖、脂肪代谢紊乱的同时,蛋白质的分解过程加强,出现负氮平衡,血中生酮氨基酸增加,生糖氨基酸减少,这在促进酮血症的发展中也起了重要作用。当肝内产生的酮体量超过了周围组织的氧化能力时,便引起高酮血症。

病情进一步恶化将引起:组织分解加速;毛细血管扩张和通透性增加,影响循环的正常灌注;抑制组织的氧利用;先出现代偿性通气增强,继而 pH 下降,当 pH<7.2 时,刺激呼吸中枢引起深快呼吸(Kussmaul 呼吸),pH<7.0 时,可出现呼吸中枢麻痹,呼吸减慢。

(二)胰岛素严重缺乏、拮抗激素水平升高及严重脱水

在胰岛素严重缺乏和拮抗激素水平升高情况下,出现糖利用障碍,糖原分解和异生作用加强,血糖含量显著升高,可超过 19.25 mmol/L,继而引起细胞外高渗状态,使细胞内水分外移,引起稀释性低钠。一般来说,血糖含量每升高 5.6 mmol/L,血浆渗量增加 5.5 mmol/L,血钠含量下降 2.7 mmol/L。此时,升高的血糖由肾小球滤过时,可比正常的滤过率[5.8~11 mmol/(L·min)]高,大大超过了近端肾小管回吸收糖[16.7~27.8 mmol/(L·min)]的能力,多余的糖由肾排出,带走大量水分和电解质,这种渗透性利尿作用必然使有效血容量下降,机体处于脱水状态。此外,由此而引起的机体蛋白质、脂肪过度分解的产物(如尿素氮、酮体、硫酸、磷酸)从肺、肾排出,同时厌食、呕吐等症状出现,都可加重脱水的进程。在脱水状态下的机体,胰岛素利用率下降与反调节激素效应增强的趋势又必将进一步发展。这种恶性循环若不能被有效控制,必然引起内环境的严重紊乱。

(三)电解质失衡

因渗透性利尿作用,从肾排出大量水分的同时也丢失 K^+、Na^+ 和 Cl^- 等。在初期可由于细胞内液外移和排出增多而引起稀释性低钠,但若失水程度超过失钠程度,血钠含量也可升高。血钾含量降低多不明显,有时由于发生 DKA 时组织分解增加,大量细胞内 K^+ 外移而使测定的血钾含量不低,但总体上仍以低钾多见。

三、临床表现

绝大多数 DKA 见于 1 型糖尿病患者(有使用胰岛素治疗史),且有明显诱因,小儿则多以 DKA 为首发症状。一般起病急骤,但也有逐渐起病者。早期患者常感软弱、乏力、肌肉酸痛,这

是为 DKA 的前驱表现,同时糖尿病本身症状也加重,常因有大量尿糖及酮尿,尿量明显增加,体内水分丢失,多饮、多尿更为突出,此时食欲缺乏、恶心、呕吐、腹痛等消化道症状及胸痛也很常见。有冠心病的老年患者可并发心绞痛,甚而心肌梗死及心律失常或心力衰竭等。由于发生DKA 时心肌收缩力减小,每搏量减少,周围血管扩张,血压常下降,导致周围循环衰竭。

（一）严重脱水

皮肤黏膜干燥、弹性差,舌干而红,口唇呈樱桃红色,眼球下陷,心率加快,心音减弱,血压下降;并可出现休克及中枢神经系统功能障碍,如头痛、神志淡漠、恍惚,甚至昏迷。少数患者尚可在脱水时出现上腹部剧痛、腹肌紧张、压痛,酷似急性胰腺炎或外科急腹症,胰淀粉酶含量亦可升高,但非胰腺炎所致,系与严重脱水和糖代谢紊乱有关,一般治疗 2～3 d 胰淀粉酶含量可降至正常。

（二）酸中毒

可见深而快的 Kussmaul 呼吸,呼出气体呈酮味(烂苹果味),但患者常无呼吸困难感觉,少数患者可并发呼吸窘迫综合征。酸中毒可导致心肌收缩力下降,诱发心力衰竭。当 pH<7.2 时中枢神经系统受抑制则出现倦怠、嗜睡、头痛、全身痛、意识模糊和昏迷。

（三）电解质失衡

早期低血钾常因病情发展而进一步加重,可出现胃肠胀气、腱反射消失和四肢麻痹,甚至有麻痹性肠梗阻的表现。当同时合并肾功能损害,或酸中毒致使细胞内大量 K^+ 进入细胞外液时,血钾含量也可升高。

（四）其他

肾衰竭时少尿或无尿,尿检出现蛋白、管型。部分患者可有发热,病情严重者体温下降,甚至降至 35 ℃ 以下,这可能与发生酸血症时血管扩张和循环衰竭有关。尚有少数患者可因 6-磷酸葡萄糖脱氢酶缺乏而产生溶血性贫血或黄疸。

四、实验室检查

（一）尿糖、尿酮检查

尿糖、尿酮呈强阳性,但当有严重肾功能损害时肾小球滤过率减少而导致肾糖阈升高时,尿糖和尿酮含量亦可减少或尿糖和尿酮消失。

（二）血糖、血酮检查

血糖含量明显增高,多高达 16.7～33.3 mmol/L,有时可达 55.5 mmol/L 以上;血酮体含量升高,正常值<0.6 mmol/L,高于 1.0 mmol/L 为高血酮,高于 3.0 mmol/L 提示酸中毒。

（三）血气分析

代偿期 pH 可在正常范围,HCO_3^- 含量降低;失代偿期 pH<7.35,HCO_3^- 含量进一步下降,BE 负值增大。

（四）电解质测定

血钾含量正常或偏低,尿量减少后可偏高,血钠、血氯含量多偏低,血磷含量低。

（五）其他

肾衰竭时,尿素氮、肌酐含量升高,尿常规可见蛋白、管型,白细胞计数多增加。

五、诊断及鉴别诊断

DKA 的诊断基于如下条件:①尿糖呈强阳性。②尿酮体呈阳性,但在肾功能严重损伤或尿

中以 β-羟丁酸为主时尿酮可减少甚至消失。③血糖含量升高,多为 16.7～33.3 mmol/L,若高于 33.3 mmol/L,要注意有无高血糖高渗状态。④血 pH<7.35,HCO_3^- 浓度为 10～15 mmol/L。在早期代偿阶段血 pH 可正常,但碱剩余负值增大。对临床病因不明的脱水、酸中毒、休克、意识改变进而昏迷的患者应考虑到 DKA 的可能。若尿糖、尿酮体呈阳性,血糖含量明显升高,无论有无糖尿病史,都可结合临床特征而确立诊断。

DKA 患者可昏迷,但在确立是否为 DKA 所致时,除需鉴别 DKA 与高血糖高渗状态、低血糖昏迷和乳酸性酸中毒外,还应注意脑血管意外的出现。应详查神经系统体征,特别要急查头颅 CT,以资鉴别,必须注意二者同时存在的可能性。

六、急诊处理

治疗原则为尽快纠正代谢紊乱,去除诱因,防止各种并发症。补液和胰岛素治疗是纠正代谢紊乱的关键。

（一）补液

输入液体的量及速度应根据患者的脱水程度、年龄及心脏功能状态而定。一般按患者原体重的 10％估算每天总需量。首剂生理盐水 1 000～2 000 mL,1～2 h 静脉滴注完毕,以后每 6～8 h 输 1 000 mL 左右。补液后尿量应在每小时 100 mL 以上,如尿仍少,表示补液不足或心、肾功能不佳,应加强监护,酌情调整。昏迷者苏醒后,要鼓励其口服液体,逐渐减少输液,这样较为安全。

（二）胰岛素治疗

常规以小剂量胰岛素为宜,这种用法简单易行,不必等血糖结果;无迟发低血糖和低血钾反应,经济、有效。治疗时可分两个阶段进行。

1.第 1 阶段

确定诊断后(或血糖>16.7 mmol/L),开始先静脉滴注生理盐水,并在其中加入短效胰岛素,每小时给予每千克体重 0.1 U 胰岛素,使血清胰岛素浓度达到 100～200 μU/mL,每 1～2 h 复查血糖,如血糖下降<30％,可将胰岛素加量;对有休克和/或严重酸中毒和/或昏迷的重症患者,应酌情静脉注射首次负荷剂量 10～20 U 的胰岛素;如下降>30％,则按原剂量继续静脉滴注,直至血糖下降不超过 13.9 mmol/L,转第 2 阶段治疗;当血糖含量≤8.33 mmol/L 时,应减量使用胰岛素。

2.第 2 阶段

当患者血糖下降至不超过 13.9 mmol/L 时,将生理盐水改为 5％的葡萄糖注射液(或糖盐水),胰岛素的用量则按葡萄糖与胰岛素之比为(3～4):1(即每 3～4 g 糖给胰岛素 1 U)继续滴注,使血糖含量维持在 11.1 mmol/L 左右,酮体呈阴性时,可过渡到平日治疗剂量,但在停止静脉滴注胰岛素前 1 h 酌情皮下注射胰岛素 1 次,以防血糖含量的回升。

（三）补钾

DKA 患者从尿中丢失钾,加上呕吐与摄入量减少,必须补充。但测定的血钾可因细胞内钾转移至细胞外而在正常范围内,因此,除非患者有肾功能障碍或无尿,一般在开始治疗时即补钾。补钾应根据血钾和尿量:治疗前血钾含量低于正常,立即开始补钾含量,前 2～4 h 通过静脉输液每小时补钾 13～20 mmol/L(相当于氯化钾 1.0～1.5 g),血钾含量正常,尿量>40 mL/h,也立即开始补钾;血钾含量正常,尿量<30 mL/h,暂缓补钾,尿量增加后再开始补钾;血钾含量高于正常值,暂缓补钾。应随时进行血钾测定和心电图监护。如患者能口服,用肠溶性氯化钾 1～2 g,3 次/天。用碳酸氢钠时,鉴于它有促使 K^+ 进入细胞内的作用,故在滴入 150～200 mL 5％的碳

酸氢钠时,应加 1 g 氯化钾。

(四)纠正酸中毒

患者酸中毒是由酮体过多所致,而非 HCO_3^- 缺乏,一般情况下不必用碳酸氢钠治疗,大多可在输注胰岛素及补液后得到纠正。若用碳酸氢钠治疗,易引起低血钾、脑水肿、反常性脑脊液pH 下降和抑制氧合血红蛋白解离而导致的组织缺氧。只有 pH<7.1 或二氧化碳结合力为4.5~6.7 mmol/L 甚至更低、HCO_3^-<5 mmol/L 时给予碳酸氢钠 50 mmol/L。

(五)消除诱因,积极治疗并发症

并发症关系到患者预后,也是酮症酸中毒病情加重的诱因,如心力衰竭、心律失常、严重感染,都需要积极治疗。此外,对患者应用鼻导管供氧,严密监测神志、血糖、尿糖、尿量、血压、心电图、血气、血浆渗量、尿素氮、电解质及出入量等,以便及时发现病情变化,及时予以处理。

七、急救护理

(一)急救护理要点

(1)补液:是抢救 DKA 首要的、极其关键的措施。补液可以迅速纠正失水以改善循环血容量与肾功能。通常使用 0.9% 的氯化钠注射液。一般补液应遵循以下原则。①若血压正常或偏低,血钠含量小于 150 mmol/L,静脉输入 0.9% 的氯化钠注射液。对发生休克者,还应间断输入血浆或全血。②若血压正常,血钠含量高于或等于 150 mmol/L,或伴有高渗状态,可开始就用低渗液体。③血糖含量降至 13.9 mmol/L 以下,改用 5% 的葡萄糖注射液。补充的量及速度视失水程度而定。一般按患者体重(kg)的 10% 估计输液。补液按先快后慢的原则进行。头 4 个小时补充总量的 1/4~1/3,头 8~12 h 补充总量的 2/3,其余的量在 24~48 h 内补足。补液途径以静脉输入为主,辅以胃肠内补液。

(2)应用胰岛素:静脉滴注或静脉推注小剂量胰岛素,此法简单易行、安全有效,较少发生低血钾、脑水肿及后期低血糖等严重不良反应。每小时胰岛素用量为 0.1 U/kg(可把 50 U 胰岛素加入 500 mL 0.9% 的氯化钠注射液中,以 1 mL/min 的速度持续静脉滴注)。

(3)保持呼吸道通畅,给氧,提供保护性措施。

(二)一般护理要点

(1)严密观察生命体征和神志变化,低血钾患者应做心电图监测,为病情判断和观察治疗反应提供客观依据。

(2)及时采血、留尿,送检,检测尿糖、尿酮、血糖、血酮、电解质及血气等。

(3)准确记录 24 h 出入量。

(4)补液时密切监测肺水肿的情况。

(5)遵医嘱用药,纠正电解质及酸碱失衡。轻症患者经补液及胰岛素治疗后,酸中毒可逐渐得到纠正,不必补碱。重症酸中毒,二氧化碳结合力<8.92 mmol/L,pH<7.1,应根据血 pH 和二氧化碳结合力的变化,静脉输入适量碳酸氢钠溶液。酸中毒时细胞内缺钾,治疗前血钾水平不能真实反映体内缺钾程度,治疗后 4~6 h 血钾含量常明显下降,故在静脉输入胰岛素及补液的同时应补钾,最好在心电监护下,结合尿量和血钾水平,调整补钾量和速度。在使用胰岛素 4 h后,只要有尿排出(>30 mL/h),则应当补钾。

(6)对症护理:针对休克、严重感染、心力衰竭、心律失常、肾衰竭、脑水肿等进行处理,加强护理,注意口腔、皮肤的护理,预防压疮和继发性感染。应对昏迷患者加强生活护理。

(冯晓昱)

第五章

呼吸内科护理

第一节　急性呼吸道感染

急性呼吸道感染通常包括急性上呼吸道感染和急性气管-支气管炎。急性上呼吸道感染是鼻腔、咽或喉部急性炎症的总称。常见病原体为病毒，仅有少数由细菌引起。该病全年皆可发病，但冬春季节多发，具有一定的传染性，有时引起严重的并发症，应积极防治。急性气管-支气管炎是指感染、物理因素、化学因素、过敏等引起的气管-支气管黏膜的急性炎症，可由急性上呼吸道感染蔓延而来，多见于寒冷季节或气候多变时，或在气候突变时多发。

一、护理评估

（一）病因及发病机制

1.急性上呼吸道感染

急性上呼吸道感染有70％～80％由病毒引起。这些病毒主要包括流感病毒、副流感病毒、呼吸道合胞病毒、腺病毒、鼻病毒等。因感染病毒类型较多，又无交叉免疫，人体产生的免疫力较弱且短暂，同时在健康人群中有病毒携带者，故一个人可多次发病。细菌感染占20％～30％，可直接发生或继病毒感染之后发生，以溶血性链球菌最为多见，其次为流感嗜血杆菌、肺炎球菌和葡萄球菌等。偶见革兰氏阴性杆菌。当全身或呼吸道局部防御功能降低时，尤其是年老体弱或有慢性呼吸道疾病者更易患病，原先存在于上呼吸道或外界侵入的病毒和细菌迅速繁殖，引起该病。该病通过含有病毒的飞沫或被污染的用具传播。

2.急性气管-支气管炎

（1）感染：该病由病毒、细菌直接感染，或急性上呼吸道病毒（如腺病毒和流感病毒）、细菌（如流感嗜血杆菌和肺炎链球菌）感染迁延而来，也可在病毒感染后继发细菌感染，亦可为衣原体和支原体感染。

（2）物理、化学性因素：过冷空气、粉尘、刺激性气体或烟雾的吸入使气管-支气管黏膜受到急性刺激和损伤，引起该病。

（3）变态反应：吸入花粉、有机粉尘、真菌孢子等以及对细菌蛋白质过敏等，均可引起气管-支气管的变态反应。寄生虫(如钩虫、蛔虫的幼虫)移行至肺,也可致病。

（二）健康史

了解患者有无受凉、淋雨、过度疲劳等使机体抵抗力降低等情况,应注意询问本次起病情况、既往健康情况、有无呼吸道慢性疾病史等。

（三）身体状况

1.急性上呼吸道感染

急性上呼吸道感染的主要症状和体征个体差异大,根据病因不同可有不同类型,各型症状、体征之间无明显界限,也可互相转化。

(1)普通感冒:又称急性鼻炎或上呼吸道卡他,以鼻咽部卡他症状为主要表现,俗称"伤风"。成人多为鼻病毒所致,起病较急,初期有咽干、咽痒或咽痛,同时或数小时后有打喷嚏、鼻塞、流清水样鼻涕,2～3 d分泌物变稠,伴咽鼓管炎,可引起听力减退,伴流泪、味觉迟钝、声嘶、少量咳嗽、低热不适、轻度畏寒和头痛。检查可见鼻腔黏膜充血、水肿、有分泌物,咽部轻度充血。如无并发症,一般经 5～7 d 痊愈。

(2)流行性感冒(简称流感)则由流感病毒引起,起病急,鼻咽部症状较轻,但全身症状较重,伴高热、全身酸痛和眼结膜炎症状,而且常有较大或大范围的流行。

流行性感冒应及早应用抗流感病毒药物:起病 2 d 内应用抗流感病毒药物治疗,才能取得最佳疗效。目前抗流感病毒药物包括离子通道 M_2 阻滞剂和神经氨酸酶抑制剂。离子通道 M_2 阻滞剂:包括金刚烷胺和金刚乙胺,主要对甲型流感病毒有效。金刚烷胺类药物是治疗甲型流感的首选药物,有效率达 70%～90%。金刚烷胺的不良反应有神经质、焦虑、注意力不集中和轻微头痛等中枢神经系统不良反应,一般在用药后几小时出现。金刚乙胺的毒副作用较小。胃肠道反应主要为恶心和呕吐,停药后可迅速消失。对肾功能不全的患者需要调整金刚烷胺的剂量,对于老年人或肾功能不全者需要密切监测不良反应。神经氨酸酶抑制剂:奥司他韦(商品名达菲),作用机制是通过干扰病毒神经氨酸酶保守的唾液酸结合位点,从而抑制病毒的复制,对 A 型(包括H5N1)和 B 型流感病毒均有效。成人每次口服 75 mg 奥司他韦,每天 2 次,连服 5 d,但须在症状出现 2 d 内开始用药。奥司他韦的不良反应少,一般为恶心、呕吐等消化道症状,也有腹痛、头痛、头晕、失眠、咳嗽、乏力等不良反应的报道。

(3)病毒性咽炎和喉炎:临床特征为咽部发痒,有灼热感,声嘶,讲话困难,咳嗽,咳嗽时咽喉疼痛,无痰或痰呈黏液性,有发热和乏力,伴有咽下疼痛常提示有链球菌感染。体检发现咽部明显充血和水肿,局部淋巴结肿大且触痛,提示流感病毒和腺病毒感染。腺病毒咽炎可伴有眼结膜炎。

(4)疱疹性咽峡炎:主要由柯萨奇病毒 A 引起,好发于夏季。有明显咽痛,常伴有发热,病程约一周。体检可见咽充血,软腭、腭垂、咽和扁桃体表面有灰白色疱疹及浅表溃疡,周围有红晕。该病多见于儿童,偶见于成人。

(5)咽结膜热:常为柯萨奇病毒、腺病毒等引起。该病好发于夏季,以游泳传播为主,多见于儿童。表现为发热、咽痛、畏光、流泪、咽及结膜明显充血。病程 4～6 日。

(6)细菌性咽-扁桃体炎:多由溶血性链球菌感染所致,其次为流感嗜血杆菌、肺炎球菌、葡萄球菌等引起。起病急,咽痛明显,伴畏寒、发热,体温超过 39 ℃。检查可见咽部明显充血,扁桃体充血、肿大,其表面有黄色点状渗出物,颌下淋巴结肿大伴压痛,肺部无异常体征。

该病如不及时治疗可并发急性鼻窦炎、中耳炎、急性气管-支气管炎。部分患者可继发病毒性心肌炎、肾炎、风湿热等。

2.急性气管-支气管炎

急性气管-支气管炎起病较急,常先有急性上呼吸道感染的症状,继之出现干咳或少量黏液性痰,随后可转为黏液脓性或脓性痰液,痰量增多,咳嗽加剧,偶可痰中带血。全身症状一般较轻,可有发热,38 ℃左右,多于3～5 d消退。咳嗽(常为阵发性咳嗽)、咳痰为常见的症状,咳嗽、咳痰可延续2～3周才消失,如迁延不愈,则可演变为慢性支气管炎。呼吸音常正常或增粗,两肺可听到散在干啰音、湿啰音。

(四)实验室及其他检查

1.血常规

病毒感染者白细胞正常或偏低,淋巴细胞比例升高;细菌感染者白细胞计数和中性粒细胞增多,可有核左移现象。

2.病原学检查

可做病毒分离和病毒抗原的血清学检查,确定病毒类型,以区别病毒感染和细菌感染。做细菌培养及药物敏感试验,可判断细菌类型,并可指导临床用药。

3.X线检查

胸部X线多无异常改变。

二、主要护理诊断及医护合作性问题

(一)舒适的改变

鼻塞、流涕、咽痛、头痛与病毒和/或细菌感染有关。

(二)潜在并发症

潜在并发症包括鼻窦炎、中耳炎、心肌炎、肾炎、风湿性关节炎。

三、护理目标

患者的躯体不适缓解,日常生活不受影响;体温恢复正常;呼吸道通畅;睡眠改善;无并发症发生或并发症被及时控制。

四、护理措施

(一)一般护理

注意隔离患者,减少探视,避免交叉感染。患者咳嗽或打喷嚏时应避免对着他人。对患者使用的餐具、痰盂等用具应按规定消毒;对一次性器具,回收后焚烧弃去。让患者多饮水,补充足够的热量。给予清淡、易消化、高热量、富含营养的食物。让患者避免刺激性食物,戒烟、酒。患者以休息为主,特别是在发热期间。部分患者往往因剧烈咳嗽而影响正常的睡眠,可给患者提供容易入睡的休息环境,保持病室温度、湿度适宜和空气流通,保证周围环境安静,关闭门窗。指导患者运用促进睡眠的方式,如睡前泡脚、听音乐。必要时可遵医嘱给予镇咳、祛痰或镇静药物。

(二)病情观察

关注疾病流行情况、鼻咽部发生的症状、体征及血常规和胸部X线结果的改变。注意并发症,耳痛、耳鸣、听力减退、外耳道流脓等提示中耳炎。头痛剧烈、发热、伴脓涕、鼻窦有压痛等提示鼻窦炎。在恢复期出现胸闷、心悸、眼睑水肿、腰酸和关节痛等提示心肌炎、肾炎或风湿性关节炎。

（三）对症护理

1.高热护理

体温超过37.5 ℃，应每4 h测体温1次，观察体温过高的早期症状和体征。体温突然升高或骤降时，应随时测量和记录，并及时向医师报告。体温>39 ℃时，要采取物理降温。降温效果不好，可遵照医嘱选用适当的解热剂进行降温。患者出汗后应及时处理，保持皮肤的清洁和干燥，并注意给患者保暖。鼓励患者多饮水。

2.保持呼吸道通畅

清除气管、支气管内分泌物，减少痰液在气管、支气管内的聚积。指导患者采取舒适的体位进行有效咳嗽。观察咳痰情况，如痰液较多且黏稠，可嘱患者多饮水，或遵照医嘱给予雾化吸入治疗，以湿润气道、利于痰液排出。

（四）用药护理

1.对症治疗

选用抗感冒复合剂或中成药减轻发热、头痛，减少鼻、咽充血和分泌物，如对乙酰氨基酚（扑热息痛）、银翘解毒片。干咳者可选用右美沙芬、喷托维林（咳必清）等；咳嗽有痰，可选用复方氯化铵合剂、溴己新（必嗽平），或雾化祛痰。咽痛者可含服喉片或草珊瑚片等。气喘者可用平喘药，如特布他林、氨茶碱。

2.抗病毒药物

早期应用抗病毒药有一定疗效，可选用利巴韦林、奥司他韦、金刚烷胺、吗啉胍和抗病毒中成药等。

3.抗菌药物

如有细菌感染，最好根据药物敏感试验选择有效抗菌药物来治疗，常可选用大环内酯类、青霉素类、氟喹诺酮类及头孢菌素类。

根据医嘱选用药物，告知患者药物的作用、可能发生的不良反应和服药的注意事项，如按时服药；对应用抗生素者，注意观察有无迟发变态反应发生；对于应用解热镇痛药者注意避免大量出汗引起虚脱等。嘱患者发现异常，及时就诊。

（五）心理护理

急性呼吸道感染预后良好，多数患者于一周内康复，仅少数患者可因咳嗽迁延不愈而发展为慢性支气管炎，患者一般无明显心理负担。但如果咳嗽较剧烈，加之伴有发热，可能会影响患者的休息、睡眠，进而影响工作和学习，个别患者产生急于缓解咳嗽等症状的焦虑情绪。护理人员应与患者进行耐心、细致的沟通，通过对病情的客观评价，解除患者的心理顾虑，建立治疗疾病的信心。

（六）健康指导

1.疾病知识指导

帮助患者及其家属掌握急性呼吸道感染的诱发因素及该病的相关知识。嘱患者避免受凉、过度疲劳，注意保暖；外出时可戴口罩，避免寒冷空气对气管、支气管的刺激。嘱患者积极预防和治疗上呼吸道感染，症状改变或加重时应及时就诊。

2.生活指导

患者平时应加强耐寒锻炼,增强体质,提高机体免疫力;有规律地生活,避免过度劳累;保持室内空气新鲜、阳光充足;少去人群密集的公共场所;戒烟、酒。

五、护理评价

患者的舒适度改善,睡眠质量提高,未发生并发症或发生后被及时控制。

(蒋萍萍)

第二节　慢性支气管炎

慢性支气管炎是由感染或非感染因素引起的气管、支气管黏膜及其周围组织的慢性非特异性炎症。临床以咳嗽、咳痰或伴有喘息反复发作为特征,每年持续 3 个月以上,且连续 2 年以上。

一、病因和发病机制

慢性支气管炎的病因极为复杂,迄今尚有许多因素还不够明确。该病往往是多种因素长期相互作用的综合结果。

（一）感染

病毒、支原体和细菌感染是该病急性发作的主要原因。引起感染的病毒染以流感病毒、鼻病毒、腺病毒和呼吸道合胞病毒常见,细菌以肺炎链球菌、流感嗜血杆菌和卡他莫拉菌及葡萄球菌常见。

（二）大气污染

化学气体(如氯气、二氧化氮、二氧化硫),空气中的粉尘等均可刺激支气管黏膜,使呼吸道清除功能受损,为细菌入侵创造条件。

（三）吸烟

吸烟为该病发病的主要因素。吸烟时间的长短与吸烟量决定发病率的高低,吸烟者的患病率较不吸烟者高。

（四）过敏因素

喘息型支气管患者多有过敏史。患者的痰中嗜酸性粒细胞和组胺的含量及血中 IgE 含量明显高于正常情况。此类患者所患病实际上应属于慢性支气管炎合并哮喘。

（五）其他因素

气候变化,特别是寒冷空气与该病的病情加重有密切关系。自主神经功能失调,副交感神经功能亢进,老年人肾上腺皮质功能减退,慢性支气管炎的发病率增加。如果缺乏维生素 C、维生素 A,易患慢性支气管炎。

二、临床表现

（一）症状

患者常在寒冷季节发病,出现咳嗽、咳痰,尤以晨起显著,白天咳嗽、咳痰多于夜间。病毒感染时痰液为白色黏液泡沫状；继发细菌感染，痰液转为黄色或黄绿色黏液脓性，偶可带血。慢性支气管炎反复发作后，支气管黏膜的迷走神经感受器反应性增高，副交感神经功能亢进，可出现过敏现象而发生喘息。

（二）体征

早期多无体征。急性发作期可有肺底部闻及干啰音、湿啰音。喘息型支气管炎在咳嗽或深吸气后可闻及哮鸣音，发作时有广泛哮鸣音。

（三）并发症

（1）阻塞性肺气肿：为慢性支气管炎最常见的并发症。

（2）支气管肺炎：慢性支气管炎蔓延至支气管周围肺组织中，患者的表现为打寒战、发热、咳嗽加剧、痰量增多且呈脓性；白细胞总数及中性粒细胞增多；胸部 X 线显示双下肺野有斑点状或小片阴影。

（3）支气管扩张。

三、诊断

（一）辅助检查

1.血常规

白细胞总数及中性粒细胞数可升高。

2.胸部 X 线

对于单纯型慢性支气管炎，X 线片检查呈阴性或仅见双下肺纹理增多、增粗、模糊、呈条索状或网状。继发感染时为支气管周围炎症改变，表现为不规则斑点状阴影，重叠于肺纹理之上。

3.肺功能检查

早期病变多在小气道，常规肺功能检查多无异常。

（二）诊断要点

凡咳嗽、咳痰或伴有喘息，每年发作持续 3 个月，连续 2 年或 2 年以上者，并排除其他心、肺疾病（如肺结核、肺尘埃沉着病、支气管哮喘、支气管扩张、肺癌、肺脓肿、心脏病、心功能不全）、慢性鼻咽疾病后，即可诊断。如每年发病不足 3 个月，但有明确的客观检查依据（如胸部 X 线检查、肺功能），亦可诊断。

（三）鉴别诊断

1.支气管扩张

支气管扩张多于儿童或青年期发病，常继发于麻疹、肺炎或百日咳后，并有咳嗽、咳痰反复发作的病史，合并感染时痰量增多，并呈脓性或伴有发热，病程中常反复咯血。在肺下部周围可闻及不易消散的湿啰音。晚期重症患者可出现杵状指（趾）。胸部 X 线上可见双肺下野纹理粗乱或呈卷发状。薄层高分辨 CT（HRCT）检查有助于确诊。

2.肺结核

活动性肺结核患者多有午后低热、消瘦、乏力、盗汗等中毒症状。咳嗽痰量不多，常有咯血。老年肺结核的中毒症状多不明显，常被慢性支气管炎的症状所掩盖而误诊。胸部 X 线上可发现结核病灶，部分患者痰结核菌检查呈阳性。

3.支气管哮喘

支气管哮喘患者常为特质性患者或有过敏性疾病家族史，多于幼年发病，一般无慢性咳嗽、咳痰史。哮喘多突然发作,且有季节性,血和痰中嗜酸性粒细胞常增多,治疗后可迅速缓解。发作时双肺布满哮鸣音,呼气延长,缓解后可消失,且无症状,但气道反应性仍增高。慢性支气管炎合并哮喘的患者,病史中咳嗽、咳痰多发生在喘息之前,迁延不愈较长时间后伴有喘息,且咳嗽、咳痰的症状多较喘息更为突出。

4.肺癌

肺癌多发生于 40 岁以上,有多年吸烟史的男性患者。刺激性咳嗽常伴痰中带血和胸痛。胸部 X 线检查肺部常有块状影或反复发作的阻塞性肺炎。痰脱落细胞及支气管镜等检查可明确诊断。

5.慢性肺间质纤维化

慢性咳嗽,咳少量黏液性非脓性痰,进行性呼吸困难,双肺底可闻及爆裂音(Velcro 啰音),严重者发绀并有杵状指。胸部 X 线见中下肺野及肺周边部纹理增多、紊乱、呈网状结构,其间见弥漫性细小斑点阴影。肺功能检查呈限制性通气功能障碍,弥散功能减低,PaO_2 下降。肺活检是确诊的手段。

四、治疗

(一)急性发作期及慢性迁延期的治疗

以控制感染、祛痰、镇咳为主,同时解痉平喘。

1.抗感染药物

及时、有效、足量,感染控制后及时停用,以免产生细菌耐药或二重感染。一般患者可按常见致病菌用药。可选用青霉素 G 80 万 U,肌内注射;复方磺胺甲噁唑(SMZ),每次 2 片,每天 2 次;阿莫西林 2~4 g/d,分 3~4 次口服;氨苄西林 2~4 g/d,分 4 次口服;头孢氨苄 2~4 g/d 或头孢拉定 1~2 g/d,分 4 次口服;头孢呋辛 2 g/d 或头孢克洛 0.5~1 g/d,分 2~3 次口服。亦可选择新一代大环内酯类抗生素,如罗红霉素,0.3 g/d,分 2 次口服。抗菌治疗疗程一般为 7~10 d,反复感染病例可适当延长。严重感染时,可选用氨苄西林、环丙沙星、氧氟沙星、阿米卡星、奈替米星或头孢菌素类联合静脉滴注给药。

2.祛痰镇咳药

刺激性干咳者不宜单用镇咳药物,否则痰液不易咳出。可给盐酸溴环己胺醇 30 mg 或羧甲基半胱氨酸 500 mg,每天 3 次,口服。乙酰半胱氨酸(富露施)及氯化铵甘草合剂均有一定的疗效。α-糜蛋白酶雾化吸入亦有消炎、祛痰的作用。

3.解痉平喘

解痉平喘主要为解除支气管痉挛,利于痰液排出。常用药物为氨茶碱 0.1~0.2 g,8 h 1 次口服;丙卡特罗 50 mg,每天 2 次;特布他林 2.5 mg,每天 2~3 次。有可逆性气道阻塞的慢性支气管炎患者应常规应用支气管舒张剂,如异丙托溴铵(异丙阿托品)气雾剂、特布他林。阵发性咳嗽常伴不同程度的支气管痉挛,应用支气管扩张药可改善症状,并有利于痰液的排出。

(二)缓解期的治疗

应以增强体质、提高机体抗病能力和预防发作为主。

(三)中药治疗

采取扶正固本的原则,按肺、脾、肾的虚实辨证施治。

五、护理措施

（一）常规护理

1.环境

保持室内空气新鲜、流通,安静,舒适,温度、湿度适宜。

2.休息

患者在急性发作期应卧床休息,取半卧位。

3.给氧

持续低流量给氧。

4.饮食

给予高热量、高蛋白、高维生素、易消化的饮食。

（二）专科护理

1.解除气道阻塞,改善肺泡通气

及时清除痰液,应鼓励神志清醒的患者咳嗽。痰稠、不易咳出时,给予雾化吸入或用雾化泵喷入药物,减少局部淤血水肿,以利于痰液排出。为危重患者,定时更换体位,叩击背部,使痰易于咳出,餐前应给予胸部叩击或胸壁震荡。方法:患者取侧卧位,护士把两手手指并拢,手背隆起,指关节微屈,自肺底由下向上、由外向内叩拍胸壁,震动气管,边拍边鼓励患者咳嗽,以促进痰液的排出,对每侧肺叶叩击 3～5 min。对神志不清者,可进行机械吸痰,需注意无菌操作,抽吸压力要适当,动作轻柔,每次抽吸时间不超过 15 s,以免加重缺氧。

2.合理用氧,减轻呼吸困难

根据缺氧和二氧化碳潴留程度的不同,合理用氧。一般给予低流量、低浓度、持续吸氧,如根据病情需要提高氧浓度,应辅以呼吸兴奋剂以刺激通气或使用呼吸机改善通气。吸氧后如呼吸困难缓解,呼吸频率减慢、节律正常,血压上升,心率减慢,心律正常,发绀减轻,皮肤转暖,神志转清,尿量增加,表示氧疗有效。若呼吸过缓,意识障碍加深,需考虑二氧化碳潴留加重,必要时采取增加通气量的措施。

（徐　燕）

第三节　慢性阻塞性肺疾病

慢性阻塞性肺疾病(chronic obstructive pulmonary disease,COPD)是一种以不完全可逆性气流受限为特征,呈进行性发展的肺部疾病。COPD 是呼吸系统疾病中的常见病和多发病,由于其患者数多,死亡率高,社会经济负担重,已成为一个重要的公共卫生问题。在世界范围内,COPD 的死亡率居所有死因的第四位。根据世界银行/世界卫生组织发表的研究,截至 2020 年,COPD 造成的经济负担排在世界疾病经济负担的第五位。在我国,COPD 同样是严重危害人民健康的慢性呼吸系统疾病。1992 年,对我国北部及中部地区农村 102 230 名成人的调查显示,COPD 患者约占 15 岁以上人群的 3%。近年来对我国 7 个地区 20 245 名成年人进行调查,在 40 岁以上人群中 COPD 的患病率为 8.2%,患病率之高是十分惊人的。

COPD与慢性支气管炎及肺气肿密切相关。慢性支气管炎(简称慢支)是指气管、支气管黏膜及其周围组织的慢性、非特异性炎症。如患者每年咳嗽、咳痰达3个月以上,连续两年或两年以上,并排除其他已知原因的慢性咳嗽,即可诊断为慢性支气管炎。阻塞性肺气肿(简称肺气肿)是指肺部终末细支气管远端气腔出现异常持久的扩张,并伴有肺泡壁和细支气管的破坏而无明显肺纤维化。当慢性支气管炎和/或肺气肿患者肺功能检查出现气流受限并且不能完全可逆时,可视为COPD。如患者只有慢性支气管炎和/或肺气肿,而无气流受限,则不能视为COPD,而视为COPD的高危期。支气管哮喘也具有气流受限。但支气管哮喘是一种特殊的气道炎症性疾病,其气流受限具有可逆性,它不属于COPD。

一、护理评估

(一)病因及发病机制
确切的病因不清,可能与下列因素有关。

1.吸烟
吸烟是最危险的因素。国内外的研究均证明吸烟与慢支的发生有密切关系,吸烟者慢支的患病率比不吸烟者高,吸烟时间越长,量越大,COPD的患病率越高。烟草中的多种有害化学成分可损伤气道上皮细胞,使巨噬细胞的吞噬功能降低和纤毛运动减退;黏液分泌增加,使气道的净化能力减弱;支气管黏膜充血水肿、黏液积聚,而易引起感染。慢性炎症及吸烟刺激黏膜下感受器,引起支气管平滑肌收缩,气流受限。烟草、烟雾还可使氧自由基增多,诱导中性粒细胞释放蛋白酶,抑制抗蛋白酶系统,使肺弹力纤维受到破坏,诱发肺气肿形成。

2.职业性粉尘和化学物质
职业性粉尘及化学物质(如工业废气及室内污染空气)的浓度过大或与其接触时间过长,均可导致与吸烟无关的COPD。

3.空气污染
大气污染中的有害气体(如二氧化硫、二氧化氮、氯气)可损伤气道黏膜,并有细胞毒作用,使纤毛的清除功能下降,黏液分泌增多,为细菌感染创造条件。

4.感染
感染是COPD发生、发展的重要因素之一。长期、反复感染可破坏气道正常的防御功能,损伤细支气管和肺泡。主要病毒为流感病毒、鼻病毒和呼吸道合胞病毒等;细菌感染以肺炎链球菌、流感嗜血杆菌、卡他莫拉菌及葡萄球菌感染多见,支原体感染也是重要因素之一。

5.蛋白酶-抗蛋白酶失衡
蛋白酶对组织有损伤和破坏作用;抗蛋白酶对弹性蛋白酶等多种蛋白酶有抑制功能。在正常情况下,弹性蛋白酶与其抑制因子处于平衡状态。其中 α_1-抗胰蛋白酶(α_1-AT)是活性最强的一种。蛋白酶增多和抗蛋白酶不足均可导致组织结构破坏,产生肺气肿。

6.其他
机体内在因素(如呼吸道防御功能及免疫功能降低、自主神经功能失调)都可能参与COPD的发生、发展。

(二)病理生理
COPD的主要病理改变为慢性支气管炎和肺气肿。COPD对呼吸功能有影响,早期病变仅局限于细小气道,表现为闭合容积增大;病变侵入大气道时,肺通气功能障碍明显,随肺气肿日益加重,大量肺泡周围的毛细血管受膨胀的肺泡挤压而退化,使毛细血管大量减少,肺泡间的血流量减少,导致通气与血流比例失调,使换气功能出现障碍。由通气和换气功能障碍引起缺氧和二氧化碳潴留,进而发展为呼吸衰竭。

（三）健康史

询问患者是否存在引起慢支的各种因素,如感染、吸烟、大气污染、吸入职业性粉尘和有害气体、过敏,是否有呼吸道防御功能及免疫功能降低、自主神经功能失调等。

（四）身体状况

1.主要症状

（1）慢性咳嗽:晨间起床时咳嗽明显,白天较轻,睡眠时有阵咳或排痰。随病程发展可终生不愈。

（2）咳痰:痰一般为白色黏液或浆液性泡沫痰,偶可带血丝,清晨排痰较多。急性发作伴有细菌感染时,痰量增多,可有脓性痰。

（3）气短或呼吸困难:早期仅在体力劳动或上楼等活动时出现,随着病情发展逐渐加重,日常活动甚至休息时也感到气短。这是COPD的标志性症状。

（4）喘息和胸闷:重度患者或急性加重时出现喘息,甚至静息状态下也感到气促。

（5）其他:晚期患者有体重下降、食欲减退等全身症状。

2.护理体检

早期可无异常,随疾病进展慢支病例可闻及干啰音或少量湿啰音。有喘息症状者可在小范围内出现轻度哮鸣音。肺气肿早期体征不明显,随疾病进展出现桶状胸,呼吸活动减弱,触觉语颤减弱或消失;叩诊呈过清音,心浊音界缩小或不易叩出,肺下界和肝浊音界下移,听诊心音遥远,两肺呼吸音普遍减弱,呼气延长,并发感染时,可闻及湿啰音。

3.COPD严重程度分级

根据第一秒用力呼气容积占用力肺活量的百分比（$FEV_1/FVC\%$）、第一秒用力呼气容积占预计值百分比（$FEV_1\%$预计值）和症状对COPD的严重程度做出分级。

Ⅰ级:轻度,$FEV_1/FVC<70\%$、$FEV_1\geq80\%$预计值,有或无慢性咳嗽、咳痰症状。

Ⅱ级:中度,$FEV_1/FVC<70\%$、50%预计值$\leq FEV_1<80\%$预计值,有或无慢性咳嗽、咳痰症状。

Ⅲ级:重度,$FEV_1/FVC<70\%$、30%预计值$\leq FEV_1<50\%$预计值,有或无慢性咳嗽、咳痰症状。

Ⅳ级:极重度,$FEV_1/FVC<70\%$、$FEV_1<30\%$预计值或 $FEV_1<50\%$预计值,伴慢性呼吸衰竭。

4.COPD病程分期

COPD按病程可分为急性加重期和稳定期,前者指在短期内咳嗽、咳痰、气短和/或喘息加重、脓痰量增多,可伴发热等症状;稳定期指咳嗽、咳痰、气短症状稳定或轻微。

5.并发症

COPD可并发慢性呼吸衰竭、自发性气胸、慢性肺源性心脏病。

（五）实验室及其他检查

1.肺功能检查

肺功能检查是判断气流受限的主要客观指标,对COPD的诊断、其严重程度的评价、疾病进展、预后及治疗反应等有重要意义。$FEV_1/FVC\%$ 是评价气流受限的敏感指标。$FEV_1\%$ 预计值是评估 COPD 严重程度的良好指标。当 $FEV_1/FVC<70\%$ 及 $FEV_1<80\%$ 预计值者,可确定为不能完全可逆的气流受限。FEV_1 逐渐减少,提示肺部疾病的严重程度和疾病进展的阶段。

肺气肿呼吸功能检查显示残气量增加,残气量占肺总量的百分比增大,最大通气量低于预计值的 80%;第一秒时间肺活量常低于 60%;残气量占肺总量的百分比增大,往往超过 40%,这些对阻塞性肺气肿的诊断有重要意义。

2.胸部 X 线检查

早期胸片可无变化,可逐渐出现肺纹理增粗、紊乱等非特异性改变,肺气肿的典型 X 线表现为胸廓前后径增大,肋间隙增宽,肋骨平行,膈低平。两肺透亮度增加,肺血管纹理减少或有肺大泡征象。X 线检查对 COPD 诊断的特异性不高。

3.动脉血气分析

早期无异常,随病情进展可出现低氧血症、高碳酸血症、酸碱平衡失调等,其可用于判断呼吸衰竭的类型。

4.其他

COPD 合并细菌感染时,血白细胞增多,核左移。痰培养可能检出病原菌。

（六）心理、社会评估

COPD 病程长、反复发作,每况愈下,给患者带来较重的精神和经济负担,患者产生焦虑、悲观、沮丧等心理反应,甚至对治疗丧失信心。病情严重,会导致患者的心理压力增加,生活方式发生改变,也会影响到工作,甚至使患者因无法工作而感到孤独。

二、主要护理诊断及医护合作性问题

（一）气体交换受损

气体交换受损与气道阻塞、通气不足、呼吸肌疲劳、分泌物过多和肺泡呼吸有关。

（二）清理呼吸道无效

清理呼吸道无效与分泌物增多而黏稠、气道湿度降低和无效咳嗽有关。

（三）低效性呼吸形态

低效性呼吸形态与气道阻塞、膈肌变平以及能量不足有关。

（四）活动无耐力

活动无耐力与疲劳、呼吸困难、氧供与氧耗失衡有关。

（五）营养失调,低于机体需要量

营养失调,低于机体需要量与食欲降低、摄入量减少、腹胀、呼吸困难、痰液增多有关。

（六）焦虑

焦虑与健康状况的改变、病情危重、经济状况有关。

三、护理目标

患者能咳出痰,喘息缓解;活动耐力增强;营养得到改善;焦虑减轻。

四、护理措施

(一)一般护理

1.休息和活动

患者采取舒适的体位,晚期患者宜采取身体前倾位,使辅助呼吸肌参与呼吸。发热、咳喘时应卧床休息,视病情安排适当的活动量,活动以不感到疲劳、不加重症状为宜。室内保持合适的温度、湿度,冬季注意保暖,避免直接吸入冷空气。

2.饮食护理

呼吸功的增加可使热量和蛋白质消耗增多,导致营养不良。应制订出高热量、高蛋白、高维生素的饮食计划。正餐进食量不足时,应安排少食多餐,避免餐前和进餐时过多饮水。餐后避免平卧,有利于消化。为减少呼吸困难,保存能量,患者饭前至少休息 30 min。每天正餐应安排在患者最饥饿、休息最好的时间。指导患者采用缩唇呼吸和腹式呼吸减轻呼吸困难。为促进食欲,提供给患者舒适的就餐环境和喜爱的食物,餐前及咳痰后漱口,保持口腔清洁;腹胀的患者应进软食,细嚼慢咽。避免进食产气的食物,如汽水、啤酒、豆类、马铃薯和胡萝卜;避免易引起便秘的食物,如煎的食物、干果、坚果。如果患者通过进食不能吸收足够的营养,可应用管喂饮食或全胃肠外营养。

(二)病情观察

观察咳嗽、咳痰的情况,痰液的颜色、量及性状,咳痰是否顺畅;了解呼吸困难的程度,呼吸困难与活动的关系,有无进行性加重,能否平卧;了解患者的营养状况、肺部体征及有无慢性呼吸衰竭、自发性气胸、慢性肺源性心脏病等并发症。监测动脉血气分析和水、电解质、酸碱平衡情况。

(三)氧疗的护理

对呼吸困难伴低氧血症者,遵医嘱给予氧疗。一般采用鼻导管持续低流量吸氧,氧流量为 $1\sim2$ L/min。对 COPD 患者中的慢性呼吸衰竭者提倡进行长期家庭氧疗(LTOT)。LTOT 为持续低流量吸氧,能改变疾病的自然病程,改善生活质量。LTOT 是指一昼夜吸入低浓度氧15 h以上,并持续较长时间,使 $PaO_2 \geq 8.0$ kPa(60 mmHg),或 SaO_2 升至 90% 的一种氧疗方法。LTOT 的指征:①$PaO_2 \leq 7.3$ kPa(55 mmHg)或 $SaO_2 \leq 88\%$,有或没有高碳酸血症。②PaO_2 为 $7.3\sim8.0$ kPa(55~60 mmHg)或 $SaO_2 < 88\%$,并有肺动脉高压、心力衰竭所致的水肿或红细胞增多症(血细胞比容>0.55)。LTOT 对血流动力学、运动耐力、肺生理和精神状态均会产生有益的影响,从而提高 COPD 患者的生活质量和生存率。

COPD 患者因长期二氧化碳潴留,主要靠缺氧刺激呼吸中枢,如果吸入高浓度的氧,反而会导致呼吸频率和幅度降低,引起二氧化碳潴留。而持续低流量吸氧维持 $PaO_2 \geq 8.0$ kPa(60 mmHg),既能改善组织缺氧,也可防止因缺氧状态解除而抑制呼吸中枢。护理人员应密切注意患者吸氧后的变化,如观察患者的意识状态、呼吸的频率及幅度、有无窒息或呼吸停止和动脉血气复查结果。氧疗有效指标:患者呼吸困难减轻,呼吸频率减慢,发绀减轻,心率减慢,活动耐力增加。

(四)用药护理

1.稳定期治疗用药

(1)支气管舒张药:短期应用以缓解症状,长期规律应用以预防和减轻症状。常选用 β_2 肾上腺素受体激动剂、抗胆碱药、氨茶碱或其缓(控)释片。

（2）祛痰药：对痰不易咳出者可选用盐酸氨溴索或羧甲司坦。

2.急性加重期的治疗用药

除使用支气管舒张药及对低氧血症者给氧外，应根据病原菌类型及药物敏感情况合理选用抗生素，如给予β内酰胺类/β内酰胺酶抑制剂、第二代头孢菌素、大环内酯类或喹诺酮类药物。如出现持续气道阻塞，可使用糖皮质激素。

3.遵医嘱用药

遵医嘱应用抗生素、支气管舒张药、祛痰药物，注意观察疗效及不良反应。

（五）呼吸功能锻炼

COPD患者需要增加呼吸频率来代偿呼吸困难，这种代偿多数依赖于辅助呼吸肌参与呼吸，即胸式呼吸，而非腹式呼吸。然而胸式呼吸的有效性要低于腹式呼吸，患者容易疲劳。因此，护理人员应指导患者进行缩唇呼气、腹式呼吸等呼吸锻炼，以加强胸、膈呼吸肌的肌力和耐力，改善呼吸功能。

1.缩唇呼吸

缩唇呼吸的技巧是通过缩唇形成的微弱阻力来延长呼气时间，增加气道压力，延缓气道塌陷。患者闭嘴，经鼻吸气，然后通过缩唇（吹口哨样）缓慢呼气，同时收缩腹部。吸气与呼气的时间比为1∶2或1∶3。缩唇的程度与呼气流量，以能使距口唇15～20 cm处与口唇等高点的蜡烛火焰随气流倾斜又不至于熄灭为宜。

2.膈式或腹式呼吸

患者可取立位、平卧位或半卧位，将两只手分别放于前胸部和上腹部。用鼻缓慢吸气时，膈肌最大限度地下降，腹肌松弛，腹部凸出，手感到腹部向上抬起。呼气时用口呼出，腹肌收缩，膈肌松弛，膈肌随腹腔内压增加而上抬，推动肺部气体排出，手感到腹部下降。

另外，可以在腹部放置小枕头、杂志或图书来锻炼腹式呼吸。如果吸气时物体上升，证明是腹式呼吸。缩唇呼吸和腹式呼吸每天训练3～4次，每次重复8～10次。腹式呼吸需要增加能量消耗，因此指导患者要在疾病恢复期（如出院前）进行训练。

（六）心理护理

COPD患者因长期患病，社会活动减少，经济收入降低等，容易形成焦虑和压抑的心理状态，失去自信，躲避生活。由于经济原因，患者可能无法按医嘱常规使用某些药物，只能在病情加重时应用。护理人员应详细了解患者及其家庭对疾病的态度，关心、体贴患者，了解患者的心理、性格、生活方式等方面的变化，与患者及其家属共同制订和实施康复计划，嘱患者定期进行呼吸肌功能锻炼、合理用药等，减轻症状，增强患者战胜疾病的信心；对表现焦虑的患者，教会患者缓解焦虑的方法，如听轻音乐、下棋、做游戏，以分散注意力，减轻焦虑。

（七）健康指导

1.疾病知识指导

使患者了解COPD的相关知识，识别和消除使疾病恶化的因素。戒烟是预防COPD的重要且简单易行的措施，应劝导患者戒烟。嘱患者避免吸入粉尘和刺激性气体，避免和呼吸道感染患者接触，在呼吸道传染病流行期间，尽量避免去人群密集的公共场所。指导患者要根据气候变化，及时增减衣物，避免受凉和感冒；学会识别感染或病情加重的早期症状，尽早就医。

2.康复锻炼

使患者理解康复锻炼的意义，充分发挥患者进行康复的主观能动性，制订个体化的锻炼计划,选择空气新鲜、安静的环境,进行步行、慢跑、练气功等体育锻炼。在潮湿、有大风、严寒天气中,避免室外活动。教会患者及其家属依据呼吸困难与活动之间的关系,判断呼吸困难的严重程度,以便合理地安排工作和生活。

3.家庭氧疗

对实施家庭氧疗的患者,护理人员应指导患者及其家属做到以下几点。

(1)了解氧疗的目的、必要性及注意事项;注意安全,供氧装置周围严禁烟火,防止氧气燃烧爆炸;需每天更换吸氧鼻导管,以防堵塞,防止感染;定期更换氧疗装置,给其清洁、消毒。

(2)告诉患者及其家属宜采取低流量(氧流量为 $1\sim2$ L/min 或氧浓度为 $25\%\sim29\%$)吸氧,且每天吸氧的时间为 $10\sim15$ h,因夜间睡眠时,部分患者的低氧血症更为明显,故夜间吸氧不宜间断。监测氧流量,防止随意调高氧流量。

4.心理指导

引导患者适应慢性病并以积极的心态对待疾病,培养生活乐趣,如听音乐、培养养花等爱好,以分散注意力,减少孤独感,缓解焦虑、紧张。

五、护理评价

氧分压和二氧化碳分压维持在正常范围内;患者能坚持药物治疗;能演示缩唇呼吸和腹式呼吸技术;呼吸困难发作时能采取正确体位,使用节能法;清除过多痰液,保持呼吸道通畅;使用控制咳嗽的方法;增加体液的摄入量;减少症状恶化;根据身高和年龄维持正常体重;减少急诊就诊和入院的次数。

(徐　燕)

第四节　支气管哮喘

支气管哮喘是一种慢性气管炎症性疾病。患者的支气管壁存在以肥大细胞、嗜酸细胞和 T 淋巴细胞为主的炎性细胞浸润,可经治疗缓解或自然缓解。该病多发于青少年,儿童患者多于成人患者,城市患者多于农村患者。近年的流行病学显示,哮喘的发病率或病死率均有所增加,我国哮喘发病率为 $1\%\sim2\%$。支气管哮喘的病因较为复杂,大多数患者在遗传因素的基础上,受到体内外多种因素激发而发病,并反复发作。

一、临床表现

(一)症状和体征

典型的支气管哮喘,发作前多有鼻痒、打喷嚏、流涕、咳嗽、胸闷等先兆症状,进而出现呼气性的呼吸困难伴喘鸣,患者被迫呈端坐呼吸,咳嗽、咳痰。发作持续几十分钟至数小时后自行或经治疗缓解。此为速发性哮喘反应。迟发性哮喘反应时,患者的气管呈持续高反应性状态,上述表现更为明显,较难控制。

少数患者可出现哮喘重度或危重度发作,表现为重度呼气性呼吸困难、焦虑、烦躁、端坐呼吸、大汗淋漓、嗜睡或意识模糊,应用一般支气管扩张药物不能缓解。此类患者若没有得到及时救治,可危及生命。

（二）辅助检查

1.血液检查

嗜酸性粒细胞、血清总免疫球蛋白 E(IgE)及特异性免疫球蛋白 E 均可增高。

2.胸部 X 线检查

哮喘发作期由于肺脏充气过度,肺部透亮度增高,合并感染时可见肺纹理增多及炎症阴影。

3.肺功能检查

哮喘发作期有关呼气流速的各项指标(如 FEV_1)均降低。

二、治疗原则

该病的防治原则是去除病因、控制发作和预防发作。控制发作应根据患者发作的轻重程度,抓住解痉、抗炎两个主要环节,迅速控制症状。

（一）解痉

哮喘轻度、中度发作时,常将氨茶碱稀释后静脉注射或加入液体中静脉滴注。根据病情让患者吸入或口服 β_2-受体激动剂。常用的 β_2-受体激动剂气雾吸入剂有特布他林、沙丁胺醇等。

哮喘重度发作时,应及早静脉给予足量氨茶碱及琥珀酸氢化可的松或甲泼尼松龙琥珀酸钠,病情得到控制后再逐渐减量,改为口服泼尼松龙,或根据病情吸入糖皮质激素,应注意不宜骤然停药,以免复发。

（二）抗感染

肺部感染的患者,应根据细菌培养及药敏结果选择应用有效抗生素。

（三）稳定内环境

及时纠正水、电解质及酸碱失衡。

（四）保证气管通畅

对痰多而黏稠,不易咳出或有严重缺氧及二氧化碳潴留者,应及时行气管插管,吸出痰液,必要时行机械通气。

三、护理

（一）一般护理

(1)将患者安置在清洁、安静、空气新鲜、阳光充足的房间,避免接触变应原(如花粉、皮毛、油烟)。护理操作时防止灰尘飞扬。喷洒灭蚊蝇剂或某些消毒剂前要转移患者。

(2)患者哮喘发作,呼吸困难时应给予适宜的靠背架或过床桌,让患者伏桌而坐,以帮助呼吸,减少疲劳。

(3)给予营养丰富的易消化的饮食,让患者多食蔬菜、水果,多饮水。同时让患者注意保持大便通畅,减少用力排便所致的疲劳。告诉患者严禁食用与发病有关的食物,如鱼、虾、蟹,并协助患者寻找过敏原。

(4)对危重期患者,应保持皮肤清洁、干燥,定时为其翻身,防止褥疮发生。因大剂量使用糖皮质激素,应做好口腔护理,防止发生口腔炎。

(5)哮喘重度发作时,因为大汗淋漓,呼吸困难甚至有窒息感,所以患者极度紧张、烦躁、疲倦。要耐心安慰患者,及时满足患者的需求,缓解其紧张情绪。

（二）观察要点

1.观察哮喘发作先兆

如患者主诉有鼻、咽、眼部发痒及咳嗽、流鼻涕等黏膜过敏症状时,应及时向医师报告采取,措施,减轻发作症状,尽快控制病情。

2.观察药物毒副作用

把 0.25 g 氨茶碱加入 20 mL 25%～50% 的葡萄糖注射液中,静脉推注,时间至少 5 min,因浓度过高或推注得过快可使心肌过度兴奋而产生心悸、惊厥、血压骤降等严重反应。使用时要现配现用,静脉滴注时,不宜和维生素 C、促皮质激素、去甲肾上腺素、四环素类药物等配伍。久用糖皮质激素类药物可引起钠潴留、血钾含量降低、消化道溃疡病、高血压、糖尿病、骨质疏松、停药反跳等,须加强观察。

3.根据患者缺氧情况调整氧流量

氧流量一般为 3～5 L/min。保持气体充分湿化,每天更换氧气湿化瓶,给其消毒,防止医源性感染。

4.观察痰液黏稠度

哮喘发作患者过度通气,出汗过多,因此身体丢失的水分增多,致使痰液黏稠而形成痰栓,阻塞小支气管,导致呼吸不畅,感染难以控制。应通过静脉补液和饮水补足水分和电解质。

5.严密观察有无并发症

观察有无如自发性气胸、肺不张、脱水、酸碱失衡、电解质紊乱、呼吸衰竭、肺性脑病等并发症。监测动脉血气、生化指标,如发现异常需及时对症处理。

6.注意呼吸频率、深浅幅度和节律

重度发作患者的喘鸣音减弱乃至消失,呼吸变浅,神志改变,常提示病情危急,应及时处理。

（三）家庭护理

1.增强体质,积极防治感染

平时注意增加营养,根据病情做适量体力活动,如散步、做简易操、打太极拳,以提高机体的免疫力。当感染发生时应及时就诊。

2.注意防寒避暑

寒冷可引起支气管痉挛,分泌物增加,同时感冒易致支气管及肺部感染。因此,冬季应适当提高居室温度,秋季进行耐寒锻炼、防治感冒,夏季避免大汗,防止痰液过稠而不易咳出。

3.尽量避免接触变应原

患者应戒烟,尽量避免到人员众多、空气污浊的公共场所。保持居室空气清新,室内可安装空气净化器。

4.防止呼吸肌疲劳

坚持进行呼吸锻炼。

5.稳定情绪

一旦哮喘发作,应控制情绪,保持镇静,及时吸入支气管扩张气雾剂。

6.家庭氧疗

家庭氧疗又称缓解期氧疗,对于患者的病情控制、存活期的延长和生活质量的提高有着重要意义。家庭氧疗时应注意氧流量的调节,严禁烟火,防止火灾。

7.缓解期的处理

哮喘缓解期的防治非常重要,对于防止哮喘发作及恶化,维持正常肺功能,提高生活质量,保持正常活动量等均具有重要意义。哮喘缓解期患者应坚持吸入糖皮质激素,可有效控制哮喘发作,吸入色甘酸钠和口服酮替酚亦有一定的预防哮喘发作的作用。

（徐　燕）

第五节　支气管扩张

支气管扩张是指直径大于 2 mm 的支气管管壁的肌肉和弹性组织破坏引起的慢性异常扩张。临床特点为慢性咳嗽、咳大量脓性痰和/或反复咯血。患者常有麻疹、百日咳或支气管肺炎等病史。随着人民生活条件的改善,麻疹、百日咳疫苗的预防接种以及抗生素的应用,该病的发病率已明显降低。

一、病因及发病机制

（一）支气管-肺组织感染和支气管阻塞

支气管-肺组织感染和支气管阻塞是支气管扩张的主要病因。感染和阻塞症状相互影响,促使支气管扩张发生和发展。婴幼儿期支气管-肺组织感染是最常见的病因,如婴幼儿麻疹、百日咳、支气管肺炎。

由于儿童的支气管较细,易阻塞,且管壁薄弱,反复感染破坏支气管壁各层结构,尤其是平滑肌和弹性纤维的破坏削弱了对管壁的支撑作用。支气管炎使支气管黏膜充血、水肿,分泌物阻塞管腔,导致引流不畅而加重感染。支气管内膜结核、肿瘤、异物引起管腔狭窄、阻塞,也是导致支气管扩张的原因之一。由于左下叶支气管细长,且受心脏血管压迫,引流不畅,容易发生感染,故支气管扩张多见于左下叶。肺结核引起的支气管扩张多发生在上叶。

（二）支气管先天性发育缺陷和遗传因素

此类支气管扩张较少见,如巨大气管-支气管症、Kartagener 综合征（支气管扩张、鼻窦炎和内脏转位）、肺囊性纤维化、先天性丙种球蛋白缺乏症。

（三）全身性疾病

目前已发现类风湿关节炎、克罗恩病、溃疡性结肠炎、系统性红斑狼疮、支气管哮喘等疾病可同时伴有支气管扩张。有些不明原因的支气管扩张患者的体液免疫和/或细胞免疫功能有不同程度的异常,提示支气管扩张可能与机体免疫功能失调有关。

二、临床表现

（一）症状

1.慢性咳嗽、大量脓痰

痰量与体位变化有关。晨起或夜间卧床改变体位时,咳嗽加剧,痰量增多。根据痰量多少可估计病情严重程度。感染急性发作时,痰量明显增多,每天可达数百毫升,呈黄绿色脓性痰。痰液静置后出现分层的特征:上层为泡沫,中层为脓性黏液,下层为坏死组织沉淀物。合并厌氧菌感染时痰有臭味。

2.反复咯血

50％～70％的患者有程度不等的反复咯血,咯血量与病情严重程度和病变范围不完全一致。大量咯血最主要的危险是窒息,应紧急处理。部分发生于上叶的支气管扩张的引流较好,痰量不多或无痰,以反复咯血为唯一症状,称为"干性支气管扩张"。

3.反复肺部感染

其特点是同一肺段反复发生肺炎并迁延不愈。

4.慢性感染中毒症状

反复感染者可出现发热、乏力、食欲减退、消瘦、贫血等,可影响儿童发育。

(二)体征

早期或干性支气管扩张多无明显体征,病变重或继发感染时在下胸部、背部常可闻及局限性、固定性湿啰音,有时可闻及哮鸣音;部分慢性患者伴有杵状指(趾)。

三、辅助检查

(一)胸部 X 线检查

早期无异常或仅见患侧肺纹理增多、增粗现象。典型表现是轨道征和卷发样阴影,感染时阴影内出现液平面。

(二)胸部 CT 检查

检查可见管壁增厚的柱状扩张或成串成簇的囊状改变。

(三)纤维支气管镜检查

该检查有助于发现患者出血的部位,鉴别腔内异物、肿瘤或其他支气管阻塞原因。

四、诊断要点

根据患者有慢性咳嗽、大量脓痰、反复咯血的典型临床特征,以及肺部闻及固定而局限性的湿啰音,结合儿童时期有诱发支气管扩张的呼吸道病史,一般可做出初步临床诊断。胸部影像学检查和纤维支气管镜检查可进一步明确诊断。

五、治疗要点

治疗原则是保持呼吸道引流通畅,控制感染,处理咯血,必要时手术治疗。

(一)保持呼吸道通畅

1.药物治疗

祛痰药及支气管舒张药具有稀释痰液、促进排痰的作用。

2.体位引流

体位引流对痰多且黏稠者的作用尤其重要。

3.经纤维支气管镜吸痰

若体位引流的排痰效果不理想,可经纤维支气管镜吸痰及生理盐水冲洗痰液,也可局部注入抗生素。

(二)控制感染

控制感染是支气管扩张急性感染期的主要治疗措施。应根据症状、体征、痰液性状,必要时参考细菌培养及药物敏感试验结果选用抗菌药物。

（三）手术治疗

对反复呼吸道急性感染或大咯血,病变局限在一叶或一侧肺组织,经药物治疗无效,全身状况良好的患者,可考虑手术切除病变肺段或肺叶。

六、常用护理诊断

（一）清理呼吸道无效

清理呼吸道无效与痰液黏稠和无效咳嗽有关。

（二）有窒息的危险

有窒息的危险与痰多、痰液黏稠或大咯血造成气道阻塞有关。

（三）营养失调

营养失调与反复感染导致机体消耗增加以及患者食欲不振、营养物质摄入不足有关。

（四）恐惧

恐惧与突然或反复大咯血有关。

七、护理措施

（一）一般护理

1.休息与环境

急性感染或咯血时应卧床休息,大咯血患者需绝对卧床,取患侧卧位。病室内保持空气流通,维持适宜的温度、湿度,注意保暖。

2.饮食护理

提供高热量、高蛋白、高维生素饮食,给予发热患者高热量流质或半流质饮食,避免冰冷、油腻、辛辣食物诱发咳嗽。鼓励患者多饮水,每天 1 500 mL 以上,以稀释痰液。指导患者在咳痰后及进食前后用清水或漱口液漱口,保持口腔清洁,促进食欲。

（二）病情观察

了解痰液的量、颜色、性质、气味和与体位的关系,记录 24 h 痰液排出量。定期测量生命体征,记录咯血量,观察咯血的颜色、性质及量。对病情严重者需观察有无窒息前症状,发现窒息先兆,立即向医师汇报并配合处理。

（三）对症护理

1.促进排痰

(1)指导有效咳嗽和正确的排痰方法。

(2)对采取体位引流者依据病变部位选择引流体位,使病肺居上,引流支气管开口向下,这样利于痰液流出。一般于饭前 1 h 进行。引流时可配合胸部叩击,提高引流效果。

(3)必要时遵医嘱选用祛痰剂或 β_2 受体激动剂(喷雾吸入),扩张支气管,促进排痰。

2.预防窒息

(1)鼓励痰液排除困难者多饮水或雾化吸入,协助患者翻身,为患者拍背或体位引流,以促进痰液排出,减少窒息发生的危险。

(2)密切观察患者的表情、神志、生命体征,观察并记录痰液的颜色、量与性质,及时发现和判断患者有无发生窒息的可能。如患者突然出现烦躁不安、神志不清,面色苍白或发绀、出冷汗、呼吸急促、咽喉部明显的痰鸣音,应警惕窒息的发生,并及时通知医师。

(3)对有意识障碍、年老体弱、咳嗽和咳痰无力、咽喉部有明显的痰鸣音、神志不清、突然涌出大量呕吐物等的高危患者,立即做好抢救准备,如迅速准备好吸引器、气管插管或气管切开等用物,积极配合抢救工作。

(四)心理护理

病程较长,咳嗽、咳痰、咯血反复发作或逐渐加重时,患者易产生焦虑、沮丧情绪。护理人员应多与其交谈,讲明支气管扩张反复发作的原因及治疗进展,帮助患者树立战胜疾病的信心,缓解焦虑不安的情绪。咯血时护理人员应陪伴、安慰患者,帮助稳定情绪,避免因情绪波动加重出血。

(五)健康教育

1.疾病知识指导

帮助患者及其家属了解疾病发生、发展与治疗、护理的过程,与其共同制订长期防治计划。宣传防治百日咳、麻疹、支气管肺炎、肺结核等呼吸道疾病的重要性。嘱患者及时治疗上呼吸道慢性病;避免受凉,预防感冒;戒烟,减少吸入刺激性气体,防止病情恶化。

2.生活指导

讲明加强营养对机体康复的作用,使患者能主动摄取必需的营养素,以增强机体抗病能力。鼓励患者参加体育锻炼,建立良好的生活习惯,劳逸结合,以维护心、肺功能。

3.用药指导

向患者介绍常用药物的用法和注意事项,观察疗效及不良反应。指导患者及其家属学习和掌握有效咳嗽、胸部叩击、雾化吸入和体位引流的方法,以利于长期坚持,控制病情的发展;使患者了解抗生素的作用、用法和不良反应。

4.自我监测指导

定期复查。嘱患者按医嘱服药,教会患者观察药物的不良反应。教会患者识别病情变化的征象,观察痰液的量、颜色、性质,了解痰液的气味和与体位的关系,并记录24 h痰液排出量。如有咯血、窒息先兆,立即前往医院就诊。

(徐　燕)

第六节　肺　炎

一、概述

肺炎是指终末气道、肺泡和肺间质的炎症,可由病原微生物、理化因素、免疫损伤、过敏及药物所致。细菌性肺炎是最常见的肺炎,也是最常见的感染性疾病之一。尽管新的强效抗生素不断投入应用,但肺炎的发病率和病死率仍很高,其原因可能是社会人口老龄化,吸烟人群低龄化,患者伴有基础疾病,免疫功能低下,医院获得性肺炎的发病率增加,病原学诊断困难,抗生素的不合理使用导致细菌耐药性增加等。

（一）分类

肺炎可按解剖、病因或患病环境加以分类。

1.解剖分类

（1）大叶性（肺泡性）肺炎：为肺实质炎症，通常并不累及支气管。病原体先在肺泡引起炎症，经肺泡间孔向其他肺泡扩散，导致部分或整个肺段、肺叶发生炎症改变。致病菌多为肺炎链球菌。

（2）小叶性（支气管）肺炎：指病原体经支气管入侵，引起细支气管、终末细支气管和肺泡的炎症。病原体有肺炎链球菌、葡萄球菌、病毒、肺炎支原体以及军团菌等。该型肺炎常继发于其他疾病，如支气管炎、支气管扩张、上呼吸道病毒感染。

（3）间质性肺炎：以肺间质炎症为主，病变累及支气管壁及其周围组织，有肺泡壁增生及间质水肿，可由细菌、支原体、衣原体、病毒或肺孢子菌等引起。

2.病因分类

（1）细菌性肺炎：如肺炎链球菌、金黄色葡萄球菌、甲型溶血性链球菌、肺炎克雷伯菌、流感嗜血杆菌、铜绿假单胞菌、棒状杆菌、梭形杆菌引起的肺炎。

（2）非典型病原体所致肺炎：如支原体、军团菌和衣原体引起的肺炎。

（3）病毒性肺炎：如冠状病毒、腺病毒、呼吸道合胞病毒、流感病毒、麻疹病毒、巨细胞病毒、单纯疱疹病毒引起的肺炎。

（4）真菌性肺炎：如白色念珠菌、曲霉、放射菌引起的肺炎。

（5）其他病原体所致的肺炎：如立克次体、弓形虫、寄生虫引起的肺炎。

（6）理化因素所致的肺炎：如放射性损伤引起的放射性肺炎，胃酸吸入、药物等引起的化学性肺炎。

3.患病环境分类

由于病原学检查阳性率低，培养结果滞后，病因分类在临床上应用较为困难，目前多按肺炎的获得环境分成两类，这样有利于指导经验治疗。

（1）社区获得性肺炎（community acquired pneumonia，CAP）是指在医院外罹患的感染性肺实质炎症，也称院外肺炎，包括具有明确潜伏期的病原体感染而在入院后平均潜伏期内发病的肺炎。常见致病微生物为肺炎链球菌、流感嗜血杆菌、卡他莫拉菌和非典型病原体。

（2）医院获得性肺炎（hospital acquired pneumonia，HAP）简称医院内肺炎，是指患者入院时既不存在、也不处于潜伏期，而于入院 48 h 后在医院（包括老年护理院、康复院等）内发生的肺炎和出院后 48 h 内发生的肺炎。无感染高危因素患者的常见病原体为肺炎链球菌、流感嗜血杆菌、金黄色葡萄球菌、铜绿假单胞菌、大肠埃希菌、肺炎克雷伯菌等。有感染高危因素患者的常见病原体为金黄色葡萄球菌、铜绿假单胞菌、肠杆菌属、肺炎克雷伯菌等。

（二）病因及发病机制

正常的呼吸道免疫防御机制（支气管内黏液-纤毛运载系统等）使气管隆凸以下的呼吸道保持无菌。肺炎的发生主要由病原体和宿主决定。如果病原体数量多、毒力强和/或宿主呼吸道局部和全身免疫防御系统损害，即可发生肺炎。通过空气吸入病原体、血行播散、邻近感染部位蔓延、误吸上呼吸道定植菌可引起社区获得性肺炎。医院获得性肺炎还可通过误吸胃肠道的定植菌（胃食管反流）和通过人工气道吸入环境中的致病菌引起。

二、肺炎链球菌肺炎

肺炎链球菌肺炎或称肺炎球菌肺炎,是由肺炎链球菌或称肺炎球菌所引起的肺炎,占社区获得性肺炎的50%以上。通常急骤起病,以高热、寒战、咳嗽、血痰及胸痛为特征。X线胸片呈肺段或肺叶急性炎性实变,近年来因广泛使用抗菌药物,该病的起病方式、症状及X线改变均不典型。

肺炎链球菌为革兰氏染色阳性球菌,多成双排列或短链排列,有荚膜,其毒力大小与荚膜中的多糖结构及含量有关。根据荚膜多糖的抗原特性,肺炎链球菌可分为86个血清型。成人的致病菌多属于1~9及12型,以第3型毒力最强,儿童的致病菌则多为6、14、19及23型。肺炎链球菌在干燥痰中能存活数月,但阳光直射1 h,或加热至52 ℃ 10 min即可杀灭。肺炎链球菌对石炭酸等消毒剂亦敏感。机体免疫功能正常时,肺炎链球菌是寄居在口腔及鼻咽部的一种正常菌群,其带菌率常随年龄、季节及免疫状态的变化而有差异。机体免疫功能受损时,有毒力的肺炎链球菌入侵人体而致病。肺炎链球菌除引起肺炎外,少数可发生菌血症或感染性休克,老年人及婴幼儿的病情尤为严重。

该病多发生于冬季与初春,常与呼吸道病毒感染相伴行。该病多发生于男性。吸烟者,痴呆者,慢性支气管炎、支气管扩张、充血性心力衰竭、慢性病患者以及免疫抑制宿主均易受肺炎链球菌侵袭。肺炎链球菌不产生毒素,不引起原发性组织坏死或形成空洞。由于有高分子多糖体的荚膜对组织有侵袭作用,首先引起肺泡壁水肿,出现白细胞与红细胞渗出,含菌的渗出液经肺泡间孔向肺的中央部分扩展,甚至累及几个肺段或整个肺叶,因病变开始于肺的外周,故叶间分界清楚,易累及胸膜,引起渗出性胸膜炎。

病理改变有充血期、红肝变期、灰肝变期及消散期。表现为肺组织充血水肿,肺泡内浆液渗出及红细胞、白细胞浸润,白细胞吞噬细菌,继而纤维蛋白渗出物溶解、吸收,肺泡重新充气。在肝变期病理阶段实际上并无确切分界,经早期应用抗菌药物治疗,此种典型的病理分期已很少见。病变消散后肺组织结构多无损坏,不留纤维瘢痕。极个别患者肺泡内纤维蛋白吸收不完全,甚至有成纤维细胞形成,形成机化性肺炎。老年人及婴幼儿感染可沿支气管分布(支气管肺炎)。若未及时使用抗菌药物,5%~10%的患者可并发脓胸,10%~20%的患者因细菌经淋巴管、胸导管进入血循环,可引起脑膜炎、心包炎、心内膜炎、关节炎和中耳炎等肺外感染。

（一）护理评估

1.健康史

肺炎的发生与细菌的侵入和机体防御能力的下降有关。吸入口咽部的分泌物或空气中的细菌、周围组织感染的直接蔓延、菌血症等均可成为细菌入侵的途径;吸烟、酗酒、年老体弱、长期卧床、意识不清、有吞咽和咳嗽反射障碍、有慢性病或重症、长期使用糖皮质激素或免疫抑制剂、接受机械通气及大手术的患者均可因机体防御机制降低而继发肺炎。注意询问患者起病前是否机体抵抗力下降,呼吸道防御功能受损,了解患者既往的健康状况。

2.身体状况

发病前常有受凉、淋雨、疲劳、醉酒、病毒感染史,多有上呼吸道感染的前驱症状。

（1）主要症状:起病多急骤,高热、打寒战、全身肌肉酸痛,体温通常在数小时内升至39 ℃~40 ℃,高峰在下午或傍晚,或呈稽留热,脉率随之增大。可有患侧胸部疼痛,放射到肩部或腹部,咳嗽或深呼吸时加剧。痰少,可带血或呈铁锈色,食欲锐减,偶有恶心、呕吐、腹痛或腹泻,易被误诊为急腹症。

（2）护理体检：患者呈急性病容，面颊绯红，鼻翼翕动，皮肤灼热、干燥，口角及鼻周有单纯疱疹；病变广泛时可出现发绀。有败血症者，可出现皮肤、黏膜出血点，巩膜黄染。早期肺部体征无明显异常，仅有胸廓呼吸运动幅度减小，叩诊稍有浊音，听诊可有呼吸音减弱及胸膜摩擦音。肺实变时叩诊浊音、触觉语颤增强并可闻及支气管呼吸音。消散期可闻及湿啰音。心率增快，有时心律不齐。重症患者有肠胀气，上腹部压痛多与炎症累及膈胸膜有关。重症感染时可伴休克、急性呼吸窘迫综合征及神经精神症状，表现为神志模糊、烦躁、呼吸困难、嗜睡、谵妄、昏迷等。累及脑膜时有颈抵抗及出现病理性反射。

该病的自然病程为1～2周。发病5～10 d，体温可自行骤降或逐渐消退；使用有效的抗菌药物可使体温在1～3 d内恢复正常。患者的其他症状与体征亦随之逐渐消失。

（3）并发症：肺炎链球菌肺炎的并发症近年来已很少见。严重败血症或毒血症患者（尤其是老年患者）易发生感染性休克。表现为血压降低、四肢厥冷、多汗、发绀、心动过速、心律失常等，而高热、胸痛、咳嗽等症状并不突出。其他并发症有胸膜炎、脓胸、心包炎、脑膜炎和关节炎等。

3.实验室及其他检查

（1）血常规检查：血白细胞计数为（10～20）×10^9/L，中性粒细胞多为80%以上，并有核左移，细胞内可见中毒颗粒。年老体弱、酗酒、免疫功能低下者的白细胞计数可不升高，但中性粒细胞的百分比仍升高。

（2）直接涂片，做革兰氏染色及荚膜染色镜检：发现典型的革兰氏染色阳性、带荚膜的双球菌或链球菌，即可初步做出病原诊断。

（3）痰培养：24～48 h可以确定病原体。将痰标本送检时应注意使器皿洁净、无菌。在抗菌药物应用之前、漱口后，取深部咳出的脓性或铁锈色痰。

（4）聚合酶链反应（PCR）检测及荧光标记抗体检测：可提高病原学诊断率。

（5）血培养：10%～20%的患者合并菌血症，故应对重症肺炎患者做血培养。

（6）细菌培养：如合并胸腔积液，应积极抽取积液，进行细菌培养。

（7）X线检查：早期仅见肺纹理增粗，或受累的肺段、肺叶稍模糊。随着病情进展，肺泡内充满炎性渗出物，表现为大片炎症浸润阴影或实变影，在实变阴影中可见支气管充气征，肋膈角可有少量胸腔积液。在消散期，X线片显示炎性浸润逐渐吸收，可有片状区域吸收较快，呈现"假空洞"征，多数病例在起病3～4周才完全消散。老年患者的肺炎病灶消散较慢，容易出现吸收不完全而成为机化性肺炎。

4.社会-心理评估

肺炎起病多急骤，短期内病情严重，加之高热和全身中毒症状明显，患者及其家属常深感不安。当出现严重并发症时，患者会表现出忧虑和恐惧。

（二）主要护理诊断及医护合作性问题

1.体温过高

其与肺部感染有关。

2.气体交换受损

其与肺部炎症、痰液黏稠等引起呼吸面积减少有关。

3.清理呼吸道无效

其与胸痛、气管、支气管分泌物增多及疲乏有关。

4.胸痛

胸痛与肺部炎症累及胸膜有关。

5.潜在并发症

潜在并发症为感染性休克。

（三）护理目标

体温恢复正常范围；患者呼吸平稳，发绀消失；症状减轻，呼吸道通畅；疼痛减轻，感染控制，未发生休克。

（四）护理措施

1.一般护理

（1）休息与环境：保持室内空气清新，保持适宜的温度、湿度，使环境安静、清洁、舒适。限制患者活动，限制探视，避免因谈话过多影响体力。要集中安排治疗和护理活动，保证患者足够的休息。减少氧耗量，缓解头痛、肌肉酸痛、胸痛等症状。

（2）体位：协助或指导患者采取合适的体位。对有意识障碍患者，如病情允许可取半卧位，增加肺通气量；或取侧卧位，以预防或减少分泌物吸入肺内。为促进肺扩张，每 2 h 变换体位 1 次，减少分泌物淤积在肺部而引起并发症。

（3）饮食与补充水分：给予高热量、高蛋白质、高维生素、易消化的流质或半流质饮食。宜少食多餐，避免压迫膈肌。若有明显麻痹性肠梗阻或胃扩张，应暂时禁食，遵医嘱给予胃肠减压，直至肠蠕动恢复。鼓励患者多饮水（1～2 L/d），来补充发热、出汗和呼吸急促所丢失的水分，并利于痰液排出。轻症者无须静脉补液，脱水严重者可遵医嘱补液，补液有利于加快毒素排泄和热量散发，尤其是食欲差或不能进食者。对心脏病患者或老年人应注意补液速度，补液过快易导致急性肺水肿。

2.病情观察

监测患者的神志、体温、呼吸、脉搏、血压和尿量，并做好记录。尤其应注意密切观察体温的变化。观察有无呼吸困难及发绀，及时、适宜地给氧。重点观察儿童、老年人、久病体弱者的病情变化，注意是否伴有感染性休克的表现。观察痰液的颜色、性状和量，例如，肺炎球菌肺炎患者的痰液呈铁锈色，葡萄球菌肺炎患者的痰液呈粉红色乳状，厌氧菌感染者的痰液多有恶臭。

3.对症护理

（1）高热护理：打寒战时注意给患者保暖，及时添加被褥，给予热水袋时防止烫伤。高热时采用温水擦浴、使用冰袋或冰帽等物理降温措施，以逐渐降温为宜，防止虚脱。患者大汗时，及时协助擦汗和更换衣物，避免受凉。必要时遵医嘱使用退烧药。必要时遵医嘱静脉补液，补充因发热丢失的水分和盐，加快毒素排泄的热量散发。对心脏病患者或老年人应注意补液速度，避免补液过快导致急性肺水肿。

（2）咳嗽、咳痰的护理：协助和鼓励患者有效咳嗽、排痰，及时清除口腔和呼吸道内的痰液、呕吐物。痰液黏稠不易咳出时，在病情允许情况下可扶患者坐起，给患者拍背，协助咳痰，遵医嘱应用祛痰药以及超声雾化吸入，稀释痰液，促进痰的排出。必要时吸痰，预防窒息。吸痰前，注意告知病情。

（3）气急发绀的护理：监测动脉血气分析值，给予吸氧，提高血氧饱和度，改善发绀，增加患者的舒适度。氧流量一般为 4～6 L/min，若患者为 COPD 患者，应给予低流量低浓度持续吸氧。注意观察患者的呼吸频率、节律、深度等的变化，皮肤色泽和意识状态有无改变，如果病情恶化，准备气管插管和呼吸机辅助通气。

（4）胸痛的护理：维持患者舒适的体位。胸痛常随呼吸、咳嗽加重，可采取患侧卧位，在咳嗽时可用枕头等物夹紧胸部，必要时用宽胶布固定胸廓，以降低胸廓活动度，减轻疼痛。对疼痛剧烈者，遵医嘱应用镇痛、止咳药，缓解疼痛和改善肺通气，如口服可待因。此外可用物理止痛和中药止痛擦剂。物理止痛如按摩、针灸、经皮肤电刺激止痛穴位或局部冷敷，可降低疼痛的敏感性。中药经皮肤吸收，无创伤，且发挥药效快，对轻度疼痛效果好。中药止痛擦剂具有操作简便、安全、毒副作用小、无药物依赖现象等优点。

（5）其他：鼓励患者经常漱口，做好口腔护理。口唇疱疹者局部涂液状石蜡或抗病毒软膏，防止继发感染。烦躁不安、谵妄、失眠者酌情使用地西泮或水合氯醛，禁用抑制呼吸的镇静药。

4.感染性休克的护理

（1）观察休克的征象：密切观察生命体征，注意实验室检查结果和病情的变化。发现患者神志模糊、烦躁、发绀、四肢湿冷、脉搏细数、脉压变小、呼吸浅快、面色苍白、尿量减少（每小时少于30 mL）等休克早期症状时，及时向医师报告，采取救治措施。

（2）环境与体位：应将感染性休克的患者安置在重症监护室，注意保暖和安全。取仰卧中凹位，抬高头胸部 20°，抬高下肢约 30°，这样有利于呼吸和静脉回流，增加心排出量。尽量减少搬动。

（3）吸氧：应给予高流量吸氧，维持动脉氧分压在 8.0 kPa（60 mmHg）以上，改善缺氧状况。

（4）补充血容量：快速建立两条静脉通路，遵医嘱给予右旋糖酐或平衡液以维持有效血容量，降低血液的黏稠度，防止弥散性血管内凝血。随时监测患者的一般情况、血压、尿量、尿比重、血细胞比容等；监测中心静脉压，作为调整补液速度的指标。中心静脉压＜0.5 kPa（5 cmH$_2$O）可放心输液，达到 1.0 kPa（10 cmH$_2$O）应慎重。以中心静脉压不超过 1.0 kPa（10 cmH$_2$O）、尿量每小时 30 mL 以上为宜。补液不宜过多、过快，以免引起心力衰竭和肺水肿。若血容量已补足而 24 h 尿量仍＜400 mL、尿比重＜1.018，应及时向医师报告，注意是否合并急性肾衰竭。

（5）纠正酸中毒：有明显酸中毒可静脉滴注 5% 的碳酸氢钠，因其配伍禁忌较多，故宜单独输入。随时监测和纠正电解质和酸碱失衡等。

（6）应用血管活性药物的护理：遵医嘱在应用血管活性药物（如多巴胺、间羟胺）时，应注意防止液体溢出血管外，引起局部组织坏死和影响疗效。可应用输液泵单独静脉输入血管活性药物，根据血压随时调整滴速，维持收缩压为 12.0～13.3 kPa（90～100 mmHg），保证重要器官的血液供应，改善微循环。

（7）对因治疗：应联合、足量应用强有力的广谱抗生素来控制感染。

（8）病情转归观察：随时监测和评估患者的意识、血压、脉搏、呼吸、体温、皮肤、黏膜、尿量的变化，判断病情转归。如患者神志逐渐清醒，皮肤及肢体变暖，脉搏有力，呼吸平稳规则，血压回升，尿量增多，预示病情已好转。

5.用药护理

遵医嘱及时使用有效抗感染药物，注意观察药物的疗效及不良反应。

（1）抗菌药物治疗：一经诊断即应给予抗菌药物治疗，不必等待细菌培养结果。首选青霉素 G，用药途径及剂量视病情轻重及有无并发症而定。对于成年轻症患者，可用 240 万 U/d，分 3 次肌内注射，或用普鲁卡因青霉素，每 12 h 肌内注射 60 万 U。病情稍重者，宜用青霉素 G 240 万～480 万 U/d，分次静脉滴注，每 6～8 h 1 次；对重症及并发脑膜炎者，可增至 1 000 万～3 000 万 U/d，分

4次静脉滴注。对青霉素过敏者或耐青霉素或多重耐药菌株感染者,可用呼吸氟喹诺酮类、头孢噻肟或头孢曲松等药物,对多重耐药菌株感染者可用万古霉素、替考拉宁等。药物治疗48~72 h,应对病情进行评价,治疗有效表现为体温下降、症状改善、白细胞计数逐渐降低或恢复正常等。如用药72 h后病情仍无改善,需及时向医师报告并做相应处理。

(2)支持疗法:患者应卧床休息,注意补充足够蛋白质、热量及维生素。密切监测病情变化,注意防止休克。对剧烈胸痛者,可酌情用少量镇痛药,如可待因15 mg。不用阿司匹林或其他解热药,以免过度出汗、脱水及干扰真实热型,导致临床判断错误。鼓励患者每天饮水1~2 L,轻症患者不需常规静脉输液,确有失水者可输液,保持尿比重在1.020以下,血清钠含量保持在145 mmol/L以下。对中等或重症患者($PaO_2 < 8.0$ kPa或有发绀)应给氧。若有明显麻痹性肠梗阻或胃扩张,应暂时禁食、禁饮和胃肠减压,直至肠蠕动恢复。对烦躁不安、谵妄、失眠者酌情使用地西泮5 mg或水合氯醛1~1.5 g,禁用抑制呼吸的镇静药。

(3)并发症的处理:经抗菌药物治疗后,高热常在24 h内消退,或数日内逐渐下降。若体温降而复升或3 d后仍不降,应考虑肺炎链球菌的肺外感染,如脓胸、心包炎或关节炎。持续发热的其他原因尚有耐青霉素的肺炎链球菌或混合细菌感染、药物热或并存其他疾病。肿瘤或异物阻塞支气管时,经治疗后肺炎虽可消散,但阻塞因素未除,肺炎可再次出现。10%~20%的肺炎链球菌肺炎伴发胸腔积液,应酌情取胸液做检查及培养以确定其性质。若治疗不当,约5%并发脓胸,应积极排脓引流。

6.心理护理

患病前健康状态良好的患者会因突然患病而焦虑不安,病情严重或患有慢性基础疾病的患者则可能出现消极、悲观和恐慌的心理反应。要耐心给患者讲解疾病的有关知识,解释各种症状和不适的原因,讲解各项诊疗、护理操作的目的、操作程序和配合要点,使患者清楚大部分肺炎治疗、预后良好。询问和关心患者的需要,鼓励患者说出感受,与患者进行有效的沟通。帮助患者消除不良心理反应,树立治愈疾病的信心。

7.健康指导

(1)疾病知识指导:让患者及其家属了解肺炎的病因和诱因,有皮肤疖、痈、伤口感染、毛囊炎、蜂窝织炎时应及时治疗。患者要避免受凉、淋雨、酗酒和过度疲劳,特别是年老体弱和免疫功能低下者。天气变化时随时增减衣服,预防上呼吸道感染。可注射流感疫苗或肺炎疫苗,使自身产生免疫力。

(2)生活指导:劝导患者要注意休息,劳逸结合,生活有规律。保证摄取足够的营养物质,适当参加体育锻炼,增强机体的抗病能力。对有意识障碍、慢性病、长期卧床者,应教会家属帮助患者经常改变体位、翻身,给患者拍背,协助并鼓励患者咳出痰液,有感染征象时及时带患者就诊。

(3)出院指导:患者出院后如果需要继续用药,应指导患者遵医嘱按时服药,向患者介绍所服药物的疗效、用法、疗程、不良反应,嘱患者不能自行停药或减量。教会患者观察疾病复发的症状,如出现发热、咳嗽、呼吸困难等不适表现时,应及时就诊。告知患者随诊的时间及需要准备的有关资料,如X线胸片。

(五)护理评价

患者体温恢复正常;能进行有效咳嗽,容易咳出痰,咳嗽次数减少或不咳,痰量减少;休克发生时能被及时发现并得到及时的处理。

三、其他类型肺炎

（一）葡萄球菌肺炎评估

葡萄球菌肺炎是由葡萄球菌引起的急性肺部化脓性炎症。葡萄球菌的致病物质主要是毒素与酶，具有溶血、杀白细胞和致血管痉挛等作用。其致病力可用血浆凝固酶来测定，阳性者致病力较强，是化脓性感染的主要原因。但其他凝固酶阴性的葡萄球菌亦可引起感染。随着医院内感染的增多，由凝固酶阴性葡萄球菌引起的肺炎也不断增多。

医院获得性肺炎中，葡萄球菌感染占 11%～25%，常发生于有糖尿病、血液病、艾滋病、肝病或慢性阻塞性肺疾病等原有基础疾病者。若治疗不及时或不当，病死率甚高。

1.临床表现

患者起病多急骤，打寒战、高热，体温高达 39 ℃～40 ℃，胸痛，咳大量脓性痰，痰带血丝或呈脓血状。全身肌肉和关节酸痛，精神萎靡，病情严重者可出现周围循环衰竭。院内感染者常起病隐袭，体温逐渐上升，咳少量脓痰。老年人的症状可不明显。

早期可无体征，晚期可有双肺散在湿啰音。病变较大或融合时可出现肺实变体征。但体征与严重的中毒症状和呼吸道症状不平行。

2.实验室及其他检查

（1）血常规：白细胞计数及中性粒细胞显著增加，核左移，有中毒颗粒。

（2）细菌学检查：痰涂片可见大量葡萄球菌和脓细胞，血、痰培养多为阳性。

（3）X 线检查：胸部 X 线片显示短期内迅速多变的特征，肺段或肺叶实变，可形成空洞，或呈小叶状浸润，可有单个或多个液气囊腔，2～4 周完全消失，偶可遗留少许条索状阴影或肺纹理增多等。

3.治疗要点

为早期清除原发病灶，进行强有力的抗感染治疗，加强支持疗法，预防并发症。通常首选耐青霉素酶的半合成青霉素或头孢菌素，如苯唑西林、头孢呋辛。对甲氧西林耐药株可用万古霉素、替考拉宁等治疗。疗程为 2～3 周，有并发症者需 4～6 周。

（二）肺炎支原体肺炎评估

肺炎支原体肺炎是由肺炎支原体引起的呼吸道和肺部的急性炎症，常同时有咽炎、支气管炎和肺炎。肺炎支原体是介于细菌和病毒之间，兼性厌氧、能独立生活的最小微生物。健康人吸入患者咳嗽、打喷嚏时喷出的口鼻分泌物可感染，即通过呼吸道传播。病原体通常吸附宿主呼吸道纤毛上皮细胞表面，不侵入肺实质，抑制纤毛活动和破坏上皮细胞。其致病性可能与患者对病原体及其代谢产物的变态反应有关。

支原体肺炎占非细菌性肺炎的 1/3 以上，占各种原因引起的肺炎的 10%。该病多发于秋冬季节，可散发或小流行，患者以儿童和青年居多。对婴儿间质性肺炎亦应考虑该病的可能。

1.临床表现

通常起病缓慢，潜伏期为 2～3 周。主要症状为乏力、咽痛、头痛、咳嗽、发热、食欲不振、肌肉酸痛等。咳嗽多为刺激性咳嗽，咳少量黏液痰，发热可持续 2～3 周，体温恢复正常后可仍有咳嗽。偶伴有胸骨后疼痛。

可见咽部充血、颈部淋巴结肿大等体征。肺部可无明显体征，与肺部病变的严重程度不相称。

2.实验室及其他检查

(1)血常规:血白细胞计数正常或略增高,以中性粒细胞为主。

(2)免疫学检查:起病 2 周后,约 2/3 的患者冷凝集试验呈阳性,滴度效价大于 1:32,尤以滴度逐渐升高更有价值。约半数患者对链球菌 MG 凝集试验呈阳性。还可评估肺炎支原体直接检测、支原体 IgM 抗体、免疫印迹法和 PCR 等的检查结果。

(3)X 线检查:肺部可呈多种形态的浸润影,呈节段性分布,多见于肺下野,有的从肺门附近向外伸展。3～4 周病变可自行消失。

3.治疗要点

肺炎支原体肺炎首选大环内酯类抗生素,如红霉素。疗程一般为 2～3 周。

(三)病毒性肺炎评估

病毒性肺炎评估是由上呼吸道病毒感染向下蔓延所致的肺部炎症。常见病毒为甲型和乙型流感病毒、腺病毒、副流感病毒、呼吸道合胞病毒和冠状病毒等。患者可同时受一种以上病毒感染,气道防御功能降低,常继发细菌感染。病毒性肺炎为吸入性感染,常有气管-支气管炎。呼吸道病毒通过飞沫与直接接触而迅速传播,可暴发或散发流行。

病毒性肺炎约占需住院治疗的社区获得性肺炎的 8%,大多发生于冬春季节。与患者密切接触的人群或有心肺疾病者、老年人等易受感染。

1.临床表现

一般临床症状较轻,与支原体肺炎症状相似。起病较急,发热、头痛、全身酸痛、乏力等较突出。有咳嗽、少痰或咳白色黏液痰、咽痛等症状。老年人或免疫功能受损的重症患者,可表现为呼吸困难、发绀、嗜睡、精神萎靡,甚至并发休克、心力衰竭和呼吸衰竭,严重者可发生急性呼吸窘迫综合征。

该病常无显著的胸部体征,病情严重者呼吸浅速,心率增快,发绀,肺部有干啰音、湿啰音。

2.实验室及其他检查

(1)血常规:白细胞计数正常、略增高或偏低。

(2)病原体检查:呼吸道分泌物中细胞核内的包涵体可提示病毒感染,但并非一定来自肺部。需进一步评估下呼吸道分泌物或看肺活检标本培养是否分离出病毒。

(3)X 线检查:可见肺纹理增多,小片状或广泛浸润。病情严重者的 X 线片显示双肺呈弥漫性结节浸润,而大叶实变及胸腔积液者不多见。

3.治疗要点

对病毒性肺炎以对症治疗为主。板蓝根、黄芪、金银花、连翘等中药有一定的抗病毒作用。对某些重症病毒性肺炎应采用抗病毒药物,如选用利巴韦林(病毒唑)、阿昔洛韦(无环鸟苷)。

(四)真菌性肺炎评估

肺部真菌感染是最常见的深部真菌病。真菌感染的发生是机体与真菌相互作用的结果,最终取决于真菌的致病性、机体的免疫状态及环境条件对机体与真菌之间关系的影响。广谱抗生素、糖皮质激素、细胞毒药物及免疫抑制剂的广泛使用,人免疫缺陷病毒(HIV)感染和艾滋病增多使肺部真菌感染的机会增加。

真菌多在土壤中生长,孢子飞扬于空气中,极易被人体吸入而引起肺真菌感染(外源性)或使机体致敏,引起表现为支气管哮喘的过敏性肺泡炎。有些真菌为寄生菌,如念珠菌和放线菌,当机体免疫力降低时可引起感染。静脉营养疗法的中心静脉插管如留置时间过长,白色念珠菌能在高浓度葡萄糖中生长,引起念珠菌感染中毒症。空气中到处有曲霉属孢子,在秋冬季及阴雨季节,储藏的谷草发热霉变时更多,若被大量吸入可能引起急性气管-支气管炎或肺炎。

1.临床表现

真菌性肺炎多继发于长期应用抗生素、糖皮质激素、免疫抑制剂、细胞毒药物或因长期留置导管、插管等而诱发,症状和体征无特征性变化。

2.实验室及其他检查

(1)真菌培养:其形态学辨认有助于早期诊断。

(2)X线检查:可表现为支气管肺炎、大叶性肺炎、弥漫性小结节及肿块状阴影和空洞。

3.治疗要点

目前尚无针对真菌性肺炎的理想药物。两性霉素B对多数肺部真菌仍为有效药物,但由于其不良反应较多,其应用受到限制。其他可选药物有氟胞嘧啶、米康唑、酮康唑、制霉菌素等。

(五)重症肺炎评估

目前重症肺炎还没有普遍认同的标准,各国的诊断标准不一,但都注重肺部病变的范围、器官灌注和氧合状态。我国制定的重症肺炎标准为:①有意识障碍。②呼吸频率>30次/分钟。③PaO_2<8.0 kPa(60 mmHg),PO_2/FiO_2<300,需行机械通气治疗。④血压<12.0/8.0 kPa(90/60 mmHg)。⑤胸片显示双侧或多肺叶受累,或入院48 h内病变扩大≥50%。⑥少尿:尿量每小时<20 mL,或每4 h<80 mL,或急性肾衰竭需要透析治疗。

(徐 燕)

第七节 肺 脓 肿

肺脓肿是由多种病原菌引起肺实质坏死的肺部化脓性感染。肺脓肿早期为肺组织的化脓性炎症,继而坏死、液化,由肉芽组织包绕形成脓肿。高热、咳嗽和咳大量脓臭痰为其临床特征。该病可见于任何年龄,多见于青壮年男性及有基础疾病的年老体弱者。自抗生素广泛应用以来,该病的发病率明显降低。

一、护理评估

(一)病因及发病机制

急性肺脓肿的主要病原体是细菌,常为上呼吸道、口腔的定植菌,包括需氧菌、厌氧菌和兼性厌氧菌。厌氧菌感染占主要地位,较重要的厌氧菌有核粒梭形杆菌、消化球菌等。常见的需氧菌和兼性厌氧菌为金黄色葡萄球菌、化脓链球菌(A组溶血性链球菌)、肺炎克雷伯菌和铜绿假单胞菌等。免疫力低下者(如接受化学治疗者、白血病或艾滋病患者)的病原菌也可为真菌。根据不同病因和感染途径,可将肺脓肿分为以下3种类型。

1.吸入性肺脓肿

吸入性肺脓肿是临床上最多见的肺脓肿类型。病原体经口、鼻、咽吸入而致病,误吸为最主要的发病原因。正常情况下,吸入物可由呼吸道迅速清除,但当受凉、劳累等诱因导致全身或局部免疫力下降时,有意识障碍(如全身麻醉或气管插管、醉酒、发生脑血管意外)时,吸入的病原菌即可致病。此外,也可由上呼吸道的慢性化脓性病灶的脓性分泌物经气管被吸入肺内致病。吸入性肺脓肿的发病部位与解剖结构有关,常为单发性,右主支气管较陡直,且管径较粗大,因而右侧多发。病原体多为厌氧菌。

2.继发性肺脓肿

继发性肺脓肿可继发于某些肺部疾病,如细菌性肺炎、支气管扩张、空洞型肺结核、支气管肺癌、支气管囊肿。支气管异物堵塞也是肺脓肿(尤其是小儿肺脓肿)发生的重要因素。邻近器官的化脓性病变蔓延至肺(如食管穿孔感染、膈下脓肿、肾周围脓肿及脊柱脓肿),波及肺组织引起肺脓肿。阿米巴肝脓肿可穿破膈肌至右肺下叶,形成阿米巴肺脓肿。

3.血源性肺脓肿

皮肤外伤感染、痈、疖、骨髓炎、感染性心内膜炎等肺外感染病灶的细菌或脓毒性栓子经血行播散至肺部,引起小血管栓塞,产生化脓性炎症、组织坏死导致肺脓肿。金黄色葡萄球菌、表皮葡萄球菌及链球菌为常见致病菌。

(二)病理

肺脓肿早期为含致病菌的污染物阻塞细支气管,继而形成小血管炎性栓塞,进而致病菌繁殖,引起肺组织化脓性炎症、坏死,形成肺脓肿,继而肺坏死组织液化、破溃,经支气管部分排出,形成有气液平的脓腔。另因病变累及部位不同,可并发支气管扩张、局限性纤维蛋白性胸膜炎、脓胸、脓气胸、支气管胸膜瘘等。急性肺脓肿经积极治疗或充分引流,脓腔缩小甚至消失,或仅剩少量纤维瘢痕。如治疗不彻底或支气管引流不畅,炎症持续存在,超过3个月,称为慢性肺脓肿。

(三)健康史

多数吸入性肺脓肿患者有齿、口咽部的感染灶,故要了解患者是否有口腔、上呼吸道慢性感染病灶如龋齿、化脓性扁桃体炎、鼻窦炎、牙周溢脓,是否应用了大量抗生素。

(四)身体状况

1.症状

急性肺脓肿患者起病急,打寒战、高热,体温高达39 ℃～40 ℃,伴有咳嗽、咳少量黏液痰或黏液脓性痰,典型痰液呈黄绿色、脓性,有时带血。炎症累及胸膜可引起胸痛。伴精神不振、全身乏力、食欲减退等全身毒性症状。如感染未能及时控制,于发病后10～14日可突然咳出大量脓臭痰及坏死组织,痰量可达300～500 mL/d,痰静置后分三层。厌氧菌感染时痰带腥臭味。一般在咳出大量脓痰后,体温明显下降,全身毒性症状随之减轻。约1/3的患者有不同程度的咯血,偶有中量、大量咯血而突然窒息死亡者。部分患者发病缓慢,仅有一般的呼吸道感染症状。血源性肺脓肿多先有原发病灶引起的畏寒、高热等全身脓毒血症的表现,经数日或数周出现咳嗽、咳痰,痰量不多,极少咯血。慢性肺脓肿患者除咳嗽、咳脓痰、不规则发热、咯血外,还有贫血、消瘦等慢性消耗症状。

2.体征

肺部体征与肺脓肿的大小、部位有关。早期病变较小或位于肺深部,多无阳性体征;病变发展较大时可出现肺实变体征,有时可闻及异常支气管呼吸音;病变累及胸膜时,可闻及胸膜摩擦音或胸腔积液体征。慢性肺脓肿常有杵状指(趾)、消瘦、贫血等。血源性肺脓肿多无阳性体征。

(五)实验室及其他检查

1.实验室检查

急性肺脓肿患者血常规白细胞计数明显升高,中性粒细胞在90%以上,多有核左移和中毒颗粒。慢性肺脓肿血白细胞可稍增多或正常,红细胞和血红蛋白减少。血源性肺脓肿患者的血培养可发现致病菌。并发脓胸时,可做胸腔脓液培养及药物敏感试验。

2.痰细菌学检查

气道深部痰标本细菌培养可有厌氧菌和/或需氧菌存在。血培养有助于确定病原体和选择有效的抗菌药物。

3.影像学检查

X线胸片早期可见肺部炎性阴影,肺脓肿形成后,脓液排出,脓腔出现圆形透亮区和气液平面,四周有浓密炎症浸润。炎症吸收后遗留有纤维条索状阴影。慢性肺脓肿呈厚壁空洞,周围有纤维组织增生及邻近胸膜增厚。CT能更准确地定位及发现体积较小的脓肿。

4.纤维支气管镜检查

纤维支气管镜检查有助于明确病因、病原学诊断及治疗。

(六)社会-心理评估

部分肺脓肿患者起病急骤,畏寒、高热伴全身中毒症状明显,厌氧菌感染时痰有腥臭味,使患者及其家属常深感不安。患者会表现出忧虑、悲观、抑郁和恐惧。

二、主要护理诊断及医护合作性问题

(一)体温过高

其与肺组织炎症性坏死有关。

(二)清理呼吸道无效

其与脓痰聚积有关。

(三)营养失调,低于机体需要量

其与肺部感染导致机体消耗增加有关。

(四)气体交换受损

其与气道内痰液积聚、肺部感染有关。

(五)潜在并发症

潜在并发症包括咯血、窒息、脓气胸、支气管胸膜瘘。

三、护理目标

体温降至正常,营养改善,呼吸系统症状减轻或消失,未发生并发症。

四、护理措施

(一)一般护理

保持室内空气流通,温度、湿度适宜,阳光充足。晨起、饭后、体位引流后及睡前协助患者漱口,做好口腔护理。鼓励患者多饮水,进食高热量、高蛋白、高维生素、营养丰富的食物。

(二)病情观察

观察痰的颜色、性状和静置后是否分层,了解痰的气味。准确记录24 h排痰量。当大量痰液排出时,要注意观察患者咳痰是否顺畅,咳嗽是否有力,避免脓痰引起窒息;当痰液减少时,要观察患者的中毒症状是否好转,若中毒症状严重,提示痰液引流不畅,做好脓液引流的护理,以保持呼吸道通畅。若发现血痰,应及时向医师报告。咯血量较多时,应严密观察体温、脉搏、呼吸、血压以及神志的变化,准备好抢救药品和用品,嘱患者患侧卧位,把头偏向一侧,警惕大咯血或窒息的突然发生。

（三）用药及体位引流护理

肺脓肿的治疗原则是抗生素治疗和痰液引流。

1.抗生素治疗

对吸入性肺脓肿一般选用青霉素,对青霉素过敏或不敏感者可用林可霉素、克林霉素或甲硝唑等药物。开始给药采用静脉滴注,体温通常在治疗后 3~10 d 降至正常,然后改为肌内注射或口服。如抗生素有效,宜持续使用 8~12 周,直至胸片上空洞和炎症完全消失,或仅有少量稳定的残留纤维化。若疗效不佳,要注意根据细菌培养和药物敏感试验结果选用有效抗菌。遵医嘱使用抗生素、祛痰药、支气管扩张剂等,注意观察疗效及不良反应。

2.痰液引流

痰液引流可缩短病程,提高疗效。对无大咯血、中毒症状轻者可进行体位引流排痰,每天2~3 次,每次 10~15 min。对痰黏稠者可用祛痰药、支气管舒张药或生理盐水雾化吸入以利于脓液引流。有条件应尽早应用纤维支气管镜冲洗及吸引治疗,脓腔内还可注入抗生素,加强局部治疗。

3.手术治疗

内科积极治疗 3 个月以上效果不好,或有并发症,可考虑手术治疗。

（四）心理护理

向患者及其家属及时介绍病情,解释各种症状和不适的原因,说明各项诊疗、护理操作的目的、程序和配合要点。疾病带来的口腔脓臭气味使患者害怕与人接近,在帮助患者口腔护理的同时应消除患者的紧张心理。主动关心并询问患者的需要,使患者增强治疗的依从性和信心。指导患者正确对待该病,使其勇于说出感受,并积极进行疏导。教育患者家属配合医务人员做好患者的心理指导,使患者树立治愈疾病的信心,以促进康复。

（五）健康指导

1.疾病知识指导

指导患者及其家属了解肺脓肿的发生、发展、治疗和有效预防方面的知识。积极治疗肺炎、疖、痈等。教会患者深呼吸,鼓励患者咳嗽并采取有效的咳嗽方式进行排痰,保持呼吸道通畅,促进病变的愈合。对重症患者做好监护,教家属及时发现病情变化,并及时向医师报告。

2.生活指导

指导患者生活要有规律,注意休息,劳逸结合,应增加营养物质的摄入。提倡健康的生活方式,重视口腔护理,在晨起、饭后、体位引流后、晚睡前要漱口、刷牙,防止污染分泌物被误吸入下呼吸道。鼓励患者平日多饮水,戒烟、酒。保持环境整洁、舒适,维持适宜的室温与湿度。嘱患者注意保暖,避免受凉。

3.用药指导

抗生素治疗非常重要,但需要的时间较长,为防止病情反复,应遵从治疗计划。指导患者根据医嘱服药。向患者讲解抗生素等药物的用药疗程、方法、不良反应,发现异常及时向医师报告。

4.加强易感人群的护理

对有意识障碍、有慢性病、长期卧床者,应注意指导家属协助患者经常变换体位、翻身,为患者拍背以促进痰液排出;疑有异物吸入时要及时清除;有感染征象时应及时带患者就诊。

五、护理评价

患者体温平稳,呼吸系统症状消失,营养改善,无并发症发生或发生后得到及时处理。

(徐 燕)

第八节 呼 吸 衰 竭

一、概述

呼吸衰竭是指各种原因引起肺通气和/或换气功能严重障碍,以至在静息状态下亦不能维持足够的气体交换,导致缺氧伴或不伴二氧化碳潴留,进而引起一系列病理生理改变和代谢紊乱的临床综合征。主要表现为呼吸困难、发绀、出现精神症状或神经症状等。常以动脉血气分析作为呼吸衰竭的诊断标准:在水平面、静息状态、呼吸空气条件下,PaO_2 小于 8.0 kPa(60 mmHg),伴或不伴 $PaCO_2$ 大于 6.7 kPa(50 mmHg),并排除心内解剖分流和原发于心排血量降低等致低氧因素,可诊断为呼吸衰竭。

(一)病因

参与呼吸运动过程的任何一个环节发生病变,都可导致呼吸衰竭。临床上常见的病因有以下几种。

1.呼吸道阻塞性病变

气管-支气管的炎症、痉挛、肿瘤、异物、纤维化瘢痕,如 COPD、重症哮喘等引起呼吸道阻塞和肺通气不足。

2.肺组织病变

各种累及肺泡和/或肺间质的病变(如肺炎、肺气肿、严重肺结核、弥漫性肺纤维化、肺水肿、肺不张、硅沉着病)均可导致肺容量减少、有效弥散面积减少、肺顺应性减低、通气/血流比值失调。

3.肺血管疾病

肺栓塞、肺血管炎、肺毛细血管瘤、多发性微血栓形成等可引起肺换气障碍,通气/血流比值失调,或部分静脉血未经氧合直接进入肺静脉。

4.胸廓与胸膜疾病

胸外伤引起的连枷胸、严重的自发性或外伤性气胸等均可影响胸廓活动和肺脏扩张,造成通气障碍。严重的脊柱畸形、大量胸腔积液或伴有胸膜增厚、粘连,亦可引起通气减少。

5.神经-肌肉疾病

脑血管疾病、颅脑外伤、脑炎以及安眠药中毒,可直接或间接抑制呼吸中枢。脊髓高位损伤、脊髓灰质炎、多发性神经炎、重症肌无力、有机磷中毒、破伤风以及严重的钾代谢紊乱,均可累及呼吸肌,使呼吸肌动力下降而引起通气不足。

（二）分类

1.按发病的缓急分类

（1）急性呼吸衰竭：多指原来呼吸功能正常，由于某些突发因素，如创伤、休克、溺水、电击、急性呼吸道阻塞、药物中毒、颅脑病变，肺通气和/或换气功能迅速出现严重障碍，短时间内引起呼吸衰竭。

（2）慢性呼吸衰竭：指在一些慢性疾病的基础上，呼吸功能障碍逐渐加重而发生的呼吸衰竭。最常见的原因为COPD。

2.按动脉血气分析分类

（1）Ⅰ型呼吸衰竭：即缺氧性呼吸衰竭，血气分析特点为$PaO_2 < 8.0$ kPa（60 mmHg），$PaCO_2$降低或正常。该型主要见于弥散功能障碍、通气/血流比值失调、动-静脉分流等肺换气障碍性疾病，如急性肺栓塞、间质性肺疾病。

（2）Ⅱ型呼吸衰竭：即高碳酸性呼吸衰竭，血气分析特点为$PaO_2 < 8.0$ kPa（60 mmHg），同时$PaCO_2 > 6.7$ kPa（50 mmHg）。该型由肺泡有效通气不足所致。单纯通气不足引起的缺氧和高碳酸血症的程度是平行的，若伴有换气功能障碍，则缺氧更严重。

（三）发病机制和病理生理

1.缺氧（低氧血症）和二氧化碳潴留（高碳酸血症）的发生机制

（1）肺通气不足：各种原因造成呼吸道管腔狭窄，通气障碍，使肺泡通气量减少，肺泡氧分压下降，造成二氧化碳排出障碍，最终导致缺氧和二氧化碳潴留。

（2）弥散障碍：指氧气、二氧化碳等气体通过肺泡膜进行气体交换的物理弥散过程发生障碍。由于氧气和二氧化碳通透肺泡膜的能力相差很大，氧的弥散力仅为二氧化碳的1/20，故在弥散障碍时，通常表现为低氧血症。

（3）通气/血流比值失调：正常成年人静息状态下，肺泡通气量为 4 L/min，肺血流量为 5 L/min，通气/血流比值为0.8。病理情况下，通气/血流比值失调有两种形式：①部分肺泡通气不足，肺泡萎陷、肺炎、肺不张等引起病变部位的肺泡通气不足，通气/血流比值减小，静脉血不能充分氧合，形成动-静脉分流。②部分肺泡血流不足，肺血管病变引起栓塞部位血流减少，通气正常，通气/血流比值增大，吸入的气体不能与血流进行有效交换，形成无效腔效应，又称死腔样通气。通气/血流比值失调的结果主要是缺氧，而无二氧化碳潴留。

（4）氧耗量增加：加重缺氧的原因之一。发热、战栗、呼吸困难和抽搐均增加氧耗量，正常人可增加通气量以防止缺氧。而原有通气功能障碍的患者，在氧耗量增加的情况下会出现严重的低氧血症。

2.缺氧对人体的影响

（1）对中枢神经系统的影响：脑组织对缺氧最为敏感。缺氧对中枢神经影响的程度与缺氧的程度和发生速度有关。轻度缺氧仅有注意力不集中、智力减退、定向障碍等。随着缺氧的加重可出现烦躁不安、神志恍惚、谵妄、昏迷。大脑皮质神经元对缺氧的敏感性最高，因此临床上缺氧的最早期表现是精神症状。

严重缺氧可使血管的通透性增加，引起脑组织充血、水肿和颅内压增高，压迫脑血管，可进一步加重缺血、缺氧，形成恶性循环。

（2）对循环系统的影响：缺氧可反射性加快心率，使血压升高、冠状动脉血流增加以维持心肌活动所必需的氧。心肌对缺氧十分敏感，早期轻度缺氧即可在心电图上表现出来。急性严重缺氧可导致心室颤动或心搏骤停。长期慢性缺氧可引起心肌纤维化、心肌硬化。缺氧、肺动脉高压以及心肌受损等多种病理变化最终导致肺源性心脏病。

（3）对呼吸系统的影响：呼吸的变化受到低氧血症和高碳酸血症所引起的反射活动及原发病的影响。轻度缺氧可刺激颈动脉窦和主动脉体化学感受器，反射性兴奋呼吸中枢，使呼吸加深、加快。随着缺氧的逐渐加重，这种反射迟钝，呼吸抑制。

（4）对酸碱平衡和电解质的影响：严重缺氧可抑制细胞能量代谢的中间过程，导致能量产生减少，乳酸和无机磷大量积蓄，引起代谢性酸中毒。而能量的不足使体内离子转运泵受到损害，钾离子由细胞内转移到血液和组织间，Na^+ 和 H^+ 进入细胞内，导致细胞内酸中毒和高钾血症。代谢性酸中毒产生的固定酸与缓冲系统中碳酸氢盐起作用，产生碳酸，使组织的二氧化碳分压增大。

（5）对消化、血液系统的影响：缺氧可直接或间接损害肝细胞，使丙氨酸转氨酶含量升高。慢性缺氧可引起继发红细胞增多，增加了血黏度，严重时加重肺循环阻力和右心负荷。

3.二氧化碳潴留对人体的影响

（1）对中枢神经系统的影响：轻度二氧化碳潴留可间接兴奋皮质，引起失眠、精神兴奋、烦躁不安等症状，随着二氧化碳潴留的加重，皮质下层受到抑制，表现为嗜睡、昏睡甚至昏迷，称为二氧化碳麻醉。二氧化碳还可扩张脑血管，使脑血流量增加，严重时造成脑水肿。

（2）对循环系统的影响：二氧化碳潴留可引起心率加快，心排血量增加，肌肉及腹腔血管收缩，冠状动脉、脑血管及皮肤浅表血管扩张，早期表现为血压升高。二氧化碳潴留加重，可直接抑制心血管中枢，引起血压下降、心律失常等严重后果。

（3）对呼吸的影响：二氧化碳是强有力的呼吸中枢兴奋剂，动脉血二氧化碳分压（$PaCO_2$）急骤升高，呼吸加深、加快，通气量增加；长时间的二氧化碳潴留则会对呼吸中枢产生抑制，此时的呼吸运动主要靠缺氧对外周化学感受器的刺激作用得以维持。

（4）对酸碱平衡的影响：二氧化碳潴留可直接导致呼吸性酸中毒。血液 pH 取决于 HCO_3^- 浓度与 H_2CO_3 浓度的比值，HCO_3^- 浓度靠肾脏调节（1～3 d），而 H_2CO_3 浓度的调节主要靠呼吸（仅需数小时）。急性呼吸衰竭时二氧化碳潴留可使 pH 迅速下降；而慢性呼吸衰竭时，因二氧化碳潴留发展缓慢，肾减少 HCO_3^- 排出，不使 pH 明显降低。

（5）对肾脏的影响：轻度二氧化碳潴留可使肾血管扩张，肾血流量增加而使尿量增加。二氧化碳潴留严重时，由于 pH 降低，肾血管痉挛，血流量减少，尿量亦减少。

二、急性呼吸衰竭

（一）病因

1.呼吸系统疾病

严重呼吸系统感染、急性呼吸道阻塞病变、重度或持续性哮喘、各种原因引起的急性肺水肿、肺血管疾病、胸廓外伤或手术损伤、自发性气胸和急剧增加的胸腔积液等，导致肺通气和换气障碍。

2.神经系统疾病

急性颅内感染、颅脑外伤、脑血管病变等直接或间接抑制呼吸中枢。

3.神经-肌肉传导系统病变

脊髓灰质炎、重症肌无力、有机磷中毒及颈椎外伤等可损伤神经-肌肉传导系统，引起通气不足。

（二）临床表现

急性呼吸衰竭的临床表现主要是低氧血症所致的呼吸困难和多器官功能障碍。

1.呼吸困难

其是呼吸衰竭最早出现的症状。表现为呼吸节律、频率和幅度的改变。

2.发绀

发绀是缺氧的典型表现。当动脉血氧饱和度低于90％时，可在口唇、甲床等末梢部位出现蓝紫色，称为发绀。血红蛋白增多和休克时易出现发绀，严重贫血者即使缺氧也无明显发绀。发绀还受皮肤色素及心功能的影响。

3.精神神经症状

急性缺氧可出现精神错乱、狂躁、抽搐、昏迷等症状。

4.循环系统表现

多数患者有心动过速；严重低氧血症、酸中毒可引起心肌损害，亦可引起周围循环衰竭、血压下降、心律失常、心搏骤停。

5.消化和泌尿系统表现

严重缺氧损害肝、肾细胞，引起转氨酶、尿素氮含量升高；个别病例可出现蛋白尿和管型尿。胃肠道黏膜屏障功能损伤导致胃肠道黏膜充血、水肿、糜烂或应激性溃疡，引起上消化道出血。

（三）诊断

根据急性发病的病因及低氧血症的临床表现，不难做出急性呼吸衰竭的诊断，结合动脉血气分析可确诊。

（四）治疗

急性呼吸衰竭时，机体往往来不及代偿，故需紧急救治。

1.改善与维持通气

保证呼吸道通畅是最基本、最重要的治疗措施。立即进行口对口人工呼吸，必要时建立人工呼吸道(气管插管或气管切开)。用手压式气囊做加压人工呼吸，将更利于发挥气体弥散的作用，延长氧分压在安全水平的时间，为进一步抢救赢得机会。

若患者有支气管痉挛，应立即由静脉给予支气管扩张药。

2.高浓度给氧

及时给予高浓度氧或纯氧，尽快缓解机体缺氧状况，保护重要器官是抢救成功的关键。但必须注意吸氧浓度和时间，以免造成氧中毒。一般吸入纯氧小于5 h。

3.其他治疗措施

见本节慢性呼吸衰竭。

三、慢性呼吸衰竭

慢性呼吸衰竭是慢性胸肺疾病引起呼吸功能障碍逐渐加重而发生的呼吸衰竭。由于机体有代偿适应，患者尚能从事较轻体力工作和进行日常活动，称代偿性慢性呼吸衰竭；并发呼吸道感染、呼吸道痉挛等致呼吸功能急剧恶化，代偿丧失，出现严重缺氧和二氧化碳潴留及代谢紊乱，称失代偿性慢性呼吸衰竭。以Ⅱ型呼吸衰竭最常见。

（一）病因

病因以 COPD 最常见,其次为重症哮喘发作、弥漫性肺纤维化、严重肺结核、尘肺、广泛胸膜粘连、胸廓畸形等。呼吸道感染常是导致失代偿性慢性呼吸衰竭的直接诱因。

（二）临床表现

除原发病的相应症状外,主要是由缺氧和二氧化碳潴留引起的多器官功能紊乱。慢性呼吸衰竭的临床表现与急性呼吸衰竭大致相似,但在以下几方面有所不同。

1.呼吸困难

COPD 所致的呼吸衰竭,病情较轻时表现为呼吸费力伴呼气延长,严重时呈浅快呼吸。若并发二氧化碳潴留,$PaCO_2$ 显著升高或升高过快,可出现二氧化碳麻醉,患者由深而慢的呼吸转为浅快呼吸或潮式呼吸。

2.精神神经症状

慢性呼吸衰竭伴二氧化碳潴留时,随着 $PaCO_2$ 升高,可表现为先兴奋后抑制。抑制之前的兴奋症状有烦躁、躁动、夜间失眠而白天嗜睡（睡眠倒错）等,抑制症状有神志淡漠、注意力不集中、定向力障碍、昏睡甚至昏迷,亦可出现腱反射减弱或消失、锥体束征呈阳性等,称为肺性脑病。

3.循环系统表现

二氧化碳潴留使外周体表静脉充盈,皮肤充血,温暖、多汗,血压升高,心排血量增多而致脉搏洪大,多数患者心率加快,因脑血管扩张产生搏动性头痛。

（三）诊断

根据患者有慢性肺疾病或其他导致呼吸功能障碍的疾病史,新近有呼吸道感染,有缺氧、二氧化碳潴留的临床表现,结合动脉血气分析可做出诊断。

（四）治疗

治疗原则是畅通呼吸道、纠正缺氧、增加通气量、纠正酸碱失衡及电解质紊乱和去除诱因。

1.保证呼吸道通畅

呼吸道通畅是纠正呼吸衰竭的首要措施。应鼓励患者咳嗽,对无力咳嗽、咳痰或有意识障碍的患者要加强翻身、拍背和体位引流。对昏迷患者,可用多孔导管通过口腔、鼻腔、咽喉部将分泌物或胃内反流物吸出。对痰液黏稠、不易咳出者,可采用雾化吸入来稀释痰液。对呼吸道痉挛者可给予支气管解痉药,必要时建立人工呼吸道,并采用机械通气辅助呼吸。

2.氧疗

常用鼻塞或鼻导管吸氧,对 Ⅱ 型呼吸衰竭应给予低流量（1～2 L/min）、低浓度（25％～33％）持续吸氧。因 Ⅱ 型呼吸衰竭时,呼吸中枢对高二氧化碳的反应性差,呼吸的维持主要靠缺氧的刺激,若给予高浓度吸氧,可消除缺氧对呼吸的驱动作用,而使通气量迅速降低,$PaCO_2$ 升高,患者很快进入昏迷。Ⅰ 型呼吸衰竭时吸氧浓度可较高（35％～45％）,宜用面罩吸氧。应防止高浓度（＞60％）、长时间（＞24 h）吸氧引起氧中毒。

3.增加通气量

减少二氧化碳潴留,二氧化碳潴留主要是由肺泡通气不足引起的,只有增加肺泡通气量才能有效地排出二氧化碳。目前临床上常通过应用呼吸兴奋药和机械通气来改善肺泡通气功能。

（1）合理应用呼吸兴奋药可刺激呼吸中枢或周围化学感受器,增加呼吸频率和潮气量,使通气改善,还可改善神志,提高咳嗽反射,有利于排痰。常把 1.875～3.75 g 尼可刹米加入500 mL 5％的葡萄糖注射液中,静脉滴注,但应注意供氧,以弥补增多的氧耗。氨茶碱、地高辛可增强膈肌收缩而增加通气量,可配合应用。必要时还可选用纳洛酮以促醒。

（2）机械通气的目的在于提供维持患者代谢所需要的肺泡通气;提供高浓度的氧气以纠正低氧血症,改善组织缺氧;代替过度疲劳的呼吸肌完成呼吸作用,减轻心肺负担,缓解呼吸困难症状。对于神志尚清、能配合的呼吸衰竭患者,可采用无创性机械通气,如做鼻或口鼻面罩呼吸机机械通气;对于病情危重、神志不清或呼吸道有大量分泌物者,应建立人工呼吸道,如气管插管,气管切开,安装多功能呼吸机机械通气。机械通气为正压送气,操作时各项参数(潮气量、呼吸频率、吸呼比、氧浓度等)应适中,以免出现并发症。

4.抗感染

慢性呼吸衰竭急性加重的常见诱因是感染,一些非感染因素诱发的呼吸衰竭也容易继发感染。因此,抗感染治疗是慢性呼吸衰竭治疗的重要环节之一,应注意根据病原学检查及药物敏感试验合理应用抗生素。

5.纠正酸碱平衡失调

慢性呼吸衰竭常有二氧化碳潴留,导致呼吸性酸中毒。呼吸性酸中毒的发生多为慢性过程,机体常常以增加碱储备来代偿。因此,在纠正呼吸性酸中毒的同时,要注意纠正潜在的代谢性碱中毒,可给予盐酸精氨酸和补充钾盐。

6.营养支持

呼吸衰竭患者由于呼吸功能增加、发热等因素,能量消耗上升,机体处于负代谢状态,长时间如此会降低免疫功能,使感染不易控制,呼吸肌易疲劳。故可给予患者高蛋白、高脂肪、低糖、含有多种维生素和微量元素的饮食,必要时静脉滴注脂肪乳。

7.病因治疗

病因治疗是治疗呼吸衰竭的根本。在消除呼吸衰竭本身造成的危害的前提下,应针对不同病因采取适当的治疗措施。

（五）转诊

1.转诊指征

一旦确诊呼吸衰竭,应立即将患者转至上一级医院诊治。

2.转诊注意事项

转诊前需给予吸氧、吸痰、强心、应用呼吸兴奋药等。

（六）健康指导

在缓解期鼓励患者进行耐寒锻炼和呼吸功能锻炼,以增强体质及抗病能力;嘱患者注意保暖,避免受凉及呼吸道感染,若出现感染症状,应及时治疗;注意休息,掌握合理的家庭氧疗方法;加强营养,增加抵抗力,减少呼吸道感染的机会。

四、护理评估

（一）致病因素

引起呼吸衰竭的病因很多,凡参与肺通气和换气的任何一个环节的严重病变都可导致呼吸衰竭。

1.呼吸系统疾病

呼吸系统疾病常见于 COPD、重症哮喘、肺炎、严重肺结核、弥散性肺纤维化、肺水肿、严重气胸、大量胸腔积液、硅沉着病、胸廓畸形等。

2.神经肌肉病变

神经肌肉病变包括脑血管疾病、颅脑外伤、脑炎、镇静催眠药中毒、多发性神经炎、脊髓颈段或高位胸段损伤、重症肌无力等。

上述病因可引起肺泡通气量不足、氧弥散障碍、通气/血流比值失调,导致缺氧或合并二氧化碳潴留而发生呼吸衰竭。

（二）身体状况

呼吸衰竭除原发疾病症状、体征外,主要表现为缺氧、二氧化碳潴留所致的呼吸困难和多脏器功能障碍。

1.呼吸困难

呼吸困难是最早、最突出的表现。主要表现为呼吸频率增快,病情严重时辅助呼吸肌活动增加,出现"三凹征"。若并发二氧化碳潴留,$PaCO_2$升高过快或显著升高时,患者可由呼吸过快转为浅慢呼吸或潮式呼吸。

2.发绀

发绀是缺氧的典型表现,可见口唇、指甲和舌发绀。严重贫血患者由于红细胞和血红蛋白减少,还原型血红蛋白的含量减少,可不出现发绀。

3.精神神经症状

精神神经症状主要是缺氧和二氧化碳潴留的表现。早期轻度缺氧可表现为注意力分散,定向力减退;缺氧程度加重,出现烦躁不安、神志恍惚、嗜睡、昏迷。轻度二氧化碳潴留,表现为兴奋症状,即失眠、躁动、夜间失眠而白天嗜睡;重度二氧化碳潴留可抑制中枢神经系统,导致肺性脑病,表现为神志淡漠、间歇抽搐、肌肉震颤、昏睡,甚至昏迷等二氧化碳麻醉现象。

4.循环系统表现

二氧化碳潴留使外周体表静脉充盈,皮肤充血、温暖、多汗,血压升高,心排血量增多而致脉搏洪大;多数患者有心率加快;因脑血管扩张产生搏动性头痛。

5.其他

身体状况可表现为上消化道出血,丙氨酸转氨酶水平升高,产生蛋白尿、血尿、氮质血症等。

（三）心理状况

患者常因躯体不适、气管插管或气管切开、各种监测及治疗仪器的使用等感到焦虑或恐惧。

（四）实验室及其他检查

1.动脉血气分析

$PaO_2 < 8.0$ kPa（60 mmHg）,伴或不伴 $PaCO_2 > 6.7$ kPa（50 mmHg）,为最重要的指标,可作为呼吸衰竭的诊断依据。

2.血 pH 及电解质测定

呼吸性酸中毒合并代谢性酸中毒时,血 pH 明显降低,常伴有高钾血症。呼吸性酸中毒合并代谢性碱中毒时,常有低钾血症和低氯血症。

3.影像学检查

胸部 X 线检查、肺 CT 和放射性核素肺通气/灌注扫描等,可协助分析呼吸衰竭的原因。

五、护理诊断及医护合作性问题

(1)气体交换受损:与通气不足、通气/血流比值失调和弥散障碍有关。

（2）清理呼吸道无效：与分泌物增加、意识障碍、呼吸肌功能障碍有关。

（3）焦虑：与呼吸困难、气管插管、病情严重、失去个人控制及对预后的不确定有关。

（4）营养失调，低于机体需要量：与食欲缺乏、呼吸困难、机体消耗增加有关。

（5）有受伤的危险：与意识障碍、气管插管及机械呼吸有关。

（6）潜在并发症：如感染、窒息。

（7）患者缺乏呼吸衰竭的防治知识。

六、护理措施

（一）病情观察

重症患者需持续心电监护,密切观察患者的意识状态、呼吸频率、呼吸节律和深度、血压、心率和心律。观察排痰是否通畅,有无发绀、球结膜水肿、肺部异常呼吸音及啰音;监测动脉血气分析、电解质检查结果、机械通气情况等;若患者出现神志淡漠、烦躁、抽搐时,提示肺性脑病发生,应及时通知医师进行处理。

（二）生活护理

1.休息与体位

急性发作时,安排患者在重症监护室,绝对卧床休息;协助和指导患者取半卧位或坐位,指导、教会病情稳定的患者缩唇呼吸。

2.合理饮食

给予高热量、高蛋白、富含维生素、低糖、易消化、刺激性小的食物。对昏迷患者常规给予鼻饲或肠外营养。

（三）氧疗的护理

1.氧疗的意义和原则

氧疗能提高 PaO_2,纠正缺氧,减轻组织损伤,恢复脏器功能。临床上根据患者的病情和血气分析结果采取不同的给氧方法和给氧浓度。原则是在畅通气道的前提下,对Ⅰ型呼吸衰竭的患者在短时间内间歇给予高浓度（>35%）或高流量（4～6 L/min）吸氧;对Ⅱ型呼吸衰竭的患者应给予低浓度（<35%）、低流量（1～2 L/min）鼻导管持续吸氧,使 PaO_2 控制在 8.0 kPa（60 mmHg）或 SaO_2 在90%以上,以防完全纠正缺氧,使外周化学感受器失去低氧血症的刺激而导致呼吸抑制,加重缺氧和二氧化碳潴留。

2.吸氧方法

吸氧方法有鼻导管吸氧、鼻塞吸氧、面罩吸氧、气管内吸氧和呼吸机吸氧。临床常用、简便的方法是鼻导管吸氧、鼻塞吸氧,其优点为简单、方便,不影响患者进食、咳嗽。缺点为氧浓度不恒定,易受患者呼吸影响,高流量对局部黏膜有刺激,氧流量不能大于 7 L/min。吸氧过程中应注意保持吸入氧气的湿化,输送氧气的面罩、导管、气管应定期更换、消毒,防止交叉感染。

3.氧疗疗效的观察

若吸氧后呼吸困难缓解、发绀减轻、心率减慢、尿量增多、皮肤转暖、神志清醒,提示氧疗有效;若呼吸过缓或意识障碍加深,提示二氧化碳潴留加重。应根据动脉血气分析结果和患者的临床表现,及时调整吸氧流量或浓度。若发绀消失、神志清楚、精神好转、$PaO_2 > 8.0$ kPa（60 mmHg）、$PaCO_2 < 6.7$ kPa（50 mmHg）,可间断吸氧几日后,停止氧疗。

（四）药物治疗的护理

用药过程中密切观察药物的疗效和不良反应。使用呼吸兴奋药必须保持呼吸道通畅，脑缺氧、脑水肿未纠正而出现频繁抽搐者慎用；静脉滴注时速度不宜过快，如出现恶心、呕吐、烦躁、面色潮红、皮肤瘙痒等现象，需要减慢滴速。对烦躁不安、夜间失眠患者，禁用对呼吸有抑制作用的药物，如吗啡，慎用镇静药，以防止引起呼吸抑制。

（五）心理护理

呼吸衰竭的患者常对病情和预后有顾虑、心情忧郁、对治疗丧失信心，应多了解和关心患者的心理状况，特别是对建立人工气道和使用机械通气的患者，应经常巡视，让患者说出或写出引起或加剧焦虑的因素，针对性地解决问题。

（六）健康指导

1.疾病知识指导

向患者及其家属讲解疾病的发病机制、发展和转归。告诉患者及其家属慢性呼吸衰竭患者度过危重期后，关键是预防和及时处理呼吸道感染等诱因，以减少急性发作，尽可能延缓肺功能恶化的进程。

2.生活指导

从饮食、呼吸功能锻炼、运动、避免呼吸道感染、家庭氧疗等方面进行指导。

3.病情监测指导

指导患者及其家属学会识别病情变化，如出现咳嗽加剧、痰液增多、痰液变黄、呼吸困难、神志改变等，应及早就医。

（徐　燕）

第六章

心内科护理

第一节　冠状动脉粥样硬化性心脏病

冠状动脉粥样硬化性心脏病简称冠心病,指冠状动脉粥样硬化使血管腔狭窄或阻塞,和/或冠状动脉功能性改变(痉挛)导致心肌缺血、缺氧或坏死而引起的心脏病,统称冠状动脉性心脏病,亦称缺血性心脏病。冠心病是严重危害人民健康的常见病。在我国,该病呈逐年上升趋势,多发生于 40 岁以上人群,多发生于脑力劳动者,男性患者多于女性患者。

一、临床分型

(一)无症状性心肌缺血(隐匿型)

患者无症状,但静息、动态或负荷试验心电图有 ST 段压低、T 波低平或倒置等心肌缺血的客观证据,或心肌灌注不足的核素心肌显像表现。

(二)心绞痛

心绞痛有发作性胸骨后疼痛,为一过性心肌供血不足引起。

(三)心肌梗死

心肌梗死一般症状严重,由冠状动脉闭塞致心肌急性缺血性坏死所致。

(四)缺血性心肌病(心律失常和心力衰竭型)

缺血性心肌病表现为心脏增大、心力衰竭和心律失常,由长期心肌缺血导致心肌纤维化而引起,临床表现与扩张型心肌病类似。

(五)猝死

患者原发性心搏骤停而猝然死亡,多为缺血心肌局部发生电生理紊乱,引起严重的室性心律失常所致。

二、心绞痛

心绞痛是冠状动脉供血不足导致心肌急剧的、暂时的缺血、缺氧所产生的临床综合征。心绞痛可分为稳定型心绞痛和不稳定型心绞痛,本部分重点介绍稳定型心绞痛。

（一）病因及发病机制

1.病因

心绞痛最基本的病因是冠状动脉粥样硬化引起血管腔狭窄和/或痉挛。其他病因有重度主动脉瓣狭窄或关闭不全、肥厚型心肌病、先天性冠状动脉畸形、冠状动脉栓塞、严重贫血、休克、快速心律失常、心肌耗氧量增加等。心绞痛常由体力劳动、情绪激动、饱餐、寒冷、阴雨天气、吸烟而诱发。

2.发病机制

当冠状动脉的血液供应与需求之间发生矛盾时,冠状动脉血流量不能满足心肌代谢的需要,引起心肌急剧的、暂时的缺血、缺氧,即可发生心绞痛。

正常情况下,冠状循环血流量具有很大的储备力量,可随身体的生理情况有显著的变化,在剧烈体力活动时、情绪激动时对氧的需求增加,冠状动脉适当扩张,血流量增加,达到供求平衡。如果冠状动脉粥样硬化致冠状动脉狭窄或部分分支闭塞时,其扩张性减弱,血流量减少,如果心肌的血供减少到尚能应付平时的需要,则休息时无症状。一旦心脏负荷突然增加,心肌耗氧量增加时,对血液的需求量增加,而冠脉的供血已经不能相应增加,即可引起心绞痛。

在缺血、缺氧的情况下,心肌内积聚过多的代谢产物,如乳酸、磷酸、丙酮酸等酸性物质,或类似激肽的多肽类物质,刺激心脏内自主神经的传入纤维末梢,经1～5胸交感神经节和相应的脊髓段传到大脑,可产生疼痛的感觉,即心绞痛。

（二）临床分型

1.劳累性心绞痛

劳累性心绞痛发作常由体力劳动或其他增加心肌需氧量的因素而诱发,休息或含服硝酸甘油后可迅速缓解。其原因主要是冠状动脉狭窄使血流不能按需求相应地增加,出现心肌氧的供需不平衡。

（1）稳定型心绞痛:最常见,指劳累性心绞痛发作的性质在1～3个月内并无改变,即每次发作的诱因、发作次数、程度、持续时间、部位、缓解方式等大致相同。

（2）初发型心绞痛:心绞痛或心肌梗死未发作过,初次发生劳累性心绞痛的时间不足一个月;或既往有稳定型心绞痛,长期未发作,再次发生时间不足一个月。

（3）恶化型心绞痛:原为稳定型心绞痛,在3个月内疼痛发作的频率、程度、时限、诱因经常变动,进行性恶化,硝酸甘油不易缓解。该型可发展为心肌梗死或猝死,亦可逐渐恢复为稳定型心绞痛。

2.自发性心绞痛

自发性心绞痛发作特点为疼痛发生与体力或脑力活动引起心肌需氧量增加无明显关系,常与冠脉血流储备量减少有关。疼痛程度较重,时限较长,不易为硝酸甘油所缓解。

（1）卧位型心绞痛:休息、睡觉时发作,常在半夜发生,偶尔在午睡时发生,硝酸甘油不易缓解。本型易发展为心肌梗死或猝死。

（2）变异型心绞痛:与卧位型心绞痛相似,常在夜间或清晨发作,但发作时心电图相关导联ST段抬高,与之对应的导联则ST段下移,主要为冠状动脉痉挛所致,患者迟早会发生心肌梗死。

（3）急性冠状动脉功能不全:亦称中间综合征,常在休息或睡觉时发生,时间可达30 min至1 h或1 h以上,但无心肌梗死表现,常为心肌梗死的前奏。

（4）梗死后心绞痛：急性心肌梗死发生后一个月内再发的心绞痛。

3.混合性心绞痛

其特点是患者既可在心肌需氧量增加时发生心绞痛，亦可在心肌需氧量无明显增加时发生心绞痛。为冠状动脉狭窄使冠状动脉血流储备量减少，而这种血流储备量的减少又不固定，经常波动。

临床上常将除稳定型心绞痛之外的以上所有类型的心绞痛及冠脉成形术后心绞痛、冠脉旁路术后心绞痛等归入"不稳定型心绞痛"。此外，恶化型心绞痛及各型自发性心绞痛有可能进一步发展为心肌梗死，故又被称为"梗死前心绞痛"。

（三）临床表现

1.症状

主要症状为发作性胸痛。典型的疼痛特点如下。

（1）部位：位于胸骨体上段或中段之后，可波及心前区，有手掌大小，甚至横贯前胸，界限不很清楚。常放射至左肩、左臂内侧，达无名指和小指，或达咽、颈、下颌部等。

（2）性质：典型的胸痛呈压迫性或紧缩性、发闷，也可有堵塞感、烧灼感，但不尖锐，不像针刺或刀割样痛，偶伴濒死的感觉。发作时，患者常不自觉地停止原来的活动。

（3）诱因：体力劳动、情绪激动（如愤怒和焦虑）、饱餐、寒冷、阴雨天气、吸烟、排便、心动过速、休克等。

（4）持续时间：疼痛出现后逐渐加重，呈阵发性，轻者持续 3～5 min，重者持续 10～15 min，很少超过30 min。

（5）缓解方式：一般停止原有活动或含服硝酸甘油后 1～3 min 缓解。

（6）发作频率：疼痛可数天、数周发作一次，亦可一日内多次发作。

2.体征

一般无异常体征。心绞痛发作时可见面色苍白、皮肤发冷或出汗、血压升高、心率增快，有时闻及第四心音奔马律，可有暂时性心尖部收缩期杂音。

（四）护理

1.护理目标

患者疼痛缓解，生活能自理，能叙述心绞痛的诱因，遵守保健原则。

2.护理措施

（1）一般护理。①休息和活动：患者一般不需要卧床休息，保持适当的体力劳动，以不引起心绞痛为度，但心绞痛发作时应立即休息。不稳定型心绞痛者应卧床休息。缓解期应根据患者的具体情况制订合理的活动计划，以提高患者的活动耐力，最大活动量以不出现心绞痛症状为度。应避免竞赛活动和屏气用力动作，并防止精神过度紧张和长时间工作。②饮食：原则为选择低盐、低脂、高维生素、易消化的饮食。控制摄入总热量，热量控制在 8 371.7 kJ 左右，主食每日不超过 500 g，避免过饱，少食甜食，晚餐宜少；低脂饮食，限制动物脂肪、蛋黄及动物内脏的摄入，其标准是把食物中胆固醇的含量控制在 300 mg/d 以内（一个鸡蛋含胆固醇 200～300 mg）。少食动物脂肪，常食植物油（豆油、菜油、玉米油等），因为动物脂肪中含较多的饱和脂肪酸，食用过多会使血中胆固醇含量升高，而植物油含有较多的不饱和脂肪酸，可降低血中胆固醇，防止动脉硬化形成和发展；低盐饮食，食盐的摄入量不超过 4 g/d，若有心功能不全，则食盐的摄入量应更少；限制含糖食物的摄入，少吃含糖高的糕点、糖果，少饮含糖的饮料，主食粗细搭配，防止热量过剩,体重增加;一日三餐要有规律,避免暴饮暴食,戒烟、限酒。多吃新鲜蔬菜、水果以增加维生素的摄入量及防止便秘。③保持大便通畅:便秘时患者用力排便,可增加心肌耗氧量,诱发心绞痛,因此,应指导患者养成按时排便的习惯,增加食物中纤维素的含量,多饮水,增加活动,以防便秘。

（2）病情观察。心绞痛发作时应观察胸痛的部位、性质、程度、持续时间,严密监测血压、心率、心律、脉搏、体温,描记疼痛发作时的心电图,观察有无心律失常、急性心肌梗死等并发症发生。

（3）用药护理。注意药物的疗效及不良反应。含服硝酸甘油片后 1～2 min 开始起作用,30 min后作用消失。硝酸甘油可引起头痛、血压下降,偶伴晕厥。使用时注意:①随身携带硝酸甘油片,注意有效期,定期更换,以防药效降低。②对于规律性发作的劳累性心绞痛,可进行预防用药,在外出、就餐、排便等活动前含服硝酸甘油。③胸痛发作时每隔 5 min 含服 0.5 mg硝酸甘油,直至疼痛缓解。如果疼痛持续 15～30 min 或连续含服 3 片后仍未缓解,应警惕急性心肌梗死的发生。④胸痛发作,含服硝酸甘油后最好平卧,必要时吸氧。⑤静脉滴注硝酸甘油时应监测患者的心率、血压,掌握好用药浓度和输液速度,患者及其家属不可擅自调整滴速,防止低血压发生。⑥有青光眼、低血压时忌用。

（4）心理护理:心绞痛发作时患者常感到焦虑,而焦虑能增强交感神经兴奋性,增加心肌需氧量,加重心绞痛。因此患者心绞痛发作时应专人守护,安慰患者,增加患者的安全感,必要时可遵医嘱给予镇静剂。

（5）健康指导。①生活指导:合理安排休息与活动,保证充足的休息时间。出院后遵医嘱服药,不要擅自增减药量,自我检测药物的不良反应。外出时随身携带硝酸甘油以备急用。活动应循序渐进,以不引起症状为原则。避免重体力劳动、精神过度紧张的工作或过度劳累。②指导患者防止心绞痛再发作:避免诱发因素,告知患者及其家属过劳、情绪激动、饱餐、剧烈运动、受寒冷潮湿刺激等都是心绞痛发作的诱因,应注意避免;减少危险因素,如戒烟,减轻精神压力,选择低盐、低脂、低胆固醇、高纤维素饮食,维持理想的体重,控制高血压,调节血脂,治疗糖尿病。

3.护理评价

患者主诉疼痛减轻或消失,能自觉避免诱发因素,未发生并发症或发生后得到了及时的控制,生活需要得到了及时的满足。

三、心肌梗死

心肌梗死是指在冠状动脉病变的基础上,发生冠状动脉血供急剧减少或中断,使相应心肌的严重而持久地急性缺血,导致心肌坏死。临床表现为持续而剧烈的胸骨后疼痛、特征性心电图动态演变、白细胞计数和血清心肌坏死标志物含量升高,常可发生心律失常、心力衰竭或心源性休克。心肌梗死为冠心病的严重类型。

（一）病因及发病机制

该病的基该病因是冠状动脉粥样硬化,造成管腔严重狭窄和心肌血液供应不足,而侧支循环尚未充分建立,在此基础上,若发生血供急剧减少或中断,使心肌严重而持久地缺血达 1 h 以上,即可发生心肌梗死。心肌梗死绝大多数是由于不稳定粥样斑块破溃,继而出血和管腔内血栓形成,使管腔闭塞。少数情况下粥样斑块内或其下发生出血或血管持续痉挛,也可使冠状动脉完全闭塞。

促使粥样斑块破裂出血及血栓形成的诱因:休克、脱水、出血、外科手术或严重心律失常,使心排血量骤降,冠状动脉灌流量锐减;饱餐特别是进食大量脂肪后,血脂含量升高,血黏稠度增大;重体力活动、情绪过分激动、用力排便或血压剧升,致左心室负荷明显加重,儿茶酚胺分泌增多,心肌需氧量猛增,冠状动脉供血明显不足;6时至12时交感神经活动增加,机体应激反应增强,冠状动脉张力增大。

心肌梗死可由频发心绞痛发展而来,也可原无症状,直接发生心肌梗死。心肌梗死后发生的严重心律失常、休克或心力衰竭,均可使冠状动脉灌流量进一步降低,心肌坏死范围进一步扩大,严重者可导致死亡。

（二）临床表现

1.先兆症状

50%～81.2%患者在发病前数日有乏力、胸部不适、活动时心悸、气急、烦躁、心绞痛等前驱症状。心绞痛以新发生或出现较以往更剧烈而频繁的疼痛为突出特征,疼痛持续时间较以往长,诱因不明显,硝酸甘油对其疗效差。心绞痛发作时伴恶心、呕吐、大汗、心动过缓、急性心功能不全、严重心律失常或血压有较大波动等,心电图显示 ST 段一时性明显抬高或压低,T 波倒置或增高。及时处理先兆症状,可使部分患者避免心肌梗死发生。

2.主要症状

其症状与心肌梗死面积的大小、部位以及侧支循环情况密切相关。

（1）疼痛:为最早、最突出的症状。疼痛部位和性质与心绞痛相似,但多无明显的诱因。疼痛常发生于安静或睡眠时,疼痛程度更重,范围更广,常呈难以忍受的压榨样、窒息样或烧灼样,伴有大汗、烦躁不安、恐惧及濒死感。疼痛持续时间较长,可达数小时或数日,休息和含服硝酸甘油不能缓解。部分患者疼痛可向上腹部、颈部、下颌和背部放射而被误诊为其他疾病,少数患者无疼痛,一开始即表现为休克或急性心力衰竭。也有患者整个病程都无疼痛或其他症状,后来才发现发生过心肌梗死。

（2）全身症状:一般在疼痛发生后24～48 h出现。表现为发热、白细胞增多和红细胞沉降率增快等,由坏死组织吸收所引起。体温升高至38 ℃左右,一般不超过39 ℃,持续大约1周,伴有心动过速或过缓。

（3）胃肠道症状:剧烈疼痛时常伴恶心、呕吐和上腹胀痛,与坏死心肌刺激迷走神经和心排血量降低致组织灌注不足等有关;亦可出现肠胀气;重者可发生呃逆。

（4）心律失常:大部分患者都有心律失常。心律失常多发生在起病后1～2 d,24 h内最多见。室性心律失常最多,尤其是室性期前收缩。出现频发(每分钟5次以上)室性期前收缩、成对或呈短阵室性心动过速、多源性室性期前收缩或 R-on-T 现象,常为心室颤动的先兆。前壁心肌梗死易发生室性心律失常,下壁心肌梗死易发生房室传导阻滞及窦性心动过缓。前壁心肌梗死患者如发生房室传导阻滞,表明梗死范围广泛,预后较差。

（5）低血压和心源性休克:疼痛发作期间血压下降常见,但未必是休克,如疼痛缓解而收缩压下降,仍低于 10.7 kPa(80 mmHg),且患者烦躁不安、面色苍白、皮肤湿冷、脉细而快、大汗淋漓、尿量减少(<20 mL/h)、迟钝,甚至昏厥则为休克表现,多在起病后数小时至1周发生,主要为心肌广泛坏死、心排血量急剧下降所致。

（6）心力衰竭:主要为急性左心衰竭,为梗死后心脏舒缩力显著减弱或不协调所致。可在起病最初几日内发生,或在疼痛、休克好转阶段出现。发生率为32%～48%,表现为呼吸困难、咳嗽、发绀、烦躁等。重者可发生肺水肿,随后可有右心衰竭的表现。右心室心肌梗死者一开始即可出现右心衰竭表现,并伴血压下降。

3.体征

(1)心脏体征:心脏浊音界可正常或轻度至中度增大;心率多加快,也可减慢,心律不齐;心尖区第一心音减弱,可闻第三心音或第四心音奔马律。部分患者发病后2～3日出现心包摩擦音。部分患者在心前区可闻及收缩期杂音或喀喇音,为二尖瓣乳头肌功能失调或断裂所致。

(2)血压和其他:除急性心肌梗死早期血压升高外,几乎所有患者都有血压下降。起病前有高血压者,血压可降至正常值;起病前无高血压者,血压可降至正常值以下。当伴有心律失常、休克或心力衰竭时,可有相应的体征。

(三)并发症

1.乳头肌功能失调或断裂

二尖瓣乳头肌因缺血、坏死等而发生收缩功能障碍,造成不同程度的二尖瓣脱垂及关闭不全,心尖区可出现粗糙的收缩期杂音或伴收缩中晚期喀喇音。轻者可以恢复,重者可严重损害左心功能,发生急性肺水肿,在数天内死亡。

2.心脏破裂

心脏破裂较少见,常在起病1周内出现,多为心室游离壁破裂,偶为心室间隔破裂造成穿孔。

3.栓塞

栓塞的发生率为1％～6％,见于起病后1～2周。栓塞如为左心室附壁血栓脱落所致,则引起脑、肾、脾或四肢等动脉栓塞;由下肢静脉血栓破碎脱落所致,则产生肺动脉栓塞。

4.心室壁瘤

心室壁瘤主要见于左心室,发生率为15％～20％。较大的室壁瘤体检时可见左侧心界扩大,超声心动图可见心室局部有反常运动,心电图ST段持续抬高。

5.心肌梗死后综合征

心肌梗死后综合征发生率为10％,于心肌梗死后数周至数月内出现,可反复发生,表现为心包炎、胸膜炎或肺炎。患者有发热、胸痛、气急、咳嗽等症状。心肌梗死后综合征可能为机体对坏死组织的变态反应。

(四)护理

1.护理目标

患者主诉疼痛减轻或消失;卧床期间生活需要得到满足,促进身心休息;患者的活动耐力逐渐增强;患者保持排便通畅,无便秘发生。心律失常被及时发现和控制,未发生心力衰竭和心源性休克。

2.护理措施

治疗原则是尽早使心肌血液再灌注(到达医院后30 min内开始溶栓或90 min内开始介入治疗)以挽救濒死的心肌,防止梗死面积扩大或缩小心肌缺血范围,保护和维持心脏功能,及时处理严重心律失常、泵衰竭和各种并发症,防止猝死。

(1)一般护理。①休息与活动:急性期让患者绝对卧床休息12 h,保持环境安静,减少探视,协助患者进食、洗漱及大小便。患者如无并发症,24 h后可进行床上肢体活动,第3 d在房内走动,第4～5 d逐渐增加活动量,以不感到疲劳为限。有并发症者可适当延长卧床时间。②饮食指导:起病后4～12 h选择流质饮食,随后用半流质,以减轻胃扩张,起病后2～3 d改为软食,宜进低盐、低脂、低胆固醇、易消化的食物,多吃蔬菜、水果,少食多餐,不宜过饱。禁烟、酒。不喝浓茶、咖啡,不吃过冷、过热、辛辣刺激性食物。超重者应控制总热量,有高血压、糖尿病者应进食低脂、低胆固醇及低糖饮食。有心功能不全者,适当限制钠盐。③保持大便通畅:急性心肌梗死患者由于卧床休息、进食少、使用吗啡等药物,易引起便秘,而排便用力易诱发心力衰竭、肺梗死甚至心搏骤停。因此,要评估患者日常的排便习惯、排便次数及形态,指导患者养成每日定时排便的习惯,多吃蔬菜、水果等粗纤维食物,或服用蜂蜜水;适当做腹部环形按摩,促进排便;也可每日常规给缓泻剂,必要时给予甘油灌肠。以防止便秘时用力排便导致病情加重。

(2)病情观察:安排患者进入冠心病监护病房,严密监测患者的心电图、血压、呼吸、神志、出入量、末梢循环等情况3～5 d,如有条件还可进行血流动力学监测。及时发现心律失常、休克、心力衰竭等并发症的早期症状。备好各种急救药品和设备。

(3)疼痛护理:疼痛可使交感神经兴奋,心肌缺氧加重,促使梗死范围扩大,易发生休克和严重心律失常,因此应及早采取有效的止痛措施。遵医嘱给予吗啡或哌替啶止痛时注意呼吸功能的抑制,并密切观察血压、脉搏的变化。一般采用鼻导管或双腔氧气管法吸氧,根据血氧饱和度监测调整氧流量。静脉滴注或用微量泵注射硝酸甘油时,严格控制速度,并注意观察血压、心率的变化。

(4)溶栓治疗的护理:溶栓前询问患者有无活动性出血、消化性溃疡、脑血管病、近期手术、外伤史等溶栓禁忌证,检查血小板、出血时间、凝血时间和血型,配血;迅速建立静脉通道,遵医嘱准确配制并输注溶栓药物;用药后询问胸痛有无缓解,监测心肌酶、心电图、出血时间、凝血时间,以判断溶栓效果;观察有无发热、皮疹等过敏现象,皮肤、黏膜及内脏有无出血,出血严重时,停止治疗并立即处理。

(5)心理护理:心肌梗死的发生不仅使患者产生焦虑、抑郁、恐惧等负性心理反应,还会对整个家庭造成严重的影响,往往导致整个家庭处于危机状态,使得家庭应对能力降低,不能发挥正常家庭功能。因此,护理人员应尽量陪伴在患者身边,加强患者的心理护理,给患者介绍监护室的环境、治疗方法,解释不良情绪对疾病的负面影响等。指导患者保持乐观、平和的心态。告诉家属对患者要积极配合和支持,并创造良好的休养环境,生活中避免对其施加压力。及时了解患者家属的需要,并设法予以满足,如及时向家属通告患者的病情和治疗情况,解答家属的疑问等,以协助患者和家属提高应对危机的能力,维持患者和家庭的心理健康。

(6)康复护理:对急性心肌梗死患者进行早期康复护理有利于疾病的预后和提高患者的生活质量。优点如下:①改善功能储备,增加运动耐量和肌力。②改善精神、心理状态,减轻症状,减少心绞痛的发生。③增强心肌血液灌注,减少心肌缺血。④延缓动脉粥样硬化的进展,甚至可使之逆转。⑤减少长期卧床所致的血流缓慢、静脉栓塞等并发症。

根据美国心脏康复学会的建议,急性心肌梗死患者的康复可分为以下三期。

住院期:又可分为监护室抢救期和普通病房期,一般为1～2周。主要护理措施为指导患者进行低强度的体力活动,实施健康教育,为患者及其家属提供社会-心理支持以及制订出院计划等。

恢复期:即出院后休养阶段,一般为8～12周。康复可在家庭、社区或医院中进行,存在低危因素的患者适合在家庭或社区中休养,而存在中、高危因素的患者则适合在医院休养,其康复过程需要在医疗监护下,以防止发生意外。主要护理措施为鼓励患者逐步增加体力活动、继续接受健康教育,提供进一步的社会-心理支持等。

维持期:自发病后数月直到生命终止。主要护理措施为督促患者坚持进行冠心病的二级预防和适当的体育锻炼,以进一步恢复并保持体力与心功能,从而提高生活质量。

（7）健康指导。

运动指导：患者应根据自身条件，进行适当的、有规则的运动，适当运动可以提高患者的心理健康水平和生活质量，延长存活时间。应视病情、年龄、性别、身体状况等选择一个或多个运动项目，根据运动中的反应，掌握运动强度，避免剧烈运动，防止疲劳。使心率达到最大心率的60%～65%的低强度长期锻炼是安全、有效的。

生活指导：合理膳食，均衡营养，防止过饱。戒烟，限酒，保持理想体重。根据天气变化适当增减衣服，防止感冒。

避免危险因素：积极治疗梗死后心绞痛、高血压、糖尿病、高脂血症，控制危险因素；保持情绪稳定，避免精神紧张、激动；避免寒冷；保持大便通畅，防止排便用力。

用药指导：坚持按医嘱服药，注意药物的不良反应，定期复查。

心肌梗死发作时自救：①立刻就地休息，保持靠坐姿势，放松心情，保持环境安静而温暖。②积极与急救站或医院联系，呼叫救护车或用担架将患者送往医院，切忌扶患者勉强步行。③如有条件，立刻吸入氧气。④舌下含服硝酸甘油、硝酸异山梨酯，可连续多次服用，亦可舌下含服速效救心丸、复方丹参滴丸等扩张冠状动脉的药物。

3.介入护理

（1）护理评估。①评估患者的心理：急性心肌梗死来势都比较急，大多数患者是在清醒的精神状态下，是非常紧张的；处于心源性休克的患者只要有意识也是非常恐惧的。必须对患者的心理状态和配合能力客观地评估。②了解患者的病史：了解患者的既往史、现病史、药物过敏史、家族史以及治疗情况，根据患者的一般情况，评估介入手术的风险、并发症的发生概率、造影剂的使用种类。尤其要了解本次心肌梗死的部位，以评估再灌注心律失常的种类。③了解社会的支持系统：患者的家属虽然非常着急和恐惧，但他们来自社会的不同阶层，对介入治疗和疾病的认识程度不一，经济承受能力不同，承担风险的意识也不同，需给予正确的评估，并注意观察签署知情同意书等相关医疗文件时有无疑虑。④身体评估：观察患者的一般状态及生命体征等是否符合手术要求。⑤实验室检查及其他检查结果：了解心电图以及心肌酶谱等情况，评估介入手术的风险、发生再灌注心律失常的种类、心肺复苏的发生概率及术中备药情况。了解患者肝脏、肾脏的功能，血糖情况，选择合适的造影剂。⑥术中评估：了解穿刺入路、麻醉方式、介入医师的操作技能、根据心肌梗死发病到做数字减影血管造影（DSA）的时间，评估血管再通后再灌注心律失常的发生概率，根据心电图上的变化和造影的情况评估病变的部位和再灌注心律失常的种类，相关的备用药品、物品是否齐全。⑦物品和材料：急性心肌梗死的导管材料与冠状动脉的介入治疗的导管材料相同。通过造影了解病变的部位、冠状动脉开口的情况。要根据患者的一般情况、术前诊断或造影的结果，进行整体的对药物和抢救物品的评估。

（2）具体护理措施如下。

术前护理干预。①患者的心理干预：必须有针对性地给予个体认知干预、情绪干预及行为干预。具体做法是根据患者的意识、生命体征，有针对性地提供心理疏导，解除患者焦虑、恐惧的心理，让患者树立起信心，保证患者以最佳的心理状态接受治疗。调整导管室内的温度，安排患者平卧于DSA床上，保证体位舒适，解开患者的上衣，暴露患者的胸部和需要穿刺的部位，注意保暖。保持环境舒适、整洁、安静、为舒适护理创造条件。②根据病史给予相关的护理干预：造影是发现病变的重要手段，根据冠状动脉介入治疗指南与标准，结合患者的造影情况，给予相关的护理干预，首先限定造影剂的使用种类，在做好细化护理准备的同时，有序地护理，并随时观察患者的状态和感觉,注意生命体征的变化,保持输液通路通畅,及时做好应对再灌注性心律失常等并发症的准备。③物品的准备。导管材料:除了按冠状动脉介入治疗的物品准备外,还要备好抽吸导管等材料,并根据造影的结果、介入治疗的顺序,将所需导管材料(常用的和不常用的都需备全)有序地摆放好,用后要做好登记,贵重材料的条形码分为两份,将一份粘贴在耗材登记本上,将另一份粘贴在患者巡回治疗单上。设备:急救设备必须处于备用状态并放在靠近患者左侧但不能影响球管转动的位置上,电极帖导联连线必须安放在不影响影像质量的位置上,氧饱和感应器、有创压力连线传感器、无创压力连线传感器、微量输液泵的连线要有序,不能影响球管的转动。保持环境安静、有序、整洁,并做好心肺复苏的准备。④药品的准备:急性心肌梗死的介入治疗的药物,主要是及时、有效地处理再灌注性心律失常和心肺复苏的用药,要精确配备常用药物,按要求稀释好阿托品、多巴胺、硝酸甘油等,并注明每毫升所含的浓度。需要用替罗非班时,配药要精确,给药要及时。

术中护理要点如下。①时间的重要性:挽救心肌的时间窗很窄,必须把握每一个环节,争取时间。②掌握再灌注性心律失常的规律:术前不管从心电图还是医师的诊断中必须了解心肌梗死的部位,便于血管再通后再灌注性心律失常的处理。心肌缺血的时间越短,再灌注性心律失常的发生率就越高,但经皮冠状动脉腔内成形术(PTCA)是开通闭塞血管,重建有效的心肌灌注最快、最可靠的方法。一般情况下右冠状动脉或左冠状动脉的回旋支闭塞,血运再通后通常出现的心律失常是缓慢心律失常;高度房室传导阻滞较常见,可能是窦房结缺血或迷走神经过度兴奋所致。阿托品是一种M胆碱受体阻滞药,能拮抗迷走神经过度兴奋所致的传导阻滞和心律失常,必要时置入临时起搏,但起搏电极常常诱发快速室性心律失常,导致心室颤动,其发生率为35.3%,起搏器电极还可以导致心脏穿孔,必须谨慎使用。前降支闭塞或广泛前壁心肌梗死的患者血运重建后的再灌注性心律失常多为室性心律失常,出现室性心动过速的机制包括跨膜静息电位降低,梗死组织与非梗死组织间的不应期差异造成折返和局灶性自律性升高。自主节律可能只是一种再灌注性心律失常,并不提示室颤发生的危险会增加。非持续性心动过速持续时间<30 s,最佳处理方法是先观察几分钟,血流动力学稳定后心律可恢复正常,持续性心动过速持续时间>30 s,发作时迅速引起血流动力学改变,应立即处理。室性心动过速为多源性发作,搏动超过5次,应高度重视。利多卡因有抗室颤的作用,必要时可直接静脉注射,或静脉注射胺碘酮,出现室颤时如果室颤波较细,直接除颤效果可能不好,可首先选择心前区叩击或使用副肾素让室颤波由细变粗,此时采取非同步除颤。③静脉通路及要求:必须保证输液通路通畅,如果通路在患者的右侧,必须用连接管延长到患者的左侧并连接三通,这是患者的生命线,是决定能否及时给药挽救患者生命的关键。④护士站立的位置:跟台护士一般是一人,尤其在夜间所有的护理工作都由一个护士来承担,这样护士很难固定自己的位置。首先,护士要分清主次并给予有序的护理干预。传递完医师需要的材料后,马上站到患者的左侧,将除颤仪调试好,并将其放在与患者胸部接近的位置,把术前配置好的药物随身携带到患者的左侧,检查患者的输液通路、氧饱和度及有创压力传感器的连接情况,随时观察患者的生命体征。⑤备好抽吸导管:如经皮冠状动脉腔内成形术后,"罪犯血管"无血流,有可能是患者血管内有大量的血栓。在准备好抽吸导管的同时,将替罗非班12.5 mg加入生理盐水中稀释成10 mL,让台上的医师抽吸1 mL再稀释到10 mL,经导管直接注入冠状动脉,剩余的9 mL再稀释到50 mL的空针中,用微量输液泵以2 mL/h的速度给患者输入,如是夹层的原因应立即植入支架。⑥给予全方位的评估:当急性心肌梗死的患者造影结果与患者的症状不相符合时,应给予全方位的评估,在患者血压及生命体征相对稳定的情况下,将 $100\sim200~\mu g$ 硝酸甘油经导管直接注入冠状动脉,避免血管痉挛或血栓的形成导致冠状动脉某支血管阙如或不显影,尤其在主支与分支分叉的位置,容易将显影的分支误认为是主支,而错过了真正的主支最佳的血管再通的时机,甚至延误了治疗。

4.护理评价

患者的疼痛缓解;卧床休息期间患者的生活需要得到满足;患者生命体征稳定,能进行循序渐进的运动;患者大便正常,并能说出预防便秘的方法;未发生心律失常、心力衰竭、心源性休克等并发症。

(王淑娟)

第二节 慢性肺源性心脏病

慢性肺源性心脏病简称肺心病,是由肺、胸廓或肺动脉的慢性病变所致的肺循环阻力增加、肺动脉高压,进而引起右心室肥厚、扩大甚至右心衰竭的心脏病。

一、常见病因

按支气管与肺组织、胸廓、肺血管原发病的不同,肺心病可分为三大类。①支气管、肺疾病:以慢支并发阻塞性肺气肿最常见,占 $80\%\sim90\%$,其次为哮喘、支气管扩张、重症肺结核、尘肺。其他如慢性弥漫性肺间质纤维化、结节病、恶性肿瘤则较少见。②胸廓运动障碍性疾病:较少见,包括严重的脊柱后凸、侧凸、脊椎结核、类风湿性关节炎、胸膜广泛粘连等造成的严重胸廓或脊柱畸形,还包括神经肌肉疾病,如脊髓灰质炎。③肺血管疾病:甚少见,如原发性肺动脉高压、反复多发性小动脉栓塞、结节性多动脉炎。

二、临床表现

(一)临床特点

该病患者首先具有原发病灶慢性支气管炎、肺气肿或其他肺胸疾病的历史和临床表现,如长期或间断性咳嗽、咳痰、喘息、发热等症状。

(二)体征

剑突下出现收缩期搏动,肺动脉瓣区第二音亢进,三尖瓣区心音较心尖部明显增强或出现收缩期杂音。

(三)X线表现

除有肺、胸基础疾病及急性肺部感染的特征外,尚可有肺动脉高压症,如右下肺动脉干扩张,其横径 $\geqslant15~mm$,其横径与气管横径之比值 $\geqslant1.07$,肺动脉段明显突出或其高度 $\geqslant7~mm$,有右心室增大征。

(四)心电图表现

主要有右心室肥大和肺动脉高压表现:电轴右偏,额面平均电轴 $\geqslant90°$,重度顺钟向转位,$Rv_1+Sv_5\geqslant1.05~mV$ 及有肺型 P 波,均为诊断肺心病的主要条件。也可有右束支传导阻滞及肢体导联低电压,可作为诊断肺心病的参考条件。在 V_1、V_2 甚至 V_3,可出现酷似陈旧性前间壁心肌梗死的QS波,应注意鉴别。还可有心律失常图形。

(五)超声表现

二维超声:①右心室大,右心室前壁明显肥厚,大于 5 mm(正常右心室前壁厚度小于或等于 4 mm),右心室前壁搏动强;②右心房大,右心室流出道增宽;③主肺动脉增宽大于 20 mm,右肺动脉增宽大于 18 mm;④肺动脉瓣出现肺动脉高压征象;⑤室间隔右室面增厚大于 11 mm,与左心室后壁呈同向运动。

通过测定右心室流出道内径($\geqslant 30$ mm),右心室内径($\geqslant 20$ mm),右心室前壁的厚度($\geqslant 5$ mm),左、右心室内径的比值(<2),右肺动脉内径($\geqslant 18$ mm)或肺动脉干($\geqslant 20$ mm)及右心房增大值($\geqslant 25$ mm)等指标,以诊断肺心病。

三、护理

(一)护理要点

解除气道阻塞,合理用氧,减轻呼吸困难;给以心理支持;维持体液及酸碱平衡;进行并发症的预防及护理;遵医嘱及时、合理地用药;注意观察病情变化。

(二)护理措施

1.解除气道阻塞,改善肺泡通气

及时清除痰液,应鼓励神志清醒患者咳嗽,痰稠而不易咳出时,可有效湿化分泌物,定时给危重体弱患者更换体位,叩击背部,使痰易于咳出。对神志不清者,可进行机械吸痰,需注意无菌操作,抽吸压力要适当,动作轻柔,每次抽吸时间不超过 15 s,以免加重缺氧。

2.合理用氧,减轻呼吸困难

根据缺氧和二氧化碳潴留的程度不同,合理用氧,一般给予低流量、低浓度持续吸氧。如病情需要提高氧浓度,应辅以呼吸兴奋剂刺激通气或使用呼吸机改善通气。吸氧后如呼吸困难缓解,呼吸频率减慢,节律正常,血压上升,心率减慢,心律正常,发绀减轻,皮肤转暖,尿量增加等,表示氧疗有效,若呼吸过缓,意识障碍加深,需考虑二氧化碳潴留加重,必要时采取增加通气量措施。

3.心理护理

肺心病是一种慢性病,患者常感到力不从心,精神苦闷。应关心、体贴患者,多与患者沟通,给以心理安慰,增强其抗病的信心。在生活上给予照顾、细心护理,缓解病痛不适。

4.维持体液及酸碱平衡

正确记录 24 h 出入液量及观察体重变化,及时采集血清标本,测定电解质,并按医嘱完成输液计划。当呼吸性酸中毒合并代谢性酸中毒时,应观察患者有无乏力、头痛、气促、嗜睡、呼吸深快及意识不清等,如出现上述症状及时与医师联系,切忌随意用镇静剂,造成呼吸抑制。

5.并发症的预防及护理

常见的并发症有上消化道出血、弥散性血管内凝血、心律失常、休克。

(1)上消化道出血:注意患者恶心、呕吐的症状,注意呕出物的颜色、性状及粪便的颜色、性质、量,观察心率、血压,检查肠鸣音,给予患者精神安慰,避免患者紧张,做好饮食护理等。改善缺氧和二氧化碳潴留,使胃黏膜应激性溃疡得到愈合。迅速控制出血。

(2)弥散性血管内凝血:早期观察皮肤黏膜有无出血点,注射部位有无渗血、出血或上消化道出血倾向,及时控制感染,按医嘱早期应用抗凝治疗。

（3）**心律失常**：发现患者脉搏强弱不等,节律不规则时应同时进行心脏听诊并及时与医师联系。

（4）**休克**：注意患者的体温、脉搏、呼吸、神志、血压、肢体温度、尿量,及早发现诱因,做好休克患者的相应护理。

（三）用药及注意事项

1.控制感染

根据痰培养和药物敏感试验结果选择抗菌药物。院外感染以革兰氏阳性菌为主,院内感染以革兰氏阴性菌占多数。一般主张联合应用抗菌药物。

2.保持呼吸道畅通,改善呼吸功能

给予祛痰、解痉、平喘药物,低浓度持续给氧,纠正缺氧和二氧化碳潴留。

3.控制心力衰竭

可适当选用利尿药、强心药或血管扩张药物。

（1）**利尿剂**：以作用轻、剂量小、疗程短、间歇和交替用药为原则。根据病情选用氢氯噻嗪、氨苯蝶啶、呋塞米等。用药后需密切观察精神神经症状、痰液黏稠度,有无腹胀、四肢无力、抽搐等,准确记录出液量与体重,及时补充电解质。

（2）**强心剂**：由于长期缺氧,患者对洋地黄类药物的耐受性降低,故疗效差,易中毒,使用要慎重,以选用剂量小、作用快、排泄快药物为原则,一般剂量为常用剂量的1/2或2/3。用药后须严密观察疗效和有无不良反应。

（3）**血管扩张剂**：可降低肺动脉高压,减轻心脏前、后负荷,降低心肌耗氧量,对部分顽固性心衰有作用,但同时降低体循环血压,反射性引起心率增快、血氧分压降低、二氧化碳分压升高等不良反应,限制了其临床使用。

4.控制心律失常

经抗感染、纠正缺氧等治疗后,心律失常一般可消失,如不消失可酌情对症使用抗心律失常药。

5.呼吸兴奋剂

使用呼吸兴奋剂应在保持呼吸道通畅的前提下,可配合吸氧、解痉、祛痰等措施,不能长期和大剂量应用。严重呼吸衰竭时,因脑缺氧和脑水肿未纠正而出现频繁抽搐,应慎用呼吸兴奋剂,用药过程中如出现呕吐或肢体抽搐,提示药物过量,应及时与医师联系。

（四）健康教育

（1）**增强体质**：病情缓解期应根据心肺功能与体力适当进行体育锻炼,如散步、练气功、打太极拳、腹式呼吸运动,以增强体质,改善心肺功能,也可进行缩唇呼吸,增加潮气量,提高肺泡氧分压,鼓励患者进行耐寒锻炼,增加机体抵抗力和免疫力,防止受凉和感冒。

（2）**消除呼吸道不良刺激**：耐心劝告患者戒烟,说明烟可刺激呼吸道黏液组织,使腺体大量增生,导致气道阻塞。居室内需保持适宜的温度、湿度,保持空气清新,定时开窗、通风,防止忽冷忽热的温差刺激。

（3）**合理选择食谱**,宜选用高热量、高蛋白、低盐、易消化的食物,补充机体消耗,增强抗病能力。

（4）**积极防治慢性呼吸道疾病,避免各种诱发因素**：预防慢性支气管炎反复发作,感染时应及早选用抗生素,有效地控制呼吸道继发细菌感染。指导患者取适当卧位,注意口腔卫生,多饮水以稀释痰液或指导患者家属帮助患者翻身,为患者拍背,保持患者的呼吸道通畅。

(5)注意病情变化,定期门诊随访:患者如感到呼吸困难加重,咳嗽加剧,咳痰不畅,尿量减少,水肿明显或家属发现患者神志淡漠,嗜睡或兴奋躁动,口唇青紫加重,大便色泽及咳痰声音改变(以上均提示病情变化或加重),需及时带患者就医。

(王淑娟)

第三节　心脏瓣膜病

心脏瓣膜病是由炎症、黏液瘤样变性、退行性改变、缺血性坏死、先天性畸形、创伤等原因引起单个或多个瓣膜的功能或结构异常,导致瓣口狭窄和/或关闭不全。二尖瓣最常受累。二尖瓣并主动脉病变者占心脏瓣膜病患者的 20%～30%,单纯主动脉病变者占 2%～5%,而三尖瓣和肺动脉瓣病变者少见。其次为主动脉瓣受累。

风湿性心脏病简称风心病,是风湿性炎症过程所致瓣膜损害,主要累及 40 岁以下人群,女性患者多于男性患者。近年来其发病率已有所下降,但仍是我国常见的心脏病之一。老年人的瓣膜钙化和瓣膜黏液瘤样变性在我国日渐增多。

一、常见的心脏瓣膜病

(一)二尖瓣狭窄

1.病因

二尖瓣狭窄的最常见病因为风湿热。急性风湿热后,至少需 2 年才能形成明显的二尖瓣狭窄。风湿性二尖瓣狭窄仍是我国主要的瓣膜病,2/3 的患者为女性。约半数患者无急性风湿热史,但多有反复链球菌扁桃体炎或咽峡炎史。反复风湿活动、呼吸道感染、心内膜炎、妊娠、分娩等诱因均可促使病情加重。多次发作急性风湿热后出现二尖瓣狭窄较一次发作后出现二尖瓣狭窄早。

2.临床表现

(1)早期患者可无症状,一般在二尖瓣中度狭窄时方有明显症状。①呼吸困难:为最常见的早期症状,主要由肺的顺应性降低所致。患者首次呼吸困难发作常以运动、精神紧张、性交、感染、妊娠或心房颤动为诱因,并先有劳力性呼吸困难,严重者出现阵发性夜间呼吸困难、静息时呼吸困难、端坐呼吸,甚至发生急性肺水肿。②咯血:突然咯大量鲜血,通常见于严重二尖瓣狭窄,可为首发症状。支气管静脉同时回流入体循环静脉和肺静脉,当肺静脉压突然升高时,黏膜下淤血,扩张而壁薄的支气管静脉破裂引起大咯血,咯血后肺静脉压降低,咯血可停止。有血性痰或带血丝痰伴阵发性夜间呼吸困难或咳嗽。急性肺水肿时咳大量粉红色泡沫痰。肺梗死伴咯血为本症晚期并发慢性心衰时少见的情况。③咳嗽:常见,尤其在冬季明显。患者卧床时干咳,可能与支气管黏膜淤血、水肿,易引起慢性支气管炎,或左心房增大,压迫主支气管有关。④声音嘶哑:较少见,与扩张的左心房增大,压迫左主支气管有关。⑤其他:如乏力、心悸,前者由心功能减退、心排血量减少,供血不足所致,后者由心律失常(尤其是心房颤动)所致。食欲减退、腹胀、肝区胀痛、下肢水肿由右心衰竭致体循环淤血所致。

(2)体征:①二尖瓣重度狭窄常有"二尖瓣面容",双颧绀红。②心尖部可触及舒张期震颤。③听诊可闻及舒张中晚期隆隆样杂音,这是二尖瓣狭窄最重要的体征。④心尖部第一心音亢进,呈拍击样,有二尖瓣开瓣音,其高度提示二尖瓣狭窄以及瓣膜仍有一定的柔顺性和活动力,对决定手术治疗的方法有一定的意义。⑤肺动脉瓣区第二心音亢进伴分裂。⑥右心功能不全可有颈静脉怒张、肝大、下肢水肿等。

3.并发症

(1)心律失常:以心房颤动最常见,为相对早期的并发症,起始可为阵发性,之后可发展为慢性房颤。心房颤动的发生率随左心房增大和年龄增长而增加。房颤降低心排出量更诱发或加重心力衰竭。

(2)急性肺水肿:为重度二尖瓣狭窄的严重并发症,如不及时救治,可能致死。

(3)血栓:以脑动脉栓塞最常见,20%的患者可发生体循环栓塞,还可能发生外周动脉栓塞、内脏动脉栓塞和肺动脉栓塞等。栓塞栓子大多来自左心耳,栓塞多发生在伴房颤时,因左心房扩张和淤血易形成血栓,血栓脱落引起动脉栓塞。

(4)其他:并发肺部感染常见,可诱发或加重心力衰竭。晚期常有右心衰竭,它是晚期常见并发症及主要死亡原因。亦可并发感染性心内膜炎,但较少见。

(二)二尖瓣关闭不全

二尖瓣关闭不全常与二尖瓣狭窄同时存在,亦可单独存在。

1.病因

心脏收缩期二尖瓣关闭依赖二尖瓣装置(瓣叶、瓣环、腱索、乳头肌)和左心室的结构和功能的完整性,任何部分的异常均可致二尖瓣关闭不全。风湿性炎症引起瓣叶纤维化、增厚、僵硬和缩短,使心室收缩时两瓣叶不能紧密闭合,如有乳头肌纤维化、融合和缩短,更加重关闭不全。

2.临床表现

(1)症状。①急性:轻度二尖瓣反流仅有轻微劳力性呼吸困难;严重反流(如乳头肌断裂)很快发生急性左心衰竭,甚至出现急性肺水肿或心源性休克。②慢性:轻度二尖瓣关闭不全可终身无症状,严重反流时心排血量减少,首先出现的突出症状是疲乏无力,肺淤血的症状(如呼吸困难)出现得较晚。风心病无症状期常超过20年,一旦出现症状,多有不可逆的心功能损害,急性肺水肿和咯血较二尖瓣狭窄少见。二尖瓣脱垂多无症状,或仅有不典型胸痛、心悸、乏力、头晕、体位性晕厥和焦虑等,严重的二尖瓣关闭不全晚期出现左心衰竭。

(2)体征。①急性:心尖冲动为高动力型。第二心音肺动脉瓣成分亢进。心尖区反流性杂音于第二心音前终止,低调,呈递减型,不如慢性者的心尖区反流性杂音响。②慢性:心尖冲动呈高动力型,左心室增大时向左下移位。发生风心病时第一心音减弱,可闻及全收缩期吹风样的高调一贯型杂音,向左腋下和左肩胛下区传导。发生二尖瓣脱垂和冠心病时第一心音多正常。冠心病乳头肌功能失常时可有收缩早期、中期、晚期或全收缩期杂音。

3.并发症

并发症与二尖瓣狭窄的并发症相似,但感染性心内膜炎的发生率较二尖瓣狭窄高,而体循环栓塞较二尖瓣狭窄少见。

（三）主动脉瓣狭窄

1.病因

先天性二叶瓣畸形为最常见的先天性主动脉瓣狭窄的病因。风湿性炎症导致主动脉瓣膜交界处粘连融合、僵硬、钙化和挛缩畸形以及瓣叶纤维化，因而瓣口狭窄。老年人单纯主动脉瓣狭窄的常见原因是退行性钙化。

2.临床表现

（1）症状出现得较晚，呼吸困难、心绞痛和晕厥为典型主动脉瓣狭窄常见的三联征。①呼吸困难：劳力性呼吸困难见于90％的有症状患者，进而可发生阵发性夜间呼吸困难、端坐呼吸和急性肺水肿。②心绞痛：见于60％的有症状患者，常由运动诱发，休息后缓解，主要由心肌缺血引起。③晕厥：见于1/3的有症状患者，多发生于直立、运动中或运动后，少数在休息时发生，由脑缺血引起。

（2）体征：①心尖冲动相对局限、持续有力，主动脉瓣第一听诊区可触及收缩期震颤，并可闻及粗糙而响亮的喷射性收缩期吹风样杂音，向颈部、胸骨左下缘和心尖区传导。主动脉区粗糙而响亮的收缩期杂音是主动脉瓣狭窄的最重要体征。②第二心音减弱。钙化性主动脉瓣狭窄的老年患者的杂音在心底部。③心尖区抬举性搏动。④脉压缩小。

3.并发症

（1）心律失常：10％的患者可发生心房颤动，可致严重低血压、晕厥或肺水肿。主动脉钙化侵及传导系统可致房室传导阻滞，左心室肥厚，心内膜下心肌缺血可致室性心律失常，这两种情况均可导致晕厥，甚至猝死。猝死一般发生于先前有症状者。患者若发生左心衰竭，自然病程明显缩短，因此终末期的右心衰竭少见。

（2）心脏性猝死：仅见于1％～3％的患者。

（3）感染性心内膜炎：不常见，年轻人的较轻瓣膜畸形发生感染性心内膜炎的危险性比老年人的钙化性瓣膜狭窄发生感染性心内膜炎的危险性大。

（4）其他：体循环栓塞、心力衰竭和胃肠道出血少见。

（四）主动脉瓣关闭不全

1.病因

（1）急性：病因为主动脉瓣膜穿孔或瓣周脓肿、创伤、主动脉夹层和人工瓣撕裂。

（2）慢性：约2/3的主动脉瓣关闭不全为风心病所致。由于风湿性炎性病变使瓣叶纤维化、增厚、缩短、变形，影响舒张期瓣叶边缘对合，可造成关闭不全。感染性心内膜炎的感染性赘生物妨碍主动脉瓣闭合而引起关闭不全。另外，先天畸形和主动脉瓣黏液样变性也可引起主动脉瓣关闭不全。

2.临床表现

（1）症状。①急性：轻者无症状，重者出现急性左心衰竭和低血压。②慢性：多年可无症状，常有体位性头晕。心悸是最先出现的症状，伴心前区不适，由左心室明显增大、心尖冲动增强所致。因舒张压过低，快速改变体位时可产生脑缺血而眩晕，脉压增大明显时可有颈部搏动感。左心衰竭是晚期出现的表现。心绞痛较主动脉瓣狭窄少见，由冠状动脉供血减少所致。

（2）体征：①心尖冲动向左下移位，呈心尖抬举样搏动。②胸骨左缘第3～4肋间主动脉瓣第二听诊区可闻及高调舒张期叹气样递减型杂音，这种杂音是主动脉瓣关闭不全的最重要体征，在舒张早期向心尖部传导，取前倾坐位和深呼气时易被听到。③主动脉瓣区第二心音减弱或消失，见于瓣膜活动很差或反流严重时。④心尖冲动向左下移位,呈抬举性搏动。⑤严重主动脉瓣关闭不全时,收缩压升高,舒张压降低,脉压增大。可出现周围血管征,如随心脏搏动的点头征、毛细血管搏动征、水冲脉、枪击音。

3.并发症

(1)左心衰竭为主要并发症,也是主动脉瓣关闭不全患者的主要死亡原因。

(2)感染性心内膜炎较常见。

(3)可发生室性心律失常,心脏性猝死少见。

二、护理

(一)护理目标

患者的焦虑减轻,体温得到控制;未发生感染或发生后得到及时的控制;未发生并发症。患者及其家属了解了整个疾病的发生、发展过程。

(二)护理措施

1.一般护理

(1)休息与活动:在心功能代偿期,一般不限制体力活动,但要注意多休息,以降低耗氧量,减轻心脏负担。在心功能失代偿期,卧床休息,限制活动量,待病情好转,实验室检查结果正常后逐渐增加活动。左心房内有巨大附壁血栓者应绝对卧床休息,以防血栓脱落造成其他部位栓塞。病情允许时应鼓励并协助患者翻身、活动下肢或下床活动,防止下肢深静脉血栓形成。

(2)饮食:给予高热量、高蛋白、高维生素、易消化的饮食。有心力衰竭时应限制钠盐摄入,少食多餐,多吃蔬菜、水果,保持大便通畅。

2.病情观察

监测生命体征,尤其是心率、心律、血压、脉搏、呼吸频率、呼吸节律及伴随症状,注意患者的精神状态及意识变化。观察有无风湿活动的表现,如皮肤环行红斑、皮下结节、关节红肿及疼痛。观察患者有无呼吸困难、乏力、食欲减退、尿少等心力衰竭的征象。密切观察有无栓塞的征象,一旦发现,立即向医师报告并给予相应的处理。

3.对症护理

根据病情给予间断或持续吸氧。每4 h测量一次体温,超过38.5 ℃给予物理降温并记录降温效果。大量出汗者应勤换衣裤、被褥,防止受凉。发生关节炎时可局部热敷以减轻关节炎性水肿对神经末梢的压迫,改善血液循环,使疼痛减轻。

4.用药护理

遵医嘱给予抗生素及抗风湿药物治疗,观察其疗效和不良反应,如阿司匹林可致胃肠道反应、柏油便、牙龈出血。注意药物不良反应,如低血钾、洋地黄中毒。

5.心理护理

加强与患者的沟通,耐心向患者解释病情,消除患者的焦虑和紧张,使其积极配合治疗。向患者和家属详细介绍治疗的方法和目的,缓解患者或家属因不了解介入治疗或手术治疗的效果和顾虑费用而产生的压力。

6.健康指导

(1)疾病知识:告诉患者及其家属该病的病因和病程进展特点,说明该病治疗的长期性,鼓励患者树立信心。有手术适应证者应尽早择期手术。

（2）休息与活动：保持室内温暖、干燥、阳光充足、空气流通，避免居住环境潮湿、阴暗。帮助患者根据心功能协调好活动与休息，避免重体力劳动和剧烈运动。教育家属理解患者并给予支持。

（3）预防感染：防治链球菌感染，避免上呼吸道感染、咽炎、扁桃腺炎，注意防寒保暖。一旦发生上呼吸道感染、咽炎、扁桃体炎应立即用药治疗。扁桃体反复发炎者在风湿活动控制后 2～4 个月可手术摘除扁桃体。行拔牙、内镜检查、导尿术、人工流产等手术操作要预防性使用抗生素。风湿活动期禁止拔牙、导尿等侵入性操作。保持口腔清洁，预防口腔感染。

（4）用药指导：告诉患者坚持服药的重要性，按医嘱服用抗风湿药物、抗心衰药物及抗生素。并定期门诊复查，防止病情进展。

（5）妊娠指导：育龄妇女要根据心功能情况在医师指导下控制好妊娠与分娩时机。对病情较重不能妊娠与分娩者，做好其与家属的思想工作。

（三）护理评价

患者能保持一定的活动耐力，生活自理；自我保护意识增强，感染减少；了解疾病的特点，理解治疗的长期性，能积极配合；家庭成员能从各个方面给予患者支持与鼓励，积极配合医院治疗。

（王淑娟）

第四节　心　肌　炎

心肌炎常是全身性疾病在心肌上的炎症性表现。由于心肌病变范围大小及病变程度不同，轻者可无临床症状，严重可致猝死，诊断及时并经适当治疗者可完全治愈，迁延不愈者可形成慢性心肌炎或导致心肌病。

一、病因与发病机制

（一）病因

致病菌有细菌性白喉杆菌、溶血性链球菌、肺炎双球菌、伤寒杆菌等。致病的病毒有柯萨奇病毒、艾柯病毒、肝炎病毒、流行性出血热病毒、流感病毒、腺病毒等，其他病原微生物有真菌、原虫等。但目前以病毒性心肌炎较常见。

致病条件因素：①过度运动，运动可致病毒在心肌内繁殖复制加剧，加重心肌炎症和坏死。②细菌感染：细菌和病毒混合感染时，可能起协同致病作用。③妊娠：妊娠可以增强病毒在心肌内的繁殖，所谓围生期心肌病则可能是病毒感染所致。④其他：营养不良、高热、寒冷、缺氧、过度饮酒等，均可诱发病毒性心肌炎。

（二）发病机制

从动物实验、临床与病毒学、病理观察，发现有以下两种机制。

1.病毒直接作用

实验中将病毒注入血循环后可致心肌炎。在急性期，主要在起病 9 d 以内，患者或动物的心肌中可分离出病毒，病毒荧光抗体检查结果呈阳性，或在电镜检查时发现病毒颗粒。病毒感染心肌细胞后产生溶细胞物质，使细胞溶解心肌间质增生、水肿及充血。

2.免疫反应

病毒性心肌炎起病9 d后心肌内已不能再找到病毒,但心肌炎病变仍继续。有的患者病毒感染的其他症状轻微而心肌炎表现颇为严重;有的患者心肌炎的症状在病毒感染的其他症状开始一段时间以后方出现;有的患者的心肌中可能发现抗原抗体复合体。以上都提示免疫机制的存在。

（三）病理改变

病变范围大小不一,可为弥漫性或局限性。随病程发展可为急性或慢性。病变较重者肉眼见心肌非常松弛,呈灰色或黄色,心腔扩大。病变较轻者在大体检查时无发现,仅在显微镜下有所发现而赖以诊断,而病理学检查必须在多个部位切片,以免遗漏病变。在显微镜下,心肌纤维之间与血管四周的结缔组织中可发现细胞浸润,以单核细胞为主。心肌细胞可有变性、溶解或坏死。病变如在心包下区则可合并心包炎,成为病毒性心包心肌炎。病变可涉及心肌与间质,也可涉及心脏的起搏与传导系统（如窦房结、房室结、房室束和束支）,这成为心律失常的发病基础。病毒的毒力越强,病变范围越广。在实验性心肌炎中,可见到心肌坏死之后由纤维组织替代。

二、临床表现

临床表现取决于病变的广泛程度与部位。重者可致猝死,轻者几乎无症状。老幼均可发病,但年轻人较易发病,男性患者多于女性患者。

（一）症状

心肌炎的症状可能出现于原发病的症状期或恢复期。如在原发病的症状期出现症状,其表现可被原发病掩盖。多数患者在发病前有发热、全身酸痛、咽痛、腹泻等症状,反映全身性病毒感染,但也有部分患者原发病症状轻,须仔细追问方能注意到,而心肌炎症状则比较显著。心肌炎患者常诉胸闷、心前区隐痛、心悸、乏力、恶心、头晕。临床上诊断的心肌炎中,90%左右以心律失常为主诉或首见症状,其中少数患者可由此而发生昏厥或阿-斯综合征。极少数患者起病后发展迅速,出现心力衰竭或心源性休克。

（二）体征

1.心脏扩大

轻者心脏不扩大,一般有暂时性扩大,不久即恢复。心脏扩大显著反映心肌炎广泛而严重。

2.心率改变

心率增速与体温不相称,或心率异常缓慢,均为心肌炎的可疑征象。

3.心音改变

心尖区第一音可减弱或分裂。心音可呈胎心样。心包摩擦音的出现反映有心包炎。

4.杂音

可见与发热程度不平行的心动过速。心尖区可能有收缩期吹风样杂音或舒张期杂音,前者为发热、贫血、心腔扩大所致,后者由左室扩大造成的相对性左房室瓣狭窄所致。杂音响度都不超过三级。心肌炎好转后杂音即消失。

5.心律失常

心律失常极常见,各种心律失常都可出现,以房性与室性期前收缩最常见,其次为房室传导阻滞,此外,心房颤动、病态窦房结综合征均可出现。心律失常是造成猝死的原因之一。

6.心力衰竭

重症弥漫性心肌炎患者可出现急性心力衰竭,它属于心肌泵血功能衰竭。左右心同时发生衰竭,引起心排血量过低,故除一般心力衰竭表现外,易合并心源性休克。

三、诊断

病毒性心肌炎的诊断必须建立在有心肌炎的证据和病毒感染的证据的基础上。胸闷、心悸常可提示病变波及心脏,心脏扩大、心律失常或心力衰竭为心脏明显受损的表现,心电图上ST-T改变与异位心律或传导障碍反映心肌病变的存在。病毒感染的证据有以下各点:①有发热、腹泻或流感症状,发生后不久出现心脏症状或心电图变化。②由于柯萨奇病毒最为常见,通常检测此组病毒的中和抗体,在起病早期和2~4周各取一次血标本,如果第二次抗体效价为第一次抗体效价的5倍或其中一次抗体效价≥1:640,可将其作为近期感染该病毒的依据。③咽、肛拭子病毒分离,如呈阳性有辅助意义。④用聚合酶链反应法从粪便、血清或心肌组织中检出病毒RNA。⑤心肌活检,用取得的活组织做病毒检测,病毒学检查对心肌炎的诊断有帮助。

四、治疗

患者应卧床休息,以减轻组织损伤,促使恢复加速。患者若伴有心律失常,应卧床休息2~4周,然后逐渐增加活动量;严重心肌炎伴有心脏扩大者,应休息6个月至1年,直到临床症状完全消失,心脏大小恢复正常。关于免疫抑制剂、激素的应用尚有争论,但重症心肌炎伴有房室传导阻滞、心源性休克心功能不全者均可应用激素。常用泼的松,40~60 mg/d,病情好转后逐渐减量,6周为1个疗程。必要时可用氢化可的松或地塞米松,静脉给药。心肌炎患者对洋地黄的耐受性差,要慎用洋地黄。对心力衰竭者可用强心药、利尿药、血管扩张剂。对心律失常者的治疗与一般心律失常的治疗相同。

五、病情观察

(1)定时测量体温、脉搏,体温与脉率增速是否成正比。
(2)密切观察患者呼吸频率、节律的变化,及早发现心功能不全。
(3)定时测量血压,观察和记录尿量,以及早判断有无心源性休克。
(4)急性期密切观察心率与心律,及早发现心律失常。

六、对症护理

(一)心悸、胸闷
保证患者休息,让急性期患者卧床。按医嘱及时使用改善心肌营养与代谢的药物。

(二)心律失常
当急性病毒性心肌炎患者出现四度房室传导阻滞或窦房结病变引起窦房传导阻滞、窦房停搏而致阿-斯综合征,应就地进行心肺复苏,并积极配合医师进行药物治疗或紧急做临时心脏起搏处理。

(三)心力衰竭
按心力衰竭护理常规来处理。

七、护理措施

（1）遵医嘱给予氧气吸入、药物治疗。注意发生心肌炎时心肌细胞对洋地黄的耐受性较差，应用洋地黄时应特别注意其毒性反应。

（2）休息与活动：反复向患者解释急性期卧床休息可减轻心脏负荷，减少心肌耗氧量，有利于心功能的恢复，防止病情恶化或转为慢性病程。患者在急性期常需卧床2～3个月，症状、体征和实验室检查结果正常后，方可逐渐增加活动量。

（3）心理护理：告诉患者体力恢复需要一段时间，不要急于求成。当活动耐力有所增加时，应及时给予鼓励。对不愿意活动或害怕活动的患者，应给予心理疏导，督促患者完成安全范围内的活动量。在恢复期仍应限制活动3～6个月。

（4）病情观察：在急性期严密监测患者的体温、心率、心律、血压，发现心率突然变慢、血压偏低、频发期前收缩、有房室传导阻滞时及时报告。观察患者有无脉速、易疲劳、呼吸困难、烦躁及肺水肿的表现。

（5）活动中监测：病情稳定后，与患者及其家属一起制订并实施每日活动计划；严密监测活动时心率、心律、血压的变化，若活动后出现胸闷、心悸、呼吸困难、心律失常等，应停止活动，以此作为限制最大活动量的指征。

八、健康教育

（1）讲解充分休息的必要性及心肌营养药物的作用。指导患者进食高蛋白、高维生素、易消化的饮食，尤其是补充富含维生素C的食物，如新鲜蔬菜、水果，以促进心肌代谢与修复。让患者戒烟、酒。

（2）告诉患者经积极治疗多数患者可以痊愈，少数患者可留有心律失常后遗症，极少数患者在急性期因严重心律失常、急性心力衰竭和心源性休克而死亡，部分患者演变成慢性心肌炎。

（3）患者应积极预防感冒，避免受凉及接触传染源，在恢复期每日进行一定的户外活动但不宜过多，以适应环境、增强体质。

（4）积极治疗和消除细菌感染灶，如慢性扁桃体炎、慢性鼻窦炎、中耳炎。

（5）患者应遵医嘱按时服药，定期复查。

（6）教会患者测脉搏、呼吸节律，发现异常或有胸闷、心悸等不适应症状时及时复诊。

（王淑娟）

第五节　心　包　炎

心包炎是指心包因细菌、病毒、自身免疫、物理因素、化学因素等而发生急性炎性反应和渗液，以及心包粘连、增厚、缩窄、钙化等慢性病变。临床上主要有急性心包炎和慢性缩窄性心包炎。

一、急性心包炎

（一）病因和病理

1.病因

急性心包炎常继发于全身疾病,可由感染、结缔组织异常、代谢异常、心肌梗死或某些药物引起,或为非特异性,临床上以结核性、化脓性和风湿性心包炎多见。过去急性心包炎常见于风湿热、结核及细菌感染。近年来有了明显变化,病毒感染、肿瘤及心肌梗死性心包炎发病率明显增多。另外,自身免疫、代谢性疾病、物理因素等均可引起该病。

2.病理

急性心包炎的病理可分为纤维蛋白性和渗出性。

（1）纤维蛋白性:为急性心包炎的初级阶段,心包的脏层出现纤维蛋白,白细胞及少量内皮细胞组成的炎性渗出物使心包壁呈绒毛状、不光滑。由于此期尚无明显液体积聚,心包的收缩和舒张功能不受限。

（2）渗出性:随着病情发展,心包腔渗出液增多,主要为浆液性纤维蛋白渗液。渗出液可呈血性、脓性,有100～300 mL。积液一般数周至数月吸收,可伴有壁层和脏层粘连、增厚和缩窄。当短时间渗出液量增多,心包腔内压力迅速上升,限制心脏舒张期的血液充盈和收缩期的心排血量,超出心代偿能力时,可出现心脏压塞,发生休克。

（二）临床表现

1.纤维蛋白性心包炎

（1）症状:可由原发疾病引起,如结核患者可有午后潮热、盗汗。化脓性心包炎患者可打寒战、出现高热、出大汗等。心包本身有炎症,可出现胸骨后疼痛、呼吸困难、咳嗽、声音嘶哑、吞咽困难等。由于炎症波及第5或6肋间水平以下的心包壁层,此阶段心前区疼痛为最主要症状。急性特异性心包炎及感染性心包炎等疼痛症状较明显,而缓慢发展的结核性或肿瘤性心包炎的疼痛症状较轻。疼痛可为钝痛或尖锐痛,向颈部、斜方肌区(特别是左侧)或肩部放射,疼痛程度不等,通常在胸部活动、咳嗽和呼吸时加重,坐起和取前倾位时缓解。冠脉缺血疼痛则不随胸部活动或卧位而加重。

（2）体征:心包摩擦音是纤维蛋白性心包炎的典型体征。由粗糙的壁层和脏层在心脏活动时相互摩擦而产生,呈刮抓样,与心音发生无相关性。典型的心包摩擦音以胸骨左缘第3、4肋间最清晰,常间歇出现并且时间短暂,有时仅出现于收缩期,甚至仅在舒张期闻及。取坐位前倾时和深吸气时用听诊器加压更易听到。心包摩擦音可持续数小时到数天。当心包积液量增多,将两层包膜分开时,摩擦音消失,如有粘连,仍可闻及摩擦音。

2.渗出性心包炎

（1）症状:呼吸困难是心包积液时最突出的症状,与支气管、肺受压及肺淤血有关。呼吸困难严重时,患者呈端坐呼吸,身体前倾,呼吸浅快,可有面色苍白、发绀等。急性心脏压塞时,出现烦躁不安、上腹部胀痛、水肿、头晕甚至休克。也可出现压迫症状:压迫支气管引起激惹性咳嗽,压迫食管引起吞咽困难,压迫喉返神经导致声音嘶哑。

（2）体征:具体如下。

心包积液体征:①心界向两侧增大,相对浊音界消失,患者由坐位变卧位时第2、3肋间心浊音界增宽。②心尖冲动弱,可在心浊音界左缘内侧处触及。③心音遥远,心率增快。④Ewart征出现,大量心包积液压迫左侧肺部,在左肩胛骨下区可出现浊音及支气管呼吸音。

心包叩击音:少数患者在胸骨左缘第3、4肋间可听到响亮、呈拍击样的心包叩击音,由心脏舒张受到心包积液的限制,血流突然终止,形成漩涡和冲击心室壁产生震动所致。

心脏压塞体征:当心包积液聚集较慢时,可出现亚急性或慢性心包压塞,表现为体循环静脉淤血、奇脉等;快速心包积液(仅100 mL)即可引起急性心脏压塞,表现为急性循环衰竭、休克等。其征象如下:①体循环静脉淤血表现。颈静脉怒张,吸气时明显,静脉压升高,肝大伴压痛,有腹水,皮下水肿等。②心排血量下降引起收缩压降低,脉压变小,脉搏细弱,重者心排血量降低,发生休克。③奇脉,指大量心包积液,触诊时桡动脉呈吸气性显著减弱或消失,呼气时声音复原的现象。

(三)辅助检查

1.实验室检查

原发病为感染性疾病可出现白细胞计数增加、红细胞沉降率增快。

2.X线检查

渗出性心包炎心包积液量＞300 mL时,心脏阴影向两侧扩大,上腔静脉影增宽,右心膈角呈锐角,心缘的正常轮廓消失,呈水滴状或烧瓶状,心脏随体位改变而移动。心脏搏动减弱或消失。

3.心电图检查

其改变取决于心包脏层下心肌受累的范围和程度。

(1)常规12导联(aVR导联除外)有ST段弓背向下型抬高及T波增高,1天至数天回到等电位线。

(2)T波低平、倒置,可持续数周至数月或长期存在。

(3)可有低电压,大量积液时见电交替。

(4)可出现心律失常,以窦性心动过速多见。部分患者发生房性心律失常,还可有不同程度的房室传导阻滞。

4.超声心动图检查

该检查对诊断心包积液和观察心包积液量的变化有重要意义。M型或二维超声心动图均可见液性暗区可确诊。

5.心包穿刺

心包穿刺对鉴别心包炎的性质、解除心脏压塞及治疗心包炎均有重要价值。

(1)心包积液测定腺苷脱氨酶活性,腺苷脱氨酶活性≥30 U/L对结核性心包炎的诊断有高度的特异性。

(2)抽取定量的积液可解除心脏压塞症状。

(3)向心包腔内注入抗生素或化疗药物可治疗感染性或肿瘤性心包炎。

6.心包活检

心包活检可明确病因。

(四)治疗

急性心包炎的治疗与预后取决于病因,所以诊治的开始应着眼于筛选能影响处理的特异性病因,检测心包积液和注意其他超声心动图异常,并给予对症治疗。胸痛可以服用布洛芬600～800 mg,每天3次,如果疼痛消失可以停用,如果对非甾体抗炎药物不敏感,可能需要给予糖皮质激素,口服泼尼松 60 mg,每天 1 次,1 周内逐渐减量至停服,也可以给予辅助性麻醉类止痛剂。急性非特异性心包炎和心脏损伤后综合征患者可有心包炎症,反复发作成为复发性心包炎,可以给予秋水仙碱 0.5~1 mg,每天 1 次,至少 1 年,缓慢减量至停药。如果是心包积液影响了血流动力学稳定,可以行心包穿刺。病因明确后应该针对病因进行治疗。

(五)护理评估

1.健康史

了解患者有无结核病史和近期有无纵隔、肺部或全身其他部位的感染史,有无风湿性疾病、心脏疾病、肾病及肿瘤、外伤、过敏、放射性损伤的病史。

2.身体状况

(1)全身症状:多由原发疾病或心包炎症本身引起,感染性心包炎常有畏寒、发热、肌肉酸痛、出汗等全身感染症状,结核性心包炎还有低热、盗汗、乏力等。

(2)心前区疼痛:为最初出现的症状,是纤维蛋白性心包炎的重要表现,多见于急性非特异心包炎和感染性心包炎(不包括结核性心包炎)。部位常在心前区或胸骨后,呈锐痛或刺痛,可放射至颈部、左肩、左臂、左肩胛区或左上腹部,于体位改变、深呼吸、咳嗽、吞咽、取左侧卧位时明显。

(3)呼吸困难:呼吸困难是渗出性心包炎最突出的症状。心脏压塞时,可有端坐呼吸、呼吸浅快、身体前倾和口唇发绀等。

(4)心包摩擦音:心包摩擦音是心包炎特征性体征,在胸骨左缘第 3、4 肋间听诊最清楚,呈抓刮样粗糙音,与心音的发生无相关性。部分患者可在胸壁触到心包摩擦感。

(5)心包积液征及心脏压塞征:心浊音界向两侧扩大,并随体位改变而变化,心尖冲动弱而弥散或消失,心率快,心音低而遥远。颈静脉怒张,肝大,有腹水,下肢水肿。血压下降,脉压变小,奇脉,甚至出现休克征象。

(6)其他:气管、喉返神经、食管等受压,可出现刺激性咳嗽、声音嘶哑、吞咽困难等。

3.心理状况

患者常因住院影响工作和生活、心前区疼痛、呼吸困难而紧张、烦躁。急性心脏压塞时可出现晕厥,患者更感到恐慌、不安。

(六)护理诊断

1.疼痛(心前区疼痛)

疼痛与心包纤维蛋白性炎症有关。

2.气体交换受损

气体交换受损与肺淤血及肺组织受压有关。

3.心排血量减少

心排血量减少与大量心包积液妨碍心室舒张充盈有关。

4.体温过高

体温过高与感染有关。

5.焦虑

焦虑与住院影响工作、生活及病情重有关。

(七)护理目标

(1)疼痛减轻或消失。

(2)呼吸困难减轻或消失。

（3）心排血量能满足机体需要，心排血量减少症状和肺淤血症状减轻或消失。

（4）体温降至正常范围。

（5）焦虑感消失，情绪稳定。

（八）护理措施

1.一般护理

（1）保持病房安静、舒适、空气新鲜，温度、湿度适宜；帮助患者取半卧位或前倾坐位，提供床头桌便于患者伏案休息，以减轻呼吸困难。

（2）给予低热量、低动物脂肪、低胆固醇、含适量蛋白质和富含维生素的食物。嘱患者少食多餐，避免饱餐及刺激性食物，禁烟、酒。有肺淤血症状时给低盐饮食。

（3）出现呼吸困难或胸痛时立即给予氧气吸入，一般为 $1 \sim 2$ L/min，持续吸氧，嘱患者少说话，以减少耗氧。

（4）患者心前区疼痛时，遵医嘱适当给予镇静剂以减轻疼痛，嘱患者勿用力咳嗽或突然改变体位，以免诱发或加重心前区疼痛。

（5）患者畏寒或打寒战时，注意为其保暖；高热时，给予物理降温或按医嘱给予小剂量退热剂，退热时需补充体液，以防虚脱，及时为其揩干汗液，更换衣服、床单，防止受凉。

（6）鼓励患者说出感受，向患者简要介绍病情和进行必要的解释，给予心理安慰，使者产生信任、安全感。

2.病情观察

（1）定时监测和记录生命体征，了解患者心前区疼痛的变化情况，密切观察心脏压塞的表现。

（2）患者呼吸困难，血压明显下降，口唇发绀，面色苍白，心动过速，甚至休克时，应及时向医师报告，并做好心包穿刺的准备工作。

（3）对水肿明显和应用利尿剂治疗的患者，需准确记录出入量，观察水肿部位的皮肤及有无乏力、恶心、呕吐、腹胀、心律不齐等低血钾表现，并定期复查血清钾，出现低血钾症时遵医嘱及时补充氯化钾。

3.心包穿刺术护理

（1）术前：应备好心包穿刺包、急救药品及器械。向患者做好解释工作，将治疗的意义、过程、术中配合等告诉患者（如术中勿剧烈咳嗽或深呼吸），必要时遵医嘱给予少量镇静剂。

（2）术中：应陪伴患者，给予支持、安慰。熟练地配合医师进行穿刺治疗，配合医师观察心电图，出现 ST 段抬高或室性期前收缩提示针尖触及心室壁，出现 PR 段抬高和房性期前收缩，则提示针尖触及心房，应提醒医师立即退针。

（3）术后：应记录抽液量和积液性质，按要求留取标本并送检。嘱患者绝对卧床 4 h，可采取半卧位或平卧位。密切观察患者的血压、呼吸、脉搏、心率及心律的变化，并做好记录，发现异常及时进行处理。如患者因手术刺激出现胸痛或精神紧张而影响休息，可给予镇静剂。

4.健康指导

告知急性心包炎患者，经积极病因治疗，大多数患者可以痊愈，仅极少数患者的急性心包炎会演变成慢性缩窄性心包炎。因此，必须坚持足够疗程的有效药物治疗，以预防缩窄性心包炎。指导患者充分休息，摄取高热量、高蛋白、高维生素、易消化的饮食，限制钠盐的摄入量；防寒保暖，防止呼吸道感染。

（九）护理评价

（1）心前区疼痛是否缓解，能否随意调整体位，深呼吸、咳嗽、吞咽是否受影响，心包摩擦音是否消失。

（2）呼吸的频率及深度是否已恢复正常，发绀是否消失。

（3）血压和脉压是否已恢复正常，水肿、肝大等心脏压塞征象是否好转或已消失。

（4）体温是否下降或已恢复正常，血白细胞计数是否正常。

（5）紧张、烦躁、恐慌不安等不良心理反应是否消失，情绪是否稳定。

二、慢性缩窄性心包炎

（一）病因与病理

1.病因

慢性缩窄性心包炎继发于急性炎症，其原因为结核或其他感染、创伤和心脏手术等。在我国该病以结核性为最常见，其次为化脓性或创伤性心包炎演变而来，少数与心包肿瘤、急性非特异性心包炎及放射性心包炎等有关。

2.病理

缩窄性心包炎继发于急性心包炎。发生急性心包炎后，随着积液逐渐被吸收，可有纤维组织增生，心包增厚粘连，壁层与脏层融合钙化。心包缩窄使心室舒张期扩展受阻，心室舒张期充盈减少，使心搏量下降，导致动脉系统供血不足，进一步发展会影响心脏收缩功能，使静脉回流受阻，出现静脉系统淤血。

（二）临床表现

1.症状

起病隐匿，常于急性心包炎后数月至数年发生心包缩窄。早期症状为劳力性呼吸困难，严重时患者不能平卧，呈端坐呼吸。常见食欲不振、腹部胀满或疼痛、头晕、乏力等症状。

2.体征

（1）心脏体征：①心尖冲动减弱或消失。②心浊音界正常或稍大，心音低而遥远。③部分患者在胸骨左缘第3、4肋间于舒张早期可听到心包叩击音。④可出现期前收缩与房颤等。

（2）心包腔缩窄和心腔受压的表现：①出现静脉回流受限的体征，如颈静脉怒张、肝大、胸腹水、下肢水肿。②少数患者出现 Friedreich 征（舒张早期颈静脉突然塌陷现象）和 Kussmaul 征（吸气时颈静脉怒张明显，静脉压进一步上升），是充盈压过高的右心房在三尖瓣开放时压力骤然下降所致。③收缩压降低，舒张压升高，脉压变小，脉搏细弱无力。由于心排血量减少，反射性引起周围小动脉痉挛。

（三）辅助检查

1.实验室检查

可有轻度贫血，肝淤血，有肝功能损害，血浆精蛋白生成减少，肾淤血可有蛋白尿、一过性尿素氮含量升高。

2.X线检查

心搏减弱或消失，可出现心影增大，呈三角形，左、右心缘变直，主动脉弓小或难以辨认；上腔静脉扩张；心包钙化等。

3.心电图检查

心电图检查常提示心肌受累的范围和程度。主要表现为 QRS 波群低电压和 T 波倒置或低平；T 波倒置越深，提示心肌损害越重。

4.超声心动图检查

检查可见心包增厚、钙化、室壁活动减弱等表现。

5.CT 及核磁共振检查

CT 及核磁共振检查是识别心包增厚和钙化可靠与敏感的方法。心室呈狭窄的管状畸形、心房增大和下腔静脉扩张，可提示心包缩窄。

6.右心导管检查

检查可见肺毛细血管压力、肺动脉舒张压力、右心室舒张末期压力及右心房压力均升高 [＞33.3 kPa(250 mmHg)]等特征性表现。右心房压力曲线呈 M 型或 W 型，右心室压力曲线呈收缩压轻度升高、舒张早期下陷和舒张期的高原型曲线。

（四）治疗

慢性缩窄性心包炎是一种进展性疾病。心包增厚、临床症状和血流动力学表现不会自动逆转，外科心包剥离术是唯一确切的治疗。内科治疗包括利尿、扩张静脉和限盐。窦性心动过速是一种代偿机制，所以应该避免或谨慎使用 β 受体阻滞剂。针对房颤伴快心室率，地高辛为首选药物，并应该在 β 受体阻滞剂和钙离子拮抗剂之前使用，将心率控制在 80～90 次/分钟。

（五）护理评估

1.健康史

评估急性心包炎病史和治疗情况。

2.身体状况

起病缓慢，一般在急性心包炎后 2～8 个月逐渐出现明显的心脏压塞(体循环淤血和心排血量不足)征象。主要表现为不同程度的呼吸困难、头晕、乏力、衰弱、心悸、胸闷、咳嗽、腹胀、食欲缺乏、肝区疼痛等；体征主要有颈静脉怒张、肝大、腹水、下肢水肿等；心脏听诊有心音低钝，有心包叩击音及期前收缩、心房颤动等心律失常；晚期可有收缩压下降，脉压变小等。

3.心理状况

患者因病程漫长、生活不能自理或需要做心包切开术等而焦虑不安。

（六）护理诊断

1.活动无耐力

活动无耐力与心排血量不足有关。

2.体液过多

体液过多与体循环淤血有关。

（七）护理目标

(1)活动耐力增强，能胜任正常体力活动。

(2)水肿减轻或消退。

（八）护理措施

1.一般护理

(1)患者需卧床休息，心慌、气短、水肿症状减轻后，方可起床轻微活动，并逐渐增加活动量。合理安排每天的活动计划，以活动后不出现心慌、呼吸困难、水肿加重为控制活动量的标准。

（2）给予高蛋白、高热量、高维生素饮食，适当限制钠盐的摄入量，防止因低蛋白血症及水钠潴留而加重腹水及下肢水肿。

（3）因机体抵抗力低下及水肿部位循环不良、营养障碍，易形成压疮和继发感染，故应加强皮肤护理，以免产生压疮。

（4）加强与患者的沟通，体贴、关怀患者，和家属共同做好思想疏导工作，消除患者的不良心理反应，使患者树立信心，以良好的精神状态配合各项治疗。

2.病情观察

定时监测和记录生命体征，准确记录出入量，密切观察心脏压塞症状的变化，发现病情变化尽快向医师报告，以便及时处理。

3.心包切开术的护理

心包切开引流术的目的是缓解压迫症状，防止心肌萎缩。

（1）术前向患者说明手术的意义和手术的必要性、可靠性，解除患者的顾虑，使患者和家属增强对手术的心理适应性和对医务人员的信任感。

（2）术后做好引流管的护理，记录引流液的量和性质，并按要求留标本并送检；同时严密观察患者的脉搏、心率、心律和血压变化，如有异常及时向医师报告并协助处理。

4.健康指导

教育缩窄性心包炎患者应注意充分休息，加强营养，注意防寒保暖，防止呼吸道感染；应尽早接受手术治疗，以恢复血流动力学和明显改善临床症状。

（九）护理评价

（1）活动后心慌、气短、乏力等症状有无减轻或缓解，日常生活能否自理。

（2）水肿是否减轻或已消失，颈静脉怒张、肝大、腹水等是否减轻或已恢复正常。

（王淑娟）

第六节　感染性心内膜炎

感染性心内膜炎为心脏内膜表面的微生物感染，伴赘生物形成。赘生物为大小不等、形状不一的血小板和纤维素团块，内含大量微生物和少量炎性细胞。瓣膜为最常受累部位，但感染也可发生在间隔缺损部位、腱索或心壁内膜。该病根据病程分为急性和亚急性：①急性感染性心内膜炎的特征为中毒症状明显；病程进展迅速，数天至数周引起瓣膜破坏；感染迁移多见；病原体主要为金黄色葡萄球菌。②亚急性感染性心内膜炎的特征为中毒症状轻；病程数周至数月；感染迁移少见；病原体以草绿色链球菌多见，其次为肠球菌。

感染性心内膜炎又可分为自体瓣膜、人工瓣膜和静脉药瘾者的心内膜炎。

一、自体瓣膜心内膜炎

（一）病因及发病机制

1.病因

链球菌和葡萄球菌分别占自体心内膜炎病原微生物的65％和25％。急性自体瓣膜心内膜炎主要由金黄色葡萄球菌引起,少数由肺炎球菌、淋球菌、A 族链球菌和流感杆菌等所致。亚急性自体瓣膜心内膜炎最常见的致病菌是草绿色链球菌,其次为 D 族链球菌、表皮葡萄球菌,其他细菌较少见。

2.发病机制

(1)亚急性病例至少占 2/3,发病与下列因素有关。①血流动力学因素:亚急性感染性心内膜炎主要发生于器质性心脏病,这类器质性心脏病为心脏瓣膜病;其次为先天性心血管病,如室间隔缺损、动脉导管未闭、法洛四联症和主动脉瓣缩窄。赘生物常位于血流从高压腔经病变瓣口或先天缺损处至低压腔产生高速射流和湍流的下游,可能与这些部位的压力下降和内膜灌注减少,有利于微生物沉积和生长有关。高速射流冲击心脏或大血管内膜处致局部损伤易于感染。②非细菌性血栓性心内膜炎病变:当心内膜的内皮受损,暴露其下结缔组织的胶原纤维时,血小板在该处聚集,形成血小板微血栓和纤维蛋白沉着,成为结节样无菌性赘生物,称非细菌性血栓性心内膜病变。③短暂性菌血症:各种感染或细菌寄居的皮肤黏膜的创伤常导致暂时性菌血症,循环中的细菌若定居在无菌性赘生物上,即可发生感染性心内膜炎。④细菌感染无菌性赘生物:取决于发生菌血症之频度和循环中细菌的数量、细菌黏附于无菌性赘生物的能力。草绿色链球菌从口腔进入血流的机会频繁,黏附力强,因而成为亚急性感染性心内膜炎的最常见致病菌。

细菌定居后,迅速繁殖,促使血小板进一步聚集和纤维蛋白沉积,感染赘生物增大。当赘生物破裂时,细菌又被释放进入血流。

(2)急性自体瓣膜心内膜炎的发病机制尚不清楚,主要累及正常心瓣膜,主动脉瓣常受累。病原菌来自皮肤、肌肉、骨骼或肺等部位的活动感染灶。循环中细菌量大,细菌毒力强,具有高度侵袭性和黏附于内膜的能力。

(二)临床表现

1.症状

从暂时的菌血症至出现症状的时间长短不一,多在 2 周以内。

(1)亚急性感染性心内膜炎起病隐匿,可有全身不适、乏力、食欲不振、面色苍白、体重减轻等非特异性症状,头痛、背痛和肌肉关节痛常见。发热是最常见的症状,多呈弛张热型,午后和夜间体温较高,伴寒战和盗汗。

(2)急性感染性心内膜炎以败血症为主要临床表现。起病急骤,进展迅速,患者出现高热、寒战、呼吸急促,伴有头痛、背痛、胸痛和四肢肌肉关节疼痛,突发心力衰竭者较为常见。

2.体征

(1)心脏杂音:80%～85%的患者可闻及心脏杂音,杂音性质的改变为该病的特征性表现,急性者要比亚急性者更易出现杂音强度和性质的变化,可由基础心脏病和/或心内膜炎导致瓣膜损害所致,与赘生物的生长和破裂、脱落有关。腱索断裂或瓣叶穿孔是迅速出现新杂音的重要因素。

(2)周围体征:多为非特异性,近年已不多见。①瘀点,可出现于任何部位,以锁骨以上皮肤、口腔黏膜和睑结膜常见。②指和趾甲下线状出血。③Osler 结节,为指和趾垫出现的豌豆大的红色或紫色痛性结节,略高出皮肤,常见于亚急性者。④Roth 斑,为视网膜的卵圆性出血斑块,其中心呈白色,多见于亚急性者。⑤Janeway 损害,是位于手掌或足底,直径 1～4 mm 的无压痛出血红斑,常见于急性者。

(3)动脉栓塞:多见于病程后期,但对于约 1/3 的患者是首发症状。赘生物引起动脉栓塞占

20％～40％，栓塞可发生在机体的任何部位。脑、心脏、脾、肾、肠系膜、四肢和肺为临床常见的动脉栓塞部位。脑栓塞时可出现神志和精神改变、视野缺损、失语、吞咽困难、瞳孔大小不对称、偏瘫、抽搐或昏迷等表现。肾栓塞时常出现腰痛、血尿等，严重者可有肾功能不全。脾栓塞时，患者出现左上腹剧痛，呼吸或体位改变时加重。肺栓塞时常发生突然胸痛、气急、发绀、咯血。

（4）其他：贫血较常见，主要由感染导致骨髓抑制而引起，多为轻度、中度，晚期患者可重度贫血。15％～50％的病程超过 6 周的患者可有脾大。部分患者可见杵状指（趾）。

（三）并发症

（1）心脏并发症：心力衰竭为最常见并发症，其次为心肌炎。

（2）动脉栓塞和血管损害多见于病程后期，对于部分患者可为首发症状。①脑：约 1/3 的患者有神经系统受累，表现为脑栓塞、脑细菌性动脉瘤、脑出血（细菌性动脉瘤破裂引起）和弥漫性脑膜炎。患者出现神志和精神改变、失语、视野缺损、轻偏瘫、抽搐或昏迷等表现。②肾：大多数患者有肾脏损害，包括肾动脉栓塞、肾梗死、肾小球肾炎和肾脓肿。迁移性脓肿多见于急性患者。肾栓塞常血尿、腰痛等，严重者可有肾功能不全。③脾：发生脾栓塞，患者出现左上腹剧痛，呼吸或体位改变时加重。④肺：肺栓塞常突然胸闷、气急、胸痛、发绀、咯血等。⑤动脉：肠系膜动脉损害可出现急腹症症状；肢体动脉损害出现受累肢体变白或发绀、发冷、疼痛、跛行，甚至动脉搏动消失。⑥其他：可有细菌性动脉瘤。迁移性脓肿多见于急性期患者。

二、人工瓣膜心内膜炎

发生于人工瓣膜置换术后 60 d 以内者为早期人工瓣膜心内膜炎，60 d 以后发生者为晚期人工瓣膜心内膜炎。早期人工瓣膜心内膜炎常为急性暴发性起病，约 1/2 的致病菌为葡萄球菌，致病菌还包括革兰氏阴性杆菌和真菌。晚期人工瓣膜心内膜炎以亚急性表现常见，致病菌以链球菌最常见，其次为葡萄球菌。除赘生物形成外，常致人工瓣膜部分破裂、瓣周漏、瓣环周围组织和心肌脓肿，最常累及主动脉瓣。术后发热，出现心杂音，脾大或有周围栓塞征，血培养同一种细菌呈阳性结果至少 2 次，可诊断该病。该病预后不良，难以治愈。

三、静脉药瘾者心内膜炎

静脉药瘾者心内膜炎多见于年轻男性。致病菌最常来源于皮肤，药物污染所致者较少见。金黄色葡萄球菌为主要致病菌，其次为链球菌、革兰氏阴性杆菌和真菌。该病大多累及正常心瓣膜，三尖瓣受累占 50％以上，其次为主动脉瓣和二尖瓣受累。急性发病者多见，常伴有迁移性感染灶。亚急性表现多见于有感染性心内膜炎史者。伴右心金黄色葡萄球感染者的年轻患者的病死率在 5％以下，而左心革兰氏阴性杆菌和真菌感染者预后不良。

四、护理

（一）护理目标

患者的体温恢复正常，心功能改善，活动耐力增加；营养改善，抵抗力增强；焦虑减轻，未发生并发症并发症或发生后被及时控制。

（二）护理措施

1.一般护理

（1）休息与活动：急性感染性心内膜炎患者应卧床休息，限制活动，保持环境安静、空气新鲜，减少探视。亚急性感染性心内膜炎患者可适当活动,但应避免剧烈运动及情绪激动。

(2)饮食:给予清淡、高热量、高蛋白、高维生素、低胆固醇、易消化的半流食或软食,补充营养和水分。心力衰竭者适当限制钠盐的摄入量。注意变换饮食的口味,鼓励患者多饮水,做好口腔护理,以增进食欲。

2.病情观察

(1)观察体温及皮肤黏膜变化:每 4~6 h 测量一次体温,准确绘制体温曲线,以反映体温的动态变化,判断病情进展及治疗效果。评估患者有无皮肤瘀点、指(趾)甲下线状出血、Osler 结节等皮肤黏膜病损。

(2)栓塞的观察:注意观察脑、肾、肺、脾和肢体动脉等栓塞的表现,脑栓塞时出现神志和精神改变、失语、偏瘫或抽搐等,肾栓塞时出现腰痛、血尿等,肺栓塞时发生突然胸痛、呼吸困难、发绀和咯血等,脾栓塞时出现左上腹剧痛,肢体动脉栓塞表现为肢体变白或发绀、皮肤温度降低、动脉搏动减弱或消失等。有变化及时向医师报告并协助处理。

3.发热护理

高热患者应卧床休息。使注意病室的温度和湿度适宜。给予冰袋物理降温或温水擦浴等,准确记录体温变化。患者出汗较多时可在其衣服和皮肤之间垫上柔软的毛巾,便于潮湿后及时更换,增强患者的舒适感,并防止因频繁更衣而导致患者受凉。保证被服干燥、清洁,以增加患者的舒适感。

4.用药护理

抗微生物药物治疗是最重要的治疗措施。遵医嘱给予抗生素治疗,观察用药效果。坚持大剂量、全疗程、长时间的抗生素治疗,严格按照时间点用药,以确保维持有效的血药浓度。注意保护静脉,可使用静脉留置针,避免多次穿刺而增加患者的痛苦。注意观察药物的不良反应。

5.正确采集血培养标本

告诉患者暂时停用抗生素和反复多次采血培养的必要性,以取得患者的理解与配合。该病的菌血症为持续性,无须在体温升高时采血。每次采血量为 10~20 mL,做需氧菌和厌氧菌培养,至少培养 3 周。

(1)对未经治疗的亚急性患者,应在第一天每间隔 1 h 采血 1 次,共 3 次。如次日未见细菌生长,重复采血 3 次后,开始抗生素治疗。

(2)对用过抗生素者,停药 2~7 d 再后采血。

(3)急性患者入院后应立即为其安排采血,在 3 h 内每隔 1 h 采血 1 次,共取 3 次血标本后,按医嘱开始治疗。

6.心理护理

由于发热、感染不易控制,疗程长,甚至出现并发症,患者常出现情绪低落、恐惧心理,应加强与患者的沟通,耐心解释治疗的目的与意义,安慰、鼓励患者,给予心理支持,使其积极配合治疗。

7.健康指导

教患者及其家属有关该病的知识,告知坚持足够疗程的抗生素治疗的重要意义。在给患者施行口腔手术,泌尿道、生殖道和消化道的侵入性检查或外科手术前应预防性使用抗生素。嘱患者注意防寒保暖,保持口腔和皮肤清洁,少去公共场所,减少病原体入侵的机会。教会患者自我监测体温变化、有无栓塞表现,定期门诊随访。教育家属应给患者照顾、精神支持,鼓励患者积极治疗。

（三）护理评价

通过治疗和护理，患者的体温基本恢复正常，心功能得到改善，活动耐力提高；营养状况改善，抵抗力增强；焦虑减轻，未发生并发症或并发症发生后得到及时控制。

（王淑娟）

第七节　恶性心律失常

恶性心律失常是指在短时间内引起血流动力学障碍，导致患者晕厥甚至猝死的心律失常。它主要指危及生命的室性心律失常，如危险性室性期前收缩（多源性室性期前收缩、成对室性期前收缩、伴有 R-on-T 现象的期前收缩），持续室性心动过速（室速），尖端扭转型室性心动过速，心室扑动（室扑）与心室颤动（室颤），严重室内传导阻滞或完全性房室传导阻滞等。它是根据心律失常的程度及性质分类的一类严重心律失常，也是一类需要紧急处理的心律失常。

一、期前收缩

根据异位起搏点部位的不同，期前收缩可分为房性、房室交界区性和室性期前收缩。期前收缩起源于一个异位起搏点，称为单源性；起源于多个异位起搏点，称为多源性。

临床上将偶尔出现的期前收缩称为偶发性期前收缩。如果期前收缩>5 个/分钟，称为频发性期前收缩。如每一个窦性搏动后出现一个期前收缩，称为二联律；每两个窦性搏动后出现一个期前收缩，称为三联律；每一个窦性搏动后出现两个期前收缩，称为成对期前收缩。

（一）病因及发病机制

1.病因

各种器质性心脏病（如冠心病、心肌炎、心肌病、风湿性心脏病、二尖瓣脱垂）可引起期前收缩。电解质紊乱、应用某些药物亦可引起期前收缩。另外，健康人在过度劳累、情绪激动、大量吸烟和饮酒、饮浓茶、喝咖啡时可发生期前收缩。

2.发病机制

心律失常有多种不同机制，如返折、异常自律性、后除极触发激动，主要心律失常的电生理机制主要包括冲动形成异常、冲动传导异常以及两者并存。

（1）冲动形成异常。①常自律性状态：窦房结、结间束、冠状窦口周围、房室结的远端和希氏束-浦肯野系统的心肌细胞均有自律性。自主神经系统兴奋性改变或心肌传导系统的内在病变，均可导致原有正常自律性的心肌细胞发放不适当的冲动，如窦性心律失常、逸搏心律。②异常自律性状态：正常情况下心房、心室肌细胞是无自律性的快反应细胞，病变使膜电位降低达$-50\sim-60$ mV 时，这些细胞出现异常自律性，而原本有自律性的快反应细胞（浦肯野纤维）的自律性也增高，异常自律性引起心律失常，如房性或室性快速心律失常。③后除极触发激动：当局部儿茶酚胺浓度升高、血钾含量高、血钙含量高、洋地黄中毒及心肌缺血再灌注时，心房、心室与希氏束-浦肯野系统在动作电位后可产生除极活动，被称为后除极。若后除极的振幅增大并抵达阈值，便可引起反复激动，可导致持续性快速性心律失常。

（2）冲动传导异常。

折返是所有快速性心律失常最常见的发病机制,传导异常是产生折返的基本条件。传导异常包括:①心脏两个或多个部位的传导性与应激性各不相同,相互连接形成一个有效的折返环路;②折返环的两支应激性不同,形成单向传导阻滞;③另一个通道传导缓慢,使原先发生阻滞的通道有足够的时间恢复兴奋性;④原先阻滞的通道再次激动,从而完成一次折返激动。冲动在环内反复循环,从而产生持续而快速的心律失常。

（二）临床表现

偶发期前收缩大多无症状,可有心悸或感到1次心跳加重或有心跳暂停感。频发期前收缩使心排血量降低,引起乏力、头晕、胸闷等。

脉搏检查可有脉搏不齐,有时期前收缩本身的脉搏减弱。听诊呈心律不齐,期前收缩的第一心音常增强,第二心音相对减弱甚至消失。

（三）辅助检查

1.房性期前收缩

特点:①P波提前发生,其形态与窦性P波稍有差异,提前发生的P波P-R间期>0.12 s;②提前的P波后继以形态正常的QRS波;③期收缩后常可见不完全性代偿间歇。

2.房室交界性期前收缩

特点:①提前出现的QRS-T波群,该QRS-T波形态与正常窦性激动的QRS-T波群基本相同;②P波为逆行型(在标准的Ⅱ导联、Ⅲ导联与aVF导联中倒置),可出现在QRS波群之前(P-R间期<0.12 s),或出现在QRS波群之后(R-P间期<0.20 s),偶尔可埋没于QRS波群之内;③期前收缩后多见有完全性代偿间歇。

3.室性期前收缩

特点:①提前出现的QRS-T波群前无P波;②提前出现的QRS波群宽大、畸形,时限通常大于0.12 s;③T波与QRS波群主波方向相反;④期前收缩后可见完全性代偿间歇。

4.室性期前收缩的类型

间位性室性期前收缩即室性期前收缩恰巧插入两个窦性搏动之间;二联律指每个窦性搏动后跟随一个室性期前收缩,三联律指每两个窦性搏动后跟随一个室性期前收缩,如此类推;连续发生两个室性期前收缩称为成对室性期前收缩;同一导联内室性期前收缩形态不同者称多形或多源性室性期前收缩。

（四）诊断

1.病因与诱因

期前收缩可发生于正常人,但是心脏神经症与器质性心脏病患者更易发生。情绪激动、精神紧张、疲劳、消化不良、过度吸烟、过度饮酒或喝浓茶都可引发期前收缩。冠心病、心肌炎、晚期二尖瓣病变、甲亢性心脏病患者常易发生期前收缩。洋地黄、奎尼丁、拟交感神经类药物、氯仿、环丙烷麻醉药等的毒性作用,缺钾,心脏手术或者心导管检查均可引起期前收缩。

2.临床表现特点

期前收缩可无症状,亦可有心悸或心搏骤停感。频发的期前收缩可导致乏力、头晕等,原有心脏病者可诱发或者加重心绞痛或心衰。听诊可发现心律不齐,期前收缩后有较长的代偿间歇。期前收缩的第一心音多增强,第二心音多减弱或消失。期前收缩呈二联律或三联律时,可听到每两次或三次心搏后有长间歇。期前收缩插入2次正规心搏间,可表现为3次心搏连续。脉搏触诊可发现间歇脉。

3.辅助检查

辅助检查依据心电图的特点。

（五）治疗

1.病因治疗

积极治疗病因,消除诱因,例如,改善心肌供血,控制炎症,纠正电解质紊乱,防止情绪紧张和过度疲劳。

2.对症治疗

偶发期前收缩无重要临床意义,不需要特殊治疗,亦可用小量镇静药或β受体阻滞剂。对症状明显、呈联律的期前收缩需应用抗心律失常药物来治疗,如频发房性、交界区性期前收缩,常选用维拉帕米、β受体阻滞剂等。对室性期前收缩常选用利多卡因、胺碘酮等。对洋地黄中毒引起的室性期前收缩应立即停用洋地黄,并给予钾盐和苯妥英钠。

二、室性心动过速

室性心动过速(ventricular tachycardia,VT)简称室速,是指起源于希氏束分叉以下部位、自发、连续3个和3个以上、频率＞100次/分钟的室性心动过速。该病常见于器质性心脏病,如冠心病、急性心肌梗死或急性缺血、各种心肌病,也见于心肌炎、风心病、二尖瓣脱垂、主动脉瓣狭窄、先天性心脏病中伴有肺动脉高压和右心室发育不良者,亦可由严重电解质紊乱、药物中毒或心脏手术引起。

一次室速发作的持续时间超过30 s,或不到30 s即引起血流动力学的紊乱,必须紧急处理,为持续性室速。若发作不足30 s即自动终止,则为非持续性室速。

（一）临床表现

(1)轻者可无自觉症状或仅有心悸、胸闷、乏力、头晕、出汗等轻微的不适感。

(2)器质性心脏病并发室速,伴发频率较快者常出现血流动力学紊乱,出现心慌、胸闷、气促、低血压、休克、眩晕和昏厥,也可出现急性心衰、急性肺水肿、呼吸困难、心绞痛,心肌梗死和脑供血不足,甚至发展为心室扑动/心室颤动、阿-斯综合征而猝死。

(3)心率为130～200次/分钟,节律整齐或轻微不齐,第一心音强弱不等,颈静脉搏动与第一心音不一致,可见"大炮波"。有血流动力学障碍者可出现血压降低、呼吸困难、大汗、四肢冰冷等表现。

（二）心电图检查

(1)连续出现3个或3个以上宽大、畸形的QRS波,QRS间期＞0.12 s,P波与QRS波之间无固定关系,常伴ST-T改变。

(2)心率为100～250次/分钟,心律规则或略不规则。

(3)可有房室分离、心室夺获或/和室性融合波。

(4)可有单形性和多形性室速。

(5)室速前后可见室性期前收缩,形态通常一致,但也有不一致者。

(6)室速可自行终止,终止前常有频率和节律的改变,也可转变为室扑或室颤,转变前多有心室率的加速。

（三）治疗原则

（1）无器质性心脏病患者发生非持续性室速，如无症状及晕厥发作，无须进行治疗。持续性室速发作，无论有无器质性心脏病，均应给予治疗。对有器质性心脏病的非持续性室速亦应考虑治疗。

（2）对无血流动力学障碍者，可应用利多卡因、索他洛尔、普罗帕酮等药物终止室速。药物无效时，可选用胺碘酮或直流电复律。

（3）对有血流动力学障碍者，首选同步直流电复律。

（4）对洋地黄中毒引起的室速，不宜用电复律，应给予药物治疗。

（5）消除诱发室性心动过速的诱因，如纠正低钾血症、休克，停用洋地黄制剂。

（6）积极治疗原发病，例如，积极治疗心功能不全，重建冠脉血运以改善心肌供血。

（四）疗效标准

1.痊愈

通过射频消融消除室速病灶，使其不再发作或通过植入式心律转复除颤器（ICD）自动转复治疗室速发作或治疗原发疾病、消除室速的诱发因素后室速不再发作。

2.好转

通过各种治疗手段室速发作频率、持续时间明显减少。

3.加重

室速发作频率、持续时间明显增加，临床症状加重。

（五）预防复发

（1）去除病因，例如，治疗心肌缺血，纠正水、电解质平衡紊乱，治疗低血压、低钾血症，治疗充血性心力衰竭，这些有助于减少室速发作的次数。

（2）窦性心动过缓或房室传导阻滞时，心室率过于缓慢，有利于室性心律失常的发生，可给予阿托品治疗，或应用人工心脏起搏。

（3）考虑药物长期治疗的毒副作用，最好通过电生理检查来筛选。

（4）对 QT 间期延长的患者优先选用ⅠB类药，如美西律。普罗帕酮疗效确切，不良反应较少，亦可优先选用。

（5）β受体阻滞剂能降低心肌梗死后猝死的发生率，对预防心梗后心律失常的疗效较好。

（6）维拉帕米对大多数室速无预防效果，但可应用于"维拉帕米敏感性室速"患者，此类患者常无器质性心脏病基础，QRS 波群呈右束支传导阻滞伴有电轴左偏。

（7）单一药物无效时，可联合应用作用机制不同的药物，各药物用量均可减少。

（8）对缓慢性心律失常基础上出现的室速，可考虑安装起搏器，并合用抗心律失常药物。

（9）对发作时有明显血流动力学障碍者、通过射频消融术不能根治的室性心动过速者，可植入 ICD 预防心脏性猝死。

（10）持续性室速或心脏骤停复苏后患者如有器质性心脏病，首选 ICD。

（11）对特发性室速，可经导管射频消融术予以根治。

三、尖端扭转型室性心动过速

尖端扭转型室速（torsade de pointes，TDP）是多形性室性心动过速的一个特殊类型，发作时 QRS 波形态多变，振幅与波峰呈周期性改变，主波方向沿等电位线向上或向下波动而近似扭转。

通常在原发或继发性 QT 间期延长的基础上发生。病因可为先天性,有低钾血症或低镁血症,应用ⅠA 类药物或某些ⅠC 类药物、吩嗪类和三环类抗抑郁药,颅内病变,心动过缓(特别是三度房室传导阻滞)等。

(一)临床表现

(1)心律绝对不规则,脉搏细速,常可闻及分裂的心音和奔马律。

(2)面色苍白,四肢厥冷,可伴有不同程度的神经、精神症状。

(二)心电图检查

(1)发作时 QRS 波群的振幅与波群呈周期性改变,宛如围绕等电位线扭转,频率为 200～250 次/分钟。

(2)可发生在窦性心动过缓或完全性传导阻滞的基础上。

(3)QT 间期通常大于 0.5 s,U 波明显,T-U 波融合,有时这种异常仅出现在心动过速前一个心动周期。

(4)室性期前收缩发生在舒张晚期,落到前面 T 波终末部分可诱发室速。

(5)长-短周期序列之后,易诱发尖端扭转型室性心动过速。

(6)短联律间期的尖端扭转型室速,其前无长间歇或心动过速,配对间期极短,易发展为室颤。

(7)无 QT 间期延长的多形性室速有时类似于尖端扭转型室速,应予以鉴别。

(三)治疗原则

(1)纠正可逆性诱因及病因,尤其是导致 QT 间期延长的病变或药物。

(2)首先静脉注射硫酸镁(硫酸镁 2 g 加入生理盐水中,稀释至 40 mL,缓慢注射,然后以8 mg/min 静脉滴注)。

(3)避免使用ⅠA 类、ⅠC 类和Ⅲ类可加重 QT 间期延长的药物。

(4)缓慢心律失常时,临时选用异丙基肾上腺素或阿托品或起搏治疗。

(5)对先天性长 QT 综合征患者,可选用 β 受体阻滞剂、左颈胸交感神经切断术或 ICD 等。

(四)预防复发

(1)长期口服 β 受体阻滞剂。

(2)对于获得性药物或电解质紊乱造成的扭转性室速,清除诱因可预防复发。

四、心室扑动与心室颤动

心室扑动与心室颤动分别简称室扑与室颤,分别为心室肌快而微弱的无效收缩或各部位心室肌不协调乱颤,心脏无排血,心音和脉搏消失,心、脑等器官和周围组织血液灌注停止,导致阿-斯综合征发作和猝死。室扑与室颤为致命性心律失常,常见于急性心肌梗死、心肌炎、完全性房室传导阻滞、严重低钾血症与高钾血症、心脏手术、低温麻醉、心血管造影或心导管检查术、严重缺氧、电击以及溺水等。

(一)临床表现

(1)意识丧失,抽搐,呼吸不规则或停顿,甚至死亡。

(2)心音消失,脉搏摸不到,血压测不出,瞳孔散大,对光反射消失等。

(二)心电图检查

(1)心室扑动呈正弦波图形,波幅大而规则,频率为 150～300 次/分钟,不能区分 QRS 波群与 ST-T 波群,很快转为室颤。

(2)心室颤动,无法识别 QRS 波群、ST 段与 T 波,代之以形态、振幅和间期绝对不规则的小振幅波,频率为 250～500 次/分钟,持续时间较短,若不及时抢救,心电活动很快消失。

(三)治疗原则

(1)立即进行心肺脑复苏。

(2)电除颤,若无效,静脉注射肾上腺素,再次电除颤。若无效,静脉注射胺碘酮后电除颤。

(四)预防

(1)进行病因防治。

(2)监测室性心律失常,或以心电图运动负荷试验或临床电生理技术诱发室性快速心律失常,以识别发生原发性室颤的高危患者。

(3)应用抗心律失常药物消除室速,减少复杂性室性期前收缩(如室性期前收缩连发、多源性室性期前收缩、伴 R-on-T 的室性期前收缩)。

(4)用起搏器或手术治疗慢性反复发作的持久性室速或预激综合征伴心室率快速的房颤、房扑患者。

(5)用冠状动脉旁路移植术或经皮冠状动脉球囊扩张术、旋切术、旋磨术、激光消融术、支架放置术等改善心肌供血。切除室壁瘤及其边缘部内膜下组织以切断室性心律失常的折返途径。

(6)急性心肌梗死后长期应用 β 受体阻滞剂。

五、护理

(一)一般护理

(1)执行内科一般护理常规。

(2)严重心律失常患者应卧床休息;当心律失常发作导致心悸、胸闷、头晕等不适时采取高枕卧位或半卧位,避免左侧卧位,因取左侧卧位时患者常能感觉到心脏搏动而使不适感加重。

(3)给氧:根据患者心律失常的类型及缺氧症状,对伴有血流动力学障碍,出现胸闷、发绀的患者,给予 2～4 L/min 的氧气吸入。

(4)保持大便通畅。心动过缓患者避免排便时屏气,以免兴奋迷走神经而加重心动过缓。

(二)饮食护理

(1)给予低热量、易消化的饮食。嘱患者避免饱餐及摄入浓茶、咖啡等易诱发心律失常的兴奋性食物,禁止吸烟和酗酒。

(2)合并低钾血症患者进食含钾高的食物(如橙子、香蕉)。

(三)用药护理

严格按医嘱按时、按量给予抗心律失常药物,静脉注射速度宜慢(腺苷除外),一般 5～15 min 内注射完,静脉滴注药物时尽量用输液泵调节速度。静脉用胺碘酮易引起静脉炎,应选择大血管,配制时药物的浓度不要过高,严密观察穿刺局部的情况,谨防药物外渗。观察患者的意识和生命体征,必要时监测心电图,注意用药前、用药过程中及用药后的心率、心律、PR 间期、QT 间期等变化,以判断疗效和有无不良反应。

(四)并发症护理

猝死护理。

1.评估危险因素

评估引起心律失常的原因,如有无冠心病、心力衰竭、心肌病、心肌炎、药物中毒、电解质紊乱、低氧血症和酸碱平衡失调。遵医嘱配合治疗,协助纠正诱因。

2.心电监护

对严重心律失常患者,应持续心电监护,严密监测心率、心律、心电图、生命体征、血氧饱和度。早期识别易猝死型心律失常,严密监测。

3.配合抢救

备好抗心律失常药物及其他抢救药品、除颤器、临时起搏器等。一旦发生猝死,立即配合抢救。

(五)病情观察

(1)对严重心律失常患者,应持续心电监护,密切监测心率、心律、血氧饱和度和血压,并及时记录病情变化,包括心律失常的类型、发作的频率和起止方式、患者出现的症状。

(2)当出现频发、多源、成对或"R-on-T"现象的室性期前收缩、阵发性室性心动过速、窦性停搏、二度和三度房室传导阻滞等严重心律失常时,应立即通知医师。

(3)配合医师进行危重患者的抢救,保证各种仪器(如除颤仪、心电图机、心电监护仪、临时起搏器)处于正常备用状态。

六、延续护理

(一)综合护理评估

1.健康基本情况的评估

(1)一般情况评估:评估患者的意识状态,观察脉搏、呼吸、血压有无异常。询问患者饮食习惯与嗜好、饮食量和饮食种类。评估患者有无水肿,水肿的部位、程度。评估患者皮肤有无破溃、压疮、手术伤口及外伤等。

(2)病史评估:询问患者有无明确药物过敏史,评估患者有无药物不良反应,评估患者既往史及家族史,询问患者有无跌倒史。

2.疾病相关评估

(1)评估患者心律失常的类型、发作频率、持续时间等,询问患者有无心悸、胸闷、乏力、头晕、晕厥等伴随症状。

(2)评估患者此次发病有无明显诱因,如体力活动,情绪波动,饮茶,喝咖啡,饮酒,吸烟,应用肾上腺素、阿托品等药,物。

(3)评估患者有无引起心律失常的基础疾病。甲状腺功能亢进、贫血、心肌缺血、心力衰竭等可引起窦性心动过速。甲状腺功能减退、严重缺氧、颅内疾病等可引起窦性心动过缓。窦房结周围神经核心肌的病变、窦房结动脉供血减少、迷走神经张力增大等可导致窦房结功能障碍。

(4)评估患者对疾病的认知:评估患者对疾病知识的了解程度、对治疗及护理的配合程度、经济状况等,评估患者的交流、抑郁程度。

常规行心电图、X线胸片、超声心动图、24 h动态心电图检查,将其作为早期筛查,心内电生理检查可明确是否进一步手术。常规采血测定生化、甲状腺功能、血常规等指标,评估心律失常的危险因素。

3.社会-心理评估

大部分心律失常会影响血流动力学,使患者有各种不适的感受,严重者有濒死感,从而产生焦虑、恐惧及挫败感。因此,要评估焦虑、恐惧及挫败感的程度,还要评估患者的应急能力及适应情况。可应用症状自评量表。

(二)连续护理实施

根据心律失常患者临床治疗护理常规,射频消融术及起搏器植入术术前、术后护理制定连续护理方案。使患者掌握术前、术中、术后注意事项,预防和减少高危患者并发症。指导患者保存术前、术后及复查的影像学资料。医务人员追踪患者术后恢复情况,减少心律失常复发率及术后并发症发生率。

1.入院时

患者从社区的疾病预防及健康观察,到医院的治疗阶段,主要由社区医师、心内科医师及护士参与,明确患者心律失常分型及发病的原因,了解患者在家中服药的情况及患者的情绪和心理状态。

(1)治疗相关方面。对社区建立健康档案的患者,护士要全面了解患者的既往健康信息。对所有患者应用心内科患者连续护理认知问卷对身体、心理及社会状况进行评估。协助患者完成必需的检查项目:血常规、尿常规、便常规、肝功能、肾功能、电解质、血糖、血脂、血沉、C反应蛋白、凝血功能、血型、感染性疾病筛查、X线胸片、心电图、24 h动态心电图。告知患者检查注意事项。

(2)护理相关方面。对某些功能性心律失常的患者,应鼓励其维持正常、规律的生活和工作,注意劳逸结合。严重心律失常患者疾病发作时,嘱患者绝对卧床休息。饱食、饮用刺激性饮料(浓茶和咖啡等)、吸烟、酗酒均可诱发心律失常,应避免。指导患者少食多餐,选择清淡、易消化、低盐、低脂和富含营养的饮食。心功能不全的患者应限制钠盐的摄入。应鼓励服用利尿剂的患者多食用富含钾的食物,如橘子、香蕉,避免出现低血钾而诱发的心律失常。

(3)社会-心理方面:患者入院后,责任护士要建立良好的护患关系,使患者以更加积极和健康的心态面对疾病,积极进行心理疏导,缓解患者紧张、焦虑的情绪。告知患者手术及麻醉方式,减少患者因知识缺乏造成的恐惧,必要时遵医嘱用镇静药物。

2.住院时

医疗团队由主管医师、护士组成。按照诊疗指南,对患者进行手术及非手术治疗。

(1)治疗相关方面:护士根据医嘱应用抗心律失常药物,对患者进行输液治疗;术后在监测患者心律的同时,对患者预防出血的注意事项及观察重点进行健康宣教,告知患者饮食注意事项,预防患者术后消化道反应。协助患者练习床上大小便,让患者保证充足的睡眠。

(2)护理相关方面护理措施如下。

抗心律失常药物护理:严格遵医嘱给予抗心律失常药物,注意给药途径、剂量、给药速度等。口服给药应按时、按量服用,静脉注射时应在心电监护下缓慢给药,观察用药中及用药后的心率、心律、血压、脉搏、呼吸、意识变化,观察疗效和药物的不良反应,及时发现药物引起的心律失常。

介入治疗的护理:①伤口的护理:患者回病房后每小时测1次血压,连续测6次,对动脉穿刺口用沙袋加压6 h,严密观察穿刺部位有无渗血、渗液及双下肢足背动脉搏动情况,注意双下肢皮肤温度、色泽有无异常变化,如有异常,及时通知医师。②体位的护理:嘱患者患侧肢体制动,卧床休息12 h;术后伸直穿刺侧肢体,制动10~12 h(动脉穿刺时)或6 h(静脉穿刺时),让患者取平卧位,保持髋关节制动,可进行足部的屈曲、后伸、内旋、外旋等;术后12 h(动脉穿刺)或6 h

(静脉穿刺)解绷带,解绷带后1h可下床活动。③饮食要求:患者在解除制动之前,进食软食、半流质饮食,避免辛辣、产气多的食物,进食时把头偏向一侧。④病情观察:出现特殊情况,及时和医师取得联系。心电监护24h,严密观察生命体征及病情变化,观察有无心律失常。对于室性期前收缩的射频消融治疗术后尤其要观察有无室性心动过速,同时给予24h动态心电图监测,观察有无心律失常发生,若有,观察心律失常的形态。经常巡视患者,询问有无胸闷、心悸等不适症状,做好患者生命体征的监护。

永久性人工起搏器植入术的护理:①伤口护理:对穿刺点用0.5 kg沙袋压迫4～6 h,观察伤口有无渗血,可在相应部位重新加压包扎,每日换药时,注意观察伤口皮肤的色泽,有无血肿形成。若皮下脂肪少,皮肤伤口张力较大,可采用沙袋简短压迫。术后静脉输液治疗,并注意观察体温的变化,连续测体温3日,每日4次,同时注意伤口有无感染现象。一般术后7～9日拆线。②体位护理:手术后帮患者取平卧位或左侧卧位,动作轻柔不宜翻动体位,以免电极导管移位,24 h禁止翻身,协助患者在床上大小便。24 h后可指导患者在床上轻度活动,嘱患者72 h后可在床边轻度活动,不要过度向前弯腰。活动时指导患者要循序渐进,由肢端关节活动开始。嘱患者避免用力搓擦,避免用力上举术侧手臂,避免突然弯腰、甩手、振臂等动作。③心电监护:术后心电监护36～48 h,严密观察起搏心电图,观察起搏的感知和起搏功能,并每日描记全导联心电图1次,尤其注意观察是否为有效起搏心律,以便尽早发现电极移位。

(3)社会心理方面。射频消融术及起搏器植入术术后患者常因疼痛、强迫体位等出现失眠、焦虑、恐惧等,应积极给予干预。告知患者可能出现疼痛的时间、程度,护士根据疼痛评估尺,给予患者减轻疼痛的措施,可以让患者的注意力集中于某项活动,如听轻音乐、阅读、看电视,也可使用放松疗法,依次放松各个部位肌肉,体验全身肌肉紧张和放松的感觉。指导患者多食用一些高热量、高蛋白、高纤维素,富含胶原蛋白、微量元素、维生素A及维生素C的易消化吸收的食物,注意补充水分,保持体内的水和电解质平衡。

3.出院前

在住院治疗转到居家康复的过渡阶段,心内科护士需要对患者进行心理指导,根据病情需要讲解按时复查和按时服药的重要性和必要性,使其积极配合。

(1)治疗相关方面:指导患者掌握疾病的基本知识,教会患者及其家属饮食管理,起搏器监测的时间及方法,告知患者及其家属出院后门诊复查时间、饮食的控制、锻炼的注意事项、复查资料保存的注意事项、联系医师及随访护士的方法。护士建立心律失常患者健康档案,医院保留患者家庭住址及联系方式,教会患者自测脉搏的方法以及指导患者及其家属学习心肺复苏相关知识。

(2)护理相关方面如下。

射频消融术:①告知患者出院后保持穿刺点局部干燥,在穿刺点长好以前尽量避免沾水。穿刺点出现红、肿、热、痛,提示发生了感染,应及时就医;②患者出院后1周内避免抬重物及特殊劳动,如给自行车打气,这样可以有效地预防渗血;③术后1～2周即可进行相对正常的生活和工作,但应避免重体力劳动或运动,1～2个月后可恢复完全正常的生活和工作;④出院后1～2周复查心电图1次,以后半年每1～3个月复查心电图1次,必要时复查X线胸片、超声心动图及动态心电图。

永久性人工起搏器植入术:①让患者学会自测脉搏,每日2次,每次至少3 min,取其每分钟的平均值并记录,如果每分钟少于预置心率5次即为异常,应及时到医院就诊。②用半导体收音机检测起搏器的功能,此方法适用于无自身心率的患者。具体方法:首先打开收音机,选择中波波段没有播音的区域,然后把收音机放在起搏器埋藏区,可听到规律的脉冲信号,根据信号的频率自测起搏频率。③避免接触内燃机、雷达、微波炉等强磁性物体;随身携带起搏器识别卡,写明何时安装起搏器及其类型,以便就医或通过机场安全门时,顺利通过检查。④告知患者出院后保持伤口局部干燥,在伤口愈合前尽量避免沾水。伤口出现红、肿、热、痛,提示发生了感染,应及时就医。

心内科护士建立射频消融术及起搏器植入术术后患者健康档案,医院保留患者家庭住址及联系方式。

(3)社会-心理方面:指导患者及家属掌握该病的康复治疗知识与自我护理方法,帮助分析和消除不利于疾病康复的因素,解除患者的心理负担,调整好睡眠,保证患者休息。

4.出院后

患者出院后出现心律失常复发及起搏器异位、感染等术后并发症,会严重影响治疗效果,甚至危及生命,需要加强相关护理。

(1)治疗相关方面:复诊指导,射频消融术出院后1~2周复查心电图1次,以后每1~3个月复查心电图1次直到半年,必要时复查X线胸片,超声心动图及动态心电图。永久性起搏器植入术术后3个月内每半月随访1次,3个月后每月随访1次,以后每半年随访1次。接近起搏器限定年限时,要缩短随访时间。若患者自觉心悸、胸闷、头晕、黑蒙或自测脉搏缓慢,应立即就医。

(2)护理相关方面如下。

饮食指导:合理的饮食可使病情得到控制,预防并发症。饮食宜低盐、低脂、清淡、易消化、高纤维素。患者应多食新鲜蔬菜和水果,保持大便通畅,忌饱餐,宜少食多餐,每顿七八分饱,每日可增至5餐。忌刺激性饮料,如浓茶、咖啡,嗜烟、酒可诱发心律失常。合并心力衰竭及使用利尿剂时应限制钠盐的摄入,多进含钾的食物,以减轻心脏负荷和防止低血钾症而诱发心律失常。

活动指导:保持良好的心情,改善生活方式,注意生活细节,促进身心休息。无器质性心脏病者应积极参加体育锻炼,调整自主神经功能。器质性心脏病患者可根据心功能情况适当活动,注意劳逸结合,避免情绪激动、过度兴奋或悲伤。最好由医师根据病情制订运动处方,选择正确的运动方式、强度、频率及时间,一般以打太极拳、慢跑、步行为主,3~4次/周,每次30 min。

用药指导:常用的钠通道阻滞剂有奎尼丁、普鲁卡因胺等。常见的不良反应有恶心、呕吐、腹泻、视觉和听觉障碍、窦性停搏、房室传导阻滞等。指导患者饭后服用此类药物,学会自测脉搏,服药期间勿驾驶、高空操作,避免靠近火源等。②β受体拮抗剂:常用的有普萘洛尔、美托洛尔等。此类药物可减慢心率,常见的不良反应有心动过缓、窦性停搏、房室传导阻滞、乏力、胃肠不适等,应注意不要突然停药。③钾通道阻滞剂:常用的有胺碘酮、索他洛尔等。常见的不良反应有转氨酶含量升高,角膜色素沉着,心动过缓,最严重的心外毒性为肺纤维化。指导患者定期检查,按医嘱服药,逐渐减量,复查肝功能。④钙通道阻滞剂:有维拉帕米等。常见的不良反应有低血压、心动过缓、房室传导阻滞等。指导患者改变体位时应缓慢,例如,睡醒后先躺一会儿,然后再慢慢坐起,定期检查心电图。

(3)社会-心理方面。保持乐观情绪,避免紧张焦虑和情绪激动,多参加益于健康的娱乐活动,保持身心轻松、愉快。避免过度劳累和用脑过度,生活有规律,保证充足睡眠。随访护士可通过网络信息平台与患者及其家属沟通。随访护士向患者或其家属了解患者疾病控制情况、生活方式改变情况及出现的问题,督促患者按时复查,根据患者的生理、心理状态酌情调整护理方案。

（三）院外延伸护理

延续性护理是通过一系列的行动设计确保患者在不同的健康照护场所（如从医院到家庭）及同一健康照护场所接受不同水平的协作性与连续性照护，通常是指从医院到家庭的延续，包括医院制订出院计划、转诊、患者回归家庭或社区后的持续性随访与指导。心律失常患者接受手术或非手术治疗后，因为植入起搏器和长期服药，需要心内科护理人员给予连续护理。建立患者的随访档案，可以及时记录病情，有效预防并发症。主管医师是随访的主导因素，随访护士是患者规律复查、观察病情、及时反馈的关键因素。如果医院没有开展心律失常患者的连续护理，患者可以自行保存治疗相关资料，还可通过互联网平台、手机客户端、电话沟通等方式与主管医师或心内科专业人员保持联系，随时接受指导。

（1）随访时间：①起搏器植入术术后的随访时间为植入后1、3、6个月，此后每3～6个月随访1次。电池耗竭，每个月随访1次。②心律失常射频消融术术后1～2周复查心电图1次，以后每1～3个月复查心电图1次直到半年，必要时复查X线胸片、超声心动图及动态心电图。服用抗凝药物的患者遵医嘱随访。

（2）随访内容：①起搏器植入术随访内容：全身情况和症状，如原有的头晕、黑蒙、晕厥是否消失；患者的主要体征，如血压、心脏大小、有无杂音；患者心功能状态是否改善；通过起搏心电图观察起搏器的感知功能和起搏功能是否正常；有无并发症，包括局部伤口愈合情况及其他并发症。②心律失常射频消融术后随访内容包括心悸、心慌等症状是否消失；1～2周复查心电图1次，以后1～3个月复查心电图1次直到半年，必要时复查X线胸片、超声心动图及动态心电图；了解24 h动态心电图是否正常。

（3）随访方式：设定专人负责定期拨打随访电话或门诊复查。射频消融术及起搏器植入术是逐渐发展起来的治疗心律失常的技术，可延长患者的寿命，改善生活质量。随着技术成熟及普遍应用，越来越多的术后患者需要更长期、更广泛的连续护理服务，这对护理工作也提出更高的要求。社区-家庭相互联系的统一整体使心律失常患者能够得到连续、专业的护理。

（王淑娟）

第八节 急性心力衰竭

急性心力衰竭是指急性心脏病变引起心排血量急剧降低而导致的组织器官灌注不足和急性淤血综合征。临床上以急性左心衰竭较为常见，主要表现为肺水肿或心源性休克，是严重的急危重症，抢救是否及时、合理与患者预后密切相关。急性右心衰竭即急性肺源性心脏病，主要由大面积肺梗死所致。

一、病因与发病机制

使心排血量急剧降低和肺静脉压突然升高的心脏结构或功能性突发异常，均可导致急性左心衰竭。

（一）急性弥漫性心肌损害

急性弥漫性心肌损害（如急性广泛心肌梗死、急性重症心肌炎）引起心肌收缩力急剧下降。

（二）急性机械性阻塞

急性机械性阻塞引起心脏压力负荷突然加重,排血受阻,如严重的心瓣膜狭窄、心室流出道梗阻、心房内血栓或黏液瘤嵌顿、动脉主干或大分支栓塞。

（三）急性心脏容量负荷加重

该类病因如外伤、急性心肌梗死或感染性心内膜炎等引起的心瓣膜损害穿孔、腱索断裂致瓣膜急性反流、心室乳头肌功能不全、间隔穿孔、主动脉窦动脉瘤破裂入心腔以及静脉输血或输液过多或过快。

（四）急性心室舒张受限

该类病因如急性大量心包积液或积血、快速异位心律。

（五）严重的心律失常

严重的心律失常使心脏暂停排血或排血量明显减少,如心室颤动和其他严重的室性心律失常、心室暂停、明显的心动过缓。

上述原因导致心排血量急剧减少,左室舒张末期压迅速升高,肺静脉回流不畅,肺静脉压快速升高,肺毛细血管压随之升高,使血管内液体渗入肺间质和肺泡内,形成急性肺水肿。肺水肿早期,交感神经激活使血压升高,但随着病情持续进展,血管反应性减弱,血压将逐步下降。

二、临床表现

根据心排血功能减退的程度、速度、持续时间以及代偿程度的不同,急性心力衰竭可表现为晕厥、休克、急性肺水肿和心搏骤停。主要临床表现为急性肺水肿,表现为突发严重的呼吸困难,呼吸频率常达30～40次/分钟,患者强迫坐位,面色灰白,发绀,大汗,烦躁,同时频繁咳嗽,咳粉红色泡沫状痰,极重者可因脑缺氧而致神志模糊。发病开始可有一过性血压升高,病情如不缓解,血压则持续下降直至休克。两肺满布湿啰音和哮鸣音,心率快,心尖部第一心音减弱,可同时伴有舒张早期第三心音奔马律,肺动脉瓣第二心音亢进。

三、治疗

急性左心衰竭病情危急,高度呼吸困难和缺氧是致命性威胁,必须尽快使之缓解。

（一）体位

患者取坐位或半卧位,两腿下垂,以减少静脉回流,降低心脏前负荷。

（二）吸氧

立即高流量鼻导管给氧,对病情特别严重者应采用面罩呼吸机持续加压给氧,以增加肺泡内压,加强气体交换并对抗组织液向肺泡内渗透。在吸氧的同时使用抗泡沫剂,可使肺泡内泡沫消失,增加气体交换面积。一般可将20%～30%的乙醇置于氧气滤瓶中随氧气吸入,若患者不能耐受,可降低乙醇的浓度或间断给予。

（三）镇静

将3～5 mg吗啡稀释后缓慢静脉注射,必要时每隔15 min重复一次,共2～3次。吗啡既可迅速扩张体静脉,减少回心血量,降低左心房压力和心脏前负荷,又可减少躁动和呼吸困难,降低周围小血管阻力,减轻心脏后负荷,增加心排血量。但对老年患者尤其伴有阻塞性肺病、低血压或休克等患者,吗啡易致呼吸抑制,应慎用或禁用,需要时可酌情减少剂量或改为肌内注射或改用哌替啶。

（四）快速利尿

于 2 min 内静脉注射 20～40 mg 呋塞米,10 min 内可起效,15～30 min 尿量开始增多,60 min药效达高峰,作用持续 3～4 h,4 h 后可重复一次。除利尿作用外,该药还有静脉扩张作用,有利于肺水肿的缓解。

（五）血管扩张剂

1.硝普钠

该药是动脉、静脉血管扩张剂,尤其用于高血压性心脏病引起的肺水肿,静脉用药后 2～5 min 起效。一般初始剂量为 0.5 μg/min,静脉滴注,然后根据血压调整用量,一般每 5 min 增加 5～10 μg/min,直至症状缓解或使收缩压维持在 13.33 kPa(100 mmHg)左右。注意在调整用药剂量的最初阶段,要密切观察血压变化,以免血压发生极端变化。对原有高血压者,血压降低幅度(绝对值)以不超过 4.00 kPa(30 mmHg)为度。硝普钠含有氰化物,长期连续用药可致氰化物中毒,一般要求连续用药不宜超过 7 d。

2.硝酸甘油

硝酸甘油可扩张小静脉,降低回心血量,使左心室舒张期末压及肺血管压降低,大剂量还可扩张小动脉而具有降压作用。可先试用舌下含服,也可直接以 10 μg/min 开始静脉滴注,然后每 5～10 min 增加5～10 μg/min,直至症状缓解或血压达到上述水平。

（六）其他辅助治疗

1.氨茶碱

氨茶碱可解除支气管痉挛,并有一定的正性肌力、扩血管和利尿作用,对缓解症状起辅助作用。

2.洋地黄制剂

洋地黄制剂最适合用于室上性快速性心律失常引起的肺水肿。毛花苷 C 首剂 0.4～0.8 mg,稀释后静脉注射,2 h 后可酌情再给予 0.2～0.4 mg;地高辛 0.5～0.75 mg,稀释后静脉注射。注意洋地黄类药物对二尖瓣狭窄所致肺水肿无效,但对伴有心房颤动并有快速心室率者,洋地黄可减慢心室率,有利于肺水肿的缓解。

3.α_1 受体阻滞剂

α_1 受体阻滞剂以扩张小动脉为主。以 0.1～1 mg/min 开始静脉滴注酚妥拉明,根据血压每 5～10 min 调整一次剂量,最大剂量可增至 1.5～2 mg/min,注意监测血压。该药可引起心动过速,目前已较少应用。静脉注射 25 mg 乌拉地尔,如血压无明显降低,可重复用药,然后以 0.4～2 mg/min 的速度静脉滴注,并根据血压调整滴速。

4.低血压患者

对伴有低血压者,宜先用多巴酚丁胺 2.88～14.4 mg/(kg·d),保持收缩压在 13.33 kPa(100 mmHg)以上,再用扩血管药物。

5.静脉穿刺

放血 300～500 mL,尤其用于血容量负荷过重所致的肺水肿。

6.重症患者

对重症患者应采用漂浮导管行床边血流动力学监测,以参考动脉血压及肺毛细血管压的变化调整用药。

7.其他

急性症状缓解后,应着手解除诱因和治疗基该病因。

四、护理

(1)立即协助患者取坐位,让其双腿下垂,减少回心血量而减轻肺水肿。

(2)高流量氧气吸入 6～8 L/min,并通过 20％～30％的乙醇湿化,使肺泡内泡沫的表面张力降低,泡沫破裂,改善肺泡通气。吸氧时间不宜过长,以免引起乙醇中毒。

(3)严密观察病情变化,注意观察患者的生命体征,判断呼吸困难的程度,观察咳痰的情况、痰的性质和量,了解肺内啰音的变化,定时给患者叩背,协助患者咳嗽、排痰,保持呼吸道通畅。

(4)迅速建立静脉通道,遵医嘱正确使用药物,观察药物的不良反应。使用利尿剂应严格记录尿量;使用血管扩张剂要注意输液速度和血压变化,防止低血压发生。硝普钠要现用现配,避光静脉滴注,防止低血压;静脉使用洋地黄制剂时要注意稀释,速度缓慢、均匀,并注意心率的变化。

(5)注意监测尿量、血气分析结果、心电图的变化,对于安置气囊漂浮导管的患者应监测各项指标的变化。

(6)急性心功能不全患者常因严重呼吸困难而烦躁不安。当患者发生焦虑或恐惧时,应多陪伴患者,向其解释检查和治疗的目的,告诉患者医务人员正在积极采取措施,不适症状会逐渐控制。对严重躁动的患者可遵医嘱给予吗啡以镇静。

(王淑娟)

第九节　慢性心力衰竭

慢性心力衰竭也称慢性充血性心力衰竭,是大多数心血管疾病的最终归宿,也是最主要的死亡原因。在西方国家心力衰竭的基础心脏病构成以高血压、冠心病为主,我国过去以心瓣膜病为主,但近年来高血压、冠心病所占比例呈明显上升趋势。

一、病因

(一)基该病因

几乎所有的心脏或大血管疾病最终均可引起心力衰竭。心力衰竭反映心脏的泵血功能发生障碍,即心肌的舒缩功能不全。心力衰竭的最常见病因是心肌本身的病变,也可以是心脏负荷过重,或是心脏舒张受限,或上述因素并存。

1.原发性心肌损害

(1)缺血性心肌损害:心肌缺血和心肌梗死是心力衰竭的常见原因。

(2)心肌炎和心肌病:心肌炎症、变性或坏死(如风湿性心脏瓣膜病或病毒性心肌炎、白喉性心肌坏死)以及各种类型的心肌病和结缔组织病心肌损害等,均可引起节段性或弥漫性心肌损害,导致心肌舒缩功能障碍,其中,以病毒性心肌炎和原发性扩张型心肌病最为常见。

(3)心肌代谢障碍性疾病:可见于原发心肌病变(如冠心病、肺心病等)所致的心肌能量代谢障碍),也可见于继发性代谢障碍(如糖尿病心肌病、高原病、休克、严重贫血)。

2.心脏负荷过重

(1)压力负荷过重:压力负荷即后负荷,是指心脏在收缩时所承受的阻抗负荷。引起左心室、右心室压力负荷过重的常见疾病包括高血压、主动脉流出道受阻(如主动脉瓣狭窄、主动脉狭窄、梗阻性肥厚型心肌病)以及肺动脉血流受阻(如肺动脉高压、肺动脉瓣狭窄、肺动脉狭窄、阻塞性肺病、肺栓塞)等。

为了克服升高的射血阻力,保证射血量,心室肌早期会发生代偿性肥厚;而持久的负荷过重,会导致心肌发生结构和功能改变,心脏功能代偿失调,最终导致心力衰竭。

(2)容量负荷过重:容量负荷即前负荷,是指心脏在舒张期所承受的容量负荷。容量负荷过重见于以下情况:①心脏瓣膜关闭不全,引起血液反流,加重受血心腔负担,如主动脉瓣、二尖瓣、肺动脉瓣或三尖瓣关闭不全。②先天性分流性心血管病,包括左向右或右向左分流,如房间隔缺损、室间隔缺损、动脉导管未闭和动-静脉瘘,可加重供血心腔负担。③伴有全身血容量增多或循环血量增多的疾病,如慢性或严重贫血、甲状腺功能亢进、脚气性心脏病。

在容量负荷增加早期,心室腔代偿性扩大,心肌收缩功能尚能维持正常,但超过一定限度后,心肌结构和功能将发生改变,即出现心功能失代偿,最终导致心力衰竭。

3.心脏舒张受限

心脏舒张受限见于二尖瓣狭窄、心包缩窄、心脏压塞和原发性限制型心肌病等,可引起心室充盈受限,回心血量下降,导致肺循环或体循环充血。

(二)诱因

心力衰竭往往由一些增加心脏负荷的因素所诱发。常见诱发因素有以下几点。

1.感染

呼吸道感染最常见,其他感染如风湿活动、感染性心内膜炎、泌尿系感染和各种变态反应性炎症,也可诱发心力衰竭。感染可直接造成心肌损害,也可由其所致发热、代谢亢进和窦性心动过速等增加心脏负荷。

2.心律失常

各种类型的快速性心律失常可导致心排血量下降,增加心肌耗氧量,诱发或加重心肌缺血。心房颤动是器质性心脏病常见的心律失常之一,也是心力衰竭最重要的诱发因素。严重的缓慢性心律失常可直接降低心排血量,诱发心力衰竭。

3.血容量增加

饮食过度、摄入钠盐过多、输入液体过快、短期内输入液体过多等,均可诱发心力衰竭。

4.过度体力活动或情绪激动

体力活动、情绪激动和气候变化等,可增加心脏负荷,诱发心力衰竭。

5.贫血或出血

慢性贫血可致心排血量和心脏负荷增加,同时血红蛋白摄氧量减少,使心肌缺血、缺氧甚至坏死,可导致贫血性心脏病。大量出血使血容量减少,回心血量和心排血量降低,并使心肌供血量减少和反射性心率加快,心肌耗氧量增加,导致心肌缺血、缺氧,诱发心力衰竭。

6.其他因素

(1)妊娠和分娩。

(2)肺栓塞。

（3）治疗方法不当，如洋地黄过量或不足，不恰当地停用降血压药。

（4）原有心脏病变加重或并发其他疾病，例如，心肌缺血进展为心肌梗死，风湿性心瓣膜病风湿活动合并甲状腺功能亢进。

二、病理解剖和病理生理

慢性心力衰竭的病理解剖改变包括以下几种。①心脏改变：如心肌肥厚和心腔扩大。②器官充血性改变：包括肺循环和体循环充血。③血栓形成：包括心房和心室附壁血栓、动脉或静脉血栓形成及器官梗死。心腔内附壁血栓是心力衰竭较特异的病理改变，常见于左心耳、右心耳和左心室心尖部；左侧心腔附壁血栓脱落，可引起体循环动脉的栓塞，栓塞部位多见于腹主动脉分支和主动脉分叉处，可导致脑、肾、四肢、脾和肠系膜等梗死。静脉血栓形成大都由长期卧床、血流迟缓引起，多见于下肢静脉，可导致肺栓塞和肺梗死。

心力衰竭时的病理生理改变十分复杂，当心肌舒缩功能发生障碍时，最根本的问题是出现心排血量下降和血流动力学障碍。此时机体可通过多种代偿机制使心功能在一定时期内维持相对正常，但这些代偿机制的作用有限，且过度代偿有其负性效应，各种代偿机制相互作用，还会衍生出更多反应，因此，最终会发生心功能失代偿，出现心力衰竭。

（一）代偿机制

1.Frank-Starling 机制

正常情况下，心搏量或心排血量与其前负荷（即回心血量）的大小成正比，即增加心脏的前负荷，可使回心血量增多，心室舒张末期容积增加，从而在一定程度上增加心排血量，提高心脏做功的大小，维持心脏功能。但前负荷增加，意味着心室扩张和舒张末期压升高，于是心房压和静脉压也升高，当后者高达一定程度时，就会出现肺静脉或腔静脉系统的充血。因此，前负荷不足或增加过度，均可导致心搏量减少。对左心室而言，使其心搏量达峰值的舒张末期压为 2.00～2.40 kPa(15～18 mmHg)。

2.心肌肥厚

心肌肥厚常常是心脏后负荷增大时的主要代偿机制。心肌肥厚可增强心肌收缩力，克服后负荷阻力，使心排血量在相当长的时间内维持正常，患者可无心功能不全的症状。但肥厚的心肌顺应性差，舒张功能降低，心室舒张末期压升高，客观上心功能障碍已存在。心肌肥厚时，心肌细胞数并不增多，而是以心肌纤维增多为主，细胞核及作为供能物质的线粒体也增大、增多，但增大的程度和速度均落后于心肌纤维，故整体上表现为心肌能源不足，最终会导致心肌细胞死亡。

3.神经体液的改变

当心排血量不足、心腔压力升高时，机体全面启动神经体液调节机制进行代偿。

（1）交感-肾上腺髓质系统（SAS）活性增强：心力衰竭时心搏量和血压降低，通过动脉压力感受器反射性激活 SAS，使肾上腺儿茶酚胺分泌增多，产生一系列改变。①去甲肾上腺素作用于心肌细胞 β_1 肾上腺素能受体，增强心肌收缩力并提高心率，在一定程度上增加心排血量。②交感神经兴奋可使外周血管收缩，增加回心血量和提高动脉压，以保证重要脏器的血液供应。然而，交感神经张力持续和过度增大，增加心脏后负荷，加快心率，增加心肌耗氧量；还会引起心脏 β 受体下调，使其介导的腺苷酸环化酶活性降低，并激活肾素-血管紧张素-醛固酮系统；去甲肾上腺素对心肌细胞有直接的毒性作用，可促使心肌细胞凋亡，参与心脏重构。③交感活性升高，使肾灌注压下降，刺激肾素释放，激活肾素-血管紧张素系统（RAS）。④兴奋心脏 α_1 和 β 受体，促进心肌细胞生长。

（2）肾素-血管紧张素-醛固酮系统（RAAS）活性增强：心排血量降低，肾血流量随之减少，RAAS因此被激活。RAAS激活后，一方面可使心肌收缩力增强，周围血管收缩，以维持血压，调节血液再分配，保证心、脑等重要脏器的血液供应；另一方面，醛固酮分泌增加，使钠、水潴留，增加总血容量和心脏前负荷，维持心排血量，改善心功能。但血容量的过度增加会加重心力衰竭。

（二）心肌损害和心室重构

原发性心肌损害和心脏负荷过重使心脏功能受损，导致心室扩大或心室肥厚等各种组织结构性变化，这一病理过程称为心室重构。心室重构包括心肌细胞、细胞外基质、胶原纤维网等一系列改变，临床表现为心肌重量和心室容量的增加以及心室形态的改变（横径增加，呈球形）。大量研究表明，心力衰竭发生和发展的基本机制是心室重构。由于基础心脏病的性质和进展速度不同，各种代偿机制复杂多样，心室扩大及肥厚的程度与心功能状态并不平行，例如，有些患者心脏扩大或肥厚已十分明显，但临床上可无心力衰竭表现。如果基础心脏病的病因不能消除，即使没有新的心肌损害，但随着时间的推移，心室重构自身过程仍可不断发展，最终必然会出现心力衰竭。在心力衰竭发生过程中，除各种代偿机制的负面影响外，心肌细胞的能量供应相对或绝对不足，以及能量利用障碍导致心肌细胞坏死和纤维化，也是重要的因素。心肌细胞的减少使心肌整体收缩力下降，纤维化的增加又使心室的顺应性下降，重构更趋明显，心力衰竭更加严重。

（三）舒张功能不全

心脏舒张功能不全可分为两种：一种是主动舒张功能障碍，多由心肌细胞能量供应不足，Ca^{2+}不能及时被肌浆网摄回和泵出胞外所致，例如，冠心病患者有明显心肌缺血时，在出现收缩功能障碍前即可出现舒张功能障碍；另一种是由心室肌的顺应性减退及充盈障碍所致，主要见于心室肥厚（如高血压和肥厚性心肌病）时。这一类病变可明显影响心室的充盈，当左心室舒张末期压过高时，肺循环出现高压和淤血，即舒张性心功能不全，此时心肌的收缩功能尚可保持较好，心排血量也可无明显降低，这种情况多见高血压和冠心病。但需要指出的是，当容量负荷增加、心室扩大时，心室的顺应性是增加的，此时即使有心室肥厚也不致于出现此类舒张性心功能不全。

三、临床表现

临床上左心衰竭最为常见，单纯右心衰竭较少见。全心衰竭可由左心衰竭后继发右心衰竭而致，但更多见于严重广泛心肌病变而同时波及左心和右心者。

（一）左心衰竭

左心衰竭以肺循环淤血及心排血量降低为主要表现。

1.症状

（1）呼吸困难：是左心衰竭最主要的症状。①劳力性呼吸困难是左心衰竭最早出现的症状，是指劳力导致的呼吸困难。因为运动可使回心血量增加，左心房压力升高，从而加重肺淤血。引起呼吸困难的运动量随心力衰竭程度的加重而降低。②端坐呼吸：当肺淤血达到一定程度时，患者便不能平卧，而被迫取坐位或半卧位呼吸。因平卧时回心血量增多且膈肌上抬，使呼吸更为困难，患者必须呈高枕卧位、半卧位甚至端坐位，方可使憋气减轻。③夜间阵发性呼吸困难又称"心源性哮喘"，是左心室衰竭早期的典型表现，患者表现为在入睡后突然因憋气、窒息或恐惧感而惊醒，并被迫迅速采取坐位，以期缓解喘憋症状。发作时可伴有呼吸深快，重者可有肺部哮鸣音。发生机制主要是平卧使血液重新分配，肺血量增加。夜间迷走神经张力增加、小支气管收缩、膈肌上抬和肺活量减少等也是促发因素。④急性肺水肿是"心源性哮喘"的进一步发展，是左心衰竭所致呼吸困难最严重的表现形式。

(2)咳嗽、咳痰、咯血:咳嗽、咳痰是肺泡和支气管黏膜淤血所致,开始常发生于夜间,以白色浆液性泡沫状痰为特点,偶可见痰中带血丝,坐位或立位可使咳嗽减轻。长期慢性淤血性肺静脉压力升高,可促发肺循环与支气管血液循环之间形成侧支,并在支气管黏膜下形成扩张的血管床,这种血管很容易破裂而引起大咯血。

(3)乏力、疲倦、头晕、心慌:这些症状是由心排血量不足致器官、组织灌注不足以及代偿性心率加快所致。

(4)潮式呼吸:见于严重心力衰竭患者,表示预后不良。表现为呼吸有节律地由暂停逐渐加快、加深,再逐渐减慢、变浅,直至呼吸暂停,0.5~1 min再呼吸,如此周而复始。发生机制为心力衰竭致脑部缺血、缺氧,呼吸中枢敏感性降低,呼吸减弱,二氧化碳潴留;待二氧化碳潴留到一定量时兴奋呼吸中枢,使呼吸加快、加深,排出二氧化碳;随着二氧化碳排出,呼吸中枢又逐渐转入抑制状态,呼吸又减弱直至暂停。严重脑缺氧者还可伴有嗜睡、烦躁和神智错乱等。

(5)泌尿系统症状:严重的左心衰竭使血液进行再分配时,肾血流量明显减少,患者可出现少尿。长期慢性肾血流量减少,可有肾功能不全的相应症状。

2.体征

除原有心脏病体征外,还可有以下体征。

(1)一般体征:重症者可出现发绀、黄疸、颧部潮红、脉快、脉压减小、收缩压降低等;外周血管收缩,可表现为四肢末梢苍白、发冷和指趾发绀等。

(2)心脏体征:慢性左心衰竭者一般均有心脏扩大(单纯舒张性左心衰竭者除外),肺动脉瓣区第二心音亢进,心尖区可闻及收缩期杂音和舒张期奔马律,可出现交替脉。

(3)肺部体征:肺底部湿啰音是左心衰竭者肺部的主要和早期体征,是由肺毛细血管压升高,使液体渗出到肺泡所致。随着病情由轻到重,湿啰音可从局限于肺底部逐渐扩展,直至全肺。此种湿啰音有别于炎症性啰音而成"移动性",即啰音较多出现在卧位时朝下一侧的胸部。间质性肺水肿时,肺部无干啰音、湿啰音,仅有呼吸音降低。约25%的患者出现胸腔积液。

(二)右心衰竭

右心衰竭以体静脉淤血为主要表现。

1.症状

(1)消化道症状:为右心衰竭最常见症状,包括腹胀、食欲减退、恶心、呕吐、便秘、上腹隐痛、右上腹不适、肝区疼痛等,系胃肠道和肝脏淤血所致。

(2)劳力性呼吸困难:无论是继发于左心衰竭的右心衰竭,还是分流性先天性心脏病或肺部疾病所致的单纯性右心衰竭,均可出现不同程度的呼吸困难。

(3)泌尿系症状:肾淤血可引起肾功能减退,白天尿少,夜尿增多。

2.体征

除原有心脏病体征外,还可有以下体征。

(1)颈静脉征:颈静脉搏动增强、充盈、怒张是右心衰竭时的早期征象,为静脉压升高所致,常以右侧颈静脉较明显。表现为半卧位或坐位时在锁骨上方见颈外静脉充盈,或充盈最高点距离胸骨角水平10 cm以上。肝-颈静脉反流征可呈阳性。

(2)肝大、压痛和腹水:是右心衰竭较早出现和重要的体征之一。肝脏因淤血、肿大常伴压痛,持续慢性右心衰竭可导致心源性肝硬化,晚期可出现黄疸、肝功能损害和大量腹水。

(3)水肿:发生于颈静脉充盈和肝大之后。体静脉压力升高使皮肤等软组织出现水肿,其特征为最先出现于身体最低垂的部位(如踝部或骶部),并随病情的加重逐渐向上进展,直至延及全身;水肿发展缓慢,常为对称性和可压陷性。

(4)胸腔和心包积液:由体静脉压力增大所致,因胸膜静脉有一部分回流到肺静脉,故胸腔积液更多见于全心衰竭,以双侧多见,如为单侧,则以右侧更为多见,这可能与右膈下肝淤血有关。有时出现少量心包积液,但不会引起心脏压塞。

(5)心脏体征:可因右心室明显扩大而出现相对性三尖瓣关闭不全的反流性杂音,有时在心前区听到舒张早期奔马律。

(三)全心衰竭

左心衰竭可继发右心衰竭而形成全心衰竭。当右心衰竭出现之后,右心排血量减少,此时由左心衰竭引起的阵发性呼吸困难等肺淤血症状反而有所减轻。扩张型心肌病等表现为左心衰竭、右心衰竭同时发生,肺淤血症状往往不很严重,左心衰竭的主要表现是心排血量减少的相关症状和体征。

(四)舒张性心力衰竭

舒张性心力衰竭是指在心室收缩功能正常的情况下,心室松弛性和顺应性降低,使心室充盈量减少和充盈压升高,导致肺循环和体循环淤血的综合征。研究表明,$20\%\sim40\%$的心力衰竭患者左心室收缩功能正常(除心瓣膜病外)而存在心室舒张功能受损,并引起症状,其余为收缩性心力衰竭合并不同程度的舒张性心力衰竭,且后者往往早于前者出现。舒张性心力衰竭的临床表现可以是无症状、运动耐力下降、气促、肺水肿。多普勒超声心动图可用于诊断舒张性心力衰竭。

(五)心功能的判断和分级

对心力衰竭患者进行心功能分级,可大体上反映病情的严重程度,有助于治疗措施的选择、劳动能力的评定以及患者预后的判断。

NYHA分级即1978年美国纽约心脏病学会(NYHA)提出的分级方案。该分级方案简便易行,几十年来为临床医师习惯使用。主要是根据患者的自觉症状将心功能分为4级。

Ⅰ级:患有心脏病,但体力活动不受限,日常活动不引起过度乏力、心悸、呼吸困难或心绞痛等症状。

Ⅱ级:患有心脏病,体力活动轻度受限,休息时无症状,但日常活动时可出现过度乏力、心悸、呼吸困难或心绞痛等症状。它也称Ⅰ度或轻度心力衰竭。

Ⅲ级:患有心脏病,体力活动明显受限,轻于日常的活动即可引起过度乏力、心悸、呼吸困难或心绞痛等症状。它也称Ⅱ度或中度心力衰竭。

Ⅳ级:患有心脏病,不能从事任何体力活动,休息状态下也可出现心力衰竭症状,并在任何体力活动后加重。它也称Ⅲ度或重度心力衰竭。

四、辅助检查

(一)常规检查

1.末梢血液检查

检查结果可有贫血、白细胞计数增加及核左移等。

2.尿常规检查

检查结果可有蛋白尿、管型尿等。

3.水、电解质检查

检查结果可有低钾血症、低钠血症和代谢性酸中毒等。

4.肝、肾功能检查

检查结果可有肝功能异常和血尿素氮、肌酐水平升高等。

(二)超声心动图检查

该检查比 X 线能更准确地提供心包、各心腔大小变化、心瓣膜结构及心功能等情况。

1.收缩功能

射血分数(EF)可以反映心室的收缩功能,以心室收缩末期及舒张末期的容量差值来计算 EF 值,虽不够精确,但方便实用。正常左心室射血分数(LVEF)值>50%,运动时至少增加 5%。

2.舒张功能

多普勒超声是临床上最实用的判断心室舒张功能的方法。若心动周期中舒张早期心室充盈速度最大值为 E 峰,舒张晚期(心房收缩期)心室充盈最大值为 A 峰,则 E/A 的值可反映心室舒张功能。正常人 E/A≥1.2。心室舒张功能不全时,E 峰下降,A 峰升高,则 E/A 降低。如同时记录心音图还可测定心室等容舒张期时间,该指标可反映心室的主动舒张功能。

(三)X 线检查

1.心脏扩大

心影的大小及外形不仅为心脏病的病因诊断提供重要的参考资料,还可间接地反映心脏功能状态。

2.肺淤血

肺淤血的有无及其程度直接反映心功能状态。早期肺静脉压升高时,主要表现为肺静脉扩张,肺门血管影增强,上肺血管影增多,甚至多于下肺。当肺静脉压力超过 4.00 kPa(30 mmHg)时,出现间质性肺水肿,肺野模糊,在肺野外侧还可出现水平线状影 Kerley B 线,提示肺小叶间隔内积液(慢性肺淤血的特征性表现),严重者可出现胸腔积液。急性肺泡性肺水肿时肺门呈蝴蝶状,肺野可见大片融合阴影。

(四)放射性核素心室造影及核素心肌灌注显像

核素心室造影可准确测定左心室容量、LVEF 及室壁运动情况;核素心肌灌注显像可诊断心肌缺血和心肌梗死,对鉴别扩张型心肌病和缺血性心肌病有一定帮助。

(五)心-肺吸氧运动试验

该试验仅适用于慢性稳定性心力衰竭患者。在运动状态下测定患者对运动的耐受量,更能说明心脏的功能状态。运动时肌肉的耗氧量增大,因此所需心排血量也相应地增加。正常人耗氧量每增加100 mL/(min·m²),心排血量需增加 600 mL/(min·m²)。当患者的心排血量不能满足运动的需要时,肌肉组织就需要从流经自身的单位容积的血液中摄取更多的氧,结果使动-静脉血氧差值增大。当氧供应绝对不足时,就会出现无氧代谢,乳酸增加,呼气中二氧化碳含量增加。

1.最大耗氧量

该试验中的最大耗氧量(VO_{2max})是指即使运动量继续增加,耗氧量也不再增加(已达峰值)时的耗氧量,表明此时心排血量已不能按需要继续增加。心功能正常时,VO_{2max}>20 mL/(min·kg),心功能轻度至中度受损时 VO_{2max} 为 16~20 mL/(min·kg),中度至重度受损时 VO_{2max} 为 10~15 mL/(min·kg),极重度受损时 VO_{2max} 低于 10 mL/(min·kg)。

2.无氧阈值

无氧阈值即呼气中二氧化碳的增长超过了耗氧量的增长,标志着无氧代谢出现。通常把两者增加不成比例时的耗氧量作为代表值,此值愈低,说明心功能愈差。

（六）有创性血流动力学检查

床边漂浮导管仍然是常用的心功能有创检查方法。方法为经静脉插管直至肺小动脉,测定各部位的压力及血液含氧量,再计算心脏指数（CI）及肺小动脉楔压（PCWP）,CI 和 PCWP 可直接反映左心功能。正常值:CI$>$2.5 L/(min·m^2),PCWP$<$1.6 kPa(12 mmHg)。

五、治疗

（一）治疗原则和目的

慢性心力衰竭的短期治疗（如纠正血流动力学异常、缓解症状）,并不能降低患者的病死率和改善长期预后。因此,治疗心力衰竭必须从长计议,采取综合措施,包括治疗病因,调节心力衰竭代偿机制,减少其负面效应（如拮抗神经体液因子的过分激活）,既要改善症状,又要达到下列目的:①提高运动耐量,改善生活质量。②阻止或延缓心室重构,防止心肌损害进一步加重。③延长寿命,降低病死率。

（二）治疗方法

1.病因治疗

（1）治疗基该病因:大多数心力衰竭的病因都有针对性治疗方法,如控制高血压、改善冠心病心肌缺血、手术治疗心瓣膜病以及纠治先天畸形。但病因治疗的最大障碍是发现和治疗得太晚,很多患者常满足于短期治疗缓解症状而拖延时日,最终发展为严重的心力衰竭而失去良好的治疗时机。

（2）消除诱因:最常见诱因为感染,特别是呼吸道感染,应积极选用适当的抗生素来治疗。对于发热持续 1 周以上者应警惕感染性心内膜炎的可能。心律失常（特别是心房颤动）是诱发心力衰竭的常见原因,对于心室率很快的心房颤动,如不能及时复律,则应尽快控制心室率。潜在的甲状腺功能亢进、贫血等也可能是心力衰竭加重的原因,应注意诊断和纠正。

2.一般治疗

（1）休息和镇静:包括控制体力和心理活动,必要时可给予镇静剂以保障休息,但对严重心力衰竭患者应慎用镇静剂。休息可以减轻心脏负荷,减慢心率,增加冠状动脉供血,有利于改善心功能。但长期卧床易形成下肢静脉血栓,甚至导致肺栓塞,同时也使消化吸收功能减弱,肌肉萎缩。

（2）控制钠盐的摄入:心力衰竭患者体内水钠潴留,血容量增加,因此减少钠盐的摄入,有利于减轻水肿等症状,并降低心脏负荷,改善心功能。但应注意应用强效排钠利尿剂时,过分限盐会导致低钠血症。

3.药物治疗

（1）利尿剂的应用:利尿剂是治疗慢性心力衰竭的基本药物,对有液体潴留证据或原有液体潴留的所有心力衰竭患者,均应给予利尿剂。利尿剂可通过排钠、排水减轻心脏容量负荷,改善心功能,对缓解淤血症状和减轻水肿有十分明显的效果。常用利尿剂的作用和剂量见表 6-1。

表 6-1 常用利尿剂的作用和剂量

种类	药物	作用于肾脏的位置	每天剂量(mg)及给药方式
排钾类	氢氯噻嗪（双克）	远曲小管	25~100,口服
	呋塞米（速尿）	Henle 襻上升支	20~100,口服,静脉注射

续表

种类	药物	作用于肾脏的位置	每天剂量(mg)及给药方式
保钾类	螺内酯(安体通舒)	集合管	25～100,口服
	氨苯蝶啶	集合管	100～300,口服
	阿米洛利	集合管	5～10,口服

(2)ACEI 的应用:ACEI 是治疗慢性心力衰竭的基本药物,可用于所有左心功能不全者。其主要作用机制是抑制 RAS 系统,包括循环 RAS 和心脏组织中的 RAS,从而具有扩张血管、抑制交感神经活性以及改善和延缓心室重构等作用;ACEI 还可抑制缓激肽降解,使具有血管扩张作用的前列腺素生成增多,并有抗组织增生作用。ACEI 也可以明显改善其远期预后,降低病死率。因此,及早(如在心功能代偿期)开始应用 ACEI 进行干预,是慢性心力衰竭药物治疗的重要进展。ACEI 的种类很多,临床常用的 ACEI 有卡托普利、依那普利等。

(3)增加心排出量的药物包括以下几种。①洋地黄制剂:通过抑制心肌细胞膜上的 Na^+-K^+-ATP酶,使细胞内 Na^+ 浓度升高,K^+ 浓度降低;同时 Na^+ 与 Ca^{2+} 进行交换,又使细胞内 Ca^{2+} 浓度升高,从而使心肌收缩力增强,心脏每搏血量增加,从而使心脏收缩末期残余血量减少,舒张末期压力下降,有利于缓解各器官淤血,尿量增加。一般治疗剂量下,洋地黄可抑制心脏传导系统,对房室交界区的抑制最为明显,可以减慢窦性心律,减慢心房扑动或颤动时的心室率;但大剂量时可提高心房、交界区及心室的自律性,当血钾过低时,更易发生各种快速性心律失常。常用制剂地高辛是一种安全、有效、使用方便、价格低廉的心力衰竭辅助用药。该制剂 0.25 mg/d,适用于中度心力衰竭的维持治疗,但对 70 岁以上或肾功能不良患者宜减量。毛花苷 C(西地兰)为静脉注射用制剂,适用于急性心力衰竭或慢性心力衰竭加重时,特别适用于心力衰竭伴快速心房颤动者。注射后 10 min 起效,1～2 h 达高峰。每次用量 0.2～0.4 mg,稀释后静脉注射。②非洋地黄类正性肌力药物:多巴胺和多巴酚丁胺只能短期静脉应用;米力农对改善心力衰竭症状的效果肯定,但大型前瞻性研究和其他相关研究均证明,长期应用该类药物治疗重症慢性心力衰竭,其死亡率较不用者更高。

(4)β受体阻滞剂的应用:β受体阻滞剂可对抗心力衰竭代偿机制中的交感神经活性增强这一重要环节,对心肌产生保护作用,可明显提高运动耐量,降低死亡率。β受体阻滞剂应该用于 NYHA 心功能Ⅱ级或Ⅲ级、LVEF<40% 且病情稳定的所有慢性收缩性心力衰竭患者,但应在 ACEI 和利尿剂的基础上应用;因其具有负性肌力作用,用药时应十分慎重。一般宜待病情稳定后,从小量开始用起,然后根据治疗反应每隔 2～4 周增加一次剂量,直达最大耐受量,并适量长期维持。症状改善常在用药后 2～3 个月出现。长期应用时避免突然停药。临床常用制剂如下:①选择性 $β_1$ 受体阻滞剂,无血管扩张作用,美托洛尔的初始剂量为 12.5 mg/d,比索洛尔的初始剂量为 1.25 mg/d。②非选择性 β 受体阻滞剂,卡维地洛属于第三代 β 受体阻滞剂,可全面阻滞 $α_1$、$β_1$ 和 $β_2$ 受体,具有扩血管作用,初始剂量为 3.125 mg,每天 2 次。β 受体阻滞剂的禁忌证为支气管痉挛性疾病、心动过缓以及二度或二度以上房室传导阻滞(安装心脏起搏器者除外)。

(5)血管扩张剂的应用:心力衰竭时,各种代偿机制的作用使周围循环阻力增加,心脏的前负荷也增大。扩血管治疗,可以减轻心脏前、后负荷,改善心力衰竭症状。因此心力衰竭时,可考虑静脉滴注小静脉扩张剂(如硝酸异山梨酯)、阻断 $α_1$ 受体的小动脉扩张剂(如肼屈嗪)以及均衡扩张小动脉和小静脉制剂(如硝普钠)。

六、预防

(一)防止初始心肌损伤

冠状动脉性疾病和高血压已逐渐成为心力衰竭的主要病因,积极控制高血压、高血糖、高血脂和戒烟等,可降低心力衰竭的发生率。积极控制 A 组 β 溶血性链球菌感染,预防风湿热和瓣膜性心脏病,戒酒,防止乙醇中毒性心肌病等,是防止心肌损伤的重要措施。

(二)防止心肌进一步损伤

急性心肌梗死再灌注治疗,可以有效再灌注缺血心肌节段,防止缺血性损伤,降低病死率和心力衰竭的发生率。对于近期心肌梗死恢复者,应用神经内分泌拮抗剂(如 ACEI 或 β 受体阻滞剂),可降低再梗死或死亡的危险性,特别是对于心肌梗死伴有心力衰竭者。对于急性心肌梗死无心力衰竭患者,应用阿司匹林可降低再梗死危险,有利于防止心力衰竭的发生。

(三)防止心肌损伤后恶化

众多临床试验已经证实,对已有左心功能不全者,不论是否伴有症状,应用 ACEI 均可降低其发展为严重心力衰竭的危险性。

七、护理

(一)一般护理

1.休息与活动

休息是减轻心脏负荷的重要方法,包括身体的休息、精神的放松和充足的睡眠。应根据患者心功能分级及基本状况决定活动量。

Ⅰ级:不限制一般的体力活动,积极参加体育锻炼,但要避免剧烈运动和重体力劳动。

Ⅱ级:适当限制体力活动,增加午休,强调下午多休息,可不影响轻体力工作和家务劳动。

Ⅲ级:严格限制一般的体力活动,每天有充分的休息时间,但日常生活可以自理或需要他人协助。

Ⅳ级:绝对卧床休息,生活由他人照顾。可在床上做肢体被动运动、轻微的屈伸运动和翻身,逐步过渡到坐或下床活动。鼓励患者不要延长卧床时间,当病情好转后,应尽早做适量的活动,因为长期卧床易导致血栓形成、肺栓塞、便秘、虚弱、直立性低血压。

2.饮食

给予低盐、低脂、低热量、高蛋白、高维生素、清淡、易消化的饮食,少食多餐。

(1)限制食盐及含钠食物:Ⅰ度心力衰竭患者每天钠的摄入量应限制在 2 g(相当于氯化钠 5 g)左右,Ⅱ度心力衰竭患者每天钠的摄入量应限制在 1 g(相当于氯化钠 2.5 g)左右,Ⅲ度心力衰竭患者每天钠的摄入量应限制在 0.4 g(相当于氯化钠 1 g)左右。但应注意在用强效利尿剂时,可放宽限制,以防发生电解质紊乱。

(2)高度水肿或伴有腹水者,应限制饮水量,24 h 饮水量一般不超过800 mL,应尽量安排在白天间歇饮水,避免大量饮水,以免增加心脏负担。

3.排便的护理

指导患者养成按时排便的习惯,预防便秘。排便时切忌过度用力,以免增加心脏负担,诱发严重心律失常。

(二)对症护理及病情观察护理

1.呼吸困难

(1)休息与体位:让患者取半卧位或端坐卧位安静休息,鼓励患者多翻身、咳嗽,尽量做缓慢的深呼吸。

（2）吸氧：根据缺氧程度及病情选择氧流量。

（3）遵医嘱给予强心药、利尿药、扩血管药物，注意观察药物的作用及不良反应，例如，血管扩张剂可致头痛及血压下降等；ACEI的不良反应有直立性低血压、咳嗽等。

（4）病情观察：应观察呼吸困难的程度、发绀情况、肺部啰音的变化、血气分析和血氧饱和度等，以判断药物的疗效和病情进展。

2.水肿

（1）观察水肿的消长程度，每天测量体重，准确记录出入液量并适当控制液体摄入量。

（2）限制钠盐的摄入，每天食盐摄入量少于 5 g，服利尿剂者可适当放宽标准。限制含钠高的食品、饮料和调味品，如发酵面食、腌制品、味精、糖果、番茄酱、啤酒、汽水。

（3）加强皮肤护理，经常协助患者更换体位，嘱患者穿质地柔软的衣服，经常按摩骨隆突处，预防压疮的发生。

（4）遵医嘱正确使用利尿剂，密切观察其不良反应，主要为水、电解质紊乱。利尿剂的应用时间以早晨或日间为宜，避免夜间排尿过频而影响患者的休息。

（三）用药观察与护理

1.利尿剂

电解质紊乱是应用利尿剂时最易出现的不良反应，应随时注意观察。氢氯噻嗪类排钾利尿剂作用于肾远曲小管，抑制 Na^+ 的重吸收，并可通过 Na^+-K^+ 交换机制降低 K^+ 的吸收，患者可出现低钾血症，应监测血钾浓度，给予含钾丰富的食物，遵医嘱及时补钾；氨苯蝶啶：直接作用于肾远曲小管远端，排钠保钾，利尿作用不强，常与排钾利尿剂合用，起保钾作用。出现高钾血症时，遵医嘱停用保钾利尿剂，嘱患者禁食含钾高的食物，严密观察心电监护变化，必要时给予胰岛素等，做紧急降钾处理。

2.ACEI

ACEI的不良反应有低血压、肾功能一过性恶化、高钾血症、干咳、血管神经性水肿以及少见的皮疹、味觉异常等。对无尿性肾衰竭、妊娠哺乳期妇女和对该类药物过敏者禁止应用，对双侧肾动脉狭窄、血肌酐水平明显升高（＞225 $\mu mol/L$）、有高钾血症（血钾水平＞5.5 mmol/L）、低血压［收缩压＜12.0 kPa(90 mmHg)］或不能耐受 ACEI 者也不宜应用。

3.洋地黄类药物

洋地黄类药物可以加强心肌收缩力，减慢心率，从而改善心功能不全患者的血流动力学变化。其用药安全范围小，易发生中毒反应。

（1）严格按医嘱给药，教会患者服地高辛时应自测脉搏，如脉搏＜60 次/分钟或节律不规则应暂停服药并告诉医师；对毛花苷 C 或毒毛花苷须稀释后缓慢静脉注射，并同时监测心率、心律及心电图变化。

（2）密切观察洋地黄的中毒表现。①心律失常：洋地黄中毒最重要的反应是出现各种类型的心律失常，是由心肌兴奋性过强和传导系统传导阻滞所致，常见者为室性期前收缩（多表现为二联律）、非阵发性交界区心动过速、房性期前收缩、心房颤动以及房室传导阻滞。快速房性心律失常伴房室传导阻滞是洋地黄中毒的特征性表现。洋地黄可引起心电图 ST-T 改变，但不能据此诊断为洋地黄中毒。②消化道症状：食欲减退、恶心、呕吐等（需与心力衰竭本身或其他药物所引起的胃肠道反应区别）。③神经系统症状：头痛、头昏、忧郁、嗜睡、精神改变等。④视觉改变：视力模糊、黄视、绿视等。测定血药浓度有助于洋地黄中毒的诊断。

（3）洋地黄中毒的处理：①发生中毒后应立即停用洋地黄药物及排钾利尿剂。②单发室性期前收缩、一度房室传导阻滞等在停药后常自行消失。③对于快速性心律失常患者，若血钾浓度低则静脉补钾,如血钾不低可用利多卡因或苯妥英钠;有传导阻滞及缓慢性心律失常者,可皮下或静脉注射 0.5～1 mg 阿托品,需要时安置临时心脏起搏器。

4.β 受体阻滞剂

必须从极小剂量开始逐渐加大剂量,每次剂量增加的时间梯度不宜短于 5 d,同时严密监测血压、体重、脉搏及心率变化,防止出现传导阻滞和心力衰竭加重。

5.血管扩张剂

(1)硝普钠:用药过程中,要严密监测血压,根据血压调节滴速,一般剂量为 0.72～4.32 mg/(kg·d),连续用药不超过 7 d,嘱患者不要自行调节滴速,体位改变时动作宜缓慢,防止直立性低血压发生;注意避光,现配现用,液体配制后无论是否用完 6～8 h 需更换;长期用药者,应监测血氰化物浓度,防止氰化物中毒,临床用药过程中发现老年人易出现精神方面的症状,应注意观察。

(2)硝酸甘油:用药过程中可出现头胀、头痛、面色潮红、心率加快等不良反应,改变体位时易出现直立性低血压。用药时从小剂量开始,严格控制输液速度,做好宣教工作,以取得配合。

(四)心理护理

(1)护士应具备良好的心理素质,沉着、冷静,用积极、乐观的态度影响患者及其家属,使患者增强战胜疾病的信心。

(2)建立良好的护患关系,关心、体贴患者,简要解释使用监测设备的必要性及作用,得到患者的充分信任。

(3)对患者及其家属进行适时的健康指导,强调严格遵医嘱服药、不随意增减或撤换药物的重要性,如出现中毒反应,应立即就诊。

(五)出院指导

1.活动指导

患有慢性心力衰竭的患者往往过分依赖药物治疗,而忽略运动保健。指导患者合理休息与活动,活动应循序渐进,活动量以不出现心悸、气急为原则。适应一段时间后再逐渐缓慢增加活动量。病情好转,可到室外活动。漫步、做体操、打太极拳、练气功都是适宜的保健方法。如活动不引起胸闷、气喘,表明活动量适度,以后根据各人的不同情况,逐渐增加活动时间。但必须以轻体力、小活动量、长期坚持为原则。

2.饮食指导

坚持合理饮食,进食低盐、低脂、低热量、高蛋白、高维生素、清淡、易消化的饮食。适当限制钠盐的摄入,可减轻体液的潴留,减轻心脏负担。一般钠盐可限制到每天 5 g 以下,病情严重者限制在每天不超过 3 g。但服用强力利尿剂的患者钠盐的限制不必过严;在严格限制钠盐的摄入时,一般可不必严格限制水分,液体摄入量以每天 1.5～2 L 为宜,但重症心力衰竭的患者应严格限制钠盐及水的摄入。少食多餐,避免过饱。

3.疾病知识指导

给患者讲解心力衰竭最常见的诱因有呼吸道感染、过重的体力劳动、心律失常、情绪激动、饮食不当等。因此患者一定要注意预防感冒,防止受凉,根据气温变化随时增减衣服;保持乐观情绪;平时根据心功能情况适当参加体育锻炼,避免过度劳累。

4.用药指导

告诉患者及其家属强心药、利尿剂等药物的名称、服用方法、剂量、不良反应及服药注意事项。患者要定期复查,如有不适,及时复诊。

(王淑娟)

第七章

肾内科护理

第一节　急性肾小球肾炎

急性肾小球肾炎(acute glomerulonephritis,AGN)简称急性肾炎,是以急性肾炎综合征为主要表现的一组疾病。其特点为起病急,患者出现血尿、蛋白尿、水肿和高血压,可伴有一过性氮质血症。该病好发于儿童,男性患者居多。患者常有前驱感染,多见于链球菌感染后,也可见于其他细菌、病毒和寄生虫感染后。本部分主要介绍链球菌感染后的急性肾小球肾炎。

一、病因及发病机制

急性肾小球肾炎常发生于β-溶血性链球菌"致肾炎菌株"引起的上呼吸道感染(多为扁桃体炎)或皮肤感染(多为脓疱疮)后,感染导致机体产生免疫反应而引起双侧肾脏弥漫性的炎症反应。目前相关研究者多认为,链球菌的主要致病抗原是胞质或分泌蛋白的某些成分,抗原刺激机体产生相应抗体,形成免疫复合物,免疫复合物沉积于肾小球而致病。肾小球内的免疫复合物可激活补体,引起肾小球内皮细胞及系膜细胞增生,并吸引中性粒细胞及单核细胞浸润,导致肾脏病变。

二、临床表现

(一)症状与体征

1.尿异常

几乎所有患者均有肾小球源性血尿,约30%的患者出现肉眼血尿。肉眼血尿且常为首发症状或患者就诊的原因。可伴有轻度至中度蛋白尿,少数(<20%)患者可有大量蛋白尿。

2.水肿

80%以上的患者可出现水肿。水肿常为起病的初发表现,表现为晨起眼睑水肿,呈"肾炎面容",可伴有下肢轻度凹陷性水肿,少数严重者可波及全身。

3.高血压

约80%的患者患病初期水钠潴留时,出现一过性轻度至中度高血压,利尿后血压恢复正常。

少数患者可出现高血压脑病、急性左心衰竭等。

4.肾功能异常

大部分患者起病时尿量减少（40～700 mL/d），少数为少尿（<400 mL/d）。可出现一过性轻度氮质血症。一般于1～2周尿量增加，肾功能于利尿后数天恢复正常，极少数患者出现急性肾衰竭。

（二）并发症

前驱感染后常有1～3周（平均10 d左右）的潜伏期。呼吸道感染的潜伏期较皮肤感染的潜伏期短。该病起病较急，病情轻重不一，轻者仅尿常规及血清补体 C_3 异常，重者可出现急性肾衰竭。大多预后良好，常在数月内临床自愈。

三、辅助检查

（1）尿液检查：均有镜下血尿，呈多形性红细胞。尿蛋白多为（＋）～（＋＋）。尿沉渣中可有红细胞管型、颗粒管型等。早期尿中白细胞、上皮细胞稍增多。

（2）血清 C_3 及总补体：发病初期下降，于8周内恢复正常，对该病的诊断意义很大。血清抗链球菌溶血素"O"滴度可升高，部分患者循环免疫复合物（circulating immune complex，CIC）呈阳性。

（3）肾功能检查：内生肌酐清除率（endogenous creatinine clearance rate）降低，血尿素氮（blood urea nitrogen，BUN）、血肌酐（serum creatinine，Scr）含量升高。

四、诊断要点

（1）链球菌感染后1～3周出现血尿、蛋白尿、水肿、高血压，甚至少尿及氮质血症。

（2）血清补体 C_3 含量降低（8周内恢复正常），即可临床诊断为急性肾小球肾炎。

（3）若肾小球滤过率进行性下降或病情1～2个月尚未完全好转，应及时做肾活检，以明确诊断。

五、治疗要点

治疗原则：以休息、对症处理为主，缩短病程，促进痊愈。该病为自限性疾病，不宜用肾上腺糖皮质激素及细胞毒药物。应给急性肾衰竭患者透析。

（一）对症治疗

利尿治疗可消除水肿，降低血压。利尿后高血压控制不满意时，可加用其他降压药物。

（二）控制感染灶

以往主张使用青霉素或其他抗生素10～14 d，现对其必要性存在争议。对于反复发作的慢性扁桃体炎，待肾炎病情稳定后，可做扁桃体摘除术，手术前、后2周应注射青霉素。

（三）透析治疗

对于少数发生急性肾衰竭者，应给予血液透析或腹膜透析治疗，帮助患者度过急性期，一般不需长期维持透析。

六、护理评估

（1）健康史：询问发病前2个月有无上呼吸道和皮肤感染史、起病急缓、就诊原因等。了解既往呼吸道感染史。

（2）身体状况：评估水肿的部位、程度、特点，了解血压升高的程度，有无局部感染灶。

（3）心理及社会因素：因患者多为儿童，对疾病的后果常不能理解，不重视疾病，不按医嘱注意休息，家属则往往较急，过分约束患者。年龄较大的儿童患者因休学、长期休息而产生焦虑、悲观情绪。评估患者及其家属对疾病的认识，目前的心理状态等。

（4）辅助检查：周围血常规有无异常，淋巴细胞是否增多。

七、护理目标

（1）能自觉控制水、盐的摄入，水肿明显消退。

（2）患者能逐步达到正常活动量。

（3）无并发症发生，或能早期发现并发症并积极配合抢救。

八、护理措施

（一）一般护理

急性期患者应绝对卧床休息，以增加肾血流量和减少肾脏负担。应卧床休息 6 周至 2 个月，尿液检查只有蛋白尿和镜下血尿时，方可离床活动。病情稳定后逐渐增加运动量，避免劳累和剧烈活动，坚持 1～2 年，待完全康复后才能恢复正常的体力劳动。存在水肿、高血压或心力衰竭时，应严格限制盐的摄入，一般进盐应低于 3 g/d，特别严重的病例应完全禁盐。在急性期，为减少蛋白质的分解代谢，限制蛋白质的摄取量为 0.5～0.8 g/(kg·d)。血压下降，水肿消退，尿蛋白减少后，即可逐渐增加盐和蛋白质的量。除限盐外，也应限制液体摄入量，进水量的控制本着宁少勿多的原则。每天进水量应为不显性失水量（约 500 mL）加上 24 h 尿量，此进水量包括饮食、饮水、服药、输液等所含水分。另外，饮食应热量充足、易于消化和吸收。

（二）病情观察

注意观察水肿的范围、程度，有无胸腔积液、腹水，有无呼吸困难、肺部湿啰音等急性左心衰竭的征象；监测高血压动态变化，监测有无头痛、呕吐、颈项强直等高血压脑病的表现；观察尿的变化及肾功能的变化，及早发现肾衰竭。

（三）用药护理

在使用降压药的过程中，要注意一定要定时、定量服用，随时监测血压的变化，还要嘱患者服药后在床边坐几分钟，然后缓慢站起，防止眩晕及直立性低血压。

（四）心理护理

患者（尤其是儿童）对长期卧床会产生忧郁、烦躁等心理反应，加上担心血尿、蛋白尿恶化，精神负担加重。故应尽量多关心、巡视患者，随时注意患者的情绪变化和精神需要，按照患者的要求尽快解决问题。关于卧床休息需要持续的时间和病情的变化等，应适当予以说明，并要组织一些有趣的活动活跃患者的精神生活，使患者以乐观的态度安心接受治疗。

九、护理评价

（1）患者能接受限制钠、水的治疗和护理，尿量已恢复正常，水肿减轻甚至消失。

（2）患者能正确面对患病现实，说出感受，保持乐观。

（3）无并发症发生。

十、健康指导

(1)预防指导:指导患者平时注意加强锻炼,增强体质;注意个人卫生,防止化脓性皮肤感染;有上呼吸道或皮肤感染时,应及时治疗;注意休息和保暖,限制活动量。

(2)生活指导:指导患者在急性期严格卧床休息,按照病情进展调整作息。掌握饮食护理的意义及原则,切实遵循饮食计划。指导患者及其家属掌握该病的基本知识和观察护理方法,消除各种不利因素,防止疾病进一步加重。

(3)用药指导:遵医嘱正确使用抗生素、利尿药及降压药等,掌握不同药物的名称、剂量、给药方法,观察各种药物的疗效和不良反应。

(4)心理指导:使患者增强战胜疾病的信心,保持良好的心境,积极配合诊疗计划。

(王文静)

第二节　慢性肾小球肾炎

慢性肾小球肾炎简称慢性肾炎,是最常见的一组原发于肾小球的疾病,以蛋白尿、血尿、高血压及水肿为基本表现,可有不同程度的肾功能减退,大多数患者会发展成慢性肾衰竭。该病的起病方式不同,病情迁延,进展缓慢;可发生于任何年龄,以中青年患者居多,男性患者多于女性患者。

一、病因及诊断检查

(一)致病因素

慢性肾炎的病因尚不完全清楚,大多数由各种原发性肾小球疾病迁延不愈发展而成。目前认为其发病与感染有明确关系。细菌、原虫、病毒等感染可引起免疫复合物介导性炎症而导致肾小球肾炎,故研究者认为发病起始因素为免疫介导性炎症。另外,在发病过程中也有非免疫、非炎症性因素参与。仅少数慢性肾炎由急性肾炎演变而来。在发病过程中感染、劳累、妊娠和使用肾毒性药物等可以使病情加重。

(二)身体状况

1.症状体征

慢性肾炎多数起病隐匿。大多数患者无急性肾炎病史,病前也无感染史,发病已为慢性肾炎;少数患者的急性肾炎迁延不愈超过1年而成为慢性肾炎。临床表现差异大,症状轻重不一,主要表现如下。

(1)水肿:多为眼睑水肿和/或轻度至中度下肢水肿,一般无体腔积液,缓解期可完全消失。

(2)高血压:部分患者可以高血压为首发或突出表现,多为持续性中等程度以上高血压。持续血压升高可加速肾小球硬化,使肾功能迅速恶化,预后较差。

(3)全身症状:表现为头晕、乏力、食欲缺乏、腰膝酸痛等,其中贫血较为常见。随着病情进展可出现肾功能减退,最终发展成为慢性肾衰竭。

(4)尿异常:可有尿量减少,偶有肉眼血尿。

2.并发症

(1)感染:易合并呼吸道及泌尿道感染。

(2)心脏损害:心脏扩大、心律失常和心力衰竭。

(3)高血压脑病:由血压骤升所致。

(4)慢性肾衰竭:是慢性肾炎最严重的并发症。

(三)心理及社会状况

患者常因病程长、反复发作、疗效不佳、药物不良反应大、预后较差等而出现焦虑、恐惧、悲观的情绪。

(四)实验室及其他检查

1.尿液检查

尿比重多在 1.020 以下;最具有特征的是蛋白尿,尿蛋白(＋～＋＋＋),尿蛋白定量1～3 g/24 h;尿沉渣镜检可见红细胞和颗粒管型。

2.血液检查

早期多正常或有轻度贫血,晚期红细胞计数和血红蛋白多明显降低。

3.肾功能检查

慢性肾炎可导致肾功能逐渐减退,表现为肾小球滤过率下降,内生肌酐清除率下降,血肌酐和尿素氮水平升高。

二、护理诊断及医护合作性问题

(1)体液过多:与肾小球滤过率下降及血浆胶体渗透压下降有关。

(2)营养失调,低于机体需要量:与蛋白质丢失、摄入不足及代谢紊乱有关。

(3)焦虑:与担心疾病复发和预后有关。

(4)潜在并发症:感染、心脏损害、高血压脑病、慢性肾衰竭。

三、治疗及护理措施

(一)治疗要点

慢性肾小球肾炎的主要治疗目的是防止或延缓肾功能恶化,改善症状,防止严重并发症。

1.一般治疗

适当休息,合理饮食,防治感染等。

2.对症治疗

(1)利尿:水肿明显的患者可使用利尿药,常用氢氯噻嗪、螺内酯、呋塞米,又可利尿消肿,又可降低血压。

(2)控制血压:高血压可加快肾小球硬化,因此及时、有效地维持适宜的血压是防止病情恶化的重要环节。治疗容量依赖性高血压首选利尿药,治疗肾素依赖性高血压首选 ACEI(卡托普利等)和β受体阻滞剂(普萘洛尔等)。

3.抗血小板药物

长期使用抗血小板药物可改善微循环,延缓肾衰竭。常用双嘧达莫和阿司匹林。

4.糖皮质激素和细胞毒性药物

一般不主张应用该类药物,可将其试用于血压不高、肾功能正常、尿蛋白较多者。常选用泼尼松、环磷酰胺等。

（二）护理措施

1.病情观察

因高血压易加剧肾功能的损害,故应密切观察患者的血压变化。准确记录 24 h 出入液量,监测尿量、体重和腹围,观察水肿的消长情况。监测肾功能变化,及时发现肾衰竭。

2.生活护理

（1）适当休息:因卧床休息能增加肾血流量,减轻水肿、蛋白尿及改善肾功能,故慢性肾炎患者宜多卧床休息,避免重体力劳动。特别是有明显水肿、大量蛋白尿、血尿及高血压或合并感染、心力衰竭、肾衰竭及急性发作期的患者,应限制活动,绝对卧床休息。

（2）饮食护理:水肿少尿者应限制钠、水的摄入,食盐摄入量为 1～3 g/d,每天进水量不超过 1 500 mL。记录患者的 24 h 出入液量,每天测量腹围、体重,监测水肿消长情况。低蛋白、低磷饮食可减轻肾小球内高压、高灌注及高滤过状态,延缓肾功能减退,宜尽早采用富含必需氨基酸的优质低蛋白饮食（如鸡肉、牛奶、瘦肉）,蛋白质的摄入量为 0.5～0.8 g/(kg·d),低蛋白饮食亦可达到低磷饮食的目的。补充多种维生素及锌。适当增加糖类和脂肪的摄入比例,保证足够热量,减少自体蛋白的分解。

3.药物治疗的护理

使用利尿药时应注意有无电解质、酸碱平衡紊乱;服用降压药起床时动作宜缓慢,以防直立性低血压;应用 ACEI 时,注意观察患者有无持续性干咳;应用抗血小板药物时,注意观察有无出血倾向等。

4.对症护理

对症护理包括对水肿、高血压、少尿等症状的护理。

5.心理护理

注意观察患者的心理活动,及时发现患者的不良情绪,主动与患者沟通,鼓励患者说出感受,做好疏导工作,帮助患者调整心态,使其积极配合治疗及护理。

6.健康指导

（1）指导患者严格按照饮食计划进餐,注意休息,保持精神愉快,避免劳累、受凉和使用肾毒性药物,以延缓肾功能减退。

（2）患者应进行适当锻炼,提高机体抵抗力,预防呼吸道感染。

（3）患者应遵医嘱服药,定期复查尿常规和肾功能。

（4）育龄妇女注意避孕,以免妊娠导致肾炎复发和病情恶化。

（王文静）

第三节　肾病综合征

肾病综合征（nephrotic syndrome,NS）是肾小球疾病中最常见的一组临床综合症候群。肾病综合征传统上分为原发性和继发性两类。原发性是指原发于肾小球疾病并排除继发于全身性疾病引起的肾小球病变,如系统性红斑狼疮、糖尿病、多发性骨髓瘤、过敏性紫癜和淀粉样变。在肾病综合征中,约75%是由原发性肾小球疾病引起的,约25%为继发性肾小球疾病引起,因此它不是一种独立性的疾病。NS的临床诊断并不困难,但不同病理改变引起者治疗效果不一,某些病理类型易发展为肾功能不全,但即使预后较好的病理类型,也可因其引起的严重全身水肿(胸腔积液、腹水、心包积液等)而影响到各脏器功能并易出现各种严重并发症,如威胁生命的感染和肺动脉栓塞,因此强调早期病因诊断和病理类型诊断与整体治疗的重要性。本节仅讨论原发性肾病综合征。

一、病理

原发性肾病综合征在国内以肾小球系膜增殖最为常见,占1/4~1/3;其次为膜性肾病,占1/5~1/4,多见于成人;膜增殖约占15%,局灶性、节段性肾小球硬化占10%~15%。局灶性、节段性系膜增殖较少发生肾病综合征。各病理类型中均可伴有肾间质不同程度的炎症改变和/或纤维化,其中炎症较为明显的类型如系膜增殖、膜增殖和少部分局灶节段性肾小球硬化常伴有肾间质炎症或纤维化改变;膜性引起者亦不罕见,肾间质炎症程度和纤维化范围对肾小球滤过功能减退有较大影响。

原发性肾病综合征的病理类型不同,与临床表现(除均可有肾病综合征外)有一定关联,如微小病变和膜性肾病引起者多表现为单纯性肾病综合征,早期少见血尿、高血压和肾功能损害,但肾病综合征的临床表现多较严重、突出,经尿丢失蛋白质多,可高达20 g/d;而系膜增殖和膜增殖等炎症明显类型尚常伴有血尿、高血压和不同程度的肾功能损害,且肾功能损害发生得相对较早。局灶、节段性肾小球硬化,常有明显高血压和肾功能损害,出现镜下血尿亦较多见。少数情况病理类型改变与临床表现的相关性可不完全一致。

二、临床表现及发病机制

(一)大量蛋白尿

大量蛋白尿是指每天从尿液中丢失蛋白质多达3.0~3.5 g,儿童的该项数据为50 mg/kg,因此,体重为60 kg的成人尿液丢失3 g/d,即可认为大量蛋白尿。大量蛋白尿是由肾小球滤过膜通透性异常所致。正常肾小球滤过膜对血浆蛋白有选择性滤过作用,能有效阻止绝大部分血浆蛋白从肾小球滤过,只有极小量的血浆蛋白进入肾小球滤液。肾小球病变引起滤过膜对大、中分子量蛋白质选择性滤过屏障作用损伤,导致大分子蛋白和中分子量清蛋白等大量漏出。有肾小球疾病时,肾小球基底膜组织结构功能异常,涎酸成分明显减少,使滤过基底膜的带负电荷的清蛋白增多,出现蛋白尿。此外,肾小球血流动力学改变也能影响肾小球滤过膜的通透性,血压升高,尿蛋白增多,血压降低,蛋白尿减轻。肾内血管紧张素Ⅱ增加,使出球小动脉收缩,肾小球内毛细血管压力增加,亦可增加蛋白质漏出。使用ACEI或血管紧张素Ⅱ受体阻滞剂可因降低出球小动脉阻力而降低肾小球毛细血管压力,从而减轻蛋白尿。

临床上对肾病综合征患者不但要定期进行准确的24 h尿液蛋白定量测定,以了解蛋白尿程度和判断治疗效果,从而调整治疗方案,而且要进行尿液系列蛋白检查,以了解丢失蛋白的成分,从而判断蛋白质丢失的部位是在肾小球还是肾小管间质。尿液蛋白量的多寡有时不能说明肾脏病变的广泛程度和严重程度,但蛋白尿成分的测定则可反映肾小球病变的程度,如尿液中出现大量IgG成分,说明大分子量蛋白质从尿液中丢失,提示肾小球滤过膜体积屏障结构破坏严重,若尿液中蛋白几乎均为中分子量的清蛋白或转铁蛋白,一般提示病变在肾小球或肾小管间质,此时参考丢失蛋白质的多寡甚为重要,一般肾小管性尿蛋白丢失较少超过 3 g/d,个别超过 3 g/d,后者多数对治疗反应相对较好;若尿液出现较多小分子量蛋白质,则应进一步检查以明确是否轻链蛋白引起大量蛋白尿,故尿蛋白成分检查有时有助于病因诊断。

(二)低清蛋白血症

低清蛋白血症见于绝大部分肾病综合征患者,即血浆清蛋白水平在 30 g/L 以下。其主要原因是尿中丢失清蛋白,但二者可不完全平行,因为血浆清蛋白值是清蛋白合成与分解代谢平衡的结果,它主要受以下几种因素影响。①肝脏合成清蛋白增加。在低蛋白血症和清蛋白池体积减小时,清蛋白的分解速度是正常的,甚至下降。肝脏代偿性合成清蛋白量增加,如果饮食中能给予足够的蛋白质及热量,正常人的肝脏每天可合成清蛋白 20 g 以上。体质健壮和摄入高蛋白饮食的患者可不出现低蛋白血症。有人认为,血浆胶体渗透压在调节肝脏合成清蛋白方面可能有重要的作用。②肾小管分解清蛋白的量增加。正常人 10% 的肝脏合成的清蛋白在肾小管内代谢。在发生肾病综合征时,由于近端小管摄取和分解滤过蛋白明显增加,肾内代谢可增加至16%～30%。③严重水肿时胃肠道的吸收能力下降,肾病综合征患者常呈负氮平衡状态。年龄、病程、慢性肝病、营养不良均可影响血浆清蛋白水平。

由于低清蛋白血症,药物与清蛋白的结合会有所减少,血中游离药物的水平升高(如激素约90% 与血浆蛋白结合而具有生物活性的部分仅占 10% 左右),此时,即使常规剂量也可产生毒性或不良反应。发生低蛋白血症时,花生四烯酸和血浆蛋白结合减少,促使血小板聚集和血栓素(TXA_2)增加,后者可加重蛋白尿和肾损害。

(三)水肿

水肿多较明显,与体位有关,严重者常见头枕部凹陷性水肿、全身水肿、两肋部皮下水肿、腹水,甚至出现心包积液以及阴囊或会阴部高度水肿,此种情况多见于微小病变或部分膜性肾病患者。一般研究者认为,水肿的出现及其严重程度与低蛋白血症的程度呈正相关,然而也有例外的情况。机体自身具有抗水肿形成能力,其调节机制如下:①当血浆清蛋白浓度降低时,血浆胶体渗透压下降的同时,从淋巴回流的组织液大大增多,从而带走组织液内的蛋白质,使组织液的胶体渗透压下降,两者的梯度差值仍保持在正常范围。②组织液的水分增多,则其静水压上升,可使毛细血管前的小血管收缩,从而使血流灌注下降,减少了毛细血管床的面积,使毛细血管内静水压下降,从而抑制体液从血管内向组织间逸出。③水分逸出血管外,使组织液的蛋白浓度下降,而血浆内蛋白浓度上升。鉴于淋巴管引流组织液蛋白质的能力有限,上述体液分布自身平衡能力有一定的限度,当血浆胶体渗透压进一步下降时,组织液的胶体渗透压无法调节至相应的水平,两者间的梯度差值不能维持正常水平而产生水肿。大多数肾病综合征水肿患者的血容量正常,甚至增多,血浆肾素正常或处于低水平,提示肾病综合征的钠潴留是由于肾脏调节钠平衡的障碍,而与低血容量激活肾素-血管紧张素-醛固酮系统无关。肾病综合征水肿的发生不能仅以一个机制来解释。血容量的变化仅在某些患者身上可能是造成水、钠潴留,加重水肿的因素,可能尚与肾内某些调节机制的障碍有关。此外,水肿严重程度虽与病变严重性不相关,但严重水肿本身如伴有大量胸腔积液、心包积液或肺间质水肿,则会引起呼吸困难和心肺功能不全;若患者长期采取低钠饮食和大量应用利尿剂,尚可造成有效血容量减少性低血压甚至低血容量性休克。

(四)高脂血症

发生肾病综合征时脂代谢异常的特点为血浆中几乎各种脂蛋白成分均增加,如血浆总胆固醇(Ch)和低密度脂蛋白胆固醇(LD-C)浓度明显升高,甘油三酯(TG)和极低密度脂蛋白胆固醇

(VLDL-C)浓度升高。高密度脂蛋白胆固醇(HDL-C)浓度可以升高、正常或降低;HDL 亚型的分布异常,即 HDL_3 增加而 HDL_2 减少,表明有 HDL_3 的成熟障碍。在疾病过程中各脂质成分的增加出现在不同的时间,一般 Ch 浓度升高得最早,其次才为磷脂及 TG 浓度。除浓度发生改变外,各脂质的比例也发生改变,各种脂蛋白中胆固醇与磷脂的比例及胆固醇与甘油三酯的比例均升高。载脂蛋白也常有异常,如 ApoB 浓度明显升高,ApoC 浓度和 ApoE 浓度轻度升高。脂质异常的持续时间及严重程度与病程及复发频率明显相关。

肾病综合征时脂质代谢异常的发生机制为:①肝脏合成 Ch、TG 及脂蛋白增加;②脂质调节酶活性改变及 LDL 受体活性或数目改变导致脂质的清除障碍;③尿中丢失 HDL 增加。在出现肾病综合征时,HDL 的 ApoA I 有 50%~100% 从尿中丢失,而且患者血浆 HDL_3 增加而 HDL_2 减少,说明 HDL_3 在转变为较大的 HDL_2 颗粒之前即在尿中丢失。

肾病综合征患者的高脂血症对心血管疾病发生率的影响,主要取决于高脂血症出现时间的长短、LDL 与 HDL 的比例、高血压史及吸烟等因素。长期的高脂血症,尤其是 LDL 浓度上升而HDL 浓度下降,可加速冠状动脉粥样硬化发生,增加患者发生急性心肌梗死的危险性。脂质引起肾小球硬化的作用已在内源性高脂血症等的研究中得到证实。脂代谢紊乱所致肾小球损伤的发病机制及影响因素较为复杂,可能与下述因素有关:肾小球内脂蛋白沉积、肾小管间质脂蛋白沉积、LDL 氧化、单核细胞浸润、脂蛋白导致的细胞毒性致内皮细胞损伤、脂类介质的作用和脂质增加基质合成。

(五)血中其他蛋白浓度改变

发生肾病综合征时多种血浆蛋白浓度可发生变化。例如,血清蛋白电泳显示 α_2 和 β 球蛋白水平升高,而 α_2 球蛋白水平可正常或降低,IgG 水平可显著下降,而 IgA、IgM 和 IgE 水平多正常或升高,但免疫球蛋白的变化同原发病有关。补体激活旁路 B 因子的缺乏可损害机体对细菌的调理作用,这是肾病综合征患者易发生感染的原因之一。纤维蛋白原浓度和凝血因子Ⅴ、Ⅶ、Ⅹ浓度可升高;血小板浓度也可轻度升高;抗凝血酶Ⅲ可从尿中丢失而导致严重减少;C 蛋白和S 蛋白浓度多正常或升高,但其活性降低;血小板凝集增强和 β 血栓球蛋白浓度升高,后者可能是潜在的自发性血栓形成的一个征象。

三、肾病综合征的常见并发症

(一)感染

感染是最常见且严重的并发症。肾病综合征患者对感染的抵抗力下降的主要原因有以下几方面:①免疫抑制剂的长期使用引起机体免疫损害。②尿中丢失大量 IgG。③B 因子(补体的替代途径成分)的缺乏导致机体对细菌免疫调理作用缺陷。④营养不良时,机体非特异性免疫应答能力减弱,造成机体免疫功能受损。⑤转铁蛋白和锌大量从尿中丢失。转铁蛋白为维持正常淋巴细胞功能所必需,锌离子浓度与胸腺素合成有关。⑥局部因素。胸腔积液、腹水、皮肤高度水肿引起的皮肤破裂和严重水肿使局部体液因子稀释、防御功能减弱。细菌感染是肾病综合征患者的主要死因之一,严重的感染主要发生于有感染高危因素的患者,如高龄患者、全身营养状态较差的患者、长期使用激素和/或免疫抑制剂及严重低蛋白血症者。临床上常见的感染有原发性腹膜炎、蜂窝织炎、呼吸道感染和泌尿道感染等。一旦感染诊断成立,应立即予以相应治疗,并根据感染的严重程度,减量使用或停用激素和免疫抑制剂。

（二）静脉血栓形成

肾病综合征患者存在高凝状态，主要是由于血中凝血因子改变。这些改变包括Ⅸ、Ⅺ因子浓度下降，Ⅴ、Ⅷ、Ⅹ因子、纤维蛋白原、β血栓球蛋白和血小板水平增加；血小板的黏附和凝集增强；抗凝血酶Ⅲ和抗纤溶酶活力降低。因此，促凝集和促凝血因子水平升高，抗凝集和抗凝血因子水平下降及纤维蛋白溶解机制损害，是肾病综合征患者产生高凝状态的原因和静脉血栓形成的基础。激素和利尿剂的应用为静脉血栓形成的加重因素，激素经凝血蛋白发挥作用，而利尿剂则使血液浓缩，使血液黏滞度增加，高脂血症亦是引起血浆黏滞度增加的因素。

当血浆清蛋白低于 20 g/L 时，肾病综合征患者肾静脉血栓形成的危险性增加。肾静脉血栓在膜性肾病患者中的发生率可高达 50%，在其他病理类型中，其发生率为 5%～16%。肾静脉血栓形成的急性型患者可表现为突然发作的腰痛、血尿、尿蛋白增加和肾功能减退。慢性型患者则无任何症状，但血栓形成后的肾淤血常使蛋白尿加重，出现血尿或对治疗反应差，有时医师易误认为激素剂量不足或激素拮抗等而增加激素用量。明确诊断需进行肾静脉造影，多普勒血管超声、CT、MRI 等无创伤性检查也有助于诊断。血浆 β 血栓蛋白浓度升高提示潜在的血栓形成，血中仅 $α_2$ 抗纤维蛋白溶酶增加也被认为是肾静脉血栓形成的标志。外周深静脉血栓形成率约为 6%，常见于小腿深静脉，仅 12% 有临床症状，25% 可由多普勒超声发现。肺栓塞的发生率为 7%，仍有 12% 无临床症状。其他静脉被累及罕见。

（三）急性肾损伤

急性肾损伤为肾病综合征最严重的并发症。急性肾损伤是指患者在 48 h 内血清肌酐绝对值升高 26.5 μmol/L(0.3 mg/dL)，或较原先值升高 50%，或每小时尿量少于 0.5 mg/kg，且持续 6 h 以上。常见的病因如下：①血流动力学改变，肾病综合征患者常有低蛋白血症及血管病变，特别是老年患者多伴肾小动脉硬化，对血容量变化及血压下降非常敏感。呕吐、腹泻所致体液丢失、有腹水、大量利尿及使用抗高血压药物，都能使血压进一步下降，导致肾灌注骤然减少，进而使肾小球滤过率降低，急性缺血后小管上皮细胞肿胀、变性及坏死，导致急性肾损伤。②肾间质水肿，低蛋白血症可引起周围组织水肿，同样也会导致肾间质水肿，肾间质水肿压迫肾小管，使近端小管鲍曼囊静水压增大，肾小球滤过率下降。③药物引起急性间质性肾炎。④双侧肾静脉血栓形成。⑤蛋白管型堵塞远端肾小管，可能是肾病综合征患者发生急性肾衰竭的机制之一。⑥发生急进性肾小球肾炎。⑦肾炎活动。⑧心源性因素，特别是老年患者常因感染诱发心力衰竭。一般医师认为心排血量减少 1 L/min，即可使肾小球滤过率降低 24 mL/min，故原发性肾病综合征患者若心力衰竭前血肌酐浓度为 177 μmol/L(2 mg/dL)，则轻度心力衰竭后血肌酐浓度可能成倍上升，严重者导致少尿。

（四）肾小管功能减退

肾病综合征患者的肾小管功能减退，多见于儿童。其机制是肾小管对滤过蛋白的大量重吸收使小管上皮细胞受到损害。该并发症常表现为糖尿、氨基酸尿、高磷酸盐尿、肾小管性失钾和高氯性酸中毒。出现多种肾小管功能缺陷常提示预后不良。肾小球疾病减少肾小管血供和肾小球疾病合并乙肝病毒感染导致肾小管损伤亦是肾小管功能减退的常见原因。

（五）骨和钙代谢异常

发生肾病综合征时血液循环中的维生素 D 结合蛋白（分子量为 65 kD）和维生素 D 复合物从尿中丢失，使血中 1,25-$(OH)_2D_3$ 水平下降，致使肠道钙吸收不良和骨质对甲状旁腺激素耐受，因而肾病综合征患者常表现有低钙血症。此外，体内部分钙与清蛋白结合，大量蛋白尿使钙丢失,亦是造成低钙血症的常见原因。

（六）内分泌及代谢异常

肾病综合征患者经尿丢失甲状腺结合蛋白(TBG)和皮质激素结合蛋白(CBG)。临床上甲状腺功能可正常,但血清 TBG 和 T_3 水平常下降,游离 T_3 和 T_4、TSH 水平正常。由于血中 CBG 和 17-羟皮质醇水平降低,游离皮质醇和结合皮质醇的比值可改变,组织对药理剂量的皮质醇反应也不同于正常情况。由于铜蓝蛋白(分子量 151 kD)、转铁蛋白(分子量 80 kD)和清蛋白从尿中丢失,肾病综合征常有血清铜、血清铁和血清锌浓度下降。锌缺乏可引起阳痿、味觉障碍、伤口难愈及细胞介导免疫受损等。持续转铁蛋白减少可引起临床上对铁剂治疗有抵抗性的小细胞低色素性贫血。此外,严重低蛋白血症可导致持续性的代谢性碱中毒,血浆蛋白浓度减少 10 g/L,则血浆重碳酸盐浓度会相应增加 3 mmol/L。

四、诊断与鉴别诊断

临床上根据大量蛋白尿(3～3.5 g/d)、低清蛋白血症(<30 g/L)、水肿和高脂血症 4 个特点,即可做出肾病综合征诊断;若仅有大量蛋白尿和低清蛋白血症,而无水肿和高脂血症者,也可考虑诊断,因这种情况可能为病程早期所致。确定肾病综合征后,应鉴别它是原发性还是继发性的;两者的病因各异,治疗方法不一,一般需先排除继发性因素才能考虑原发性,故对常见继发性病因应逐一排除。继发性肾病综合征患者常伴有全身症状(如皮疹和各脏器病变)、血沉增快、血 IgG 增多、血清蛋白电泳 γ 球蛋白增多、血清补体下降等征象,而原发性则罕见。肾组织检查对病理类型诊断十分重要,对指导治疗十分有帮助,多数情况下也可做出病因诊断,但有时相同病理改变(如膜性肾病)可由各种病因引起,故临床上必须结合病史、体征、实验室检查、病理形态、免疫荧光及电镜等检查做出综合诊断与鉴别诊断。

五、治疗

（一）引起肾病综合征的原发疾病治疗

1.糖皮质激素

一般医师认为糖皮质激素只有对微小病变性肾病的疗效最为肯定,故首选该类药治疗原发性肾病综合征中的原发性肾小球肾病(微小病变)。一般对微小病变泼尼松的首治剂量为 0.8～1 mg/(kg·d),治疗 8 周,对治疗有效者应逐渐减量,一般每 1～2 周减原剂量的 10%～20%,剂量越少,递减的量越少,减量速度越慢。激素的维持量和维持时间因病例不同而异,以不出现临床症状而采用的最小剂量为度,以低于 15 mg/d 为宜。成人首次治疗的完全缓解率可达 80% 或 80% 以上。在维持阶段有体重变化、感染、手术和妊娠等情况时应调整激素用量。对于经8周以上正规治疗无效病例,需排除影响疗效的因素,如感染、水肿所致的体重增加和肾静脉血栓形成,应尽可能及时诊断与处理。若无以上情况,常规治疗 8 周无效,不能认为是对激素抵抗,激素使用到 12 周才奏效的患者不在少数。

除微小病变外,激素尚适用于膜性肾病,对部分局灶、节段性肾小球硬化,对增生明显的病理类型亦有一定的疗效,对伴有肾间质各种炎症细胞浸润也有抑制作用。此外,临床上对病理上有明显的肾间质炎症病变,小球弥漫性增生,细胞性新月体形成、血管纤维素样坏死以及有渗出性病变等活动性改变的患者,特别是伴有近期血肌酐浓度升高者,应静脉滴注甲基泼尼松龙,剂量为 120～240 mg/d,疗程 3～5 d,以后酌情减为 40～80 mg/d 并尽早改为小剂量,这样可减少感染等不良反应。此外，肾病综合征伴严重水肿患者的胃肠道黏膜亦有明显肿胀，影响口服药物的吸收，此时应改为静脉用药。

长期应用激素可产生很多不良反应，有时相当严重。激素导致的蛋白质高分解状态可加重氮质血症，促使血尿酸浓度升高，诱发痛风，加剧肾功能减退。大剂量应用有时可加剧高血压，促发心衰。长期使用激素时的感染症状有时可不明显，特别容易延误诊断，使感染扩散。激素长期应用可加重肾病综合征的骨病，甚至产生无菌性股骨颈缺血性坏死和白内障等。因此，临床上强调适时、适量用药和密切观察，对难治性肾病综合征患者要时时权衡治疗效果与治疗风险。

2.细胞毒药物

对激素治疗无效的该病患者，激素依赖型或反复发作型的该病患者，或因不能耐受激素不良反应且全身情况尚可而无禁忌证的该病患者可以试用细胞毒药物治疗。此类药物多系非选择性杀伤各型细胞，可降低人体的抵抗力，存在诱发肿瘤的危险，因此，它仅作为二线治疗药物，在用药指征及疗程上应慎重掌握。对严重肾病综合征特别是高度水肿、血清蛋白浓度不高于 20 g/L，有学者不选择环磷酰胺（CTX）治疗。目前临床上常用的为 CTX、硫唑嘌呤和苯丁酸氮芥（CB-1348），从三者中首选 CTX。CTX 作用于 G_2 期即 DNA 合成后期、有丝分裂前期，起到抑制细胞 DNA 合成、干扰细胞增殖并降低 B 淋巴细胞功能、抑制抗体形成的作用。约 30% 的活性CTX 经肾脏排泄，故肾功能减退者慎用。CTX 的参考用量为 1.5～2.5 mg/(kg·d)，起始宜从小剂量开始，疗程为 8 周，以静脉注射或滴注为主。对微小病变、膜性肾炎引起的肾病综合征，有的医师主张选用间歇静脉滴注 CTX，参考剂量为每次 8～10 mg/kg，每 3～4 周 1 次，连用 5～6 次，以后按患者的耐受情况延长用药间隙期，总用药剂量可达 6～12 g。间歇静脉治疗目的为减少激素用量，降低感染并发症并提高疗效，但应根据肝、肾功能和血白细胞数选择剂量或忌用。应用细胞毒药物应定期测定血常规和血小板计数、肝功能和尿常规，注意造血功能抑制、病毒和细菌感染及出血性膀胱炎等。

硫唑嘌呤的剂量为 50～100 mg/d；苯丁酸氮芥的剂量为 0.1 mg/(kg·d)，分 3 次口服，疗程为 8 周，累积总量达7～8 mg/kg则易发生毒性不良反应。对用药后缓解、停药又复发者多不主张第二次用药，以免产生毒性反应。目前这两者已较少应用。

3.环孢素（CsA）

CsA 能可逆性抑制 T 淋巴细胞增殖，降低 Th 细胞功能，减少 IL-2 和其他淋巴细胞因子的生成和释放。目前临床上 CsA 对微小病变、膜性肾病和膜增生性肾炎的疗效较好。与激素和细胞毒药物相比，应用 CsA 最大的优点是减少蛋白尿及改善低蛋白血症的疗效可靠，不影响生长发育或抑制造血细胞功能。新剂型新环孢素还具有吸收快的特点，但此药亦有多种不良反应，最严重的不良反应为肾、肝毒性。其肾损害发生率为 20%～40%，长期应用可导致间质纤维化，个别病例在停药后易复发，故不宜长期用此药治疗肾病综合征，更不宜轻易将此药作为首选药物。CsA 治疗的起始剂量为 3.5～4.0 mg/(kg·d)，分 2 次给药，使血药浓度的谷值为 75～200 μg/mL，可同时加用 30 mg 硫氮唑酮，每天 3 次，以提高血药浓度、减少环孢素剂量。一般在用药后 2～8 周起效，但个体差异很大，个别患者则需更长的时间才显效，见效后应逐渐减量。用药过程中出现血肌酐浓度升高，应警惕 CsA 致肾损害的可能。血肌酐浓度为 221 μmol/L(2.5 mg/dL) 不宜使用 CsA。疗程一般为 3～6 个月，复发者再用仍可有效。

4.麦考酚吗乙酯

该药选择性地抑制 T 淋巴细胞增生和 B 淋巴细胞增生，对肾小球系膜细胞增生亦有抑制作用,此外,尚抑制血管黏附分子,对血管炎症亦有较好的抑制作用,故近几年来已广泛用于治疗小血管炎和狼疮性肾炎,并试用于治疗原发性肾小球疾病,特别是膜性肾炎、系膜增生性肾炎和IgA肾病,参考剂量为 1.5～2.0 g/d,维持量为 0.5～1.0 g/d,疗程为 3～6 个月。由于目前该药昂贵,尚不能列为首选药物,不良反应为腹泻、恶心、呕吐和疱疹病毒感染等。

(二)对症治疗

1.休息

肾病综合征患者应绝对休息,直到尿蛋白消失或减至微量 3 个月后再考虑部分复课或半日工作。

2.低清蛋白血症治疗

(1)饮食疗法:肾病综合征患者通常存在负氮平衡,如能摄入高蛋白饮食,则有可能改善负氮平衡。但肾病综合征患者摄入过多蛋白质会导致尿蛋白增加,加重肾小球损害。因此,建议每天蛋白质的摄入量为 1 g/kg,每摄入 1 g 蛋白质,必须同时摄入非蛋白热量 138 kJ(33 kcal)。供给的蛋白质应为优质蛋白,如牛奶、鸡蛋、鱼类、肉类。

(2)静脉注射或滴注清蛋白:使用人血清蛋白应严格掌握适应证。①血清蛋白浓度低于25 g/L伴全身水肿,或胸腔积液、心包腔积液;②使用呋塞米利尿后,出现血浆容量不足的临床表现;③肾间质水肿引起急性肾衰竭。

3.水肿的治疗

(1)限钠饮食:肾功能正常者每天摄入的钠盐均可由尿液等量排出,但肾病综合征患者应酌情适量限制食盐摄入。但患者多同时使用襻利尿剂,加之长期限钠后患者食欲缺乏,影响了蛋白质和热量的摄入,可导致体内缺钠,甚至出现低钠性休克,应引起注意。建议饮食的食盐含量为3～5 g/d,应根据水肿程度、有无高血压、血钠浓度、激素剂量等调整钠的摄入量,必要时测定尿钠的排出量,作为摄钠量的参考。

(2)利尿剂:①襻利尿剂,如呋塞米和布美他尼(丁尿胺)。一般呋塞米的剂量为 20～40 mg/d,布美他尼的剂量为 1～3 mg/d。严重水肿者应以静脉用药为妥,若使用静脉滴注,应以生理盐水50～100 mL 稀释滴注。②噻嗪类利尿剂对肾病综合征严重水肿效果较差,现已被襻利尿剂替代。③排钠潴钾利尿剂,螺内酯(安体舒通)的常用剂量为 60～120 mg/d,单独使用此类药物效果较差,故常合用该类药与排钾利尿剂。④渗透性利尿剂可经肾小球自由滤过而不被肾小管重吸收,从而增加肾小管的渗透浓度,阻止近端小管和远端小管对水、钠的重吸收,而达到利尿效果。对无明显肾功能损害的高度水肿患者可间歇、短程使用甘露醇125～250 mL/d,但肾功能损害者慎用。对用利尿剂无效的全身高度水肿患者可根据肾功能情况分别选用单纯超滤或连续性血液滤过,每天超滤量一般不超过 2 L。

4.高凝状态的治疗

肾病综合征患者特别是重症患者均有不同程度的血液高凝状态,尤其当血浆清蛋白低于20 g/L时,即有静脉血栓形成的可能。因此,抗凝治疗应列为肾病综合征患者的常规预防性治疗措施。目前临床常用的抗凝药物如下。

(1)肝素:主要通过激活抗凝血酶Ⅲ(ATⅢ)而发挥作用。常用剂量为50～75 mg/d,静脉滴注,使 ATⅢ活力单位在 90% 以上。肝素与清蛋白均为负电荷物质,两者电荷相斥,故尚可减少肾病综合征患者的尿蛋白排出。目前有小分子量肝素,用法为每次 5 000 单位,皮下注射,每天1 次,但昂贵,不列为首选抗凝药物。

（2）尿激酶（UK）：直接激活纤溶酶原，使纤维蛋白溶解，导致纤溶。常用剂量为每天2万～8万单位，使用时从小剂量开始，并可与肝素同时静脉滴注。

（3）华法林：抑制肝细胞内维生素K依赖因子Ⅱ、Ⅶ、Ⅸ、Ⅹ的合成，常用剂量为2.5 mg/d，口服，监测凝血酶原时间，使其为正常人凝血酶原时间的50%～70%。

对有静脉血栓形成者：①手术移去血栓；②溶栓：经介入导管在肾动脉端一次性注入UK 24万单位以溶解肾静脉血栓，此方法可重复应用；③全身静脉抗凝，即肝素加尿激酶，尿激酶每天4万～8万单位，可递增至每天12万单位，疗程为2～8周。

抗凝和溶栓治疗均有潜在出血可能，在治疗过程中应加强观察和监测。有出血倾向者，低分子肝素相对安全；对尿激酶治疗剂量偏大者，应测定优球蛋白溶解时间，以维持在90～120 min为宜；应监测长期口服抗凝剂者的凝血酶原时间，叮嘱患者勿超量服用抗凝剂。

5.高脂血症的治疗

肾病综合征患者的高脂血症与低蛋白血症密切相关，提高血清蛋白浓度可降低高脂血症程度，但如果肾病综合征多次复发、病程较长，高脂血症持续时间亦久，部分患者在肾病综合征缓解后，高脂血症仍持续存在。近年来医师认识到高脂血症对肾脏疾病进展的影响，而一些治疗肾病综合征的药物（如肾上腺皮质激素及利尿药），均可加重高脂血症，故目前多主张对肾病综合征的高脂血症使用降脂药物。可选用的降脂药物如下：①纤维酸类药物：非诺贝特每天3次，每次100 mg，吉非贝齐每天2次，每次600 mg，其降血甘油三酯的作用强于降胆固醇的作用。此类药偶可引起胃肠道不适和血清转氨酶升高。②羟甲基戊二酰辅酶A（HMG-CoA）还原酶抑制剂：适用于降低血胆固醇浓度，普伐他汀10～20 mg/d或氟伐他汀20～40 mg/d，此类药物主要使细胞内Ch浓度下降，降低血浆LDL-C浓度，减少肝细胞产生VLDL及LDL。阿托伐他汀20 mg，每天1次，既可降低血胆固醇浓度，亦可控制甘油三酯浓度。③ACEI：主要作用有降低血浆中Ch及TG浓度，使血浆中HDL浓度升高，而且其主要的载脂蛋白ApoAⅠ和ApoAⅡ也增多，可以加速清除周围组织中的Ch，减少LDL对动脉内膜的浸润，保护动脉管壁。此外ACEI尚可有不同程度降低蛋白尿的作用。

6.急性肾损伤的治疗

肾病综合征合并急性肾损伤时因病因不同而治疗方法各异。对于由血流动力学因素所致者，主要治疗原则包括合理使用利尿剂、肾上腺皮质激素，纠正低血容量和使用透析疗法。血液透析不仅控制氮质血症、维持电解质酸碱平衡，还可较快地清除体内潴留水分。肾间质水肿所致的急性肾衰竭经上述处理后，肾功能恢复较快。使用利尿剂时需注意以下几点。①适时使用利尿剂：肾病综合征伴急性肾衰竭，有严重低蛋白血症者，在未补充血浆蛋白就使用大剂量利尿剂时，会加重低蛋白血症和低血容量，肾衰竭更趋于恶化。故应在补充血浆清蛋白后（每天静脉用10～50 g人体清蛋白）再予以利尿剂。一次过量补充血浆清蛋白又未及时用利尿剂时，又可能导致肺水肿。②适量使用利尿剂：由于肾病综合征患者有相对血容量不足和低血压倾向，此时用利尿剂以每天尿量2 L左右或体重每天下降在1 kg左右为宜。③伴血浆肾素水平升高的患者，使用利尿剂后血容量下降，使血浆肾素水平更高，利尿治疗不但无效，反而加重病情。对此类患者，只有纠正低蛋白血症和低血容量后再用利尿剂才有利于肾功能恢复。对肾间质活动病变应加用甲泼尼龙。

肾病综合征合并急性肾损伤一般均为可逆性，大多数患者在治疗后，随着尿量增加，肾功能逐渐恢复。少数患者在病程中多次发生急性肾衰竭也均可恢复。预后与急性肾衰竭的病因有关,一般来说急进性肾小球肾炎、肾静脉血栓形成的患者预后较差,而单纯与肾病综合征相关者预后较好。

六、肾病综合征的护理

(一)护理诊断

1.体液过多

体液过多与低蛋白血症致血浆胶体渗透压下降有关。

2.有感染的危险

有感染的危险与皮肤水肿,大量蛋白尿致机体营养不良,免疫抑制剂和细胞毒性药物的应用致机体免疫功能低下有关。

3.营养失调

营养失调,低于机体需要量与蛋白质丢失、食欲下降及饮食限制有关。

4.焦虑

焦虑与该病的病程长,易反复发作有关。

5.潜在并发症

潜在并发症有电解质紊乱、血栓形成、急性肾衰竭、心脑血管并发症、皮肤完整性受损。

(二)护理措施

1.休息与活动

(1)有全身严重水肿,血压高,尿量减少,应绝对卧床休息,最好取半坐卧位,以利于减轻心肺负担。

(2)水肿减轻,血压、尿量正常后可逐步进行简单的室内活动。

(3)恢复期患者应在其体能范围适当活动。整个治疗过程中患者应避免剧烈运动和劳累。

(4)协助患者在床上做四肢运动,防止肢体血栓形成。

2.摄入适当饮食

(1)蛋白质:选择优质蛋白(动物性蛋白),1.0 g/(kg·d)。当肾功能不全时,应根据肌酐清除率调整蛋白质的摄入量。

(2)热量:不少于 147 kJ/(kg·d)。多食植物油、鱼油、麦片及豆类。

(3)水肿时给予低盐饮食,嘱患者勿食腌制食品。

3.监测生命体征

监测生命体征、体重、腹围、出入量的变化。

4. 观察用药后反应

在应用激素、细胞毒药物、利尿剂、抗凝药和中药时应观察用药后反应,出现不良情况时应及时给予处理。

5.关注患者心理

及时调整患者的负面情绪,根据评估资料,调动患者的社会支持系统,为患者提供最大限度的物质和精神支持。

(三)应急措施

(1)出现左心衰竭时,应立即协助患者取端坐位或半坐卧位,双腿下垂。

(2)迅速建立静脉通路,遵医嘱静脉给予强心利尿剂。

（3）吸氧或 $20\%\sim30\%$ 的乙醇湿化吸氧。

（4）必要时行血液透析。

七、健康教育

（1）讲解积极预防感染的重要性。嘱患者讲究个人卫生，注意休息。

（2）给予饮食指导，限制盐和蛋白质的摄入量。

（3）嘱患者坚持遵守医嘱用药，切勿自行减量或停用激素，了解激素及细胞毒药物的常见不良反应。

（4）及时疏导患者，多交流、多沟通，及时反馈各种检查结果。

（5）嘱患者出院后要定期门诊随访。

（王文静）

第四节 肾盂肾炎

肾盂肾炎是由各种病原微生物感染所引起的肾盂、肾盏及肾实质的感染性炎症，是泌尿系统感染中最常见的临床类型。肾盂肾炎为上尿路感染，尿道炎和膀胱炎为下尿路感染，而肾盂肾炎常伴有下尿路感染，临床上难以给感染定位时可统称为尿路感染。该病好发于女性，尤其多见于育龄期妇女、女婴、老年女性和免疫功能低下者。

一、病因及诊断检查

（一）致病因素

1.病因

尿路感染最常见的致病菌是肠道革兰氏阴性杆菌，以大肠埃希菌最常见，占 70% 以上，其次为副大肠埃希菌、变形杆菌、肺炎克雷伯菌、产气杆菌、沙雷杆菌、产碱杆菌和葡萄球菌等。致病菌常为一种，极少数为两种以上细菌混合感染。该病偶可由真菌、病毒和原虫感染引起。

2.易感因素

因为机体具有多种防御尿路病原微生物感染的机制，所以，正常情况下细菌进入膀胱不会引起肾盂肾炎。主要易感因素如下。

（1）尿路梗阻和尿流不畅：是最主要的易感因素，以尿路结石最常见。尿路不畅时，尿路的细菌不能被及时冲刷出尿道，在局部生长和繁殖，易引起肾盂肾炎。

（2）解剖因素：女性尿道短、直而宽，尿道口距离肛门、阴道较近，易被细菌污染，故易发生上行感染。

（3）尿路器械操作：应用尿道插入性器械时（如留置导尿管、做膀胱镜检查、尿道扩张），可损伤尿道黏膜，或使细菌进入膀胱和上尿路而致感染。

（4）机体抵抗力低下：有糖尿病、重症肝病、艾滋病，处于癌症晚期，长期应用激素和免疫抑制药等均易发生尿路感染。

3.感染途径

(1)上行感染:为最常见的感染途径,病原菌多为大肠埃希菌,多见于女性。细菌由尿道外口经膀胱、输尿管逆流上行到肾盂,引起肾盂炎症,再经肾盏、肾乳头至肾实质。

(2)血行感染:致病菌多为金黄色葡萄球菌。病原菌从体内感染灶(如扁桃体炎、鼻窦炎、龋齿或皮肤化脓性感染)侵入血流,到达肾皮质,引起多发性小脓肿,再沿肾小管向下扩散至肾乳头、肾盂及肾盏,引起肾盂肾炎。

(3)淋巴道感染:病原菌从邻近器官的病灶经淋巴管感染。

(4)直接感染:外伤或肾、尿路附近的器官与组织感染,细菌直接蔓延至肾引起肾盂肾炎。

(二)身体状况

按病程和病理变化可将肾盂肾炎分为急性和慢性。

1.急性肾盂肾炎

(1)起病急剧,病程不超过半年。

(2)全身表现:常有寒战、高热,体温升高达 38.5 ℃～40.0 ℃,常伴有全身不适、头痛、乏力、食欲缺乏、恶心呕吐等全身毒血症状。

(3)泌尿系统表现:可有腰痛、肾区不适和尿路刺激征,上输尿管点或肋腰点压痛,肾区叩击痛。重者尿外观浑浊,呈脓尿、血尿。

2.慢性肾盂肾炎

急性肾盂肾炎反复发作,迁延不愈,病程超过半年即转为慢性肾盂肾炎。慢性肾盂肾炎的症状一般较轻,或仅有低热、倦怠,无尿路感染症状,但多次尿细菌培养均呈阳性,称"无症状菌尿"。急性发作时症状与急性肾盂肾炎的症状相似,如不及时治疗可导致肾功能减退,最终可发展为肾衰竭。

3.并发症

常见并发症有慢性肾衰竭、肾盂积水、肾盂积脓、肾周围脓肿等。

(三)心理及社会状况

由于起病急,症状明显,或反复发作迁延不愈,患者易产生焦虑、紧张和悲观情绪。

(四)实验室及其他检查

1.尿常规

尿液外观浑浊;急性期尿沉渣镜检可见大量白细胞和脓细胞,如出现白细胞管型,对肾盂肾炎有诊断价值;少数患者有肉眼血尿。

2.血常规

急性期白细胞总数及中性粒细胞增多。

3.尿细菌学检查

尿细菌学检查是诊断肾盂肾炎的主要依据。用新鲜、清洁的中段尿做细菌培养,菌落计数每毫升不低于 10^5 个为阳性,菌落计数每毫升低于 10^4 个为污染,如结果介于这两者之间为可疑阳性,需复查或结合病情判断。

4.肾功能检查

急性肾盂肾炎患者的肾功能多无改变,慢性肾盂肾炎患者可有夜尿增多,尿比重低而固定,晚期可出现氮质血症。

5.X 线检查

X 线腹部平片及肾盂造影可了解肾的大小、形态、肾盂肾盏的变化以及尿路有无结石、梗阻、畸形等情况。

6.超声检查

可准确地判断肾大小、形态以及有无结石、囊肿、肾盂积水等。

二、护理诊断及医护合作性问题

(1)体温过高:与细菌感染有关。

(2)排尿异常:与尿路感染所致的尿路刺激征有关。

(3)焦虑:与症状明显或病情反复发作有关。

(4)潜在并发症:有慢性肾衰竭、肾盂积水、肾盂积脓和肾周围脓肿。

三、治疗及护理措施

(一)治疗要点

1.一般治疗

急性期全身症状明显者应卧床休息,饮食应富有热量和维生素并易于消化。高热脱水时应静脉补液。鼓励患者多饮水、勤排尿,促使细菌及炎性渗出物迅速排出。

2.抗菌药物治疗

原则上应根据致病菌和药敏试验结果选用抗菌药,但由于大多数病例为革兰氏阴性杆菌感染,对急性型患者常不等尿培养结果,即首选对此类细菌有效,而且在尿中浓度高的药物来治疗。

(1)常用药物如下。①喹诺酮类:如环丙沙星、氧氟沙星,为目前治疗尿路感染的常用药物,病情轻者可口服用药;对较严重者宜静脉滴注环丙沙星 0.25 g 或氧氟沙星 0.2 g,每 12 h 1 次。②氨基糖苷类:肌内注射或静脉滴注庆大霉素。③头孢类:肌内注射或静脉注射头孢唑啉。④磺胺类:口服复方磺胺甲基异噁唑(复方新诺明)。

(2)疗效与疗程:若药物选择得当,用药 24 h 后症状即可好转,如用药 48 h 仍无效,应考虑更换药物。用抗菌药至症状消失,尿常规转阴和尿培养连续 3 次阴性后 3~5 d 为止。急性肾盂肾炎的一般疗程为 10~14 d,疗程结束后每周复查尿常规和尿细菌培养 1 次,共 2~3 周,若均为阴性,可视为临床治愈。应适当延长慢性肾盂肾炎的疗程,选用敏感药物联合治疗,疗程为 2~4 周;或轮换用药,每组使用 5~7 d,查尿细菌,如连续 2 周(每周 2 次)尿细菌检查呈阴性,6 周后再复查 1 次仍为阴性,则为临床治愈。

(二)护理措施

1.病情观察

观察生命体征,尤其是体温变化;观察尿路刺激征及伴随症状的变化,有无并发症等。

2.生活护理

(1)休息:为患者提供安静、舒适的环境,增加休息和睡眠时间。高热患者应卧床休息,体温超过 39 ℃时需行冰敷、乙醇擦浴等措施进行物理降温。

(2)饮食护理:给予高蛋白、维生素丰富和易消化的清淡饮食。鼓励患者多饮水,每天饮水量不少于 2 000 mL。

3.药物治疗的护理

(1)遵医嘱用药,对轻症者尽可能单一用药,让其口服有效抗生素2周;对严重感染者宜联合用药,采用肌内注射或静脉给药;对已有肾功能不全者,则避免应用肾毒性抗生素。

(2)观察药物疗效,协助医师判断停药指征。

(3)注意药物的不良反应:诺氟沙星、环丙沙星可引起轻微消化道反应、皮肤瘙痒等;氨基糖苷类药物对肾脏和听神经有毒性作用,可引起耳鸣、听力下降,甚至耳聋;服用磺胺类药物期间要多饮水和服用碳酸氢钠以碱化尿液、增强疗效和减少磺胺结晶的形成。

4.尿细菌学检查的标本采集

(1)宜在使用抗生素前或停药5 d后留取尿标本。

(2)留取清洁中段尿标本前用肥皂水清洗外阴部,不宜用消毒剂。指导患者将尿标本留于无菌容器内,于1 h内送检。

(3)最好取清晨第1次的清洁、新鲜中段尿送检,以提高阳性率。

(4)注意勿将消毒液混入尿标本。女性患者留取尿标本时应避开月经期,防止阴道分泌物及经血混入尿标本。

5.心理护理

向患者说明紧张情绪不利于尿路刺激征的缓解,指导患者放松身心,消除紧张情绪及恐惧心理,树立战胜疾病的信心,积极配合治疗,与患者共同制订护理计划。

6.健康教育

(1)向患者及其家属讲解肾盂肾炎发病和加重的相关因素,使患者积极治疗和消除易感因素。尽量避免导尿及尿道器械检查,如果必须进行,应严格无菌操作,术后应用抗菌药以防泌尿系统感染。

(2)指导患者保持良好的生活习惯,合理饮食,多饮水,勤排尿,尽量不留残尿,保持外阴清洁。女性患者忌盆浴,注意月经期、妊娠期、产褥期卫生。

(3)加强身体锻炼,提高机体抵抗力。

(4)育龄妇女患者在急性期治愈后1年内应避免妊娠。发病与性生活有关的反复发作患者,应于性生活后立即排尿和行高锰酸钾坐浴。

(5)告知患者遵医嘱坚持按疗程应用抗菌药物是最重要的治疗措施,嘱患者不可随意增减药量或停药,以达到彻底治愈的目的,避免因治疗不彻底而演变为慢性肾盂肾炎。慢性肾盂肾炎患者应按医嘱用药,定期检查尿液,出现症状时立即就医。

(王文静)

第八章

肿瘤科护理

第一节 鼻 咽 癌

一、概述

鼻咽癌的发病有明显种族、地区和家族聚集现象。该病好发于黄种人。我国广东是世界上鼻咽癌最高发的地区。鼻咽癌发病率占头颈部恶性肿瘤首位,男、女患者之比为(2.5～4)∶1。随着年龄增长发病率升高,20～40 岁发病率上升,40～60 岁为发病高峰。

(一)病因

鼻咽癌的病因尚不确定,目前较为确定的因素为 EB 病毒(Epstein-Barr virus,EBV)感染、遗传因素、接触化学致癌物质等。

1.EB 病毒感染

该病因在发病中起重要作用。Old 等 1964 年首先在鼻咽癌患者的血清中检测出 EB 病毒抗体,进一步的研究证明 EB 病毒与鼻咽癌密切相关。

2.遗传因素

鼻咽癌患者有种族和家族聚集现象。有家族史者鼻咽癌的患病率明显高于无家族史者,侨居国外的我国南方某些地区的华人鼻咽癌的患病率高于当地人。

3.化学因素

该病可能与某些化学致癌物质(如芳香烃、亚硝胺)及某些微量元素(如镍)有关。

(1)芳香烃:李桂源(1988 年)报道湘西鼻咽癌高发区的 57 个家庭中,每克烟尘 3,4-苯并芘的含量明显高于低发区。

(2)亚硝胺:有报道食用咸鱼及腌制品食物是中国南方鼻咽癌的高危因素,这与食用咸鱼及腌制品食物中高浓度的亚硝胺化合物有关。

(3)微量元素:调查发现鼻咽癌高发区的大米和水中镍元素的含量高于其他地区。镍能促进亚硝胺诱发鼻咽癌,提示镍可能是促癌因素。

4.癌基因

研究证明用癌基因 ras 家族做探针进行核酸杂交,鼻咽癌的转化基因与 Ha-ras 有同源序列,并呈长度多态性。

(二)病理分类

根据 WHO 2003 年的分类标准,鼻咽癌分为 3 型。

1.角化型鳞状细胞癌

依据分化程度该型可分为高、中、低分化,其中以高分化最常见。

2.非角化型癌

该型可分为分化型和未分化型两型。

3.基底细胞样鳞状细胞癌

该型的发病率低。

(三)临床表现

常见临床表现为以下七大症状、三大体征。

1.症状

(1)血涕和鼻出血:在早晨起床吸鼻后痰中带血或擤鼻后涕中带血。18%～30%的患者以此为首发症状,确诊时超过 70%的患者有此症状。癌灶表面呈溃疡或菜花型者的这一症状更为常见。大出血是晚期鼻咽癌患者死亡的主要原因。

(2)鼻塞:位于鼻咽顶部的肿瘤常向前方浸润生长,导致同侧后鼻孔与鼻腔后堵塞。大多数患者鼻塞呈单侧,日益加重。

(3)耳部症状:单侧性耳鸣或听力减退、耳内闭塞感是早期鼻咽恶性肿瘤症状之一。原发癌灶在咽隐窝或鼓咽管枕区者的肿瘤常浸润、压迫鼓咽管,使鼓室形成负压,形成分泌性中耳炎的体征,如病灶较轻,行鼓咽管吹张法可获暂时缓解。

(4)头痛:为常见初发症状,常为一侧偏头痛,位于额部、颞部或枕部。脑神经损害或颅底骨破坏是头痛的原因之一。确诊时有 70%的患者有头痛。

(5)眼部症状:鼻咽癌晚期侵犯眼眶或眼球有关神经,多为单侧眼球受累(与原发灶处于同一侧),以后再扩展至对侧。主要表现为视力障碍、复视、眼球活动受限、眼睑下垂等。

(6)脑神经症状及其他:面部皮肤有麻木感,检查为痛觉和触觉减退或消失;舌肌萎缩和伸舌偏斜;迷走神经、舌咽神经受损,表现为声音嘶哑和吞咽困难。

(7)颈部肿块:多位于上颈部,颈部肿块无痛、质硬,早期可活动,晚期因粘连而固定,此为首发症状的占 40%。60%～80%患者初诊时可触及颈部肿块。

2.体征

(1)鼻咽部肿物:分为结节型、浸润型、菜花型、黏膜下型和溃疡型。

(2)颈部淋巴结肿大:多为颈深上淋巴结肿大,为单侧或双侧。

(3)脑神经损害:常见为三叉神经、外展神经、舌下神经、舌咽神经、动眼神经受损。

(四)诊断

1.体格检查

行病变部位及全身常规体格检查。

2.鼻咽检查

(1)后鼻镜(间接鼻咽镜)检查:是一种简便、快捷、有效的检查方法,能早期检查出鼻咽部肿瘤。

（2）前鼻镜检查：出现鼻塞、血涕时行此检查，可观察鼻道有无出血、坏死物和肿块等，并可通过前鼻镜检查行鼻腔鼻咽肿物活检。

（3）鼻咽纤维镜检查：配备摄像、电视、录像等装置，可有效提高图像分辨率，这是最有效的现代检查工具。

3.血清学检查

EB病毒血清学检查可以作为鼻咽癌诊断的辅助指标，对早期诊断鼻咽癌有一定帮助。

4.影像学检查

（1）X线检查：目前用于鼻咽癌的常规X线检查已经被CT和MRI取代。如需排除转移，则肺部正位片和骨X线平片仍为必备常规检查。

（2）鼻咽部CT检查：能准确评价鼻咽部肿瘤的部位，对鼻咽癌的分期、放疗照射野的设计和预后评估有重要作用。

（3）鼻咽部MRI：可清楚显示鼻咽部正常结构的层次和分辨肿瘤的范围，对诊断鼻咽癌分期更准确。对鉴别鼻咽癌是复发还是纤维化更有优势，对评价颅内病变、放射性脑病和脊髓病变更准确。

（4）B超检查：可以动态观察，密切随诊，主要用于颈部和腹部的检查。目前B超诊断颈转移淋巴结的符合率约为95％，高于CT和MRI的结果。

（5）放射性核素骨显像（ECT）检查：在有骨痛或骨叩击痛区行ECT，阳性符合率比X线片高出30％左右。临床上应结合病史、体检及综合检查证据来诊断。

（6）正电子发射计算机断层显像（PET）检查：对及时发现原发病灶、颈部淋巴结转移或远处转移灶更准确。

5.病理学检查

肿瘤活组织病理检查是确诊鼻咽癌的唯一定性手段。

（1）细胞学检查：鼻咽部脱落细胞学检查可找到肿瘤细胞。

（2）组织病理学检查：是鼻咽癌的确诊依据，包括鼻咽部新生物活检和颈部淋巴结活检。

（五）治疗

1.治疗原则

因鼻咽解剖位置深，与重要血管、神经相邻，病理上又多属于低分化癌，淋巴结转移率高，故放疗是目前鼻咽癌的首选治疗手段。早期病例可单纯体外放疗或以体外放疗为主，辅以近距离腔内后装放疗。晚期患者可采用放疗加化疗。其他辅助治疗有使用中药、免疫增强剂和生物调节剂。

2.治疗方法

（1）放疗：分外照射治疗和近距离放疗。

外照射治疗中常规放疗采用直线加速器的高能X线或^{60}Co做外照射。一般情况下宜行连续性照射，每周5次，每次2 Gy，总量（DT）60～70 Gy/6～7 w。调强适形放疗（IMRT）能使照射区的形状在三维方向上与受照射肿瘤的形状相适合，可按照临床的需要调整靶区内诸点的照射剂量（即放疗剂量适形），使靶区剂量更趋均匀，并进一步减少肿瘤邻近正常组织或器官受照射的剂量，提高放疗的效果。肿瘤靶区分次剂量较高，而周围正常组织的分次剂量较低，由此产生不同的放射生物学效应保护了周围正常器官。由于鼻咽结构的特殊性，鼻咽肿物的形状往往不规则,采用常规外照射有时很难完全避开颈段脊髓或正常脑组织。而 IMRT 技术保证肿瘤靶区得到足量照射,同时可有效地保护周围正常组织,因此鼻咽癌患者比较适合采用调强适形放疗。

由于面罩的影响,调强适形放疗的急性期皮肤反应较常规放疗重;对于远期反应,因为调强适形放疗有效地保护了颞颌关节和腮腺功能,所以调强适形放疗对颞颌关节改变造成的张口困难及腮腺功能的破坏远低于常规放疗。

近距离放疗是目前鼻咽癌残留病灶最常见的治疗方法,具有不良反应小、疗效较好、操作简单的特点,适合外照射的补充治疗。

(2)化疗:对复发或转移性鼻咽癌,化疗是重要的手段。①诱导化疗:又称新辅助化疗,是指放疗前使用的化疗。②同步放化疗:是指放疗的同时使用化疗。③辅助化疗:是指在放疗后进行的化疗。④常用化疗方案有顺铂+氟尿嘧啶,顺铂+氟尿嘧啶+多柔比星,顺铂+氟尿嘧啶+博来霉素,顺铂+多西他赛等。

(3)手术:对于部分放疗后鼻咽或颈部残留或复发的病灶是一种有效的补救措施。

二、护理

(一)心理支持

多与患者交流,倾听患者的诉说,理解患者的感受。帮助患者解决实际问题,介绍疗效好的患者,促进他们的交流,增强患者治疗的信心。

(二)饮食护理

(1)进食温凉、低盐、清淡、高蛋白、低脂肪、富含维生素的无刺激性软食,如肉泥、菜泥、果泥,可有效预防和减少口腔黏膜反应的发生。忌烟、酒,忌食煎、炸、辛辣、过硬、过热、过酸、过甜的食物,以保护口咽部黏膜。

(2)对吞咽困难、不能进食者给予静脉营养。

(3)部分患者在放疗期间有放射性口腔黏膜炎,引起疼痛、味蕾受损,造成味觉丧失而导致进食减少,体重下降。因此在患者因口腔黏膜炎疼痛而进食困难时,应指导患者用粗大的吸管吸食流质或半流质食物,确保营养供给。味觉丧失时,护士应鼓励患者进食,避免因进食减少而进一步影响患者的胃肠道功能,影响营养物质的消化、吸收,而形成不能进食-胃肠道功能紊乱-营养吸收障碍的恶性循环。

(三)观察患者的头痛情况

头痛严重影响患者的精神状况、睡眠和进食,使患者全身状况下降,影响患者的治疗和预后。应根据患者的疼痛状况按三阶梯止痛原则进行处理,以减轻患者的症状。

(四)放疗前清洁牙齿

治疗口腔炎症,要常规拔除深度龋齿和残根,除去金属冠齿等,伤口愈合(10~14 d)后方可行放疗。

(五)放疗期间观察鼻咽部

观察鼻咽部是否有出血情况,一般情况下鼻咽放疗出血较少见。少量出血时,指导患者勿用手抠鼻,以免加重出血。应对大出血施行后鼻孔填塞以压迫止血,并遵医嘱给予止血剂,必要时请耳鼻喉科医师会诊,行外科治疗。让患者把头侧向一边,保持呼吸道通畅。

(六)保持鼻咽腔清洁

每天冲洗鼻咽腔 1~2 次。冲洗瓶的高度距离头顶 50 cm,水温为 36 ℃~40 ℃,冲洗液体为生理盐水或专用鼻腔冲洗剂,冲洗液体量为 500～1 000 mL。把冲洗器放入鼻腔 1～1.5 cm,让水从鼻腔进入,从口腔或鼻腔出来,出血时禁止冲洗。鼻咽冲洗的目的是清洁鼻腔和增强放射敏感性。护士应告知患者鼻腔冲洗的意义和重要性,防止因冲洗不彻底或未按时冲洗而导致鼻咽部感染或影响放疗效果。指导患者观察冲洗物的颜色及性质,有出血时及时告知医师,避免引起鼻咽部大出血。

(七)检查白细胞计数

放疗期间每周检查白细胞计数一次,白细胞计数$<3\times10^9$/L 时,应该暂停放疗;白细胞计数$<1\times10^9$/L 时,给予保护性隔离。放疗、化疗期间患者的免疫力低下,指导患者避免去公共场所,避免接触感冒患者或病毒感染者而并发严重的感染。

(八)放疗并发症的防护

1.口干

口干为最早出现的放疗反应之一。口腔涎腺包括腮腺、颌下腺、舌下腺和众多的小唾液腺,具有分泌功能的是浆液性和黏液性细胞。唾液的 99％为水分,余下的为各种无机盐、消化性和免疫性蛋白,起着消化、冲洗、免疫、保护和润滑等多种功能。浆液性细胞对放疗高度敏感,在接受一定的照射剂量后(因个体差异不同,放疗 10 次左右)会出现腺体的急性反应,随后腺泡变性、血管通透性增大,随着放疗照射体积和剂量的增加,腺泡会坏死,完全破坏,涎腺分泌功能大幅度下降,其分泌量只有放疗前的 10％～30％。涎腺功能在放疗后一年才会轻度恢复。唾液的生化成分也有所变化,无机盐及蛋白质成分增多,pH 下降,唾液淀粉酶大幅度减少。放疗到一定剂量,味觉减退反应出现,舌味蕾受损,舌乳头环状突起。从味觉产生机制看,不同部位的味蕾有不同的味觉感受器,例如,菌状乳头味蕾主要感觉甜,分布于舌尖,这一部位受照射量较少,因而甜味受累最轻;轮廓乳头分布于舌根,受照射量最多,因而苦味就受累最重。口干的护理要点是刺激未纤维化的唾液腺分泌,缓解口腔干燥的症状,当唾液腺未完全纤维化时,可通过催涎剂的作用使唾液得到一定代偿来改善口腔的内环境。放疗患者口干,可用冷开水、茶或其他无糖无酸的冷饮、漱口液来湿润口腔。

2.放射性口腔黏膜炎

放射性口腔黏膜炎判断标准分为 4 度:①Ⅰ度,黏膜充血水肿,轻度疼痛;②Ⅱ度,黏膜充血水肿,中度疼痛,有点状溃疡;③Ⅲ度,黏膜充血水肿,有片状溃疡,疼痛加剧影响进食;④Ⅳ度,黏膜大面积溃疡,剧痛,不能进食。放疗可以严重影响唾液腺分泌唾液,一些患者首次或第二次治疗后由于一过性炎症反应可出现唾液腺肿胀和不适,而且唾液腺分泌减少,更容易导致浆液成分减少,唾液黏稠,pH 下降,导致餐后唾液的润滑、冲洗作用不充分,pH 下降可引起龋齿,应遵医嘱给予抗感染和止痛药物治疗。常规对穿野放疗的鼻咽癌患者由于口腔黏膜受放射剂量高,反应重,甚至有些患者因为早期口腔黏膜和腮腺反应重而放弃治疗。调强放疗的鼻咽癌患者由于口腔黏膜受放射剂量低,反应轻,放疗期间多只需口腔局部用药就能继续放疗,多数患者不必全身用药,也没有出现因为早期口腔黏膜和腮腺反应重而放弃治疗者。放射性口腔黏膜炎已经成为鼻咽癌放疗中最为严重的制约因素,其发生率几乎是 100％。放疗使唾液分泌量及质量降低,口腔自洁及免疫能力下降。放疗开始后可使用康复新、维生素 B_{12}、利多卡因、庆大霉素等配制的漱口液和 2.5％的碳酸氢钠漱口液交替漱口。如为真菌感染,可含漱制霉菌素或氟康唑胶囊配制的漱口液。口腔局部溃疡及感染时,可局部喷洒金因肽或涂抹碘甘油,以促进表皮黏膜生长和缓解疼痛。

3.放射性皮炎

按国际抗癌联盟的标准,急性放射性皮炎损伤程度分为4度。①Ⅰ度:出现滤泡、轻度红斑、脱皮、干性皮炎,出汗减少。②Ⅱ度:有明显红斑、斑状湿性皮炎、中度水肿。③Ⅲ度:出现融合性湿性皮炎、凹陷性水肿。④Ⅳ度:坏死溃疡。随着放疗剂量增加,患者的照射野皮肤可出现不同程度的放射性反应。其发病机制一方面是放射线造成DNA的破坏,导致可逆或不可逆的DNA合成及分化不平衡,使皮肤基底细胞不能产生新的细胞,成熟的上皮细胞持续丢失,若不能及时增殖,补充脱落的表层细胞,即引起皮肤损伤;另一方面是射线引起小血管管腔狭窄或血栓形成,从而导致组织缺血、缺氧,导致皮肤损伤。放射性皮炎是放疗中常见的放射损伤,发生的程度与放射线的性质和放射野的面积、放疗剂量及患者的个体差异有关。研究表明皮肤受到5 Gy的照射就可能形成红斑,受到20～40 Gy的照射就可能形成脱皮及溃疡,严重者甚至出现经久不愈的溃疡。以往治疗和预防放射线皮肤损伤无有效药物和治疗方法,出现皮肤损伤后多采用停止放疗、休息及抗感染治疗等对症处理方法,使治疗中断,放疗的生物效应减弱,从而导致对肿瘤的局部控制疗效下降。经过临床实践,以下方法可预防和治疗放射性皮肤反应。

(1)涂抹比亚芬软膏保护照射野皮肤:比亚芬软膏的成分为三乙醇胺,为水包油型白色乳膏,对皮肤有深部保湿的作用。三乙醇胺中的水分能迅速被损伤皮肤吸收,预防和减轻照射野皮肤的干燥,改善患者的不适度。通过渗透和毛细作用原理,起到清洁和引流的双重作用,能提供良好的皮肤自我修复环境,可增加皮肤的血流速度,帮助排除渗出物,促进皮肤的新陈代谢,补充丢失、脱落的表皮细胞,促进受损的细胞再生修复;还通过舒张局部血管,加快血流速度,改善放疗后的血液循环障碍,减轻水肿,加快渗出物的排出,促进损伤组织的愈合。还可升高白细胞介素-1的浓度和降低白细胞介素-6的浓度,刺激成纤维细胞增生,增加胶原的合成。将三乙醇胺乳膏涂抹在照射野皮肤,轻轻按摩,使药物渗入皮肤,每天2次,从放疗第一天开始使用直至放疗结束。需注意的是:在放疗前4 h停用三乙醇胺乳膏,清洗掉药物之后再行放疗。

(2)防止局部皮肤损伤:穿棉质低领宽松衣服,禁止用肥皂水擦洗照射野皮肤,清洁皮肤时只需用清水轻轻擦洗,并注意防晒。

(3)随着放疗剂量增加,局部皮肤发生感染或破溃时,遵医嘱酌情暂停放疗,可用纱布湿敷"烧伤三号"(含有冰片、明矾)、涂抹美宝湿润烧伤膏或在创面喷洒金因肽。金因肽的主要成分为重组人表皮生长因子衍生物,其分子结构和生物学活性与人体内源性表皮生长因子高度一致,可以提供组织再生和修复的基础,促进鳞状上皮细胞、血管内皮细胞等多种细胞的生长,加速创面愈合的速度。它还能促进上皮细胞、中性粒细胞、成纤维细胞等向创面迁移,预防感染,提高上皮细胞的再生度,预防和减少瘢痕形成,提高创面修复质量。

4.放射性龋齿和放射性骨髓炎

放射性龋齿和放射性骨髓炎属于迟发放疗反应。上、下颌骨骨组织受照射后,其组织血管发生无菌性血管炎,其后数月或数年发生血栓栓塞,骨组织血供减少。此时若发生牙组织感染和拔牙性损伤,局部伤口长期不愈,可导致放射性骨髓炎。骨坏死多发生于高剂量、大分割外照射,口底插植治疗的区域,特别是原有肿瘤侵犯的部位;也见于全身情况差、拔牙或下颌无牙的患者。由于血供不同,下颌骨的坏死先于上颌骨的坏死。放射性骨髓炎的临床表现为颌骨深部的间歇性钝痛或针刺样剧痛,软组织红肿,瘘管形成,伴有张口困难、口臭、牙龈出血、口干等,严重的死骨外露伴颌面畸形还会引起继发感染,危及患者的生命。因此放疗前应常规洁牙,拔除或填补龋齿、残根,去除金属齿冠及清洁牙齿,需在放疗终止一段时间后再使用活动义齿,以免损伤牙黏膜。放疗后指导患者用含氟牙膏刷牙,坚持用竖刷或横竖相结合的方法刷牙,每次刷牙应持续 3 min 以上。少进甜食或进食甜食后及时漱口。放疗后定期到口腔科检查,尽量不做拔牙的处理,如必须进行时,至少在 2 年后或更长时间,以免引起炎症感染和骨髓炎。鼓励患者每天坚持做鼓水运动及舌头舔牙龈运动,以防牙龈萎缩。

5.颈部活动受限和张口困难

当颈部、咀嚼肌或其他颞下颌关节周围软组织位于放射野时,放射线造成局部组织水肿,细胞破坏及纤维化,出现颈部活动受限和张口困难。在患者做张口锻炼的过程中,如发生放射性口腔黏膜炎,患者可能因为疼痛而不愿意坚持张口锻炼,护士在此期间要关心患者,遵医嘱指导患者含漱利多卡因漱口液后再行张口训练。如张口困难,可用暖水瓶的软木塞支撑在患者的门齿间,以达到张口锻炼的目的。为预防颈部肌肉纤维化,可做颈前后左右的缓慢旋转运动,按摩颞颌关节和颈部。放疗前应记录患者最大张口后上下门齿间的距离,放疗开始后每周测量门齿距一次,并指导患者行张口训练,每天 200～300 次,以保持最大张口度和颞颌关节的灵活度。

(九)静脉化疗的护理

为预防顺铂(DDP)的肾脏毒性,需充分水化。使用顺铂前 12 h 静脉滴注 2 000 mL 等渗葡萄糖溶液,使用顺铂当日输入 3 000～3 500 mL 等渗盐水或葡萄糖溶液,同时给予氯化钾、甘露醇及呋塞米。鼓励患者多饮水,观察电解质的变化,每天尿量不少于 2 000 mL。静脉滴注药品时需避光。化疗前进行健康宣教。输入大量的液体及利尿剂会使尿量增加,小便次数频繁。使用紫杉醇类药物时,有 39% 的患者在用药后最初的 10 min 内发生变态反应,表现为支气管痉挛性呼吸困难、荨麻疹和低血压。为了预防发生变态反应,治疗前 12 h、6 h 分别让患者口服 10 mg 地塞米松,治疗前 30 min 肌内注射 20 mg 苯海拉明,静脉滴注 300 mg 西咪替丁。紫杉醇类药物还可导致脱发,发生率为 80%,治疗前可告知患者,让其有心理准备,并指导患者购买假发。

三、健康教育

(1)放疗前要常规拔除深度龋齿和残根,伤口愈合 10～14 d 方可行放疗。

(2)指导患者放疗后 3 年内禁止拔牙,如果需要拔牙,应加强抗感染治疗,以防放射性骨髓炎发生。

(3)指导患者坚持终身行鼻腔冲洗。

(4)指导患者在放疗期间和放疗结束后 3～6 个月,仍应坚持做颈部旋转运动和张口运动训练,防止颞颌关节功能障碍。

(5)加强口腔卫生,每天漱口 4～5 次,推荐使用含氟牙膏,建议每年清洁牙齿 1 次。放疗造成多数患者永久性口干,嘱患者多饮水,保持口腔湿润。

(6)定期复查,建议随诊时间为第 1 年每 2～3 个月 1 次,第 2 年每 3～4 个月 1 次,第 3 年每 6 个月 1 次,之后每年 1 次。

鼻咽癌的预后与年龄、临床分期、病理类型、治疗方式等有关。青少年及儿童患者一般预后较好,五年生存率约为 60%,妊娠期、哺乳期妇女预后极差。分期愈早,疗效愈好。

(朱园园)

第二节 喉 癌

一、概述

喉的恶性肿瘤较良性肿瘤多见。恶性肿瘤中以上皮组织变来源的恶性肿瘤多见,90%~95%为鳞状细胞癌。喉癌为仅次于肺癌的呼吸道第二高发癌。在头颈部恶性肿瘤中其发病率仅次于鼻咽癌。喉癌早期病例的五年生存率可达80%以上;晚期采取综合治疗,五年生存率可达50%左右。

(一)病因

喉癌的致病原因至今尚不明确,可能与以下因素有关。

1.烟、酒刺激

烟、酒刺激与喉癌有密切关系。临床上可见90%以上的喉癌患者有长期吸烟或饮酒史。吸烟可产生烟草焦油,其中苯并芘可致癌。酒精长期刺激黏膜,可使其变性而致癌。

2.空气污染

在空气污染严重的城市,喉癌发病率高。长期吸入有害气体易致喉癌。

3.癌前病变

慢性喉炎或呼吸道炎症刺激,喉部角化症(如白斑病和喉厚皮病)、喉部良性肿瘤(如喉乳头状瘤)反复发作,可发生癌变。

4.病毒感染

喉癌可能与人类乳头状瘤病毒(human papilloma virus,HPV)感染有关。

5.其他因素

职业因素:有报道称喉癌和接触石棉、芥子气、镍等可能有关。遗传因素:芳烃羟化酶的诱导力受遗传因素控制,故喉癌致癌和遗传因素有关。性激素及其受体:喉癌患者的雄激素水平相对升高,雌激素水平降低。

(二)病理分类

1.组织学分型

喉癌中鳞状细胞癌最为常见,占喉癌的90%以上。根据组织学分级标准,把喉癌分为高、中、低分化,以高、中分化多见。少见肿瘤包括小涎腺来源的肿瘤、软组织肉瘤、淋巴瘤、小细胞内分泌癌、浆细胞瘤等。

2.根据肿瘤形态分型

根据肿瘤形态喉癌分为浸润型、菜花型、包块型、结节型。

3.按原发部位分型

(1)声门上型:约占30%,一般分化较差,早期易发生淋巴结转移,预后亦差。

(2)声门型:最为多见,约占60%,一般分化较好,转移较少。晚期声门癌可发生淋巴结转移。

(3)声门下型:最少见,约占6%,易发生淋巴结转移,预后较差。

（三）临床表现

1.症状

（1）声音嘶哑：为该病的最常见症状，为声门癌的首发症状，声嘶呈持续性且进行性加重。声门上型癌晚期因肿瘤增大压迫声带或肿瘤侵入声门而出现声音嘶哑的症状。

（2）咽喉疼痛：多是声门上型癌的症状。肿瘤合并炎症或溃疡时，可有疼痛感及痰中带血。起初仅在吞咽时，特别是在进食初期时有一种"刮"的感觉，多吃几口以后症状消失。肿瘤进展，喉痛可变为持续性，且可向同侧耳部扩散。

（3）咽喉异物感：咽喉部常有吞咽不适及紧迫感，是声门上型癌的首发症状，但常被忽视，而不及时就医容易延误诊断。出现吞咽障碍，则为肿瘤的晚期症状。

（4）呼吸困难：为恶性肿瘤晚期症状，表现为吸气性呼吸困难，并呈进行性加重。声门下型癌因病变部位比较隐蔽，早期症状不明显，直至肿瘤发展到相当程度或阻塞声门下腔而出现呼吸困难。声门下型癌患者常以呼吸困难为首发症状而就诊。

（5）颈部肿块：多为同侧或双侧颈部淋巴结转移，肿块长在喉结的两旁，无痛感，且呈进行性增大。

2.体征

（1）喉镜检查见喉新生物。

（2）声带运动受限或固定：肿瘤增大，导致声带固定或堵塞声门，可引起吞咽障碍和呼吸困难，这是肿瘤的晚期症状。

（3）颈部淋巴结肿大：声门上型癌的区域淋巴结转移率高，患者可因颈部淋巴结肿大来就诊。

（四）辅助检查

1.颈部检查

颈部检查包括对喉外形和颈淋巴结的视诊和触诊。了解喉外形有无增宽，甲状软骨切迹有无破坏，喉摩擦音是否消失，颈部有无肿大淋巴结，有无呼吸困难及三凹征现象。

2.喉镜检查

间接喉镜检查为临床最常用的检查方法，可见喉部清晰的影像及观察声带的运动，了解喉部病变的外观、深度和范围，且操作方便，患者无痛苦。间接喉镜、直接喉镜、纤维喉镜可以用来看清肿瘤的部位和大小、声带活动度及肿瘤侵犯的范围。

3.活检

喉癌确诊需病理活检证实，可在间接喉镜、直接喉镜或纤维喉镜下钳取肿瘤组织，再送检。

4.影像学检查

了解肿瘤的范围、有无颈部淋巴结肿大及喉支架软骨破坏。

（1）X线检查：咽喉正侧位片可以明确病变的大体部位、大小、形状及软骨、气管或颈椎前软组织变化情况。晚期可有远处转移，应行常规的胸部X线片和腹部B超检查。

（2）CT、MRI检查：有助于明确肿瘤在喉内的生长范围、有无外侵及侵袭程度（若有外侵）、颈部肿大淋巴结与大血管的关系等。

（五）治疗

手术和放疗在喉癌的治疗中起着重要作用。对早期喉癌单独使用放疗或手术切除，可以获得较好的效果。晚期则以综合治疗——在手术后辅以放疗为佳。

1.手术治疗

手术方式主要分为喉部分切除术及喉全切术。原则是在彻底切除肿瘤的前提下,尽可能保留或重建喉功能。

2.放疗

(1)单纯放疗:对 T_1、T_2 早期喉癌,应以放疗为首选。放疗可以取得和手术治疗同样的效果,而且最大的优点是能保持说话功能。单纯放疗可获得 $80\%\sim100\%$ 的 5 年生存期。放疗剂量为 $60\sim70$ Gy。早期单纯放疗如果效果不佳,还可行手术补救。单纯放疗主要用于早期声带癌及因全身情况不宜手术治疗的患者。

(2)术前放疗:放射剂量一般为每 $4\sim5$ 周 $40\sim50$ Gy。放疗结束后 $2\sim4$ 周内行手术治疗。该方法主要适用于较晚期、肿瘤范围较大的患者。放疗的目的是使肿瘤缩小,提高手术切除率,提高肿瘤局部控制率,可以预防或减少因手术而促使肿瘤转移或扩散的情况。对声门下癌先行放疗再行喉切除术,可以减少气管造瘘处的肿瘤复发。

(3)术后放疗:目的是提高局部控制率,放射剂量至少为 60 Gy。喉部分切除术或全喉切除术后 $2\sim4$ 周可行放疗。

3.化疗

95% 以上的喉癌为鳞状细胞癌,对化疗不敏感,因此化疗多作为综合治疗的一部分。

4.生物治疗

疗效尚不肯定,处于试验阶段。主要方法包括使用重组细胞因子、免疫细胞疗法、肿瘤疫苗、单克隆抗体及其耦联物。

二、护理

(一)心理支持

喉部手术后患者不能进行正常的语言交流,给患者造成了恶性刺激。应做好解释工作,多关心和体贴患者,鼓励家属多陪伴患者,给予患者情感支持。治疗期间注意加强沟通工作,和患者使用纸、笔进行交流,及时了解患者的需要,给予帮助,并告知其成功病例,帮助其树立战胜疾病的信心。

(二)饮食护理

患者要注意饮食,进食高蛋白质、高维生素、清淡、易消化的流质或半流质饮食,禁烟、酒,多喝水。鼓励患者取坐位或半坐位进食,进食后休息 $15\sim30$ min 再活动,应少食多餐。放疗期间患者感觉精神倦怠、喉干口燥,饮食则以清热解毒、生津润肺为主,出现咽喉疼痛、吞咽疼痛、胸骨后疼痛时进食温凉、容易吞咽的流质或半流质饮食,如鱼肉、梨汁、萝卜汁、绿豆汤、西瓜。选择汤水宜以清热利咽、润肺生津为原则,如胡萝卜马蹄汤、冬瓜老鸭汤、银耳莲子百合汤。放疗期间忌食热性食物和热性水果,如羊肉、狗肉、兔肉及橘子、荔枝、龙眼。在放疗、化疗期间,口腔黏膜反应及喉头水肿严重导致进食困难时,可给予静脉营养支持。

(三)口腔护理

嘱患者多饮水,常含话梅或维生素 C 片,促进唾液分泌。

(四)放疗的护理

(1)喉癌患者术后如身体恢复良好,2 周内可行放疗。放疗前必须将金属气管套管更换为塑料套管。佩带金属气管套管不能进行放疗,因为金属套管影响疗效,可能产生次波射线,对局部造成损伤。

（2）气管套管护理：根据患者的咳痰量每天清洗内套管 1～3 次。方法为取出套管后用温开水或生理盐水浸泡（对塑料制的套管如用开水或热水浸泡、清洗，可发生变形），清除痰痂后用75％（体积分数）的酒精浸泡消毒 15 min 后再用温开水或生理盐水冲洗干净。定期更换固定的纱带及气管套纱块，保持气管造口周围皮肤清洁、干燥，气管造口最好用大纱块遮挡，预防感染，污染时及时更换。放疗期间注意观察套管内的痰量、颜色、性质，痰中带血时应多饮水并加强气道湿化。

（3）放疗处皮肤的护理：气管造口处皮肤受射线损伤，易被痰液污染而感染，可每天用生理盐水清洗造口周围皮肤，避免使用酒精及活力碘。

（4）放疗并发症的护理：放疗并发症主要表现为声音嘶哑、咽下疼痛、吞咽困难、口干、味觉改变、体重减轻等症状。喉癌晚期放疗常见的并发症是喉头水肿、喉软骨炎和喉软骨坏死。护士应密切观察病情变化，指导患者多饮水，禁烟、酒，进食清淡、温凉的饮食。避免用声，尽量减少与患者的语言交流，改用纸、笔交流。注意观察呼吸情况，指导患者有效咳痰，保持呼吸道通畅，在床边备好吸痰装置。放疗易引起咽部疼痛充血、喉头水肿或痰液黏稠，可用 3～5 mL 生理盐水加1 支庆大霉素、1 支 α-糜蛋白酶或沐舒坦，行雾化吸入，每天 1 次，严重时可行 2～3 次。必要时可加用抗感染、消肿药物和激素。喉头水肿多于放疗后 3 个月内消退，对超过半年仍不消退或逐渐加重者应注意有无喉癌的局部残存、复发或早期喉软骨坏死。

（五）语言康复护理

语言康复护理是全喉切除术后患者的重要康复内容。由于喉部手术后失去发音器官，又因呼吸气道改变，患者难以适应。可帮助患者进行食管语言训练、安装人工发音装置和进行发声重建手术，帮助患者重建发音功能。食管语言训练：全喉切除术后的患者由于解剖部位的差异，可出现口腔音、咽音和食管音 3 种语言声音类型。食管音是全喉切除术后患者能发出的最好声音，发食管音的生理过程为两个阶段，一是空气进入食管阶段，二是食管壁肌肉收缩，使空气振动形成排气而发声。训练食管音是全喉切除术后患者最方便、最自然、最好的语言康复方法，经济适用，但并不是每个患者都能训练成功。安装人工发音装置：人工喉是一种人造的发音装置，代替声带的振动发出声音，再通过构语器官形成语言。根据声音传送形式分为经口传声和颈部传声。经口人工喉已经由气动人工喉发展为电子人工喉，可获得 3 m 以上距离的清晰的发音效果。发声重建手术：近年来国内外进行了多种气管食管造瘘发声重建术和在气管食管造瘘口安装单向阀门发音管。该类手术既可与全喉切除术一期完成，也可施行二期手术，使语言功能得以恢复，提高生活质量。对全喉切除术后的患者应及时进行鼓励、诱导，使他们树立信心，将心理治疗和语言康复相结合，积极配合治疗和训练。可指导患者去专业机构加强语言功能训练。

三、健康教育

（1）指导患者注意保护喉咙，避免说话过多，产生疲劳，多采用其他方式进行交流。

（2）指导患者或家属学会气管内套管的清洗、消毒和更换方法。嘱患者保持造瘘口清洁、干燥，及时清理分泌物；外出或淋浴时注意保护造瘘口，防止吸入异物；室内保持一定的湿度。

（3）长期戴有气管套管者的喉反射功能降低，应嘱患者将痰液及脱落坏死组织及时吐出，以防止吸入性肺炎。

（4）湿化气道，预防痂皮。根据情况定时向气道内滴入抗生素湿化液。嘱患者多饮水，以稀释痰液,防止痰液干燥结痂。

(5)帮助患者适应自己改变的形象,鼓励其面对现实,照镜子观察自己的造口。教患者一些遮盖缺陷的技巧,如自制围巾、饰品,保持自我整洁。为了保持呼吸道通畅,勿穿高领毛衫。

(6)加强锻炼,增强抵抗力,注意保暖,避免到公共场所,防止上呼吸道感染。禁止游泳、淋浴,防止污物进入气管造口,引起吸入性肺炎。

(7)禁烟、酒和刺激性食物,保持大便通畅。气管切开后患者不能屏气,影响肠蠕动,应多吃新鲜蔬菜、水果等以预防便秘。

(8)发现出血、呼吸困难、造瘘口有新生物或颈部扪及肿块,应及时到医院就诊。定期随诊,治疗结束后第1~2年内每3个月复查一次。

喉癌的预后与原发肿瘤的部位、肿瘤的大小、有无淋巴结转移、病理类型等相关。声门上型与声门下型分化较差,发展较快,预后较差;声门型分化较好,发展较慢,预后较好。对早期喉癌单独使用放疗和手术切除,可以获得80%以上的五年生存率。

(朱园园)

第三节 食 管 癌

一、疾病概述

（一）概念

食管癌是一种常见的消化道肿瘤。全世界每年约有30万人死于食管癌,我国每年因该病死亡15万余人。食管癌的发病率有明显的地域差异,高发地区的发病率可高达150/10万以上,低发地区的发病率则只有3/10万左右。国外以中亚、非洲、中南美洲和法国北部为高发区。我国以太行山地区、秦岭东部地区、大别山区、四川北部地区、闽南地区、广东潮汕地区、苏北地区为高发区。

（二）相关病理生理

临床上将食管分为颈、胸、腹3段。胸段食管又分为上、中、下3段。胸中段食管癌较多见,下段次之,上段较少。95%以上的食管癌为鳞状上皮细胞癌,贲门部腺癌可向上延伸、累及食管下段。

食管癌起源于食管黏膜上皮。癌细胞逐渐增大,侵及肌层,并沿食管向上、下,管腔内、外及全周发展,出现不同程度的食管阻塞。晚期肿瘤穿透食管壁、侵入纵隔或心包。食管癌主要经淋巴转移,血行转移发生得较晚。

（三）病因与诱因

病因至今尚未明确,可能与下列因素有关。

1.亚硝胺及真菌

亚硝胺是公认的化学致癌物,在该病高发地区的粮食和饮水中,亚硝铵的含量显著升高,且与当地食管癌和食管上皮重度增生的患病率呈正相关。各种霉变食物能产生致癌物质,一些真菌能将硝酸盐还原为亚硝酸盐,促进二级胺形成。少数真菌还能合成亚硝胺。

2.遗传因素和基因

食管癌的发病常表现家族聚集现象,河南林县食管癌有阳性家族史者占 60%。在食管癌高发家族中,染色体数量及结构异常者显著增多。

3.营养不良及微量元素缺乏

饮食缺乏动物蛋白、新鲜蔬菜和水果,维生素 A、维生素 B_1、维生素 B_2、维生素 C 缺乏,是食管癌的危险因素。食物、饮水和土壤内的微量元素(如钼、铜、锰、铁、锌)含量较低,亦与食管癌的发生相关。

4.饮食习惯

吸烟、长期饮烈性酒者食管癌的发生率明显升高。进食粗糙食物,进食过热食物、进食过快等因素易致食管上皮损伤,增加了对致癌物的敏感性。

5.其他因素

食管慢性炎症、黏膜损伤及慢性刺激亦与食管癌发病有关,食管腐蚀伤、食管慢性炎症、贲门失弛缓症及胃食管长期反流引起的巴雷特食管(食管末端黏膜上皮柱状细胞化)等均有癌变的危险。

(四)临床表现

1.早期

早期常无明显症状,但在吞咽粗硬食物时可能有不同程度的不适感觉,包括咽下食物哽噎感,胸骨后烧灼样、针刺样或牵拉摩擦样疼痛。食物通过缓慢,并有停滞感或异物感,可能是局部病灶刺激食管,食管蠕动异常或痉挛,或局部炎症、糜烂、表浅溃疡等所致。哽噎停滞感常在饮水后缓解或消失。症状时轻时重,进展缓慢。

2.中晚期

食管癌典型的症状为进行性吞咽困难。先是难咽干的食物,继而只能进半流质、流质食物,最后对水和唾液也不能咽下。常吐黏液样痰,为下咽的唾液和食管的分泌物。患者逐渐消瘦、脱水、无力。持续胸痛或背部肩胛间区持续性疼痛为晚期症状,表示癌已侵犯食管外组织。当肿瘤梗阻所引起的炎症水肿暂时消退,或部分肿瘤脱落后,梗阻症状可暂时减轻,常被误认为病情好转。若肿瘤侵犯喉返神经,可出现声音嘶哑;若压迫颈交感神经节,可产生霍纳综合征;若侵入气管、支气管,可形成食管、气管或支气管瘘,吞咽水或食物时剧烈呛咳,并发生呼吸系统感染。最后出现恶病质状态。若有肝、脑等脏器转移,可出现黄疸、腹水、昏迷等。

(五)辅助检查

1.食管吞钡造影检查

食管吞钡造影检查是可疑食管癌患者影像学诊断的首选,采用食管吞钡 X 线双重对比造影检查方法。早期可见影像如下。

(1)食管黏膜皱襞紊乱、粗糙或有中断现象。

(2)局限性食管壁僵硬,蠕动中断。

(3)可见局限性小的充盈缺损。

(4)可见浅在龛影,晚期多为充盈缺损,管腔狭窄或梗阻。

2.内镜及超声内镜检查(EUS)

食管纤维内镜检查可直视肿块的部位、形态,并可钳取活组织来做病理学检查;超声内镜检查可用于判断肿瘤的侵犯深度,食管周围组织及结构有无受累,有无纵隔淋巴结或腹内脏器转移等。

3.放射性核素检查

利用某些亲肿瘤的核素,如(^{32}P、^{131}I)检查,对早期食管癌病变的发现有帮助。

4.纤维支气管镜检查

食管癌外侵常可累及气管、支气管。若肿瘤在隆嵴以上,应行气管镜检查。

5.CT、PET/CT 检查

胸、腹 CT 检查能显示食管癌向管腔外扩展的范围及淋巴结转移情况,而 PET/CT 检查则更准确地显示食管癌病变的实际长度,对颈部、上纵隔、腹部淋巴结转移诊断具有较高的准确性,对寻找远处转移灶比传统的影像学方法具有更高的灵敏性。

(六)治疗原则

以手术为主,辅以放疗、化疗等综合治疗。主要治疗方法有内镜治疗、手术、放疗、化疗、免疫治疗及中医中药治疗等。

1.非手术治疗

(1)内镜治疗:对食管原位癌可在内镜下行黏膜切除,术后五年生存率可达 86％～100％。

(2)放疗:放疗和手术综合治疗,可增加手术切除率,也能提高远期生存率。术前放疗后间隔 2～3 周再做手术较为合适。对手术中切除不完全的残留癌组织处做金属标记,一般在手术后 3～6 周开始放疗。而单纯放疗适用于食管颈段、胸上段食管癌,也可用于有手术禁忌证而病变不长、尚可耐受放疗的患者。

(3)化疗:食管癌患者对化疗药物的敏感性差,联合应用化疗与其他方法,有时可提高疗效。

(4)其他:免疫治疗及中药治疗等亦有一定疗效。

2.手术治疗

手术是治疗食管癌的首选方法。对于全身情况和心肺功能良好、无明显远处转移征象者,可采用手术治疗;对估计切除肿瘤的可能性小而全身情况良好的鳞癌患者,可先做术前放疗,瘤体缩小后再手术;对患晚期食管癌、不能根治或放疗、进食有困难者,可做姑息性减状手术,如食管腔内置管术、食管胃转流吻合术、食管结肠转流吻合术或胃造瘘术,以达到延长生命的目的。

二、护理评估

(一)一般评估

1.生命体征

食管癌患者的生命体征常无变化。如肿瘤较大,压迫气管,可引起呼吸急促、心率加快。

2.患者主诉

患者在吞咽食物时有无哽噎感,胸骨后烧灼样、针刺样或牵拉摩擦样疼痛;有无进行性吞咽困难等症状。

3.相关记录

相关记录包括体重、有无消瘦、饮食习惯的改变、吸烟情况、嗜酒情况、排便异常情况。有无其他伴随疾病,如糖尿病、冠状动脉粥样硬化性心脏病(冠心病)、高血压、慢性支气管炎。

(二)身体评估

1.局部

了解患者有无吞咽困难、呕吐等;有无疼痛,疼痛的部位和性质如何,是否因疼痛而影响睡眠。

2.全身

评估患者的营养状况,体重有无减轻,有无消瘦、贫血、脱水或衰弱;了解患者有无锁骨上淋巴结肿大和肝肿块;有无腹水、胸腔积液等。

(三)社会-心理评估

评估患者对该疾病的认知程度以及主要存在的心理问题,患者家属对患者的关心程度和支持力度、家庭经济承受能力如何等。引导患者正确配合疾病的治疗和护理。

(四)辅助检查阳性结果评估

(1)血液化验检查:食管癌患者若长期进食困难,可引起营养失调低蛋白血症、贫血、维生素和电解质缺乏,但该类患者多有脱水、血液浓缩等现象,血液化验检查常不能正确判断患者的实际营养状况,应注意综合判断、科学分析。

(2)了解食管吞钡造影、内镜及超声内镜检查、CT、PET/CT 等的结果,以判断肿瘤的位置,肿瘤有无扩散或转移。

(五)治疗效果评估

1.非手术治疗评估要点

胸痛、背痛等症状是否改善或加重,吞咽困难是否改善或加重,放疗、化疗引起的胃纳减退、骨髓造血功能抑制等不良反应有无好转。

2.手术治疗评估要点

术后患者的生命体征是否平稳,有无发热、胸闷、呼吸浅快、发绀及肺部痰鸣音等;伤口是否干燥,有无渗液、渗血;各引流管是否通畅,引流液的量、颜色与性状如何;术后有无大出血、感染、肺不张、乳糜胸、吻合口瘘等并发症;患者术后进食情况如何,有无食物反流现象。

三、主要护理诊断(问题)

(一)营养失调

营养失调与低于机体需要量与进食量减少或不能进食、消耗增加等有关。

(二)体液不足

体液不足与吞咽困难、水分摄入不足有关。

(三)焦虑

焦虑与对癌症的恐惧和担心疾病预后等有关。

(四)知识缺乏

知识缺乏与对疾病的认识不足有关。

(五)潜在并发症

1.肺不张、肺炎

肺不张、肺炎与手术损伤及术后切口疼痛、虚弱致咳痰无力等有关。

2.出血

出血与术中止血不彻底、术后出现活动性出血及出现凝血功能障碍有关。

3.吻合口瘘

吻合口瘘与食管的解剖特点及感染、营养不良、贫血、低蛋白血症等有关。

4.乳糜胸

乳糜胸与伤及胸导管有关。

四、主要护理措施

(一)术前护理

1.心理护理

患者有进行性吞咽困难,日益消瘦,对手术的耐受能力差,对治疗缺乏信心,同时对手术存在一定程度的恐惧心理。因此,应建立良好的护患关系,针对患者的心理状态进行解释、安慰和鼓励,使患者认识到手术是彻底的治疗方法,使其乐于接受手术。

2.加强营养

对尚能进食者,应给予高热量、高蛋白、高维生素的流质或半流质饮食。对不能进食者,应静脉补充水分、电解质及热量。对低蛋白血症患者,应输血或血浆蛋白。

3.呼吸道准备

患者术前严格戒烟。指导并教会患者深呼吸、有效咳嗽、排痰。

4.胃肠道准备

(1)注意口腔卫生。

(2)术前安置胃管和十二指肠滴液管。

(3)术前禁食。对有食物潴留者,术前一晚用等渗盐水冲洗食管,这样有利于减轻组织水肿,降低术后感染和吻合口漏的发生率。

(4)对拟行结肠代食管者,术前需按结肠手术准备护理。

5.术前练习

教会患者深呼吸、有效咳嗽、排痰、床上排便等。

(二)术后护理

(1)严密观察生命体征的变化。

(2)保持胃肠减压管通畅:术后24~48 h引流出少量血液,应视为正常,如引出大量血液,应立即向医师报告。应将胃肠减压管保留3~5 d,以减少吻合口张力,以利于愈合。注意胃管连接准确,固定牢靠,防止脱出。

(3)密切观察胸腔引流液的量及性质:如果胸腔引流液有异常出血、混浊液、食物残渣或乳糜液,则提示胸腔内有活动性出血、食管吻合口瘘或乳糜胸,应采取相应措施,明确诊断,予以处理。

(4)观察吻合口瘘的症状:食管吻合口瘘的临床表现为高热、脉快、呼吸困难、胸部剧痛、不能忍受;患侧呼吸音低,叩诊有浊音,白细胞增多,甚至发生休克。处理原则:①胸膜腔引流,促使肺膨胀。②选择有效的抗生素抗感染。③补充足够的营养和热量。目前多选用完全胃肠内营养(TEN)经胃造口灌食治疗,效果确切、满意。④严密观察病情变化,积极对症处理。⑤对需再次手术者,积极完善术前准备。

(三)休息与活动

适当休息,保证充足的睡眠,进行呼吸功能锻炼,对手术后康复有重要的意义。可指导患者进行深呼吸、腹式呼吸、吹气球及运用呼吸功能训练仪(三球型)的训练,鼓励患者爬楼梯以及进行扩胸运动,以不感到疲劳为宜。

（四）饮食护理

1.术前

大多数食管癌患者因不同程度的吞咽困难而出现摄入不足，营养不良，水、电解质失衡，使机体对手术的耐受力下降，故术前应保证患者营养素的摄入。

（1）鼓励能进食者进食高热量、高蛋白、维生素丰富的饮食；若患者进食时感到食管黏膜有刺痛，可给予清淡、无刺激的食物，告知患者不可进食较大、较硬的食物，宜进半流质或水分多的软食。

（2）若患者仅能进食流质而营养状况较差，可给予肠内营养或肠外营养支持。

2.术后饮食

（1）术后早期吻合口处于充血水肿期，需禁饮、禁食3～4 d，禁食期间持续胃肠减压，注意经静脉补充营养。

（2）停止胃肠减压24 h后，若无呼吸困难、胸内剧痛、患侧呼吸音减弱及高热等吻合口瘘的症状，可开始进食。先试饮少量水，术后5～6 d可进全清流质，每2 h 100 mL，每天6次。术后3周患者若无特殊不适可进普食，但仍应注意少食多餐，细嚼慢咽，进食不宜过多、过快，避免进食生、冷、硬的食物（包括质硬的药片和带骨刺的鱼、花生、豆类等），以防后期出现吻合口瘘。

（3）食管癌、贲门癌切除术后，胃液可反流至食管，致反酸、呕吐等症状，平卧时加重。嘱患者进食后2 h内勿平卧，睡觉时将床头抬高。

（4）食管胃吻合术后患者可由于胃被拉入胸腔、肺受压而出现胸闷、进食后呼吸困难，建议患者少食多餐，1～2个月后，症状多可缓解。

（五）用药护理

严格按医嘱用药，注意控制输液的速度和量，必要时使用输液泵输注液体。注意观察有无药物不良反应，发现问题，及时处理。

（六）心理护理

食管癌患者往往对进行性加重的吞咽困难、日渐减轻的体重感到焦虑不安；对所患疾病有部分认识，求生的欲望十分强烈，迫切希望能早日手术，恢复进食，但对手术能否彻底切除病灶、今后的生活质量、麻醉和手术意外、术后伤口疼痛及可能出现的术后并发症等表现出紧张、恐惧，甚至明显的情绪低落、失眠和食欲下降。

（1）加强与患者及其家属的沟通，仔细了解患者及其家属对疾病和手术的认知程度，了解患者的心理状况，并根据患者的具体情况，实施心理疏导。讲解手术和各种治疗与护理的意义、方法、大致过程、配合与注意事项。

（2）营造安静、舒适的环境，以促进睡眠。必要时使用安眠、镇静、镇痛类药物，以保证患者充分休息。

（3）争取家属在心理上、经济上的积极支持和配合，解除患者的后顾之忧。

（七）呼吸道管理

食管癌患者术后易发生呼吸困难、缺氧，并发肺不张、肺炎，甚至呼吸衰竭，主要与下列因素有关：年老的食管癌患者常伴有慢性支气管炎、肺气肿、肺功能低下等；开胸手术破坏了胸廓的完整性；肋间肌和膈肌的切开，使肺的通气泵作用严重受损；术中对肺较长时间的挤压、牵拉造成一定的损伤；术后迷走神经功能亢进，引起气管、支气管黏膜腺体分泌增多；食管胃吻合术后，胃被拉入胸腔，使肺受压，肺扩张受限；术后切口疼痛、虚弱致咳痰无力，尤其是有颈、右胸、上腹三处切口的患者。护理措施包括以下几点。

（1）加强观察：密切观察呼吸的形态、频率和节律，听诊双肺呼吸音是否清晰，有无缺氧征兆。

（2）对气管插管者，及时吸痰，保持气道通畅。

（3）术后第 1 d 每 1～2 h 鼓励患者深呼吸、吹气球、使用深呼吸训练器，促使肺膨胀。

（4）痰多、咳痰无力的患者若出现呼吸浅快、发绀、呼吸音减弱等痰阻塞现象，立即行鼻导管深部吸痰，必要时行纤维支气管镜吸痰或气管切开吸痰，气管切开后按气管切开常规护理。

（八）胃肠道护理

1.胃肠减压的护理

（1）术后 3～4 d 持续胃肠减压，妥善固定胃管，防止脱出。

（2）加强观察：严密观察引流液的量、性状及颜色并准确记录。术后 6～12 h 可从胃管内抽吸出少量血性液或咖啡色液体，以后引流液颜色逐渐变浅。若引流出大量鲜血或血性液，患者出现烦躁、血压下降、脉搏增快、尿量减少等，应考虑吻合口出血，需立即通知医师并配合处理。

（3）保持通畅：经常挤压胃管，避免管腔堵塞。如果胃管不通畅，可用少量生理盐水冲洗并及时回抽，避免胃扩张使吻合口张力增大而并发吻合口瘘。胃管脱出后应严密观察病情，不应盲目再插入，以免戳穿吻合口，造成吻合口瘘。肛门排气、胃肠减压引流量减少后，拔除胃管。

2.结肠代食管（食管重建）术后护理

（1）保持置于结肠襻内的减压管通畅。

（2）注意观察腹部体征，了解是否发生吻合口瘘、腹腔内出血或感染等，发现异常，及时通知医师。

（3）若从减压管内吸出大量血性液或患者呕吐大量咖啡样液体伴全身中毒症状，应考虑代食管的结肠襻坏死，需立即通知医师并配合抢救。

（4）结肠代食管后，因结肠逆蠕动，患者常嗅到粪便气味，需向患者解释原因，并指导其注意口腔卫生，一般此情况于半年后可逐步缓解。

3.胃造瘘术后的护理

（1）观察造瘘管周围有无渗液或胃液漏出。由于胃液对皮肤的刺激性较大，应及时更换渗湿的敷料，并在瘘口周围涂氧化锌软膏或置凡士林纱布来保护皮肤，防止发生皮炎。

（2）妥善固定用于管饲的暂时性或永久性造瘘，防止其脱出或阻塞。

（九）并发症的预防和护理

1.出血

观察并记录引流液的性状、量。若引流量持续 2 h 都超过 4 mL/(kg·h)，伴血压下降、脉搏增快、躁动、出冷汗等低血容量表现，应考虑有活动性出血，及时向医师报告，并做好再次开胸的准备。

2.吻合口瘘

吻合口瘘是食管癌手术后极为严重的并发症，多发生在术后 5～10 d，病死率高达 50%。发生吻合口瘘的原因：食管无浆膜覆盖，肌纤维呈纵形走向，易发生撕裂；食管血液供应呈节段性，易造成吻合口缺血；吻合口张力太大；感染、营养不良、贫血、低蛋白血症等影响吻合口愈合。应积极预防吻合口瘘。术后应密切观察患者有无呼吸困难、胸腔积液和全身中毒症状，有无休克等吻合口瘘的临床表现。一旦出现上述症状，立即通知医师并配合处理。处理包括嘱患者立即禁食；协助行胸腔闭式引流并常规护理；遵医嘱予以抗感染治疗及营养支持；严密观察生命体征，若出现休克症状,积极进行抗休克治疗;对再次手术者,积极配合医师完善术前准备。

3.乳糜胸

食管癌、贲门癌术后并发乳糜胸是比较严重的并发症,多由伤及胸导管所致,多发生在术后2～10 d,少数患者可在术后2～3周出现。术后早期由于禁食,乳糜液含脂肪甚少,胸腔闭式引流可为淡血性或淡黄色液,但量较多;恢复进食后,乳糜液的漏出量增多,大量积聚在胸腔内,可压迫肺及纵隔并使之向健侧移位。由于乳糜液的95％以上是水,乳糜液含有大量脂肪、蛋白质、胆固醇、酶、抗体和电解质,若未及时治疗,患者可在短时期内全身消耗、衰竭而死亡,必须积极预防和及时处理。其主要护理措施包括以下几点。

(1)加强观察:注意患者有无胸闷、气急、心悸,甚至血压下降。

(2)协助处理:若诊断成立,迅速处理,置胸腔闭式引流,及时引流胸腔内乳糜液,使肺膨胀。可用负压持续吸引,以利于胸膜形成粘连。

(3)给予肠外营养支持。

(十)健康教育

1.疾病预防

避免接触引起癌变的因素,如减少饮用水中亚硝胺及其他有害物质、防霉去毒;应用维 A 酸类化合物及维生素等预防药物;积极治疗食管上皮增生;避免过烫、过硬食物等。

2.饮食指导

根据不同术式,向患者讲解术后进食时间,指导患者选择合理的饮食及注意事项,预防并发症。

(1)宜少食多餐,由稀到干,逐渐增加食量。注意进食后的反应。

(2)避免进食刺激性食物与碳酸饮料,避免进食过快、过量及硬质食物;对于质硬的药片可碾碎后服用,避免进食花生、豆类等,以免导致吻合口瘘。

(3)患者餐后取半卧位,以防止进食后反流、呕吐,利于肺膨胀和引流。

3.活动与休息

患者要保证充足睡眠,劳逸结合,逐渐增加活动量。术后早期不宜下蹲大小便,以免引起直立性低血压或发生意外。

4.加强自我观察

若术后3～4周再次出现吞咽困难,可能为吻合口狭窄,应及时就诊。

定期复查,坚持后续治疗。

五、护理效果评估

评估通过治疗与护理,患者是否有以下改善。

(1)营养状况改善,体重增加;贫血状况改善。

(2)水、电解质维持平衡,尿量正常,无脱水或电解质紊乱的表现。

(3)焦虑减轻或缓解,睡眠充足。

(4)患者对疾病有正确的认识,能配合治疗和护理。

(5)无并发症发生或并发症发生后得到及时处理。

(朱园园)

第四节 甲状腺癌

一、概述

甲状腺癌是头颈部肿瘤中常见的恶性肿瘤,是最常见的内分泌恶性肿瘤,占全身肿瘤的1%。在不同国家或地区发病率不同。甲状腺癌可发生于任何年龄阶段,20~40岁为发病高峰期,50岁后发病率明显下降。女性患者多于男性患者,男性患者与女性患者的比例为1:3。

(一)病因

发生的原因不明,相关因素如下。

1.电离辐射

电离辐射是唯一一个已经确定的致癌因素。放射线对人体有明显的癌作用,尤其是儿童及青少年,被照射的小儿年龄越小、发生癌的危险度越高。

2.碘摄入异常

摄入的碘过量或缺碘均可使甲状腺的结构和功能发生改变,高碘或缺碘地区甲状腺癌的发病率升高。

3.性别和激素

甲状腺的生长主要受促甲状腺素(TSH)支配,神经垂体释放的TSH是甲状腺癌发生的促进因子。有实验表明,甲状腺乳头状癌组织中女性激素受体含量较高。

4.遗传因素

5%~10%的甲状腺髓样癌患者及3.5%~6.25%的乳头状癌患者有明显的家族史,这类癌的发生可能与染色体遗传因素有关。

5.甲状腺良性病变

腺瘤样甲状腺肿和功能亢进性甲状腺肿等一些甲状腺增生性疾病偶尔发生癌变。

(二)病理分型

目前原发性甲状腺癌分为分化型甲状腺癌(乳头状癌和滤泡状癌)、髓样癌、未分化癌。

1.分化型甲状腺癌

(1)乳头状癌:是甲状腺癌中最常见的类型,占甲状腺癌的80%以上。分化良好,恶性程度低,病情发展缓慢、病程长、预后好。一般以颈淋巴结转移最多,血行转移较少见,血行转移中以肺转移多见。

(2)滤泡状癌:较乳头状癌少见,世界卫生组织将嗜酸性细胞癌纳入滤泡状癌。滤泡状癌占甲状腺癌的10.6%~15%,居第二位,发展缓慢,病程长,预后较好,以滤泡状结构为主要组织学特征。患病年龄比乳头状癌的患病年龄大。主要播散途径是通过血液转移到肺、骨和肝,淋巴转移相对较少。其预后比乳头状癌差,嗜酸性细胞癌的预后最差。

2.髓样癌

髓样癌较少见,发生在甲状腺滤泡旁细胞,亦称为C细胞的恶性肿瘤。C细胞的主要特征为分泌甲状腺降钙素以及多种物质,并产生淀粉样物等。发病主要为散发性,少数为家族性。女性患者较多,以颈淋巴结转移较为多见。

3.未分化癌

该类甲状腺癌较少见,约占甲状腺癌的1%,恶性程度较高,发展快,预后极差。该类型多见于中年以上男性。未分化癌生长迅速,往往早期侵犯周围组织,常发生颈淋巴结转移,血行转移亦较多见。

（三）临床表现

1.症状

(1)颈前肿物:早期缺乏特征性临床表现,但95%以上的患者有颈前肿块,肿块硬而固定,表面不平。乳头状癌、滤泡状癌、髓样癌等类型的颈前肿物生长缓慢,而未分化癌的颈前肿物发展迅速。

(2)周围结构受侵的表现:晚期常压迫喉返神经、气管、食管而产生声音嘶哑、呼吸困难或吞咽困难等症状。

(3)其他脏器转移的表现:耳、枕、肩等处疼痛。

(4)内分泌表现:可伴有腹泻或阵发性高血压,甲状腺髓样癌可出现与内分泌有关的症状,如顽固性腹泻(多为水样便)和阵发性高血压。

2.体征

(1)甲状腺结节:多呈单发,活动受限或固定,质地偏硬且不光滑。

(2)颈淋巴结肿大:乳头状癌、未分化癌、髓样癌等类型颈淋巴结的转移率高,多为单侧颈淋巴结肿大。滤泡状癌以血行转移为多见。

（四）辅助检查

1.影像学检查

(1)B超检查:甲状腺B超检查有助于诊断。恶性肿瘤的超声检查可见边界不清,内部回声不均匀,瘤体内常见钙化强回声。

(2)单光子发射计算机断层显像(SPECT)检查:可以明确甲状腺的形态及功能,一般将甲状腺结节分为热结节、温结节、凉(冷)结节,甲状腺癌大多表现为凉(冷)结节。

(3)颈部CT、MRI检查:可提出良性、恶性诊断依据,明确显示甲状腺肿瘤的肿瘤侵犯范围。

(4)X线检查:颈部正侧位片可观察有无胸骨后扩展、气管受压或钙化等,常规胸片可观察有无转移等。

(5)PET检查:对甲状腺良恶性病变的诊断准确率高。

2.血清学检查

血清学检查包括甲状腺功能检查、血清甲状腺球蛋白(Tg)的检查、血清降钙素的检查等。

3.病理学检查

(1)细胞学检查:细针穿刺细胞学检查是最简便的诊断方法,诊断效果取决于穿刺取材方法及阅片识别细胞的经验。

(2)组织学检查:应由病理组织切片、活检检查来确定诊断。

（五）治疗

以外科手术治疗为主,配合内照射治疗、外照射治疗、内分泌治疗、化疗等。

1.手术治疗

如确诊为甲状腺癌,应及时行原发肿瘤和颈部转移灶的根治手术。

2.放疗

(1)外放疗:甲状腺癌对放射线的敏感性与甲状腺癌的分化程度成正比,分化越好,敏感性越差;分化越差,敏感性越高。分化型甲状腺癌(如甲状腺乳头状癌)对放射线的敏感性较差,其邻近组织(如甲状软骨、气管软骨、食管及脊髓)均对放射线耐受性差,照射剂量过大常造成严重并发症,一般不宜采用外放疗。未分化癌的恶性程度高,肿瘤发展迅速,手术切除难以达到根治目的,临床以外放疗为主,通常宜早进行放疗。对于手术后有残余者或手术无法切除者,术后也可辅助放疗。常规放疗的照射剂量为大野照射 50 Gy,然后缩野,针对残留区加量至 60～70 Gy。如采用调强放疗,可以提高靶区治疗剂量,在保护重要器官的情况下,高危区的单次剂量可提高至 2.2～2.25 Gy。

(2)内放疗:分化好的乳头状癌与滤泡状癌具有吸碘功能,两者的转移灶都可能吸收放射性核素131碘(^{131}I)。临床上常采用^{131}I来治疗分化型甲状腺癌的转移灶,一般需行甲状腺全切或次全切除术,以增强转移灶对碘的摄取能力,再行^{131}I治疗。不同组织类型的肿瘤吸碘情况不同,未分化型甲状腺癌几乎不吸碘。

3.化疗

甲状腺癌对化疗敏感性差。分化型甲状腺癌对化疗反应差,化疗主要用于不可手术、摄碘能力差或远处转移的晚期癌,相比而言,未分化癌对化疗则较敏感,多采用联合化疗,常用药物为多柔比星及顺铂等。

4.内分泌治疗

术后长期服用甲状腺素片可以抑制 TSH 分泌及预防甲状腺功能减退,对预防甲状腺癌复发有一定疗效。内分泌治疗对生长缓慢的分化型甲状腺癌疗效较好,对生长迅速的未分化甲状腺癌无明显疗效。

甲状腺癌的预后与病理类型、临床分期、根治程度、性别及年龄有关。小于 15 岁或大于 45 岁者预后较差,女性患者的预后好于男性患者的预后。有学者报道乳头状癌的 10 年生存率可达 74%～95%,滤泡状癌的 10 年生存率为43%～95%。未分化癌的预后极差,患者一般在数月内死亡,中位生存率仅为 2.5～7.5 个月,2 年生存率仅为 10%。

二、护理

(一)护理措施

1.饮食护理

饮食营养应均衡,宜进食高蛋白、低脂肪、低糖、高维生素、无刺激性的软食,除各种肉、鱼、蛋、奶外,多吃新鲜蔬菜、水果等。戒烟,禁止饮酒,少食多餐。如出现进食时咳嗽、声音嘶哑者,应减少流质饮食,细嚼慢咽,量宜少,并注意防止食物进入气管。忌食肥腻、黏滞食物,炸、烤的食物和坚硬、不易消化的食物。

2.保持呼吸道通畅

指导患者做深呼吸及咳嗽运动,有痰液及时咳出。对声嘶患者多给予生活上的照顾及安慰。

3.放疗期间的护理

(1)^{131}I 内放疗护理:放射性核素^{131}I 是治疗分化型甲状腺癌转移的有效方法,其疗效依赖于肿瘤能否吸收碘。已有报道,^{131}I 对分化型甲状腺癌肺转移及淋巴结转移的治疗效果较好。给药前至少 2 周给予低碘饮食(日摄碘量为 20～30 μg),避免食用含碘高的食物,如海带、紫菜、海鱼、海参、山药。可先把碘盐在热油中炸,使碘挥发后再食用。鼓励患者多吃新鲜蔬菜、水果、蛋、奶、豆制品及瘦肉。防止碘从其他途径进入人体,如摄入含碘药物,用碘酒给皮肤消毒,碘油造影。患者空腹口服^{131}I 2 h 后方可进食,以免影响药物吸收。口服^{131}I 后应注意以下几点。①2 h 后嘱患者口含维生素 C 含片,或经常咀嚼口香糖,促进唾液分泌,以预防放射性唾液腺炎,多饮水,及时排空小便,加速放射性药物的排泄,以减少膀胱和全身照射。②注意休息,加强口腔卫生。避免剧烈运动和精神刺激,预防感染,加强营养。③建立核素治疗患者专用病房。建立专用粪便处理室。患者勿随地吐痰和呕吐物,使用专用厕所,便后多冲水,严禁与其他非核素治疗的患者共用卫生间,以免引起放射性污染。④服药后勿揉压甲状腺,以免加重病情。⑤2 个月内禁止用碘剂、溴剂,以免影响^{131}I 的重吸收而减弱治疗效果。⑥服药后应住^{131}I 治疗专科专用隔离病房或住单间 7~14 d,以减少对周围人群不必要的辐射。指导患者正确处理排泄物和污染物。对患者的衣裤、被褥进行放置衰变处理且单独清洗。⑦女性患者 1 年内避免妊娠。^{131}I 治疗后 3~6 个月定期随访,不适时随诊。

(2)放疗时加强口腔护理,嘱患者多饮水,常含话梅或维生素 C,促进唾液分泌,预防或减轻唾液腺的损伤。饭前、饭后及临睡时用复方硼砂溶液漱口。黏膜溃疡者进食感到疼痛,可用 2%的利多卡因漱口或局部喷洒金因肽。

(3)观察放疗期间的咽喉部情况,对放疗引起的咽部充血、喉头水肿应行雾化吸入,根据病情需要在雾化器内加入糜蛋白酶、地塞米松、庆大霉素等药物,雾化液现配现用,防止污染。每天 1 次,严重时可行 2~3 次。出现呼吸不畅甚至窒息时,应立即通知医师,并做好气管切开的准备。

(二)健康教育

1.服药指导

行次全甲状腺切除术或全甲状腺切除术者,应遵医嘱终身服用甲状腺素片,勿擅自停药或增减剂量,目的在于抑制 TSH 的分泌,使血中的 TSH 水平下降,使残存的微小癌减缓生长,甚至消失,防止甲状腺功能减退和抑制 TSH 水平升高。所有的甲状腺癌术后患者服用适量的甲状腺素片可在一定程度上预防肿瘤复发。

2.功能锻炼

患者卧床期间鼓励患者床上活动,促进血液循环和切口愈合。在制动头颈部一段时间后,可开始逐步活动,促进颈部的功能恢复。行颈淋巴结清扫术者的斜方肌可能受到不同程度的损伤,因此,切口愈合后应开始肩关节和颈部的功能锻炼,随时注意保持患肢高于健肢,以纠正肩下垂的趋势。特别注意加强双上肢的活动,应至少持续至出院后 3 个月。

3.定期复查

复查时间,第 1 年应每 1~3 个月复查 1 次。第 2 年每 6~12 个月复查 1 次。5 年以后可每 2~3 年随诊 1 次。指导患者在日常生活中可间断性用双手轻柔触摸双侧颈部及锁骨窝内有无小硬结,注意有无咳嗽、骨痛等异常症状,一旦出现症状,及时就医。

(朱园园)

第五节　乳　腺　癌

乳腺癌是女性常见的恶性肿瘤之一。该病的发病率逐年上升,在部分大城市乳腺癌占女性恶性肿瘤之首位。

一、病因

乳腺癌的病因尚未完全明确,研究发现乳腺癌的发病存在一定的规律性,具有高危因素的女性容易患乳腺癌。

(1)激素作用:雌酮及雌二醇对乳腺癌的发病有直接关系。

(2)家族史:一级亲属有乳腺癌病史者的发病率是普通人群的2～3倍。

(3)月经婚育史:月经初潮早、绝经年龄晚、不孕及初次足月产年龄较大者发病率高。

(4)乳腺良性疾病:乳腺小叶有上皮增生或不典型增生可能与该病有关。

(5)饮食与营养:营养过剩、肥胖等会增加发病机会。

(6)环境和生活方式:发达国家该病的发病率约为发展中国家的4倍。

二、临床表现

早期乳腺癌往往不具备典型的症状和体征,不易引起重视,常通过体检或乳腺癌筛查发现。以下为乳腺癌的典型体征。

(一)乳腺肿块

80%的乳腺癌患者以乳腺肿块首诊。

(1)早期:肿块多位于乳房外上象限。典型的乳腺癌患者多为无痛性肿块,肿块质地硬,表面不光滑,与周围分界不清。

(2)晚期:①肿块固定;②有卫星结节;③皮肤破溃。

(二)乳头溢液

非妊娠期从乳头流出血液、浆液、乳汁、脓液,或停止哺乳半年以上仍有乳汁流出。

(三)皮肤改变

皮肤出现"酒窝征""橘皮样改变"或"皮肤卫星结节"。

(四)乳头、乳晕异常

乳头、乳晕异常表现为乳头皮肤瘙痒、糜烂、破溃、结痂、脱屑伴灼痛,以致乳头回缩。

(五)腋窝淋巴结肿

初期可出现同侧腋窝淋巴结肿大,肿大的淋巴结质硬、可推动。晚期可在锁骨上和对侧腋窝摸到转移的淋巴结。

三、辅助检查

(一)X 线检查

钼靶 X 线摄片是诊断乳腺癌的常用方法。

（二）超声显像检查

超声显像检查的主要用途是鉴别肿块为囊性还是实性。超声检查对乳腺癌诊断的正确率为80％～85％。

（三）磁共振检查

该检查对软组织分辨率高，敏感性高于X线检查。

（四）肿瘤标志物检查

（1）检查癌胚抗原（CEA）。

（2）检查铁蛋白。

（3）单克隆抗体：用于乳腺癌诊断的单克隆抗体 CA15-3 对乳腺癌诊断符合率为33.3％～57.0％。

（五）活体组织检查

对乳腺癌必须确定诊断方可开始治疗。目前检查方法很多，但只有活检所得的病理结果方能做唯一确定诊断的依据。

1.针吸活检

针吸活检方法简便、快速、安全，可代替部分组织冰冻切片，阳性率较高，为80％～90％。针吸活检可用于防癌普查。

2.切取活检

由于该方法易促使癌扩散，一般不主张用该方法，只在晚期为确定病理类型时可考虑应用。

3.切除活检

疑为恶性肿块时切除肿块及周围一定范围的组织即为切除活检。

四、处理原则及治疗要点

（一）外科手术治疗

对早期乳腺癌患者，手术治疗是首选。

（二）辅助化疗

乳腺癌术后辅助化疗和内分泌治疗能提高生存率，降低复发率。辅助化疗方案应根据病情和术后病理情况决定，一般用 CMF（环磷酰胺＋甲氨蝶呤＋氟尿嘧啶）、CAF（环磷酰胺＋阿霉素＋氟尿嘧啶）、CAP（环磷酰胺＋多柔比星＋顺铂）方案，也可根据具体情况选用 NA（长春瑞滨＋表柔比星）、NP（长春瑞滨＋顺铂）、TA（紫杉醇＋阿霉素）或 TC（紫杉醇＋环磷酰胺）等方案。

（三）放疗

1.乳腺癌根治术后或改良根治术后辅助放疗

术后病理检查发现不少于4个淋巴结转移，或原发肿瘤直径＞5 cm，或肿瘤侵犯肌肉，术后做胸壁和锁骨上区放疗；术后病理检查腋窝淋巴结无转移或有1～3个淋巴结转移，放疗价值不明确，一般不需要做放疗；未清扫腋窝淋巴结或清扫不彻底的患者，也需要放疗。

2.乳腺癌保乳术后放疗

所有保乳手术患者，包括浸润性癌、原位癌早期浸润和原位癌的患者均应术后放疗。但对于年龄≥70岁，$T_1N_0M_0$，且 ER（＋）的患者可考虑术后单纯内分泌治疗，不做术后放疗。

（四）内分泌治疗

（1）对雌激素受体（ER）（＋）和/或孕激素受体（PR）（＋）或激素受体不明显者,不论年龄、月经情况、肿瘤大小、腋窝淋巴结有无转移,术后均应给予内分泌治疗。对 ER（＋）和 PR（＋）者内分泌治疗的疗效好（有效率为 60%～70%）;对 ER（＋）或 PR（＋）者,疗效减半;对 ER（－）、PR（－）者内分泌治疗无效（有效率为 8%～10%）,预后也差。对 CerbB-2（＋）者,内分泌治疗效果均不佳,且预后差。

（2）常用药物如下。①抗雌激素药物:他莫昔芬（三苯氧胺）、托瑞米芬（法乐通）。②降低雌激素水平的药物:阿那曲唑（瑞宁得）、来曲唑（氟隆）。③抑制卵巢雌激素合成:诺雷得（戈舍瑞林）。

（五）靶向治疗

靶向治疗适用于癌细胞 HER-2 高表达者,可应用曲妥珠单抗,单独使用或与化疗药物联合应用均有一定的疗效,可降低复发转移的风险。

五、护理评估

（一）健康史

（1）询问与该病相关的病因、诱因或促成因素。

（2）主要评估的一般表现、伴随症状与体征。

（3）了解患者的既往史、家族史。

（二）身体状况

（1）观察患者的生命体征,有无发热。

（2）有无皮肤瘙痒。

（3）有无乏力、盗汗与消瘦等。

（三）社会-心理状况

（1）评估时应注意患者对自己所患疾病的了解程度、其心理承受能力、以往的住院经验、所获得的心理支持。

（2）评估家庭成员及亲友对疾病的认识、对患者的态度。

（3）评估家庭应对能力以及家庭经济情况,有无医疗保障等。

六、护理措施

（一）心理护理

（1）做好患者及其家属的思想工作,减轻焦虑。

（2）向患者解释治疗结束后可以佩戴假乳或以乳房重建术来矫正。

（3）向患者解释脱发只是应用化疗药物暂时出现的不良反应,化疗后头发会重新生长出来。

（4）指导患者使用温和的洗发液及软梳子,如果脱发严重,可以将头发剃光,然后佩戴假发或者戴帽子。

（5）坚持患肢的功能锻炼,使患肢尽可能地恢复正常功能,减轻患者的水肿,以免影响美观。

（二）肢体功能锻炼的护理

术后 24 h 内,活动腕关节,练习伸指、握拳、屈腕运动;术后 1～3 d,进行前臂运动,屈肘伸臂,注意夹紧肩关节;术后 4～7 d,可进行肘部运动,用患侧手刷牙、吃饭等,用患侧手触摸对侧肩及同侧耳；术后一周，进行摆臂运动，肩关节不能外展；术后 10 d，可进行托肘运动及爬墙运动（每天标记高度，直至患肢高举过头）。一般每天功能锻炼 3～4 次，每次 20～30 min。

（三）饮食护理

指导患者加强营养支持，选择高蛋白、高维生素、高热量、无刺激性、易消化的食物，如瘦肉、蛋、奶、鱼、各种瓜果，禁服用含有雌激素的保健品。鼓励患者多饮水，每天饮水量≥2 000 mL。

（四）乳腺癌化疗皮肤护理

乳腺癌的化疗方案中大多数都是发泡性药物，使化学性静脉炎的发病率高，静脉保护尤为重要。护士在静脉穿刺过程中应选择粗、直、弹性良好的血管，有计划地更换血管，并在化疗后指导患者局部涂擦多磺酸黏多糖（喜疗妥）以恢复血管的弹性。

（五）乳腺癌放疗皮肤护理

患者应选择宽大、柔软的全棉内衣，对照射野可用温水和柔软的毛巾轻轻蘸洗，禁止用肥皂和沐浴液擦洗或浸浴。对局部放疗的皮肤禁用碘酒、乙醇等刺激性药物，不可随意涂抹药物和护肤品。避免粗糙毛巾、硬衣领、首饰摩擦局部皮肤；避免冷、热刺激；外出时，防止日光照射局部放疗的皮肤，如头部放疗的患者外出时要戴帽子，颈部放疗的患者外出时要戴围巾。放射野位于腋下、腹股沟、颈部等多汗、皱褶处时，要保持清洁、干燥，可适当给室内通风。切忌抓挠局部皮肤，勤修剪指甲，勤洗手。护士应严密观察患者静脉滴注化疗药物时的用药反应，例如，静脉滴注紫杉醇类药物时，用药前遵医嘱应用地塞米松，用药前半小时肌内注射异丙嗪及苯海拉明等抗过敏药物；用药时给予血压监测，注意观察患者的血压变化，如出现过敏症状，应立即停药，遵医嘱给予对症处置。

七、健康教育

（1）避免在患肢静脉输液、测血压等。向患者讲解肢体水肿的原因，嘱患者避免用患肢提重物，注意术后患肢的功能锻炼，保持血液通畅。穿衣先穿患侧，脱衣先脱健侧。

（2）护士应做好随访工作，定期检查患者功能锻炼的情况，及时给予指导。

（3）指导患者术后 5 年内避免妊娠，防止乳腺癌复发。

（4）患者在治疗过程中配合医师监测血常规变化，每周化验一次血常规，定期复查。

（5）内分泌治疗的患者应定期复查子宫内膜，预防子宫内膜癌。

八、乳腺癌自查方法

（一）对镜自照法

首先面对镜子，两手叉腰，观察乳房的外形。然后将两臂高举过头，观察两侧乳房的形状、轮廓有无变化；乳房皮肤有无红肿、皮疹、浅静脉怒张、皮肤皱褶、橘皮样改变等异常；观察乳头是否在同一水平线上，是否抬高、回缩、凹陷，有无异常分泌物自乳头溢出，乳晕的颜色是否有改变。最后，放下两臂，两手叉腰，两肘努力向后，使胸部肌肉绷紧，观察两侧乳房是否等高、对称，乳头、乳晕和皮肤有无异常。

（二）平卧触摸法

首先取仰卧位，把右臂高举过头，并在右肩下垫一个小枕头，使右侧乳房变平。然后将左手四指并拢，用指端掌面检查乳房各部位是否有肿块或其他变化。检查方法：一是顺时针环形检查法，即用 4 根手指从乳头开始环形地从内向外检查。二是垂直带状检查法，即用 4 根手指指端自上而下检查整个乳房。三是楔形检查法,即用4根手指指端从乳头向外呈放射状检查。然后用同样方法检查另一侧乳房,并比较两侧乳房有何不同。最后用拇指和示指轻轻挤捏乳头,如有透明或血性分泌物应及时向医师报告。

（三）淋浴检查法

淋浴时皮肤湿润,向更容易发现乳房问题。方法是用指端掌面慢慢滑动,仔细检查乳房的各个部位及腋窝是否有肿块。

（朱园园）

第六节 肺 癌

一、概述

肺癌大多数起源于支气管黏膜上皮,因此也称支气管肺癌,是肺部最常见的恶性肿瘤。肺癌的发生与环境的污染及吸烟密切相关,肺部慢性疾病、人体免疫功能低下、遗传因素等对肺癌的发生也有一定影响。根据肺癌的生物学行为及治疗特点,将肺癌分为小细胞肺癌、鳞癌、腺癌、大细胞癌。根据肿瘤的位置分为中心型肺癌及周边型肺癌。肺癌转移途径有直接蔓延、淋巴结转移、血行转移及种植性转移。

二、诊断

（一）症状

肺癌的临床症状根据病变的部位、肿瘤侵犯的范围、是否有转移及肺癌副癌综合征全身表现不同而异。常见的症状是咳嗽、咯血、气短、胸痛和消瘦,其中,咳嗽和咯血更常见。咳嗽的特征往往为刺激性咳嗽、无痰;咯血以痰中夹血丝或混有粉红色的血性痰液为特征,少数患者咯血可出现整口的鲜血。肺癌在胸腔内扩散,侵犯周围结构,可引起声音嘶哑、霍纳综合征、吞咽困难和肩部疼痛。当肺癌侵犯胸膜和心包时可能表现为胸腔积液和心包积液,肿瘤阻塞支气管可引起阻塞性肺炎而发热,上腔静脉综合征往往是肿瘤或转移的淋巴结压迫上腔静脉所致。小细胞肺癌常见的副癌综合征主要表现为恶病质、高血钙和肺性骨关节病或非恶病质患者清蛋白与球蛋白的比值倒置,高血糖和肌肉分解代谢增加等。

（二）体征

1.一般情况

常见消瘦和低热。

2.专科检查

如前所述,肺癌的体征根据其病变的部位、肿瘤侵犯的范围、是否有转移及副癌综合征全身表现不同而异。肿瘤阻塞支气管,使该侧肺呼吸音消失或减弱,肿瘤阻塞支气管可继发肺炎,出现发热和肺部啰音,肿瘤侵犯胸膜或心包造成胸腔或心包积液,出现相应的体征,肿瘤淋巴转移可出现锁骨上淋巴结、腋下淋巴结增大。

（三）检查

1.实验室检查

痰涂片检查是诊断肺癌最简单、最经济、最安全的检查。肺癌细胞的检出阳性率较低，因此往往需要反复多次的检查，并且最好是取清晨首次痰液，立即检查。肺癌的其他实验室检查往往是非特异性的。

2.特殊检查

（1）X线摄片：可见肺内球形灶，有分叶征，边缘呈毛刺状，密度不均匀，部分患者见胸膜凹陷征（兔耳征）、厚壁偏心空洞、肺内感染、肺不张等。

（2）CT检查：已成为常规诊断手段，特别是对位于肺尖部、心后区、脊柱旁、纵隔后等隐蔽部位的肿瘤的发现有益。

（3）MRI检查：可以分辨纵隔及肺门血管，显示隐蔽部位的淋巴结，但不作为首选。

（4）痰细胞学：痰细胞学检查的阳性率可达80％，一般早晨血性痰涂片的阳性率高，需要连查3次以上。

（5）支气管镜检查：可直接观察气管、主支气管、各叶、段管壁及开口处病变，可活检或刷检，取分泌物进行病理学诊断，对手术范围及术式的确定有帮助。

（6）其他：①经皮肺穿刺活检，适用于周围型肺内占位性病变的诊断，可引起血胸、气胸等并发症；②对于有胸腔积液者，可经胸穿刺抽液，寻找癌细胞；③PET对于肺癌鉴别诊断及有无远处转移的判断的准确率可达90％，但目前价格昂贵。

对其他诊断方法（如放射性核素扫描、淋巴结活检、胸腔镜下活检术），可根据病情及条件酌情采用。

（四）诊断要点

（1）患者有咳嗽、咯血、低热和消瘦的病史和长期吸烟史。晚期患者可出现声音嘶哑、胸腔积液及锁骨淋巴结肿大。

（2）影像学检查有肺部肿块并具有恶性肿瘤的影像学特征。

（3）病理学检查发现癌细胞。

（五）鉴别诊断

1.肺结核

（1）肺结核球：易与周围型肺癌混淆。肺结核球多见于青年，一般病程较长，发展缓慢。病变常位于上叶尖后段或下叶背段。在X线片上肿块影密度不均匀，可见到稀疏透光区和钙化点，肺内常另有散在性结核病灶。

（2）粟粒型肺结核：易与弥漫型细支气管肺泡癌混淆。粟粒型肺结核常见于青年，全身毒性症状明显，抗结核药物治疗可改善症状，病灶逐渐吸收。

（3）肺门淋巴结结核：在X线片上肺门肿块影可能被误诊为中心型肺癌。肺门淋巴结结核多见于青少年，常有结核感染症状，很少有咯血。

2.肺部炎症

（1）支气管肺炎：早期肺癌产生的阻塞性肺炎易被误诊为支气管肺炎。支气管肺炎发病较急，感染症状比较明显。X线片上表现为边界模糊的片状或斑点状阴影，密度不均匀，且不局限于一个肺段或肺叶。在抗菌药物治疗后，症状迅速消失。肺部病变吸收也较快。

（2）肺脓肿：肺癌中央部分坏死液化，形成癌性空洞时，X线片上表现易与肺脓肿混淆。肺脓肿在急性期有明显感染症状,痰量多,呈脓性,X线片上空洞壁较薄,内壁光滑,常有液平面,脓肿周围的肺组织或胸膜常有炎性变。支气管造影空洞多可充盈,并常伴有支气管扩张。

3.肺部其他肿瘤

(1)肺部良性肿瘤:包括错构瘤、纤维瘤、软骨瘤等,有时需与周围型肺癌区别。一般良性肿瘤的病程较长,生长缓慢,临床上大多没有症状。X线片上呈现接近圆形的块状影,密度均匀,可以有钙化点,轮廓整齐,多无分叶状。

(2)支气管腺瘤:是一种低度恶性肿瘤。发病年龄比肺癌轻,女性发病率较高。临床表现与肺癌相似,患者常反复咯血。X线片表现有时也与肺癌相似。对经支气管镜检查,诊断未能明确者宜尽早做剖胸探查术。

4.纵隔淋巴肉瘤

纵隔淋巴肉瘤可与中心型肺癌混淆。纵隔淋巴肉瘤生长迅速,临床上常有发热和其他部位浅表淋巴结肿大。在X线片上表现为两侧气管旁和肺门淋巴结肿大。其对放射疗法高度敏感,小剂量照射后即可见到肿块影缩小。纵隔镜检查有助于明确诊断。

三、治疗

治疗肺癌的主要方法有外科手术治疗、放疗、化疗、中医中药治疗以及免疫治疗。尽管80%的肺癌患者在明确诊断时已失去手术机会,但手术治疗仍然是肺癌最重要和最有效的治疗手段。然而,目前所有的治疗肺癌的方法的效果均不能令人满意,必须适当地联合应用,进行综合治疗以提高肺癌的治疗效果。具体的治疗方案应根据肺癌的分级和TNM分期、病理细胞学类型、患者的心肺功能和全身情况以及其他有关因素等,认真、详细地综合分析后再做决定。

(一)手术治疗

手术治疗的目的是彻底切除肺部原发癌病灶和局部及纵隔淋巴结,并尽可能保留健康的肺组织。

肺切除术的范围决定于病变的部位和大小。对周围型肺癌,一般施行肺叶切除术;对中心型肺癌,一般施行肺叶切除术或一侧全肺切除术。有的病例的癌变位于一个肺叶内,但已侵及局部主支气管或中间支气管,为了保留正常的邻近肺叶,避免行一侧全肺切除术,可以切除病变的肺叶及一段受累的支气管,再吻合支气管上、下切端,临床上称为支气管袖状肺叶切除术。如果相伴的肺动脉局部受侵,也可同时做部分切除,端-端吻合,此手术称为支气管袖状肺动脉袖状肺叶切除术。

手术治疗效果:非小细胞肺癌、T_1或$T_2N_0M_0$病例经手术治疗后,约有半数的患者能获得长期生存,有报道称其五年生存率可达70%以上。Ⅱ期及Ⅲ期病例的生存率则较低。据统计,目前我国肺癌手术的切除率为85%~97%,术后30 d病死率在2%以下,总的五年生存率为30%~40%。

手术禁忌证:①远处转移,如脑、骨、肝等器官转移(即M_1患者);②心、肺、肝、肾功能不全,患者的全身情况差;③广泛肺门、纵隔淋巴结转移,无法清除;④严重侵犯周围器官及组织,估计切除困难;⑤胸外淋巴结转移,如锁骨上(N_3),应慎重考虑肺切除术。

(二)放疗

放疗是局部消灭肺癌病灶的一种手段。临床上使用的主要放疗设备有^{60}Co治疗机和加速器等。

在各种类型的肺癌中,小细胞癌对放疗的敏感性较高,腺癌和细支气管肺泡癌对放疗的敏感性低。通常综合应用放疗、手术与药物疗法,以提高治愈率。临床上常采用的是手术后放疗。对肿瘤或肺门转移病灶未能彻底切除的患者,于手术中在残留癌灶区放置小的金属环或金属夹来做标记,便于术后放疗时准确定位。一般在术后 1 个月左右患者健康状况改善后开始放疗,剂量为 40～60 Gy,疗程约 6 周。为了提高肺癌病灶的切除率,对有的病例可手术前进行放疗。

对晚期肺癌病例,有阻塞性肺炎、肺不张、上腔静脉阻塞综合征或骨转移而引起剧烈疼痛者以及癌症复发的患者,也可进行姑息性放疗,以减轻症状。

放疗可引起倦乏、胃纳减退、低热、骨髓造血功能抑制、放射性肺炎、肺纤维化和肿瘤坏死液化空洞形成等放射反应和并发症,应给予相应处理。

下列情况下不宜施行放疗:①患者的健康状况不佳,呈现恶病质;②有高度肺气肿,放疗后将引起呼吸功能代偿不全;③全身或胸膜、肺广泛转移;④癌变范围广泛,放疗将引起广泛肺纤维化和呼吸功能代偿不全;⑤有癌性空洞或巨大肿瘤。

对于肺癌脑转移患者,若颅内病灶较局限,可采用 γ 刀放疗,有一定的缓解率。

(三)化疗

化疗对有些分化程度低的肺癌(特别是小细胞癌)疗效较好。化疗的作用遍及全身,临床上可以单独将化疗应用于晚期肺癌病例,以缓解症状,或与手术、放疗等综合应用,以防止肿瘤转移复发,提高治愈率。

常用于治疗肺癌的化学药物有环磷酰胺、氟尿嘧啶、丝裂霉素、多柔比星、表柔比星、丙卡巴肼(甲基苄肼)、长春碱、甲氨蝶呤、洛莫司汀(环己亚硝脲)、顺铂、卡铂、紫杉醇等。应根据肺癌的类型和患者的全身情况合理选用药物,并根据单纯化疗还是辅助化疗选择给药方法,决定疗程的长短以及联合应用哪几种药物等,以提高化疗的效果。

需要注意的是,目前化学药物对肺癌的疗效仍然较低,症状缓解期较短,不良反应较多。临床应用时,要掌握药物的性能和剂量,并密切观察不良反应。出现骨髓造血功能抑制、严重胃肠道反应等情况时要及时调整药物剂量或暂缓给药。

(四)中医中药治疗

按患者的临床症状、脉象、舌苔等,应用辨证论治法则治疗肺癌。一部分患者的症状得到改善,生存期延长。

(五)免疫治疗

近年来,研究者通过实验研究和临床观察,发现人体的免疫功能状态与肿瘤的生长、发展有一定关系,从而促使免疫治疗的应用。免疫治疗的具体措施如下。

1.特异性免疫疗法

用经过处理的自体肿瘤细胞或加佐剂后,皮下接种,进行治疗。此外尚可应用各种白细胞介素、肿瘤坏死因子、肿瘤核糖核酸等生物制品。

2.非特异性免疫疗法

用卡介苗、短小棒状杆菌、转移因子、干扰素、胸腺素等生物制品,或左旋咪唑等药物以激发和增强人体免疫功能。

当前肺癌的治疗效果仍不能令人满意。由于治疗对象多属于晚期,其远期生存率低,预后较差。必须研究和开展以下几方面的工作,以提高肺癌治疗的总体效果:①积极宣传,普及肺癌知识,提高肺癌诊断的警惕性,研究和探索早期诊断方法,提高早期发现率和诊断率;②进一步研究和开发新的有效药物,改进综合治疗方法;③改进手术技术,进一步提高根治性切除的程度,最大范围保存正常肺组织;④研究和开发分子生物学技术,探索肺癌的基因治疗技术,使之能有效地为临床服务。

四、护理措施

(一)做好心理支持,帮助患者克服恐惧、绝望心理

当患者得知自己患肺癌时,会面临巨大的身心应激,而心理应对结果会对疾病产生明显的积极或消极影响。护士通过多种途径给患者及其家属提供心理与社会支持。根据患者的性别、年龄、职业、文化程度、性格等,多与其交谈,耐心倾听患者诉说,尽量解答患者提出的问题和提供有益的信息,帮助患者正确估计所面临的情况,让其了解肺癌的有关知识及将接受的治疗、患者和家属应如何配合、在治疗过程中的注意事项,请治愈患者现身说法,让患者增强对治疗的信心,积极应对癌症的挑战,与疾病做斗争。

(二)保持呼吸道通畅,做好咳嗽、咳痰的护理

分析患者的病情,判断引起呼吸困难的原因,根据不同病因,采取不同的护理措施。

(1)如肿瘤转移至胸膜,可产生大量胸腔积液,导致气体交换面积减少,引起呼吸困难,要配合医师及时行胸腔穿刺置管引流术。

(2)若患者肺部感染,痰液过多,纤毛功能受损,机体活动减少,或放疗、化疗导致肺纤维化,痰液黏稠,无力咳出而出现呼吸困难,应密切观察咳嗽、咳痰情况,详细记录痰液的颜色、量、性质,正确收集痰标本,及时送检,为诊断和治疗提供可靠的依据,并采取以下护理措施。①提供整洁、舒适的环境,减少不良刺激,病室内维持适宜的温度(18 ℃～20 ℃)和相对湿度(50%～60%),以充分发挥呼吸道的自然防御功能;避免尘埃与烟雾等刺激,与吸烟的患者共同制订有效的戒烟计划;注意患者的饮食习惯,让其保持口腔清洁,避免油腻食物、刺激性食物,每天饮水 1 500 mL 以上,这样可保证呼吸道黏膜的湿润和病变黏膜的修复,有利于痰液稀释和排除。②促进有效排痰:指导患者掌握有效咳嗽的正确方法。患者取坐位,双脚着地,身体稍前倾,双手环抱一个枕头。进行数次深而缓慢的腹式呼吸,深吸气末屏气,然后缩唇,缓慢地通过口腔尽可能呼气(降低肋弓,使腹部往下沉)。在深吸一口气后屏气 3～5 s,身体前倾,从胸腔进行 2～3 次短促有力的咳嗽,张口咳出痰液,咳嗽时收缩腹肌,或用自己的手按压上腹部,帮助咳嗽,有效咳出痰液。采用湿化和雾化疗法。湿化疗法可达到湿化气道、稀释痰液的目的,适用于痰液黏稠和排痰困难者。常用湿化液有蒸馏水、生理盐水、低渗盐水。临床上常在湿化的同时加入药物,以雾化方式吸入。可在雾化液中加入痰溶解剂、抗生素、平喘药等,达到祛痰、消炎、止咳、平喘的目的。胸部叩击与胸壁震荡适用于肺癌晚期长期卧床、体弱、排痰无力者,禁用于肺癌伴肋骨转移、咯血、低血压、肺水肿等患者。操作前让患者了解操作的意义、过程、注意事项,以配合治疗,肺部听诊,明确病变部位。叩击时避开乳房、心脏和骨突出部位及拉链、纽扣部位。患者侧卧,叩击者并拢两手手指,使掌侧呈杯状,以手腕的力量,从肺底自下而上、由外向内、迅速而有节律地叩击胸壁,震动气道,对每一片肺叶叩击 1～3 min,每分钟 120～180 次,叩击时发出一种空而深的拍击音则表明手法正确。采用胸壁震荡法时,操作者将双手手掌重叠,置于欲引流的胸壁部位,患者吸气时手掌随胸廓扩张慢慢抬起,不施加压力,从吸气最高点开始,在整个呼气期手掌紧贴胸壁,施加一定的压力并做轻柔的上下抖动,即快速收缩和松弛手臂和肩膀,震荡胸壁 5～7 次,对每一个部位重复 6～7 个呼吸周期。震荡法在呼气期进行,且紧跟叩击。叩击力量以患者不感到疼痛为宜,每次操作时间为 5~15 min,应在餐后 2 h 至餐前 30 min 完成,避免治疗中呕吐。操作后做好口腔护理,消除痰液的气味,观察痰液的情况,复查肺部呼吸音及啰音变化。③机械吸痰:适用于意识不清、痰液黏稠无力咳出、排痰困难者。可经患者的口、鼻腔、气管插管处或气管切开处进行负压吸痰,也可配合医师用纤维支气管镜吸出痰液。

(三)咯血或痰中带血患者的护理

应予以耐心解释,消除其紧张情绪,嘱患者轻轻将气管内存留的积血咯出,以保持呼吸道通畅,咯血时不能屏气,以免诱发喉头痉挛,血液引流不畅导致窒息。小量咯血者宜进少量凉或温的流质饮食,多饮水,多食富含纤维素的食物,以保持大便通畅,避免排便时腹压增加而咯血加重。密切观察咯血的量、颜色。对大量咯血不止者,可采用丝线固定双腔球囊漂浮导管经纤支镜气道内置入的方法;同时做好应用垂体后叶素的护理,静脉滴注速度勿过快,以免引起恶心、心悸、面色苍白等不良反应,监测血压、血氧饱和度;冠心病患者、高血压病患者及孕妇忌用;配血备用,可酌情适量输血。

(四)疼痛的护理

(1)采取各种护理措施减轻疼痛。提供安静的环境,调整舒适的体位,小心搬动患者,避免拖、拉、拽动作,滚动式平缓地给患者变换体位,必要时支撑患者各肢体,指导、协助胸痛患者用手或枕头护住胸部,以减轻深呼吸、咳嗽或变换体位所引起的胸痛;胸腔积液引起疼痛,可嘱患者取患侧卧位,必要时用宽胶布固定胸壁,以减少胸部活动幅度,减轻疼痛;采用按摩、针灸、经皮肤电刺激止痛穴位或局部冷敷等,以降低疼痛的敏感性。

(2)用药物止痛,按医嘱用药,根据患者疼痛再发时间,提前按时用药,在应用镇痛药期间,注意预防药物的不良反应,如便秘、恶心、呕吐、镇静和精神紊乱,嘱患者多进食富含纤维素的蔬菜和水果,缓解和预防便秘。

(3)患者自控镇痛,可自行间歇性给药,做到个体化给药,增加了患者自我照顾和对疼痛的自主控制能力。

(五)饮食支持护理

根据患者的饮食习惯,给予高蛋白、高热量、高维生素、易消化的饮食,调配好食物的色、香、味,以刺激食欲,创造清洁、舒适、愉快的进餐环境,促进食欲。对病情危重者采取喂食、鼻饲或静脉输入脂肪乳、复方氨基酸和含电解质的液体。对于有大量胸腔积液的患者,应酌情输血、血浆或清蛋白,以减少胸腔积液,补充肿瘤或大量抽取胸腔积液等因素所引起的蛋白质丢失,增强机体抗病能力。对有吞咽困难者给予流质饮食。进食宜慢,取半卧位以免发生吸入性肺炎或呛咳,甚至窒息。

(六)做好口腔护理

向患者讲解放疗、化疗后口腔唾液腺分泌减少,pH 下降,易发生口腔真菌感染和牙周病,使其理解保持口腔卫生的重要性,以主动配合。患者睡前及三餐后进行口腔护理;戒烟、酒,以防刺激黏膜;忌食辛辣及可能引起黏膜创伤的食物,如带刺或碎骨头的食物,用软牙刷刷牙,勿用牙签剔牙,并延期进行牙科治疗,防止黏膜受损;进食后,用盐水或复方硼砂溶液漱口,控制真菌感染;给口唇涂润滑剂,保持黏膜湿润,黏膜口腔溃疡,按医嘱应用表面麻醉剂止痛。

(七)化疗药物毒性反应的护理

1.骨髓抑制反应的护理

化疗后机体免疫力下降,发生感染、出血。护士接触患者之前要认真洗手,严格执行无菌操作,避免留置导尿管或肛门指检,预防感染;告知患者不可到公共场所或接触感冒患者;在做全身卫生处置时,要特别注意易感染部位,如鼻腔、口腔、肛门、会阴,要对各部位使用的毛巾分开,以免交叉感染;监测体温,观察皮肤的温度、色泽,早期发现感染征象;当白细胞总数降至$1×10^9$/L时,做好保护性隔离。血小板计数<$50×10^9$/L时,密切观察有无出血倾向。采取预防出血的措施,避免让患者外出活动,防止身体受挤压或外伤,保持口腔、鼻腔清洁、湿润,嘱患者勿抠鼻痂、用牙签剔牙,尽量减少穿刺次数,穿刺后应实施局部较长时间按压,必要时,遵医嘱输血小板以控制出血。

2.恶心、呕吐的护理

化疗期间如患者出现恶心、呕吐,按医嘱给予止吐药。嘱患者深呼吸,勿做大动作、转动身体。给予高营养、清淡、易消化的饮食,不催促患者进食。嘱患者少食多餐,忌食辛辣等刺激性食物,戒烟、酒,不要摄入加香料、肉汁和油腻的食物,平时咀嚼口香糖或含糖果,加强口腔护理,去除口腔异味。告诉已有呕吐患者灵活掌握进食时间,可在其间歇期进食,多饮清水,多食冷食等。

3.静脉血管的保护

在给化疗药时,要选择合适的静脉。给化疗药前,先观察是否有回血。应用强刺激性药物时,护士应在床旁监护,或采用静脉留置针及中小静脉插管;观察药物外渗的早期征象,如穿刺部位疼痛、有烧灼感、输液速度减慢、无回血、药液外渗,应立即停止输注,应用地塞米松加利多卡因局部封闭,24 h内给予冷敷,用50%的硫酸镁湿敷,24 h后可给予热敷。

4.应用化疗药后的护理

应用化疗药后常出现脱发,影响患者的形象,增加其心理压力。护士要告诉患者脱发是暂时的,停药后头发会再生,鼓励其诉说自己的感受;让患者戴假发或帽子、头巾,改善自我形象,夜间睡觉时可佩戴发帽,减轻头发掉在床上而导致的心理不适;指导患者做头发的护理,可用中性洗发液和护发素。

五、健康教育

(1)宣传吸烟对健康的危害,提倡不吸烟或戒烟,并注意避免被动吸烟。

(2)对肺癌高危人群要定期进行体检,早期发现肿瘤,早期治疗。

(3)改善工作和生活环境,防止空气污染。

(4)给予患者心理上的支持,使之正确认识肺癌,增强治疗的信心,维持生命质量。

(5)督促患者坚持化疗或放疗,告诉患者出现呼吸困难、咯血或疼痛加重时应立即到医院就诊。

(6)指导患者加强营养支持,合理安排休息,适当活动,保持良好的精神状态,避免呼吸道感染以调整机体免疫力,增强抗病能力。

(7)对晚期癌症转移患者,要指导家属对患者临终前的护理,告知患者及其家属对症处理的措施,使患者平静地走完人生最后一程。

(朱园园)

第七节 胃 癌

一、定义

胃癌为起源于胃黏膜上皮的恶性肿瘤。

二、疾病相关知识

(一)流行病学特征

胃癌是常见的恶性肿瘤之一,患病率仅次于肺癌。病死率高,发病率存在明显的性别差异,男性患者约为女性患者的 2 倍,55～70 岁为高发年龄段。

(二)临床表现

1.早期

早期多无症状,部分患者可出现消化不良表现:食欲缺乏、恶心呕吐、食后胃胀、嗳气、反酸等,这是一组常见而又缺乏特异性的胃癌早期信号。

2.进展期

(1)消化系统症状:上腹痛是进展期最早出现的症状,开始有早饱感(指患者虽饥饿,但进食后即感饱胀不适),而后出现隐痛不适,最后疼痛持续不缓解。

(2)全身症状:食欲缺乏,乏力,食欲缺乏呈进行性加重,消瘦,体重呈进行性下降,贫血。

(3)肿瘤转移症状:肺部——咳嗽、呃逆、咯血;胸膜——胸腔积液、呼吸困难;腹膜——腹水、腹部胀满不适;骨骼——全身骨骼痛;胰腺——持续上腹痛,并向背部放射。

早期胃癌和进展期胃癌均可出现上消化道出血,常有黑便。少部分早期胃癌可表现为轻微的上消化道出血症状,即有黑便或持续大便隐血呈阳性。

(三)治疗

1.手术治疗

手术治疗是唯一有可能根治胃癌的方法。

2.化疗

有转移淋巴结癌灶的早期胃癌及全部进展期胃癌均可化疗,以使癌灶局限,消灭残存癌灶及防止复发和转移。

3.支持治疗

应用高能量静脉营养疗法可增强患者的体质;可应用对胃癌有一定作用的生物抑制剂,以提高患者的免疫力。

(四)康复

(1)主动与医师配合并按医嘱用药。

(2)建立病案卡,定期复查。

(五)预后

胃癌的预后直接与诊断时的分期有关,五年生存率较低,早期胃癌预后佳。

三、专科评估与观察要点

(1)腹痛:观察腹痛的部位、性质、程度变化,判断有无并发症。

(2)营养状况:观察体重、贫血征的变化。

(3)观察止痛药的效果及不良反应。

四、护理问题

(一)腹痛

腹痛与胃癌或其并发症有关。

(二)营养失调

营养失调,低于机体需要量与摄入量减少及消化吸收障碍有关。

(三)活动无耐力

活动无耐力与疼痛、腹部不适有关。

(四)潜在并发症

潜在并发症包括消化道出血、穿孔、感染、梗阻。

五、护理措施

(一)疼痛的护理

(1)观察疼痛的部位、性质,是否有严重的恶心、呕吐、吞咽困难、呕血及黑便症状。

(2)遵医嘱使用相应止痛药、化疗药物。注意合理选择静脉,避免药液外渗。评估止痛剂的效果。

(二)营养失调的护理

(1)饮食选择:鼓励能进食者进食易消化、营养丰富的流质或半流质饮食,少食多餐。监测体重,观察营养状况。

(2)建立中心静脉通路,做好相应维护。遵医嘱输注高营养物质,保证营养供给。应用生物抑制剂,以提高患者的免疫力。

(三)活动无耐力的护理

(1)患者应注意休息,适量活动,避免劳累。

(2)评估自理能力,做好基础护理,预防压疮。

(四)潜在并发症的护理

(1)监测生命体征:有无心衰、血压下降、发热等。

(2)观察呕吐物、排泄物的颜色、性质、量,如患者呕咖啡色物和/或排黑便,考虑发生消化道出血;如有腹痛伴腹膜刺激征,考虑发生穿孔;如体温持续升高,应考虑存在感染,应寻找感染的部位及原因。以上情况均应立即通知医师,做相应处理。

(五)用药指导

1.化疗药

应用化疗药前应做好血管的评估,必要时给予中心静脉置管,避免药物外渗;注意观察药物的疗效及不良反应。

2.止痛药

严格遵医嘱用药,观察用药后患者腹痛的改善情况。

(六)对晚期患者做好生活护理

生活护理包括口腔、足部、会阴的清洁。观察营养状况,对消瘦明显者协助更换体位,定时翻身,保持皮肤清洁干燥,预防压疮的发生。

六、健康指导

(1)患者生活规律,保证休息,适量活动,增强抵抗力。

(2)注意个人卫生,防止继发感染。

(3)宣传与胃癌发生的相关因素,指导群众注意饮食卫生,避免或减少食用可致癌的食物,如熏烤、腌渍、发霉的食物。

(4)防治与胃癌有关的疾病,如萎缩性胃炎、胃溃疡,可定期做胃镜检查,以便及时发现。高危人群应尽早治疗原发病或定期复查。

七、护理结局评价

(1)症状缓解,患者可以进行居家自我护理。

(2)患者的营养状况尚可,未发生营养不良。

(3)无并发症。

(4)患者心理健康,可以接受疾病,愿意配合治疗。

(朱园园)

第八节　原发性肝癌

原发性肝癌是指由肝细胞或肝内胆管上皮细胞发生的恶性肿瘤,是我国常见的恶性肿瘤之一,病死率较高,在恶性肿瘤死亡排位中占第 2 位。近年来该病的发病率有上升趋势,肝癌的五年生存率很低,预后凶险。原发性肝癌的发病率有较高的地区分布性。该病多见于中年男性,肝癌高发区男性患者与女性患者之比为 4∶1～3∶1,在低发区该比例则为 2∶1～1∶1。高发区的发病年龄高峰为 40～49 岁。

一、病因及发病机制

病因及发病机制尚不清楚。高发区的流行病学调查结果表明,下列因素与肝癌的发病关系密切。

(一)病毒性肝炎

在我国,乙型肝炎是原发性肝癌发生的最重要病因。原发性肝癌患者中 1/3 有慢性肝炎病史。肝癌患者血清中乙型肝炎标志物高达 90% 以上。近年来丙型肝炎与肝癌关系也逐渐引起关注。

（二）肝硬化

原发性肝癌合并肝硬化者占 50%～90%，乙肝病毒持续感染与肝细胞癌的发生有密切关系。其过程可能是乙型肝炎病毒引起肝细胞损害，继而发生增生或不典型增生，从而对致癌物质敏感。在多病因参与的发病过程中可能有多种基因发生改变，最后导致癌变。

（三）黄曲霉毒素

对肝癌高发区（尤其南方以玉米为主粮的地方）的调查提示，肝癌流行可能与黄曲霉毒素对粮食的污染有关，其代谢产物黄曲霉毒素 B_1 有强烈致癌作用。

（四）饮水污染

某些地区的流行病学调查发现，饮用池塘水者与饮用井水者的肝癌发病率和病死率有明显差异，可能与池塘水的蓝绿藻产生的微囊藻毒素污染饮用水源有关。

（五）遗传因素

在高发区肝癌有时出现家族聚集现象，尤以共同生活并有血缘关系者的肝癌罹患率高，这可能与肝炎病毒垂直传播有关。

（六）其他

饮酒、摄入亚硝胺、某些微量元素（如铜、锌、钼）含量异常、有肝吸虫等因素也被认为与肝癌有关。吸烟和肝癌的关系还待进一步明确。

二、临床表现

（一）症状

肝癌起病隐匿，早期缺乏典型症状，多在肝病随访中或体检中，应用血清甲胎蛋白（AFP）及B超检查时偶然发现肝癌，此时患者无症状，体检也未发现肿瘤的体征，此期肝癌称为亚临床肝癌。一旦出现症状，病程大多已进入中晚期。不同阶段的肝癌的临床表现有明显差异。

1. 肝区疼痛

肝区疼痛最常见，半数以上患者呈间歇性或持续性的钝痛或胀痛，是由肿块生长迅速、使肝包膜绷紧牵拉所致。当肿瘤侵犯膈肌时，疼痛可向右肩或右背部放射。向右后生长的肿瘤可致右腰疼痛。突然出现剧烈腹痛和腹膜刺激征提示癌结节包膜下出血或向腹腔破溃。

2. 消化道症状

消化道症状有食欲缺乏、恶心、呕吐、腹泻、消化不良等，缺乏特异性。

3. 全身症状

低热，发热与肿瘤坏死物质吸收有关。此外还有乏力、消瘦、贫血、全身衰弱等，少数患者晚期呈恶病质。这是由癌症所致的能量消耗和代谢障碍所致。

4. 转移灶症状

肺转移可出现咳嗽、咯血；胸膜转移可引起胸痛和血性胸腔积液；癌栓栓塞肺动脉，引起肺梗死，可突然出现严重呼吸困难和胸痛；癌栓栓塞下肢静脉，可出现下肢严重水肿；骨转移和脊柱转移，可引起局部压痛或神经受压症状；颅内转移可出现相应的神经定位症状和体征。

5. 伴癌综合征

肿瘤本身代谢异常，癌组织对机体发生影响而引起的内分泌或代谢异常的一组综合征称为伴癌综合征，如自发性低血糖症、红细胞增多症，罕见的有高脂血症、高钙血症、类癌综合征等。

（二）体征

1.肝大

进行性肝大是常见的特征性体征之一。肝质地坚硬,表面及边缘不光滑,有大小不等的结节,伴不同程度的压痛。如肿瘤突出于右肋弓下或剑突下,上腹可出现局部隆起或饱满。

2.脾大

脾大多见于合并肝硬化门静脉高压患者由门静脉或脾静脉的癌栓或肿瘤压迫门静脉引起。

3.腹水

腹水由合并肝硬化门静脉高压、门静脉或肝静脉癌栓所致。肿瘤表面破溃可引起血性腹水。

4.黄疸

肿瘤浸润、破坏肝细胞,可引起肝细胞性黄疸;肿瘤侵犯肝内胆管或压迫胆管,可出现阻塞性黄疸。

5.转移灶相应体征

这类体征包括锁骨上淋巴结肿大、胸腔积液的体征,截瘫、偏瘫等。

（三）并发症

并发症包括肝性脑病、上消化道出血、肝癌结节破裂出血、血性胸腹水、继发感染。上述并发症可由肝癌本身或并存的肝硬化引起,常为致死的原因。

三、辅助检查

（一）血清甲胎蛋白（AFP）测定

AFP 是目前诊断肝细胞肝癌最特异性的标志物,是体检普查的项目之一。肝癌患者 AFP 的阳性率为 70%～90%。诊断标准:①AFP 浓度＞500 μg/L 持续 4 周;②AFP 浓度＞200 μg/L 的中等水平持续 8 周;③AFP 浓度由低浓度升高后不下降。

（二）影像学检查

（1）超声显像是目前肝癌筛查的首选检查之一,有助于了解占位性病变的血供。

（2）CT 在反映肝癌的大小、形态、部位、数目等方面有突出的优点,被认为是补充超声显像检查的非侵入性诊断的首选方法。

（3）肝动脉造影是肝癌诊断的重要补充方法,对直径 2 cm 以下的小肝癌的诊断较有价值。

（4）MRI 除显示如 CT 那样的横截面外,还能显示矢状位、冠状位以及任意切面。

（三）肝组织活检或细胞学检查

在超声或 CT 引导下活检或细针穿刺,行组织学或细胞学检查,是目前确诊直径 2 cm 以下小肝癌的有效方法。缺点是易引起近边缘的肝癌破裂,有促进转移的危险。在非侵入性操作未能确诊时考虑使用。

四、诊断要点

患者有慢性肝炎病史、原因不明的肝区不适或疼痛,或原有肝病症状加重伴有全身不适,有明显的食欲缺乏、消瘦、乏力、发热,肝进行性肿大,有压痛,肝质地坚硬,表面和边缘不光滑。对高危人群进行血清 AFP 的检测及影像学检查。对既无症状也无体征的亚临床肝癌的诊断主要靠血清 AFP 的检测联合影像学检查。

五、治疗要点

早期治疗是改善肝癌预后的最主要的手段,而治疗方案的选择取决于肝癌的临床分期及患者的体质。

（一）手术治疗

该方法为首选的治疗方法,是影响肝癌预后的最主要因素,是提高生存率的关键。

（二）局部治疗

1.肝动脉化疗栓塞治疗（TACE）

TACE为原发性肝癌非手术的首选方案,效果较好,应反复多次治疗。机制为先栓塞肿瘤远端供血血管,再栓塞肿瘤近端肝动脉,使肿瘤难以建立侧支循环,最终引起病灶缺血性坏死,并在动脉内灌注化疗药物。常用栓塞剂有吸收性明胶海绵和碘化油。

2.无水乙醇注射疗法（PEI）

PEI是肿瘤直径<3 cm,结节数在3个以内,伴肝硬化,不能手术患者的首选治疗方法。在B超引导下经皮肝穿刺,向肿瘤内注入无水乙醇,促使肿瘤细胞脱水变性、凝固坏死。

3.物理疗法

局部高温疗法如微波组织凝固技术、射频消融、高功率聚焦超声治疗、激光。

（三）其他治疗方法

1.放疗

放疗在肝癌治疗中仍有一定地位,适用于肿瘤较局限,但不能手术者,常与其他治疗方法组成综合治疗方法。

2.化疗

化疗常用多柔比星及其衍生物、顺铂（CDDP）、氟尿嘧啶、丝裂霉素C和甲氨蝶呤（MTX）等。主张联合用药,单一用药疗效较差。

3.生物治疗

生物治疗常用干扰素、白细胞介素、LAK细胞、TIL细胞等,作为辅助治疗之一。

4.中医中药治疗

中医中药治疗用于晚期肝癌患者和肝功能严重失代偿,无法耐受其他治疗者,可作为辅助治疗之一。

5.综合治疗

根据患者的具体情况,选择一种治疗方法或联合使用多种治疗方法,为中晚期患者的主要治疗方法。

六、常用护理诊断

（1）疼痛（肝区痛）:与肿瘤迅速增大、牵拉肝包膜有关。

（2）预感性悲哀:与得知疾病预后有关。

（3）营养失调（低于机体需要量）:与肝功能严重损害、摄入量不足有关。

七、护理措施

（一）一般护理

1.休息与体位

给患者创造安静、舒适的休息环境，减少各种不良刺激。协助并指导患者取舒适卧位。提高患者对疼痛的耐受性。

2.饮食护理

鼓励进食，给予高蛋白、适量热量、高维生素、易消化的饮食。如出现肝性昏迷，禁食蛋白质。伴腹水患者，限制水、钠的摄入量。如出现恶心、呕吐现象，做好口腔护理。在化疗过程中患者往往胃肠道反应明显，可根据其口味适当调整饮食。

3.皮肤护理

晚期肝癌患者极度消瘦，严重营养不良，因为疼痛影响，常拒绝体位变换。因此要加强翻身，皮肤按摩，如出现压疮，做好相应处理。

（二）病情观察

监测生命体征，观察有无肝区疼痛、发热、腹水、黄疸、呕血、便血，记录 24 h 尿量等，注意实验室各项血液生化和免疫学指标。观察有无转移征象。

（三）疼痛护理

大部分晚期癌症患者有中度至重度的疼痛，多为顽固性的剧痛，严重影响生存质量。通过询问病史、观察或运用评估工具来判断疼痛的部位、性质、程度。

1.三阶梯疗法

目前临床普遍推行 WTO 推荐的三阶梯疗法。其原则如下：①按阶梯给药，依药效的强弱顺序递增使用；②无创性给药，可选择口服给药、直肠栓剂或透皮贴剂给药等方式；③按时给药，而不是按需给药；④剂量个体化。按此疗法多数患者能满意止痛。

（1）第一阶梯：轻度癌痛，可用非阿片类镇痛药，如阿司匹林。

（2）第二阶梯：中度癌痛及第一阶梯治疗效果不理想时，可选用弱阿片类药，如可卡因。

（3）第三阶梯：重度癌痛及第二阶梯治疗效果不理想，选用强阿片类药，如吗啡。多采用口服缓释或控释剂型。癌痛的治疗中提倡联合用药，加用一些辅助药以协同主药的疗效，减少其用量与不良反应。常用辅助药物有弱安定药，如地西泮和艾司唑仑；强安定药，如氯丙嗪和氟哌利多；抗抑郁药，如阿米替林。

向患者说明接受治疗的效果及帮助患者正确用药，对于已掌握的规律性疼痛，在疼痛发生前使用镇痛剂。疼痛减轻或停止时应及时停药。观察止痛疗效及不良反应。

2.其他方法

（1）放松止痛法：通过全身松弛可以阻断或减轻疼痛反应。

（2）心理暗示疗法：可结合各种癌症的治疗方法，暗示患者进行自身调节，告诉患者配合治疗就一定能战胜疾病。

（3）物理止痛法：可通过刺激疼痛处周围皮肤或相对应的健侧达到止痛目的。

（4）转移止痛法：让患者取舒适体位，通过回忆、冥想、听音乐、看书等方法转移注意力，减轻疼痛反应。

（四）肝动脉栓塞化疗护理

肝动脉栓塞化疗护理是肝癌非手术治疗的首选方法，已在临床上广泛应用，是一种创伤性的非手术治疗。

1.术前护理

（1）向患者和家属解释治疗的必要性、方法、效果。

（2）评估患者的身体状况，必要时先给予支持治疗。

（3）做好各种检查，如血常规、出凝血时间、肝功能、肾功能、心电图、影像学检查；检查股动脉和足背动脉搏动的强度。

（4）做好碘过敏试验和普鲁卡因过敏试验，如碘过敏试验呈阳性可用非离子型造影剂。

（5）术前 6 h 禁食、禁饮。

（6）术前 0.5 h 可给予镇静剂，并测量血压。

2.术中护理

（1）准备好各种抢救用品和药物。

（2）护士应尽量陪伴在患者的身边，安慰及观察患者。

（3）注射造影剂时，应严格控制注射速度，注射完毕，应密切观察患者有无恶心、心悸、胸闷、皮疹等过敏症状，观察血压的变化。

（4）准备污物盘。注射化疗药物后应观察患者有无恶心、呕吐，一旦出现，应帮助患者把头偏向一侧，朝向污物盘，指导患者做深呼吸。如使用的化疗药物胃肠道反应很明显，可在注入化疗药物前给予止吐药。

（5）观察患者有无腹痛，如出现轻微腹痛，可向患者解释腹痛的原因，安慰患者，转移注意力；如疼痛较剧烈，患者不能耐受，可给予止痛药。

3.术后护理

（1）预防穿刺部位出血：拔管后应压迫股动脉穿刺点 15 min，用绷带包扎后，用沙袋（1～2 kg）压迫 6～8 h；保持穿刺侧肢体平伸 24 h；术后 8 h 内，应每隔 1 h 观察穿刺部位有无出血和渗血，保持敷料清洁、干燥；一旦发现出血，应立即压迫止血，重新包扎，用沙袋压迫；如为穿刺点大血肿，可用无菌注射器抽吸，24 h 后可热敷，促进其吸收。

（2）观察有无血栓形成：应检查两侧足背动脉的搏动是否对称，患者有无肢体麻木、胀痛、皮肤温度降低等，出现上述症状与体征，应立即向医师报告，及时采取溶栓措施。

（3）观察有无栓塞后综合征，有无发热、恶心、呕吐、腹痛。如体温超过 39 ℃，可物理降温，必要时用退热药。术中或术后用止吐药，可有效地预防和减轻恶心、呕吐的症状，鼓励患者进食，尽可能满足患者对食物的要求。腹痛是由肿瘤组织坏死、局部组织水肿而引起的，可逐渐缓解，如疼痛剧烈，可使用药物止痛。

（4）密切观察化疗后反应，及时检查肝功能、肾功能和血常规，及时治疗和抢救。补充足够的液体，鼓励患者多饮水、多排尿，必要时应用利尿剂。

（五）心理护理

肝癌患者的 5 个阶段的心理反应往往比其他癌症患者更为明显。要充分认识患者的心理反应，对部分出现过激行为（如绝望甚至自杀）的患者，要给予正确的心理疏导；建立良好的护患关系，减轻患者的恐惧。对于晚期患者，特别要维护其尊严，并做好临终护理。

（六）健康教育

1.疾病知识指导

对原发性肝癌应以预防为主。临床证明，肝炎、肝硬化、肝癌的关系密切，因此，对病毒性肝炎患者应及时、正确地治疗，防止转变为肝硬化。非乙型肝炎病毒携带者应注射乙型肝炎疫苗。患者应加强锻炼，增强体质，注意保暖。

2.生活指导

禁食含有黄曲霉毒素的霉变食物，特别是发霉的花生和玉米，禁饮酒。肝癌伴有肝硬化者，特别是伴食管-胃底静脉曲张的患者，应避免粗糙饮食。

3.用药指导

在化疗过程中，应向患者做好解释工作，消除紧张心理，并介绍药物的性质、毒副作用，使患者心中有数。①药物反应较重者，宜安排在睡前或饭后用药，以免影响进食。呕吐严重者应少食多餐，辅以针刺足三里穴、合谷穴、曲池穴等，对减轻胃肠道反应有一定作用。②注意防止皮肤破损，观察皮肤有无瘀斑、出血点，有无牙龈出血、鼻出血、血尿及便血等症状。③鼓励患者多饮水或强迫排尿，使尿液稀释。遵医嘱适量地服用碳酸氢钠以碱化尿液。④常选用 1：5 000 的高锰酸钾溶液坐浴，预防会阴部感染。

4.自我监测指导

出现右上腹不适、疼痛或包块者应尽早到医院检查。肝癌的疗效取决于早发现、早治疗，一旦确诊，应尽早治疗，以手术为主的综合治疗可明显延长患者的生命。观察肿瘤有无并发症和有无远处转移的表现，应警惕肝癌结节破裂、肝性脑病、消化道出血和感染等。应观察手术后的肿瘤患者有无复发，嘱患者定期复诊。应定期检查化疗患者的肝功能、肾功能、心电图、血常规、血浆药物浓度等，及时了解脏器功能和有无药物蓄积。

（朱园园）

第九章

普外科护理

第一节 肝 硬 化

肝硬化是长期肝细胞坏死继发广泛纤维化伴结节形成的结果。一种或多种致病因子长期或反复损伤肝实质,致使肝细胞弥漫性变性、坏死和再生,进而引起肝脏结缔组织弥漫性增生和肝细胞再生,最后导致肝小叶结构破坏和重建,肝内血液循环发生障碍。肝功能损害和门脉高压为该病的主要临床表现,晚期常出现严重的并发症。

肝硬化是世界性疾病。中年男性易罹患。在我国该病主要为肝炎后肝硬化。血吸虫病性、单纯乙醇性、心源性、胆汁性肝硬化均少见。

一、病因

引起肝硬化的病因很多,以病毒性肝炎最为常见。同一病例可由一种、两种或两种以上病因同时或先后作用引起。有些病例的病因不明。

(一)病毒性肝炎

病毒性肝炎经慢性活动性肝炎阶段逐步演变为肝硬化,称为肝炎后肝硬化。乙型肝炎和丙型肝炎常见,甲型肝炎一般不发展为肝硬化。由急性或亚急性重型肝炎演变的肝硬化称为坏死后肝硬化。

(二)寄生虫感染

发生感染血吸虫病时,大量血吸虫卵进入肝窦前的门脉小血管,刺激结缔组织增生,引起门脉高压。肝细胞的坏死和增生一般不明显,没有肝细胞的结节再生。但如伴发慢性乙型肝炎,其结果多为混合结节型肝硬化。

(三)乙醇中毒

乙醇中毒主要由乙醇的中间代谢产物(乙醛)对肝脏的直接损害引起。酗酒引起长期营养失调,使肝脏对某些毒性物质的抵抗力降低,在发病机制上也起一定作用。

(四)胆汁淤积

肝外胆管阻塞或肝内胆汁淤积持续存在时,高浓度的胆酸和胆红素对肝细胞有损害作用,久之可发展为肝硬化。由肝外胆管阻塞引起的肝硬化称为继发性胆汁性肝硬化。由原因未明的肝内胆汁淤积引起的肝硬化称为原发性胆汁性肝硬化。

（五）循环障碍

慢性充血性心力衰竭、缩窄性心包炎和各种病因引起的肝小静脉阻塞综合征等，导致肝脏充血、肝细胞缺氧，引起小叶中央区肝细胞坏死及纤维组织增生，最终发展为肝硬化。

（六）药物和化学毒物

长期服用某些药物（如双醋酚汀、辛可芬、异烟肼、甲基多巴、对氨基酸水杨酸钠和利福平）或反复接触化学毒物（如四氯化碳、磷、砷、氯仿）均可损伤肝脏，引起中毒性肝炎，最后演变为肝硬化。

（七）遗传和代谢性疾病

血友病、肝豆状核变性、半乳糖血症、糖原贮积等遗传代谢性疾病亦可发展为肝硬化，称为代谢性肝硬化。

（八）慢性肠道感染和营养不良

慢性菌痢、溃疡性结肠炎等常引起消化和吸收障碍，发生营养不良，同时肠内的细菌毒素及蛋白质腐败的分解产物等经门静脉到达肝内，引起肝细胞损害，演变为肝硬化。

（九）隐匿性肝硬化

病因难以肯定的肝硬化称为隐匿性肝硬化，其中大部分病例可能与隐匿性无黄疸型肝炎有关。

二、临床表现

肝硬化的病程一般比较缓慢，可能隐伏数年至数十年。肝脏具有很强的代偿功能，因此，早期临床表现常不明显或缺乏特征性。肝硬化的临床分期为肝功能代偿期和肝功能失代偿期。

（一）肝功能代偿期

一般症状较轻，缺乏特征性。常有乏力、食欲减退、消化不良、恶心、厌油、腹胀、腹泻、中上腹隐痛或不适，部分患者有踝部水肿、鼻衄、齿龈出血等。上述症状多呈间歇性，常因过度疲劳而发病，经适当休息及治疗可缓解。体征一般不明显，肝脏可轻度大，无或有轻度压痛，部分患者脾大。肝功能检查结果多在正常范围内或有轻度异常。

（二）肝功能失代偿期

随着疾病的进展，症状逐渐明显，肝脏常逐渐缩小，质变硬。临床主要表现是肝功能减退和门脉高压。

1.肝功能减退

（1）营养障碍：表现为消瘦、贫血、乏力、水肿、皮肤干燥而松弛、面色灰暗、有口角炎、毛发稀疏而无光泽等。

（2）消化道症状：早期出现的食欲缺乏、腹胀、恶心、腹泻等消化道症状逐渐明显，患者稍进油腻肉食，即腹泻。部分患者还可出现轻度黄疸。

（3）出血倾向：轻者有鼻衄、齿龈出血，重者有胃肠道黏膜弥漫性出血及皮肤紫癜。这与肝脏合成凝血因子减少，脾大及脾功能亢进引起血小板减少有关。毛细血管脆性增加是出血倾向的附加因素。

（4）发热：部分患者可有低热，多为病变活动及肝细胞坏死时释出的物质影响体温调节中枢所致。此类发热用抗生素治疗无效,只有肝病好转时才能消失。如持续发热或高热,则提示合并感染、血栓性门静脉炎、原发性肝癌等。

(5)黄疸:表现为巩膜浅黄、尿色黄。如巩膜甚至全身皮肤黏膜呈深度金黄色,应考虑有肝硬化伴肝内胆汁淤积的可能。

(6)内分泌功能失调的表现:肝对雌激素的灭活作用减退导致脸、颈、肩、手背及上胸处的蜘蛛痣和/或毛细血管扩张。肝掌表现为大、小鱼际和指尖斑点状发红,加压后褪色。男性可出现乳房发育、睾丸萎缩、性功能减退,女性可出现月经不调、闭经、不孕等。皮肤色素沉着,面色污黑、晦暗,可能由继发性肾上腺皮质功能减退所致,也可能与肝脏不能代谢黑色素有关。继发性醛固酮、抗利尿激素增加导致水、钠潴留,尿量减少,对水肿与腹水的形成亦起重要的促进作用。

2.门脉高压症

在肝硬化发展过程中,肝细胞坏死、再生结节形成、结缔组织增生和肝细胞结构改建,使门静脉小分支闭塞、扭曲,发生门静脉血流障碍,导致门脉压力升高。

(1)脾大及脾功能亢进:门脉压力升高时,脾淤血、纤维结缔组织及网状内皮细胞增生,使脾大(多为正常的2～3倍,部分可平脐或达脐下)。脾大时常伴有脾功能亢进,表现为末梢血中白细胞和血小板计数减少,红细胞也可减少。胃底静脉破裂出血时脾缩小,输血、补液后渐渐增大。脾功能亢进,可能由于增生的网状内皮细胞对血细胞的吞噬、破坏作用加强;或由于脾产生某些体液因素,抑制骨髓造血功能或加速血细胞的破坏。

(2)侧支循环的形成:因门静脉回流受阻,门静脉与腔静脉间的吻合支渐次扩张开放,形成侧支循环。胃冠状静脉与食管静脉丛吻合,形成食管下段和胃底静脉曲张。这些静脉位于黏膜下疏松组织中,常由于腹内压突然升高或消化液反流侵蚀及食物摩擦而破裂出血。脐旁静脉与脐周腹壁静脉沟通,形成脐周腹壁静脉曲张,有时该处可听到连续的静脉杂音。直肠上静脉与直肠中静脉、直肠下静脉吻合扩张,形成内痔。门静脉回流受阻时,侧支循环血流方向见图9-1。

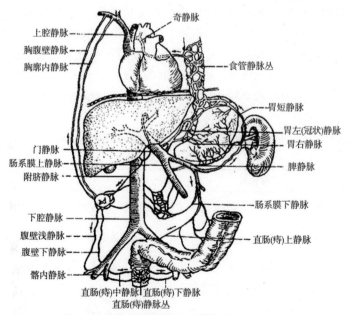

图 9-1　门静脉回流受阻时侧支循环血流方向

(3)腹水:腹水的产生表明肝硬化病情较重。初起时有腹胀感,体检可发现移动性浊音(腹水量＞500 mL)。大量腹水可使横膈抬高而致呼吸困难和心悸,腹部膨隆,腹壁皮肤张紧、发亮,有移动性浊音和水波感。腹内压力明显升高时,脐可突出而形成脐疝。在腹水出现的同时,常可发生肠胀气。部分腹水患者伴有胸腔积液,其中以右侧胸腔多见,两侧者较少。胸腔积液系腹水通过横膈淋巴管进入胸腔所致。腹水为草黄色漏出液。腹水形成的主要因素有清蛋白合成减少、蛋白质摄入和吸收障碍。当血浆清蛋白浓度＜30 g/L 时,血浆胶体渗透压降低,促使血浆外渗;门脉压力升高至 2.94～5.88 kPa(正常为 0.79～1.18 kPa),腹腔毛细血管的滤过压增大,组织液回吸收减少而漏入腹腔;进入肝静脉的血流受阻,使肝淋巴液增加,出现回流障碍,淋巴管内压增大,造成大量淋巴液从肝包膜及肝门淋巴管溢出;肝脏对醛固酮、抗利尿激素的灭活作用减退;腹水形成后循环血容量减少,通过肾小球旁器使肾素分泌增加,产生肾素-血管紧张素-醛固酮系统反应,醛固酮分泌增多,导致肾远曲小管水、钠潴留作用加强,腹水进一步加重。

(4)食管和胃底曲张静脉破裂出血:是门脉高压症的主要并发症,死亡率为 30%～60%。当门静脉压力超过下腔静脉压力 1.47～1.60 kPa 时,曲张静脉就可以发生出血。曲张静脉大者比曲张静脉小者更易破裂出血。最常见的表现是呕血。出血可以是大量的,并迅速发生休克;也可自行停止,以后再发。偶尔仅表现为便血或黑便。

3.肝肾综合征

肝肾综合征(功能性肾衰竭)指严重肝病患者出现肾功能不良,并排除其他引起肾功能不良的原因。肝肾综合征的发病机制尚未明确。肝肾综合征通常见于严重的肝脏疾病患者。主要表现为少尿、蛋白尿、尿钠浓度低(＜10 mmol/L),尿肌酐浓度与血浆肌酐浓度的比值≥30∶1,尿渗透压与血浆渗透压的比值＞1。这些尿的改变与急性肾小管坏死不同。肾功能损害的发展不一,一些患者于数天内完全丧失肾功能,另一些患者的血清肌酐浓度随肝脏功能逐渐恶化而缓慢上升,达数周。

4.肝性脑病

肝性脑病指肝衰竭而导致代谢紊乱、中枢神经系统功能失调的综合征。肝性脑病是晚期肝硬化的最严重表现,也是常见的致死原因。临床上以意识障碍和昏迷为主要表现。

肝硬化是肝性脑病的最主要原发病因。常见的诱发因素有上消化道出血、感染、摄入高蛋白饮食、使用含氮药物、大量利尿或放腹水、大手术、麻醉、服安眠药和饮酒等。肝性脑病的发病机制尚未明了。主要有氨和硫醇中毒学说、假性神经介质学说、γ-氨基丁酸能神经传导功能亢进学说等。

临床上按意识障碍、神经系统表现和脑电图改变将肝性脑病分为 4 期(表 9-1)。

表 9-1　肝性脑病分期

分　期	精神状况	运动改变
Ⅰ期(前驱期)	思维紊乱,淡漠,激动,欣快,不安,睡眠紊乱	细震颤,协调动作缓慢,扑翼样震颤
Ⅱ期(昏迷前期)	嗜睡,昏睡,有定向障碍,行为失常	扑翼样震颤,发音困难,初级反射出现
Ⅲ期(昏睡期)	思维明显紊乱,言语令人费解	反射亢进,有巴宾斯基征,尿、便失禁,肌阵挛,过度换气
Ⅳ期(昏迷期)	昏迷	呈去大脑体位,有短促的眼头反射,疼痛刺激反应早期存在,进展为反应减弱和刺激反应消失

肝性脑病患者呼出气体中常具有一种类似烂苹果样臭味,这与肝脏不能分解甲硫氨酸中间

产物二甲基硫和甲基硫醇有关。肝臭可在昏迷前出现,是一种预后不良的征象。

5.其他

肝硬化患者常因抵抗力降低而并发各种感染,如支气管炎、肺炎、自发性腹膜炎、结核性腹膜炎、尿路感染。腹膜炎发生的机制可能是细菌通过血液或淋巴液播散入腹腔,并可穿过肠壁而入腹腔。腹水患者易发生腹膜炎,病死率高,早期诊断非常重要。自发性腹膜炎起病较急者常有腹痛和腹胀。起病缓者则多有低热或不规则的发热,伴有腹部隐痛、恶心、呕吐及腹泻。体检可发现腹膜刺激征,腹水性质由漏出液转为渗出液。

长期低钠盐饮食、利尿及大量放腹水,易发生低钠血症和低钾血症。长期使用高渗葡萄糖溶液与肾上腺糖皮质激素、呕吐及腹泻可使钾、氯减少,而产生低钾血症、低氯血症,并致代谢性碱中毒和肝性脑病。

(三)肝脏体征

肝脏大小不一,早期肝大,质地中等或中等偏硬,晚期肝缩小、坚硬,表面呈颗粒状或结节状。一般无压痛,但在肝细胞进行性坏死或并发肝炎或肝周围炎时,可有触痛与叩击痛。肝边缘锐利提示无炎症活动,边缘圆钝表明有炎症、水肿、脂肪浸润或纤维化。肝硬化时右叶下缘不易触及而左叶增大。

三、检查

(一)血常规

白细胞计数和血小板计数明显减少。失血、营养障碍、叶酸及维生素 B_{12} 缺乏导致缺铁性或巨幼红细胞性贫血。

(二)肝功能检查

早期蛋白电泳即显示球蛋白增多,而清蛋白到晚期才减少。絮状试验及浊度试验在肝功能代偿期可正常或轻度异常,而在失代偿期多为异常。失代偿期转氨酶活力可呈轻度、中度升高,一般以丙氨酸转氨酶活力升高较明显,肝细胞有严重坏死时,则天冬氨酸转氨酶活力常高于丙氨酸转氨酶。

静脉注射磺溴酞 5 mg/kg 体重 45 min 后,正常人血内滞留量应低于 5%,肝硬化时多有不同程度的增加。磺溴酞可有变态反应,检查前应做皮内过敏试验。吲哚靛青绿亦是一种染料,一般静脉注射 0.5 mg/kg 体重 15 min 后,正常人血中滞留量＜10%,肝硬化尤其是结节性肝硬化患者的潴留值明显升高,高于 30%。本试验为诊断肝硬化的最好的方法,比溴磺酞试验更敏感,更安全、可靠。

在肝功能代偿期,血中胆固醇浓度多正常或偏低;在失代偿期,血中胆固醇浓度下降,特别是胆固醇酯的浓度常低于正常水平。凝血酶原时间在代偿期可正常,在失代偿期则呈不同程度延长,注射维生素 K 亦不能纠正。

(三)影像学检查

B 型超声波检查可探查肝、脾的大小及有无腹水,可显示脾静脉和门静脉增宽,有助于诊断。食管静脉曲张时,吞钡 X 线检查可见蚯蚓状或串珠状充盈缺损,纵行黏膜皱襞增宽。胃底静脉曲张时,可见菊花样充盈缺损。放射性核素肝脾扫描可见肝摄取减少,分布不规则,脾摄取增加,脾大可明显显影。

（四）纤维食管镜

纤维食管镜检查可见食管钡餐检查呈阴性的食管静脉曲张。

（五）肝穿刺活组织检查

肝活组织检查常可明确诊断，但其为创伤性检查，仅在临床诊断确有困难时才选用。

（六）腹腔镜检查

可直接观察肝脏表面、色泽、边缘及脾等的改变，并可在直视下进行有目的穿刺活组织检查，对鉴别肝硬化、慢性肝炎和原发性肝癌以及明确肝硬化的病因很有帮助。

四、基本护理

（一）观察要点

观察患者的全身情况，有无消瘦、贫血、乏力、面色灰暗黝黑、口角炎、毛发稀疏而无光泽等营养障碍表现。观察皮肤黏膜、巩膜有无黄染，尿色有无变化。注意蜘蛛痣、杵状指、色素沉着、肝臭、水肿、男性乳房发育等体征。了解有无肝区疼痛、食欲缺乏、厌油、恶心、呕吐、排便不规则、腹胀等消化道症状。

（二）并发症的观察

1.门脉高压症

观察腹水、腹胀和其他压迫症状，观察有无腹壁静脉曲张、痔出血、贫血、鼻衄、齿龈出血、瘀点、瘀斑、呕血、黑便。

2.腹水

观察尿量、腹围、体重变化和有无水肿。

3.肝性脑病

注意意识和精神活动，有无嗜睡、昏睡、昏迷、定向障碍、胡言乱语，有无睡眠节律紊乱和扑翼样震颤。

（三）一般护理

1.合理的休息

研究证明取卧位时肝脏血流量与站立时肝脏血流量有明显差异，前者比后者多40%以上。因此合理的休息既可减少体能消耗，又能降低肝脏负荷，增加肝脏血流量，防止肝功能进一步受损和促进肝细胞恢复。在肝功能代偿期患者应适当减少活动和工作强度，注意休息，避免劳累。若病情不稳定，肝功能试验异常，则应减少活动，充分休息。有发热、黄疸、腹水等表现的失代偿患者应以卧床休息为主，并保证充足的睡眠。

2.正确的饮食

正确的进食和合理的营养能促进肝细胞再生，反之则会加重病情，诱发上消化道出血、肝昏迷、腹泻等。肝硬化患者应选择高热量、高蛋白、高维生素且易消化的食物。适当限制动物脂肪的摄入，不食增加肝脏解毒负荷的食物和药物。一般要求每天总热量为10.46~12.55 kJ（2.5~3.0 kcal）。蛋白质每天100~150 g，含蛋白质的食物宜多样化、易消化、含有丰富的必需氨基酸。脂肪每天40~50 g。要有足量的B族维生素、维生素C等。为防便秘，可进食含纤维素多的食物。对肝功能明显减退的晚期患者或有肝昏迷先兆者给予低蛋白饮食，限制蛋白质每天30 g左右。对伴有腹水者按病情给予低盐（每天3~5 g）和无盐饮食。腹水严重时应限制每天的入水量。给黄疸患者补充胆盐。患者禁饮酒、咖啡，禁止吸烟和吃高盐食物。避免进食有刺激性、粗糙、坚硬的食物,进食时应细嚼慢咽,以防引起食管或胃底静脉破裂出血。教育患者和家属认识到正确饮食和合理营养的意义,并且理解必须长期坚持饮食疗法,要有耐心和毅力,使患者能正确掌握、家属能予以监督。

(四)心理护理

肝硬化的病程漫长,久治不愈,尤其进入失代偿期后,患者心身遭受很大痛苦,承受的心理压力大,心理变化也大,因此在常规治疗护理中更应强调心理护理,必须做好以下几方面:①保持病房整洁、安静、舒适,从视觉、听觉、嗅觉、触觉等方面消除不良刺激,使患者在生活起居方面感到满意。②对病情稳定者,要主动指导患者和家属掌握治疗性自我护理方法,包括通过多种形式宣教有关医疗知识,消除他们的恐惧、悲观感,帮他们树立信心;帮助分析并发症发生的诱因,增强患者的预防能力;对心理状态稳定型患者可客观地介绍病情及检查化验结果,以取得其配合。③对病情反复发作者,要热情地帮助其恢复生活自理能力,增加战胜疾病的信心。对忧郁悲观型患者应给予同情,充分理解他们,帮助他们解决困难。对怀疑类型的患者应明确告知诊断无误,客观介绍病情,并使其冷静面对现实。④根据病情需要适当安排娱乐活动。

(五)药物治疗的护理

严重患者特别是老年患者进食少时,可静脉供给能量,以补充机体所需。研究表明,80%～100%的肝硬化患者存在程度不同的能量、营养不足。因此对老年患者按每天每千克体重摄入1.0 g蛋白质,补充由疾病相关因素造成的额外丢失。补充蛋白质(氨基酸)时,应提供以必需氨基酸为主的氨基酸溶液。若肝功损害严重,则以含丰富支链氨基酸(45%)的溶液作为氨源。目前冰冻血浆的使用越来越广泛,使用过程中应注意掌握正确的融化方法和观察输注不良反应。一般融化血浆后不再复冻。

使用利尿药时,应教会患者正确服用利尿药。通常需向患者讲述常用利尿药的作用及不良反应。指导患者掌握观察方法,如体重每天减少 0.5 kg,尿量每天达 2 000～2 500 mL,腹围逐渐缩小。

(刘　竹)

第二节　胆　囊　炎

胆囊炎是最常见的胆囊疾病,常与胆石症同时存在。女性患者多于男性患者。胆囊炎分为急性和慢性两种。

一、临床表现

急性胆囊炎可出现右上腹撑胀疼痛,体位改变和呼吸时疼痛加剧,右肩或后背部放射性疼痛,高热,打寒战,可有恶心、呕吐。慢性胆囊炎患者常出现消化不良,上腹不适或钝痛,可有恶心、腹胀及嗳气,进食油腻食物后加剧。

胆囊炎并发胆石症者在结石嵌顿时,可引起穿孔,导致腹膜炎,疼痛加重,甚至出现中毒性休克或衰竭。胆囊炎胆石症可加重或诱发冠心病,引起心肌缺血性改变。专家认为:胆囊结石是诱发胆囊癌的重要因素之一。胆囊炎胆石症常可引起胰腺炎,由胆管疾病引起的急性胰腺炎约占 50%。

二、治疗原则

(1)对无症状的胆囊结石患者根据结石的大小和数目、胆囊壁病变确定是否手术及手术时机。应择期行胆囊切除术,有条件医院应用腹腔镜行胆囊切除术。

(2)对有症状的胆囊结石患者用开放法或腹腔镜方法。

(3)胆囊结石伴有并发症(如胆囊积液或积脓、急性胆石性胰腺炎胆管结石或胆管炎)时,应即刻行胆囊切除术。

三、护理措施

(一)术前护理

(1)按一般外科术前常规护理。

(2)提供低脂饮食。

(3)急性期应给予静脉输液,以纠正电解质紊乱,输血或血浆,以改善全身情况。

(4)患者如有中毒性休克表现,应先补足血容量,用升压药等纠正休克,病情好转后手术治疗。

(5)黄疸严重者有皮肤瘙痒,要做好皮肤护理,防止瘙痒时皮肤破损,出现皮肤感染。黄疸患者胆管内缺乏胆盐,有维生素 K 吸收障碍,容易引起凝血功能障碍,术前应注射维生素 K。对出现高热者按高热护理常规护理。

(6)协助医师做好各项检查,如检查肝功能、做心电图、测定凝血酶原时间、做超声检查、胆囊造影。对肝功能损害严重者应给予保肝治疗。

(7)需做胆总管与胆管吻合术前,应做胆管准备。

(8)手术前一天禁吃晚餐,手术日早晨按医嘱留置胃管,抽尽胃液。

(二)术后护理

(1)按一般外科手术后护理常规及麻醉后护理常规护理。

(2)血压平稳后改为半坐卧位,以利于引流。

(3)禁食期间,给予静脉输液,维持水、电解质平衡。

(4)留置胃管,保持胃管通畅,观察引流液的性质并记录引流液的量,术后 2～3 d 肠蠕动恢复正常,可拔除胃管,让患者进食流质,以后将饮食逐渐改为低脂半流质,注意患者进食后反应。

(5)注意腹部伤口渗液,如渗液多,应及时更换敷料。

(6)停留 T 管引流,保持胆管引流管通畅,并记录 24 h 引流液的量及性质。

(7)对引流管停留时间长,引流量多者,要注意其饮食及消化功能,若食欲差,可让其口服去氧胆酸、胰酶片或中药。

(8)胆总管内有残存结石或泥沙样结石,术后两周可行 T 管冲洗。

(9)防止 T 管脱落,除手术时要固定牢靠外,应将 T 管用别针固定于腹带上。

(10)防止逆行感染。每周将 T 管引流所接的消毒引流瓶(袋)更换两次,更换引流袋时要无菌操作。对腹壁引流伤口每天更换一次敷料。

(11)注意水、电解质平衡,注意有无低钾、低钠症状,注意黄疸消退情况。

(12)拔 T 管指征及注意事项:一般术后 10～14 d,患者无发热、腹痛,大便颜色正常,黄疸消退,胆汁引流量逐天减少,至 50 mL 以下,胆汁颜色正常,呈金黄色、澄清时,用低浓度的胆影葡胺做 T 管造影,以了解胆管远端是否通畅,如通畅,可钳夹 T 管或提高 T 管,使之距离腋后线 10～20 cm。如有上腹胀痛、发热、黄疸加深等,说明胆管下端仍有梗阻,应立即开放引流管,继续引流,钳夹 T 管 48 h 后无任何不适,方可拔管。拔管后1～2 d可有少量胆汁溢出,应及时更换敷料,如有大量胆汁外溢,应向医师报告。拔管后还应观察患者的食欲以及腹胀、腹痛、黄疸、体温和大便情况。

（刘　竹）

第三节　胆囊结石

胆囊结石是指原发于胆囊的结石,是胆石症中最多的一种疾病。近年来随着卫生条件的改善以及饮食结构的变化,胆囊结石的发病率呈升高趋势,已高于胆管结石的发病率。胆囊结石多见于女性,男性患者与女性患者之比为 1∶(3～4)。胆囊结石以胆固醇结石或以胆固醇为主要成分的混合性结石为主。少数结石可经胆囊管排入胆总管,大多数存留于胆囊内,且结石越聚越大,可呈多颗小米粒状,在胆囊内可存在数百粒小结石,也可呈单个巨大结石。有些患者终身无症状而在尸检中发现静止性胆囊结石,大多数患者腹痛症状反复发作。一般小结石容易嵌入胆囊管,发生阻塞,引起胆绞痛症状,发生急性胆囊炎。

一、诊断

(一)症状

1.胆绞痛

胆绞痛是胆囊结石并发急性胆囊炎时的典型表现,多在进油腻食物后胆囊收缩,结合移位并嵌顿于胆囊颈部,胆囊压力升高后强力收缩而发生绞痛。小结石通过胆囊管或胆总管时可发生典型的胆绞痛,疼痛位于右上腹,呈阵发性,可向右肩背部放射,伴恶心、呕吐,呕吐物为胃内容物,吐后症状并不减轻。存留在胆囊内的大结石堵塞胆囊腔时并不引起典型的胆绞痛,故胆绞痛常反映结石在胆管内的移动。急性发作、特别是发生坏疽性胆囊炎时还可出现高热、畏寒等明显的感染症状,严重病例由于炎性渗出或胆囊穿孔可引起局限性腹膜炎,从而出现腹膜刺激症状。胆囊结石一般无黄疸,但 30%的患者因伴有胆管炎或肿大的胆囊压迫胆管,肝细胞损害时也可有一过性黄疸。

2.胃肠道症状

大多数慢性胆囊炎患者有不同程度的胃肠道功能紊乱,表现为右上腹隐痛、厌油、进食后有上腹饱胀感,常被误认为“胃病”。有近半数的患者早期无症状,称为静止性胆囊结石,在长期随访中仍有部分此类患者出现腹痛等症状。

(二)体征

1.一般情况

无症状期间多数患者的一般情况良好,少数急性胆囊炎患者在发作期可有黄疸,症状重时可有感染中毒症状。

2.腹部情况

如无急性发作,患者腹部常无明显异常体征,部分患者右上腹可有深压痛。急性胆囊炎患者可有右上腹饱满、呼吸运动受限、右上腹触痛及肌紧张等局限性腹膜炎体征,墨菲征呈阳性。有1/3～1/2的急性胆囊炎患者,在右上腹可扪及肿大的胆囊或胆囊与大网膜粘连而形成的炎性肿块。

（三）检查

1.化验检查

胆囊结石合并急性胆囊炎有血液白细胞计数升高,少数患者丙氨酸转氨酶浓度也升高。

2.B超

B超检查简单易行,价格低廉,且不受胆囊的大小和功能、胆管梗阻或结石含钙量的影响,诊断正确率可达96％以上,是首选的检查手段。典型声像特征是胆囊腔内有强回声光团并伴声影,改变体位时光团可移动。

3.胆囊造影

胆囊造影能显示胆囊的大小及形态并了解胆囊的收缩功能,但易受胃肠道功能、肝功能及胆囊管梗阻的影响,应用很少。

4.X线

腹部X线平片对胆囊结石的显示率为10％～15％。

5.十二指肠引流

十二指肠引流物有无胆汁可确定是否有胆囊管梗阻,胆汁中出现胆固醇结晶提示结石存在,但此项检查目前已很少用。

6.CT、MRI、经内镜逆行性胰胆管造影、经皮肝穿刺胆管造影

在B超不能确诊或者怀疑有肝内胆管、肝外胆管结石或胆囊结石术后多年复发,又疑有胆管结石者,可酌情选用其中某一项或几项诊断方法。

（四）诊断要点

1.症状

20％～40％的胆囊结石可终生无症状,称"静止性胆囊结石"。有症状的胆囊结石的主要临床表现:进食后,特别是进油腻食物后,出现上腹部或右上腹部隐痛、饱胀,伴嗳气、呃逆等。

2.胆绞痛

胆囊结石的典型表现,疼痛位于上腹部或右上腹部,呈阵发性,可向肩胛部和背部放射,多伴恶心、呕吐。

3.Mirizzi综合征

持续嵌顿和压迫胆囊壶腹部和颈部的较大结石,可引起肝总管狭窄或胆囊管瘘以及反复发作的胆囊炎、胆管炎、梗阻性黄疸,称"Mirizzi综合征"。

4.墨菲征

右上腹部局限性压痛、肌紧张,墨菲征呈阳性。

5.B超

胆囊暗区有一个或多个强回声光团,并伴声影。

（五）鉴别诊断

1.肾绞痛

需鉴别胆绞痛与肾绞痛，后者的疼痛部位在腰部，疼痛向外生殖器放射，伴有血尿，可有尿路刺激症状。

2.胆囊非结石性疾病

对于胆囊良性肿瘤、胆囊恶性肿瘤、胆囊息肉样病变等，B超、CT等影像学检查可提供鉴别线索。

3.胆总管结石

胆总管结石可表现为高热、黄疸、腹痛，超声等影像学检查可以鉴别，但有时胆囊结石可与胆总管结石并存。

4.消化性溃疡性穿孔

此类患者多有溃疡病史，腹痛发作突然并很快波及全腹，腹壁呈板状强直。腹部X线平片可见膈下游离气体。较小的十二指肠穿孔，或穿孔后很快被网膜包裹，形成一个局限性炎性病灶时，易与急性胆囊炎混淆。

5.内科疾病

一些内科疾病（如肾盂肾炎、右侧胸膜炎、肺炎）发生时，亦可出现右上腹疼痛症状，若注意分析，不难获得正确的诊断。

二、治疗

（一）一般治疗

饮食宜清淡，防止急性发作，对无症状的胆囊结石应定期B超随诊。注意维持水、电解质平衡，并静脉注射抗生素。

（二）药物治疗

应用溶石疗法，服用鹅去氧胆酸或熊去氧胆酸对胆固醇结石有一定溶解效果。但此种药物有肝毒性，服药时间长，反应大，价格贵，停药后结石易复发。其适应证为胆囊结石直径在2 cm以下；结石含钙少，X线能够透过；胆囊管通畅；患者的肝脏功能正常，无明显的慢性腹泻史。目前多主张采取单用熊去氧胆酸或与鹅去氧胆酸合用，不主张单用鹅去氧胆酸。鹅去氧胆酸总量为15 mg/(kg·d)，分次口服。熊去氧胆酸分餐后口服，每次8～10 mg/(kg·d)，每天2次。当结石清除后，每晚口服9 mg/(kg·d)，以防止复发。

（三）手术治疗

对于无症状的静止胆囊结石，一般认为无须施行手术切除胆囊。但有下列情况时，应进行手术治疗：①胆囊造影时胆囊不显影；②结石直径超过2 cm；③并发糖尿病且处于糖尿病已控制时；④患者为老年人或有心肺功能障碍者。

腹腔镜胆囊切除术适于无上腹创伤及手术史者，无急性胆管炎、胰腺炎、腹膜炎及腹腔脓肿的患者。对并发胆总管结石的患者应同时行胆总管探查术。

1.术前准备

择期胆囊切除术后引起死亡的最常见原因是心血管疾病。因此，详细询问病史，发现心绞痛和仔细进行心电图检查，注意有无心肌缺血或以往心肌梗死证据非常重要。此外，还应寻找脑血管疾病，特别是一过性缺血发作的症状。若病史呈阳性或有问题时应做非侵入性颈动脉血流检查。此时对择期胆囊切除术应当延期，按照指征在冠状动脉架桥或颈动脉重新恢复血管流通后施行。除心血管病外,引起择期胆囊切除术后死亡的其他原因有肝胆疾病,主要是肝硬化。除术中出血外,还可发生肝衰竭和败血症。自从在特别挑选的患者中应用预防性措施以来,择期胆囊切除术后感染中毒性并发症的发生率已有明显下降。慢性胆囊炎患者胆汁内的细菌滋生率为10％～15％,而在急性胆囊炎消退期患者中细菌滋生率则高达50％。细菌菌种为肠道菌,如大肠杆菌、产气克雷伯菌和粪链球菌,也可见到产气荚膜杆菌、类杆菌和变形杆菌等。胆管内细菌的发生率随年龄而增长,故主张对超过60岁、急性胆囊炎发作刚恢复的患者,术前预防性使用抗生素。

2.手术治疗

对有症状胆石症已成定论的治疗是腹腔镜胆囊切除术。虽然此技术的常规应用时间尚短,但是其结果十分突出,仅在不能施行腹腔镜手术或手术不安全时,才选用开腹胆囊切除术。外科医师在遇到胆囊和胆管解剖不清,止血或胆汁渗漏而不能满意地控制时,应当及时中转开腹。目前,中转开腹率在5％以下。

（四）其他治疗

体外震波碎石适用于胆囊内胆固醇结石,结石直径不超过3 cm,且胆囊具收缩功能。治疗后部分患者可发生急性胆囊炎或结石碎片进入胆总管而引起胆绞痛和急性胆管炎,此外碎石后仍不能防止结石的复发。因其并发症多,疗效差,现已基本不用。

三、护理措施

（一）术前护理

1.饮食指导

患者选用低脂肪、高蛋白质、高糖饮食。因为高脂肪饮食可促进胆囊收缩,排出胆汁,加剧疼痛。

2.术前用药

对严重的胆石症发作性疼痛可使用镇痛剂和解痉剂,但应避免使用吗啡,因吗啡有收缩胆总管的作用,可加重病情。

3.病情观察

应注意观察胆石症急性发作患者的体温、脉搏、呼吸、血压、尿量及腹痛情况,及时发现有无感染性休克征兆。注意患者的皮肤有无黄染及粪便颜色的变化,以确定有无胆管梗阻。

（二）术后护理

（1）症状观察及护理:定时监测患者生命体征的变化,注意有无血压下降、体温升高及尿量减少等全身中毒症状,及时补充液体,保持出入量平衡。

（2）T形管护理:胆总管切开,放置T形管的目的是引流胆汁,使胆管减压。①应把T形管妥善固定,防止扭曲、脱落。②保持T形管无菌,每天更换引流袋。患者下地活动时引流袋应低于胆囊水平,避免胆汁回流。③观察并记录每天胆汁的引流量、颜色及性质,防止胆汁淤积,引起感染。④拔管:如果T形管引流通畅,胆汁为淡黄、澄清、无沉渣且无腹痛、发热等症状,术后10～14 d可夹闭管道。开始每天夹闭2～3 h,若无不适,可逐渐延长时间,直至全日夹管。在此过程中要观察患者有无体温升高、腹痛、恶心、呕吐及黄疸等。经T形管造影显示胆管通畅后,再引流2～3 d,以及时排出造影剂。经观察无特殊反应,可拔除T形管。

（3）健康指导:进少油腻、高维生素、低脂食物。烹调方式以蒸煮为宜,少吃油炸的食物。

（4）适当进行体育锻炼,提高机体抵抗力。

（刘　竹）

第四节　急性胰腺炎

一、病因

（一）梗阻因素

梗阻是最常见原因。该病常见于胆总管结石、胆管蛔虫症、奥狄括约肌水肿和痉挛等引起的胆管梗阻以及胰管结石、肿瘤导致的胰管梗阻。

（二）乙醇中毒

乙醇引起奥狄括约肌痉挛,使胰管引流不畅、压力升高。同时乙醇刺激胃酸分泌,胃酸又刺激促胰液素和缩胆囊素分泌增多,促使胰腺外分泌增加。

（三）暴饮暴食

暴饮暴食,尤其是进食高蛋白、高脂肪食物,过量饮酒可刺激胰腺大量分泌,胃肠道功能紊乱,或剧烈呕吐导致十二指肠内压骤增,十二指肠液反流,共同通道受阻。

（四）感染因素

腮腺炎病毒、肝炎病毒、伤寒杆菌等经血流、淋巴进入胰腺可致该病。

（五）损伤或手术

胃胆管手术或胰腺外伤、内镜逆行胰管造影等因素可直接或间接损伤胰腺,导致胰腺缺血、奥狄括约肌痉挛或刺激迷走神经,使胃酸、胰液分泌增加,可导致发病。

（六）其他因素

内分泌或代谢性疾病(如高脂血症、高钙血症),某些药物(如吲哚美辛、硫唑嘌呤)均可损害胰腺。

二、病理生理

根据病理改变可将该病分为水肿性胰腺炎和出血坏死性胰腺炎。基该病理改变是水肿、出血和坏死,严重者可并发休克、化脓性感染及多脏器衰竭。

三、临床表现

（一）腹痛

腹痛大多突然发作,常在饱餐后或饮酒后发作。多为全上腹持续剧烈疼痛伴有阵发性加重,向腰背部放射,疼痛与病变部位有关。胰头部有炎症以右上腹痛为主,向右肩部放射;胰尾部有炎症以左上腹为主,向左肩放射;炎症累及全胰则呈束带状腰背疼痛。重型患者的腹痛延续时间较长,由于渗出液扩散,腹痛可弥散至全腹,并有麻痹性肠梗阻现象。

（二）恶心、呕吐

早期为反射性频繁呕吐,呕吐物多为胃、十二指肠内容物,后期因肠麻痹或肠梗阻可呕吐小肠内容物。呕吐后腹胀不缓解为其特点。

（三）发热

发热与病变程度相一致。重型胰腺炎继发感染或合并胆管感染时可有持续高热,持续高热不退提示合并感染或并发胰周脓肿。

（四）腹胀

腹胀是重型胰腺炎的重要体征之一,其原因是腹膜炎造成麻痹性肠梗阻。

（五）黄疸

黄疸多在有胆源性胰腺炎时发生。严重者可合并肝细胞性黄疸。

（六）腹膜炎体征

发生水肿性胰腺炎时,压痛只局限于上腹部,常无明显肌紧张;出血坏死性胰腺炎压痛明显,并有肌紧张和反跳痛,范围较广泛或波及全腹。

（七）休克

严重患者出现休克,表现为脉细速,血压降低,四肢厥冷,面色苍白等。有的患者以突然休克为主要表现,称为暴发性急性胰腺炎。

（八）皮下瘀斑

少数患者因胰酶及坏死组织液穿过筋膜与基层渗入腹壁下,可在季肋及腹部形成蓝棕色斑(格雷·特纳征)或脐周皮肤青紫(卡伦征)。

四、辅助检查

（一）胰酶测定

1.血清淀粉酶

90%以上的患者血清淀粉酶浓度升高,通常在发病后 3～4 h 后开始升高,12～24 h 达到高峰,3～5 d恢复正常。

2.尿淀粉酶测定

尿淀粉酶浓度通常在发病后 12 h 开始升高,24～48 h 达高峰,持续5～7 d下降。

3.血清脂肪酶测定

血清脂肪酶浓度在发病 24 h 升高至 1.5 康氏单位(正常值 0.5～1.0 U)。

（二）腹腔穿刺

穿刺液为血性混浊液体,可见脂肪小滴,腹水淀粉酶值是血清淀粉酶值的 4～9 倍。并发感染时呈脓性。

（三）B 超检查

B 超检查可见胰腺弥漫性均匀肿大,界限清晰,内有光点反射,但较稀少,若炎症消退,上述变化持续 1～2 周即可恢复正常。

（四）CT 检查

CT 扫描显示胰腺弥漫肿大,边缘不光滑,当胰腺出现坏死时可见胰腺上有低密度、不规则的透亮区。

五、临床分型

（一）水肿性胰腺炎(轻型)

主要表现为腹痛、恶心、呕吐、腹膜炎体征、血淀粉酶和尿淀粉酶浓度增大,治疗后短期内可好转,死亡率低。

(二)出血坏死性胰腺炎(重型)

上述症状、体征继续加重,高热持续不退,黄疸加深,神志模糊,谵妄,高度腹胀,有血性或脓性腹水,两侧腰部或脐下出现青紫瘀斑,胃肠出血,可能休克等。实验室检查:白细胞增多($>16\times10^9/L$),红细胞和血细胞比容降低,血糖浓度升高($>11.1\ mmol/L$),血钙浓度降低($<2.0\ mmol/L$),$PaO_2<8.00\ kPa(60\ mmHg)$,血尿素氮或肌酐升高,酸中毒等。甚至出现急性肾衰竭、DIC、急性呼吸窘迫综合征等,死亡率较高。

六、治疗原则

(一)非手术治疗

对急性胰腺炎大多采用非手术治疗。①严密观察病情。②减少胰液分泌,应用抑制或减少胰液分泌的药物。③解痉镇痛。④用有效抗生素防治感染。⑤抗休克,纠正水、电解质平衡失调。⑥用抗胰酶疗法。⑦腹腔灌洗。⑧使用激素和中医中药治疗。

(二)手术治疗

1.目的

清除含有胰酶、毒性物质的坏死组织。

2.指征

指征为采用非手术疗法无效者,诊断未明确而疑有腹腔脏器穿孔或肠坏死者,合并胆管疾病者,并发胰腺感染者。应考虑手术探查。

3.手术方式

手术方式有灌洗引流、坏死组织清除和规则性胰腺切除术、胆管探查、T形管引流和胃造瘘、空肠造瘘术等。

七、护理措施

(一)非手术期间的护理

1.病情观察

严密观察神志,监测生命体征和腹部体征的变化,监测血气、凝血功能、血电解质的变化,及早发现坏死性胰腺炎、休克和多器官衰竭。

2.维持正常呼吸功能

给予高浓度氧气吸入,必要时用呼吸机辅助呼吸。

3.维护肾功能

详细记录每小时尿量、尿比重、出入水量。

4.控制饮食、抑制胰腺分泌

对病情较轻者,可进少量清淡流质或半流质饮食,限制蛋白质的摄入量,禁止进食脂肪。对病情较重或频繁呕吐者要禁食,行胃肠减压,遵医嘱给予抑制胰腺分泌的药物。

5.预防感染

对病情重或胆源性胰腺炎患者给予抗生素,为预防真菌感染,应加用抗真菌药物。

6.防治休克

维持水、电解质平衡,应早期迅速补充水、电解质、血浆、全血。还应预防低钾血症、低钙血症,在疾病早期应注意观察,及时矫正。

7.心理护理

指导患者减轻疼痛的方法,解释各项治疗措施的意义。

(二)术后护理

1.术后各种引流管的护理

(1)熟练掌握各种管道的作用,将导管贴上标签后与引流装置正确连接,妥善固定,防止导管滑脱。

(2)分别观察和记录各引流管的引流液的性状、颜色、量。

(3)严格遵循无菌操作规程,定期更换引流装置。

(4)保持引流通畅,防止导管扭曲。重型患者常有血块、坏死组织脱落,容易造成引流管阻塞。如有阻塞,可用无菌温生理盐水冲洗,帮患者经常更换体位,以利于引流。

(5)冲洗液、灌洗液现用现配。

(6)拔管护理:当患者的体温正常并稳定 10 d 左右,白细胞计数正常,腹腔引流液少于 5 mL,每天引流液淀粉酶测定正常后可考虑拔管。拔管后要注意拔管处伤口有无渗漏,如有渗液应及时更换敷料。拔管处伤口可在 1 周左右愈合。

2.伤口护理

观察伤口有无渗液、有无裂开,按时换药。并发胰外瘘时,要注意保持负压引流通畅,并用氧化锌糊剂保护瘘口周围皮肤。

3.营养支持治疗与护理

根据患者的营养评定状况,计算需要量,制订计划。第一阶段,术前和术后早期,需抑制分泌功能,使胰腺处于休息状态,同时因胃肠道功能障碍,需完全胃肠外营养(TPN)2～3 周。第二阶段,术后 3 周左右,病情稳定,肠道功能基本恢复,可通过空肠造瘘提供营养3～4 周,称为肠道营养(TEN)。第三阶段,逐渐恢复经口进食,称为胃肠内营养(EN)。

4.并发症的观察与护理

(1)胰腺脓肿及腹腔脓肿:术后 2 周的患者出现高热,腹部有肿块,应考虑胰腺脓肿及腹腔脓肿的可能。一般此并发症为腹腔引流不畅,胰腺坏死组织及渗出液局部积聚感染所致。非手术疗法无效时应手术引流。

(2)胰瘘:例如,观察到腹腔引流时无色、透明腹腔液经常外漏,其中淀粉酶含量高,为胰液外漏所致,合并感染时引流液可显脓性。多数可逐渐自行愈合。

(3)肠瘘:主要表现为明显的腹膜刺激征,引流液中伴有粪渣。瘘管形成后用营养支持治疗。长期不愈者,应考虑手术治疗。

(4)假性胰腺囊肿:多数需手术行囊肿切除或内引流手术,少数患者经非手术治疗 6 个月可自行吸收。

(5)糖尿病:胰腺部分切除后,可引起内分泌、外分泌缺失。注意观察血糖、尿糖的变化,根据化验报告补充胰岛素。

5.心理护理

由于病情重,术后引流管多,恢复时间长,患者易产生悲观、急躁情绪,因此应关心、体贴、鼓励患者,帮助患者树立战胜疾病的信心,使其积极配合治疗。

八、健康教育

(1)应少食多餐,注意食用富有营养、易消化的食物,避免暴饮暴食及酗酒。

(2)有胆管疾病者、病毒感染者应积极治疗。

(3)告知患者会引发胰腺炎的药物种类,不得随意服药。

(4)患者有高糖血症,应遵医嘱口服降糖药或注射胰岛素,定时查血糖、尿糖,将血糖水平控制在稳定水平,防治各种并发症。

(5)出院 4～6 周,避免过度疲劳。

(6)门诊应定期随访。

（刘　竹）

第十章

神经外科护理

第一节 神经胶质瘤

神经胶质瘤是颅内最常见的恶性肿瘤,发生于神经外胚层。神经外胚层发生的肿瘤包括两类,分别为神经间质细胞形成的胶质瘤和神经元形成的神经细胞瘤。神经胶质瘤占全部脑肿瘤的 33.3%～58.6%,多见于男性,多形性胶质母细胞瘤、髓母细胞瘤患者中,男性明显多于女性。各类型胶质瘤各有其好发年龄,例如,星形细胞瘤多见于壮年,多形性胶质母细胞瘤多见于中年,室管膜瘤多见于儿童及青年,髓母细胞瘤大多发生于儿童。

一、专科护理

（一）护理要点

在观察患者病情变化的同时,针对患者情绪状态的变化给予心理护理,对癫痫持续状态的患者给予安全护理,对长期卧床的患者应避免压疮的发生。

（二）主要护理问题

(1)有皮肤完整性受损的危险:与患者意识障碍或肢体活动障碍、长期卧床有关。

(2)慢性疼痛:与肿瘤对身体的直接侵犯、压迫神经及心理因素有关。

(3)有受伤害的危险:与术前或术后癫痫发作有关。

(4)有窒息的危险:与癫痫发作有关。

(5)营养失调——低于机体需要量:与患者频繁呕吐及术后患者无法自主进食有关。

(6)活动无耐力:与偏瘫、偏身感觉障碍有关。

(7)无望感:与身体状况衰退和肿瘤恶化有关。

（三）护理措施

1.一般护理

将患者安置到相应病床后,责任护士向患者进行自我介绍,并向患者介绍同病室的病友,以增强患者的安全感和对医务人员的信任感。进行入院护理评估,为患者制定个性化的护理方案。

2.对症护理

(1)有皮肤完整性受损的危险的护理:由于长期卧床,神经胶质瘤患者存在皮肤完整性受损的危险,易产生压疮。护士应使用压疮危险因素评估量表进行评估,再采取相应的护理措施,从而避免压疮产生。对出现中枢性高热的患者应适时给予温水浴等物理降温干预。对营养不良或水代谢紊乱的患者在病情允许的情况下给予高蛋白质和富含维生素的饮食。保持床铺清洁、平整、无褶皱。

(2)慢性疼痛的护理:对疼痛的时间、程度、部位、性质、持续性、间断性、治疗史等进行详细的评估,做好记录并向医师报告。当疼痛位于远端或躯干的某些部位时,应遵医嘱给予止痛药物。注意观察药物的作用和不良反应并慎用止痛剂和镇静剂,以免掩盖病情。神经外科患者应慎用哌替啶,因其可导致焦虑、癫痫等。引起慢性疼痛的原因不仅包含患者的躯体因素,还有其心理方面的因素,护士应运用技巧分散患者的注意力以减轻疼痛,如放松疗法、想象疗法、音乐疗法。

(3)有受伤害的危险的护理:术前对有精神症状的患者,适当应用镇静剂及抗精神病药物,如地西泮、苯巴比妥、水合氯醛,在病床两侧加护栏以防止患者坠床;对躁动的患者要避免不良环境的刺激,保持病室安静,适当陪护,同时加强巡视,防止患者自伤及伤人;对在皮层运动区及附近部位手术以及术前有癫痫发作的患者,术后要常规给予抗癫痫药物预防用药。

(4)有窒息危险的护理:胶质瘤患者在癫痫发作期间可对呼吸产生抑制,导致脑代谢需求增加,引起脑缺氧。若忽视对癫痫持续状态的处理,可产生窒息或永久性神经功能损害。在癫痫发作时,应迅速让患者仰卧,将压舌板垫在其上、下牙齿间以防舌咬伤。将患者的头偏向一侧,清理口腔分泌物,保持气道通畅。

(5)营养失调的护理:患者颅内压增高及频繁呕吐,可导致营养不良和水、电解质失衡,从而降低患者对手术的耐受力,并影响组织的修复,增加手术的危险性。因此,术前应营养丰富、易消化的高蛋白、高热量饮食,或静脉补充营养液,以改善患者的全身营养状况。鼓励其多进食富含纤维素的食物,以保持大便通畅,对于术后进食困难或无法自主进食的患者应留置胃管,进行鼻饲饮食,合理搭配,制定饮食方案。

(6)活动无耐力的护理:胶质瘤术后患者可能产生偏瘫、偏身感觉障碍等症状,从而导致患者生活自理能力部分缺陷。护士应鼓励患者坚持自我照顾,协助其淋浴、如厕、穿衣、饮食等,指导其进行肢体功能训练,提供良好的康复训练环境及必要的设施。

(7)无望感的护理:对于恶性胶质瘤患者,随着病程延长及放疗、化疗,病痛的折磨常让患者感到绝望。护士应对患者表示同情和理解,并采用温和的态度和尊重患者的方式为其提供护理,帮助其正确应对。鼓励患者回想过去的成就,从而证明他的能力和价值,增强其战胜疾病的信心。

(四)护理评价

(1)患者未发生压疮。

(2)患者的疼痛有所缓解。患者能够掌握缓解疼痛的方法。

(3)患者在住院期间安全得到保障。

(4)患者的癫痫症状得到控制。

(5)患者营养的摄入量能够满足机体的需要。

(6)患者能够进行肢体康复训练。

(7)患者情绪稳定,能够配合治疗与护理。

二、健康指导

（一）疾病知识指导

1.概念

神经胶质瘤又称胶质细胞瘤，简称胶质瘤，是来源于神经上皮的肿瘤。可分为髓母细胞瘤、多形性胶质母细胞瘤、星形细胞瘤、少突胶质瘤、室管膜瘤等。其中，多形性胶质母细胞瘤（glioblastoma multiforme）恶性程度最高，病情进展很快，对放疗、化疗均不敏感；髓母细胞瘤（medulloblastoma）也为高度恶性，好发于2～10岁儿童，多位于后颅窝中线部位，常占据第四脑室，阻塞导水管而引发脑积水，对放疗较敏感；少突胶质细胞瘤（oligodendroglioma）占神经胶质瘤的7%，生长速度较慢，分界较清，可手术切除，但术后往往复发，需要进行放疗及化疗；室管膜瘤（ependymoma）约占12%，术后需放疗及化疗；星形细胞瘤（astrocytoma）在胶质瘤当中最常见，占40%，恶性程度比较低，生长速度缓慢，呈实质性者与周围组织分界不清，常不能彻底切除，术后容易复发。

2.临床表现

可表现为颅内占位性病变引起的颅内压增高症状，如头痛、呕吐、视神经盘水肿，或者因为肿瘤生长部位不同而出现局灶性症状，如偏瘫、失语、感觉障碍。部分肿瘤患者有精神及癫痫症状，表现为性格改变、注意力不集中、记忆力减退、癫痫大发作或局限性发作等。

3.神经胶质瘤的辅助诊断

主要辅助诊断方法为颅脑CT、MRI、脑电图等。

4.神经胶质瘤的处理原则

由于颅内肿瘤浸润性生长，与脑组织间无明显边界，难以做到手术全部切除，一般采用综合疗法，即手术后配合放疗、化疗、分子靶向治疗及免疫治疗等，这样通常可延缓肿瘤复发，延长患者生存期。对于恶性胶质瘤局部复发，推荐再次手术或者放疗、化疗；如果患者曾经接受放疗，不适合再放疗，推荐化疗；对化疗失败者，可改变化疗方案；对于弥漫或多灶复发的患者，推荐化疗和/或分子靶向治疗。

（1）手术治疗：胶质瘤患者以手术治疗为主，即在最大限度保存正常神经功能的前提下，最大范围安全切除肿瘤病灶。但对不能实施最大范围安全切除肿瘤的患者，酌情采用肿瘤部分切除术、活检术或立体定向穿刺活检术，以明确肿瘤的组织病理学诊断。胶质瘤手术治疗的目的在于：①明确诊断。②减少肿瘤负荷，改善辅助放疗和化疗的结果。③缓解症状，提高患者的生活质量。④延长患者的生存期。⑤为肿瘤的辅助治疗提供途径。⑥降低进一步发生耐药性突变的概率。

（2）放疗：放射线作用于细胞，会将细胞杀死。高级别胶质瘤属于早期反应组织，对放射敏感性相对较高。由于肿瘤内存在部分乏氧细胞，较适合进行多次分割放疗，使得乏氧细胞不断氧化并逐步被杀死。目前美国国立综合癌症网络发布的胶质瘤指南、欧洲恶性胶质瘤指南及国内共识均将手术切除恶性胶质瘤后4周开始放疗作为恶性胶质瘤综合治疗的标准方法。

（3）化疗：利用化疗可以进一步杀死实体肿瘤的残留细胞，有助于延长患者的无进展生存时间及平均生存时间。

（4）分子靶向治疗：即在细胞分子水平上，针对已经明确的致癌位点（该位点可以是肿瘤细胞内部的一个蛋白分子，也可以是一个基因片段），来设计相应的治疗药物。药物进入体内会特异地选择致癌位点相结合,发生作用,使肿瘤细胞特异性死亡,而不会波及肿瘤周围的正常组织细胞。

(5)免疫治疗:免疫疗法可以通过激发自身免疫系统来定位和杀灭胶质瘤细胞。目前在胶质瘤免疫治疗方面虽然取得了一些进展,但所有的免疫治疗方案在临床试验中均不能完全清除肿瘤。尽管免疫治疗有许多不足,但由于免疫治疗可以调动人体自身的免疫系统,产生特异性抗肿瘤免疫反应,其理论上是较理想的胶质瘤治疗方法。

5.神经胶质瘤的预后

随着影像诊断技术的发展、手术理念和设备的进步、放疗技术的日益更新以及化疗药物的不断推出,胶质瘤患者的预后得到了很大改善。但神经胶质瘤的侵袭性很强,目前仍无确切有效的治愈手段。绝大多数恶性胶质瘤患者预后很差,即使采取外科手术、放疗及化疗等综合疗法,五年生存率约 25%。

(二)饮食指导

(1)患者应合理进食,保持良好的饮食习惯,注意低盐饮食,防止由于钠离子在机体潴留而引起血压升高,进而导致颅内压升高。

(2)患者应增加富含纤维素的食物(如蔬菜、水果)的摄入,减少便秘,必要时可口服缓泻剂,促进排便。

(3)胶质瘤术后的患者除一般饮食外,可多食营养脑神经的食品,如酸枣仁、桑葚、白木耳、黑芝麻,避免食用含有致癌因子的食物,如腌制品、发霉的食物、烧烤类食品、烟熏类食品。

(三)预防指导

(1)通过向患者提供有关疾病康复的知识,帮患者提高自我保健的意识。

(2)为预防胶质瘤患者癫痫发作,应遵医嘱合理使用抗癫痫药物。嘱患者按时服用口服药,不可擅自减量、停药。若患者没有接受过化疗,可口服替莫唑胺,防止肿瘤复发。剂量为 $200\ mg/(m^2 \cdot d)$,28 d 为一个周期,连续服用 5 d;若患者接受过其他方案化疗,建议患者起始量为 $150\ mg/(m^2 \cdot d)$,28 d 为一个周期,连续服用 5 d。

(四)日常生活指导

(1)指导患者建立良好的生活习惯,鼓励患者日常活动自理,树立恢复健康的信心。

(2)指导患者要保持心情舒畅,避免不良情绪刺激。家属要关心、体贴患者,给予生活照顾和精神支持,避免因精神因素引起病情变化。

三、循证护理

胶质瘤是常见的颅内肿瘤,流行病学调查结果显示,尽管世界各地胶质瘤的发病率存在差异,但就整体而言,其发病率约占原发脑肿瘤的一半,且近年来有不断上升的趋势。目前以手术治疗为主,同时配合其他治疗方法,如放射治疗、化学治疗、免疫治疗。对胶质瘤的围术期的观察与护理及术后并发症的护理显得尤为重要。对观察组 30 例脑胶质瘤患者进行中西医结合护理,包括鼓励患者饮蜂蜜水,用花生衣煮水并饮用,化疗次日饮用当归、何首乌、灵芝炖乌鸡汤,使用耳穴贴等,效果显著。有学者在对 60 例脑胶质瘤患者间质内化疗的护理研究中提到化疗前要帮助患者增强战胜疾病的信心,并取得家属的配合,发挥社会支持系统的作用。对免疫治疗脑胶质瘤患者的研究结果显示,术后 4～5 d 要警惕颅内感染的发生。护士需监测患者的体温;在回输疫苗稀释液时,可能发生过敏性休克,因此输注时要有 10～15 min 的观察期,同时要控制滴速,观察期的滴速应为每分钟 10～20 滴,观察期结束后如无不适,可调至每分钟 30～40 滴,输注完毕,应观察 4～6 h,方可让患者离院;免疫治疗过程中要注意观察患者是否有肌无力及关节疼痛,如有则应及时停止治疗或调整治疗方案。

中枢神经系统损伤的患者基础营养需求原因如下:①代谢率升高。②蛋白质需要量增加。③脂肪需要量增加。

中枢神经系统损伤时,患者的代谢反应过度。多数研究者证明,昏迷患者在安静状态下的代谢率是正常基础代谢率的 120%～250%。此时的机体为满足高代谢的能量需求,葡萄糖异生增强,蛋白质、糖类和脂肪的利用增加。增加蛋白质和脂肪的利用不仅导致营养供给困难,还加速禁食患者的营养不良。神经系统受损的患者需要营养成分的比例发生改变,对蛋白和脂肪热量的需要量增多,而对糖类的需要量相对减少。

(谭秋霞)

第二节 神经鞘瘤

神经鞘瘤是由周围神经的神经鞘所形成的肿瘤,主要来源于背侧神经根。腹侧神经根多发神经纤维瘤。神经鞘瘤占成人硬脊膜下肿瘤的 25%,绝大多数肿瘤表现为单发,在椎管各节段均可发生。发病高峰期为 40～60 岁,无明显性别差异。约 2.5% 的硬脊膜下神经鞘瘤是恶性的。恶性神经鞘瘤预后较差,存活期常不超过一年。

一、专科护理

(一)护理要点

密切观察患者生命体征及心理的变化,注意做好患者皮肤护理及康复功能锻炼。

(二)主要护理问题

(1)有误吸的危险:与疾病引起的呕吐、饮水呛咳等有关。

(2)营养失调——低于机体需要量:与患者头痛、呕吐、进食呛咳、吞咽困难等因素引起的营养摄入不足有关。

(3)体像紊乱:与面肌瘫痪、口角歪斜有关。

(4)感知觉紊乱——听觉:与长期肿瘤压迫有关。

(5)慢性疼痛:与长期肿瘤压迫有关。

(6)潜在并发症:角膜溃疡、口腔黏膜改变、面部出现带状疱疹、平衡功能障碍等。

(三)护理措施

1.一般护理

嘱患者取头高位,把床头抬高 15°～30°,保持室内环境安静、室温适宜,尽量减少不良因素刺激,保证患者有充足的睡眠。在住院期间,保证患者安全,并指导患者进行适当的功能锻炼。

2.对症护理

(1)有误吸危险的护理:①定时为患者进行翻身叩背,促进痰液排出。对痰液黏稠者,可进行雾化吸入治疗,稀释痰液。对不能自行排出痰液者,应及时给予气管插管或气管切开术,必要时给予机械辅助通气。②为防止误吸,在患者床旁准备吸引装置;对于昏迷患者应取下义齿,及时清除口腔分泌物及食物残渣;患者进食时宜采取端坐位、半坐卧位或健侧卧位,并根据吞咽功能的评定选取适宜的食物(如糊状食物),以防误咽、窒息。③出现呛咳时,应使患者腰、颈弯曲,身体前倾,下颌抵向前胸,以防止食物残渣再次进入气管;发生窒息时,嘱患者弯腰、低头,治疗者在肩胛骨之间快速连续拍击,使残渣排出。④如患者吞咽、咳嗽反射消失,可留置胃管。

(2)营养失调的护理:①提供良好的进食环境,食物营养搭配合理,促进患者的食欲。②可选择质地均匀、不宜松散、易通过咽和食管的食物。舌运动受限、协调性欠佳者应避免进食黏稠度高的食物。舌力量不足者应避免进食大量糊状食物。对营养失调者,必要时静脉补充能量,改善全身营养状况,以提高患者对手术的耐受能力。

(3)体像紊乱的护理:①患者由于出现面肌痉挛或口角歪斜等症状,担心疾病影响自身形象,易出现焦虑、抑郁等情绪,护士应鼓励患者以积极的心态面对疾病。巨大神经鞘瘤术后并发症包括面瘫、失明、吞咽困难等,护士应支持和鼓励患者,针对其顾虑的问题进行耐心解释。嘱患者放松,进行深呼吸,减缓紧张感。②了解患者的心理状态及心理需求,有针对性地因人施教,告知患者疾病的相关知识及预后效果,使患者对治疗过程充满信心。护士操作时要沉着冷静,以增加患者对医务人员的信任感,从而配合医疗和护理工作。③为患者提供安静的休养环境。根据国际噪音标准规定,白天病区的噪音不应超过 38 分贝。医务人员应做到走路轻、说话轻、操作轻、关门轻。对于易发出响声的椅脚应钉橡胶垫,对推车的轮轴、门窗铰链应定期涂润滑油,尽量集中进行夜间护理操作,减少接打电话、使用呼叫器的次数,加强巡视病房,认真执行患者探视陪护管理制度。④护士在护理过程中,态度和蔼可亲,贯穿服务人性化、操作规范化、语言温馨化、关怀亲切化、健教个性化、沟通技巧化、满意最大化的护理理念,使患者身心愉悦,消除消极情绪。护士能够以幽默诙谐、通俗易懂的语言与患者及其家属进行沟通,对于情绪低落、抑郁的患者,应鼓励患者树立战胜疾病的信心。

(4)感知觉紊乱的护理:①患者出现听力下降或失聪时,护士应教会患者自我保护听力功能的方法,如避免长时间接触监护仪器等噪声,尽量减少噪声的干扰,指导患者学习唇语和体语。②使患者能够保持轻松、愉快的良好心态。如果经常处于急躁、恼怒的状态,会导致体内自主神经失去正常的调节功能,使内耳器官发生缺血,出现水肿和听觉障碍,加重病情。③按摩耳垂前后的处风穴(在耳垂与耳后高骨的凹陷处)和听会穴(在耳屏前方,下颌关节突后缘凹陷处),可增加内耳的血液循环,起到保护听力的作用。④用药时应尽量避免使用耳毒性药物,如庆大霉素、链霉素、卡那霉素、新霉素。⑤指导患者不用耳勺等挖耳朵,那样易碰伤耳道而引起感染。耳道有痒感时,可用甘油棉签擦拭或口服 B 族维生素、维生素 C 和鱼肝油。⑥减少使用耳机、电子产品等。⑦听神经鞘瘤手术后,患者的听力会逐渐好转,与患者沟通时宜站在听力较好的一侧,并掌握沟通音量。必要时使用肢体语言进行沟通。

(5)慢性疼痛的护理:①评估患者的行为、社会交往方面的表现、认知、情绪、对家庭的影响等,及时了解患者的思想动向,找出其受困扰问题,有针对性地帮助其解决问题。②指导患者使用合适的无创性镇痛措施,如松弛术、皮肤刺激疗法、分散注意力的方法,还可介绍一些其他的技术,如生物反馈。③选用止痛剂时,评估并决定最佳用药途径,如口服、肌内注射、静脉给药或肛门推注;观察用药后反应及止痛效果,可对比服药前的疼痛程度与服药后的疼痛程序,选择合适的药物。④对于慢性疼痛,应鼓励患者及其家属勿过分担心和焦虑,树立战胜疾病的信心。⑤协助患者在疼痛减轻时,进行适量运动。

（6）潜在并发症的观察与护理：①面神经、三叉神经损伤导致眼睑闭合不全、角膜反射减弱或消失、瞬目动作减少及眼球干燥，护理不当可导致角膜炎、角膜溃疡，严重者甚至失明。护士应检查患者面部的痛觉、温度觉、触觉是否减退或消失，观察角膜反射有无减弱或消失；对于眼睑闭合不全者可使用棉质、透气性好的眼罩保护眼球，或者用蝶形胶布将上、下眼睑黏合在一起，必要时行上、下眼睑缝合术；白天按时用氯霉素眼药水滴眼，晚间睡前用四环素或金霉素眼膏涂于上、下眼睑之间，以保护角膜；指导患者减少用眼和户外活动，外出时戴墨镜保护。②面部出现带状疱疹是由于潜伏在三叉神经内的病毒被激发，活化后沿感觉神经通路到达皮肤，引起该神经区病毒感染。感染部位为鼻部、口角、唇边等处，应予镇痛抗病毒处理，保持局部干燥。在患处涂抹抗病毒药膏，保持未破水疱干燥、清洁，禁止患者搔抓，以免并发细菌感染及遗留瘢痕；加强消毒、隔离，防止交叉感染；遵医嘱使用抗病毒及增强免疫力的药物，疱疹一般可在 2 周内消退。带状疱疹患者须注意少吃油腻食物；禁止食用辛辣食物，如羊肉、牛肉及煎炸食物；少吃酸涩、收敛制品，如豌豆、芡实、石榴、芋头、菠菜；多进食豆制品、鱼、蛋、瘦肉等富含蛋白质的食物及新鲜的水果、蔬菜，增强机体抵抗力。③患者术后易出现步行困难或行走偏向等感觉异常症状，护士在护理过程中应嘱患者勿单独外出，防止摔伤；给予必要的解释和安慰，加强心理护理；保持病区地面清洁，如地面潮湿应设置警惕标识，清除障碍物；指导患者进行平衡功能训练时应循序渐进，从卧位训练开始，再进行站立平衡及行走训练，增强患者康复的信心。

3.围术期的护理

（1）术前练习。①咳嗽训练：指导患者深呼吸，吸气时间长于呼气时间，要自然、缓慢，闭声门，然后缓缓用力咳嗽，避免用力过猛引起疼痛；进行有效咳嗽可增加肺通气量，预防术后坠积性肺炎。②排尿训练：让患者放松腹部及会阴部，用温热毛巾敷下腹部或听水声，用温开水清洗会阴等，反复练习，直至可床上排尿。③翻身训练：为患者讲解轴线翻身的方法、操作程序及注意事项，使患者术后能够良好地配合。

（2）术前准备：术前常规头部备皮并检查头部是否有皮囊炎，头皮是否有损伤，让患者修剪指甲，更换衣裤，条件允许情况下进行沐浴。对术前睡眠差及心理紧张者，遵医嘱给予镇静剂。

（3）术后体位：术后 6 h 内取去枕平卧位，搬动患者时注意保持脊柱水平位。每 1~2 h 帮患者翻身一次，注意保持头与身体的水平位。

（4）营养和补液：为增强机体抵抗力，鼓励患者多食蔬菜及水果，多饮水，保持大便通畅。

（5）伤口护理：巡视病房过程中注意观察伤口有无渗出、感染征象，保持伤口敷料完整，进行交接班记录。如术后 3~7 d 出现局部搏动性疼痛，皮肤潮红、肿胀，压痛明显，并伴有体温升高，应及时通知医师，提示有感染征象。

（6）创腔引流管的护理：切除肿瘤后常需在创腔内放置引流管，以便引流脑内的血性液体、组织碎屑、小血细胞凝集块等。应保持引流管通畅，准确观察引流液的量、颜色并及时记录。

二、健康指导

（一）疾病知识指导

1.概念

神经鞘瘤是发生于硬膜下各段椎管的单发肿瘤。起源于神经膜细胞，电镜下大体上表现为光滑球形肿物悬挂于脊神经上且与之分离，而不是使神经增粗。

2.主要的临床症状

神经鞘瘤系局部软组织包块,病程发展缓慢,早期可无症状,包块长大后,局部有酸胀感或疼痛。触摸或者挤压包块时有麻痹或触电感,并向肢体远端放射。

3.神经鞘瘤的诊断

临床上可综合特殊染色体和免疫学检查、凝血常规、血常规、尿常规、生化、电测听、CT、MRI、电生理检查等确诊。

4.神经鞘瘤的处理原则

(1)手术治疗:一旦定位诊断明确,应尽早手术切除。

(2)放射治疗:凡病理回报为恶性肿瘤者均可在术后行放射治疗,以提高治疗效果和生存质量。

(3)化学治疗:用脂溶性烷化剂(如卡莫司汀)治疗有一定的疗效,对转移癌(腺癌、上皮癌)则应用环磷酰胺、甲氨蝶呤等。

5.神经鞘瘤的预后

由于手术入路的不断改进和显微外科技术的普遍应用,进入 20 世纪以来,神经鞘瘤的手术效果显著提高。至 20 世纪 90 年代,神经鞘瘤的手术全切除率已达 90% 以上,死亡率已降至 0~2%。神经鞘瘤的直径为 2 cm 以下,面神经功能保留率达 86%~100%,神经鞘瘤的直径为 2 cm 以上,面神经保留率在 36%~59%。

(二)饮食指导

(1)选择高蛋白(鸡、鱼、蛋、奶等)、高维生素、高热量、高纤维素(韭菜、芹菜等)饮食。

(2)鼓励患者少食多餐,制订饮食计划,保持进餐心情愉快,增强机体耐受能力。

(三)用药指导

(1)患者服用化疗药物期间,注意观察患者有无恶心、头痛、疲乏、直立性低血压、脱发等不良反应。

(2)静脉输注化疗药物时,不可随意调节滴速。

(3)经常巡视病房,观察输液部位的血管、皮肤情况,防止药液外渗。

(四)日常生活指导

(1)鼓励患者保持乐观向上的态度,加强自理能力。

(2)患者应根据气温变化增减衣物,注意保暖。

三、循证护理

查阅相关文献发现,目前对神经鞘瘤护理方面的研究多关注颅神经及周围神经鞘瘤的围术期护理。有学者将临床护理路径应用在神经鞘瘤患者的护理中,其研究发现应用临床护理路径可明显缩短平均住院时间,降低诊疗费用,使患者得到最佳医疗护理服务。在应用临床路径时仍需考虑如果假设的标准临床路径与实际过程出现偏离,则应修改临床路径,对于临床护理路径在神经外科的应用仍需不断总结经验,继而修订完善路径,扩大使用病种,使其更广泛地应用于临床。

(谭秋霞)

273

第三节 室管膜瘤

室管膜瘤是一种少见的肿瘤，来源于脑室与脊髓中央管的室管膜细胞或脑内白质室管膜细胞巢的中枢神经系统。其发生率占颅内肿瘤的 2%～9%，约占胶质瘤的 12%，好发于儿童及青年，男性患者多于女性患者。目前，幕上室管膜瘤手术死亡率降至 0～2%，幕下室管膜瘤手术死亡率为 0～3%。

一、专科护理

（一）护理要点

密切观察生命体征、瞳孔、意识、肌力及病情变化，保障患者安全，同时给予疾病相关健康指导，加强患者的心理护理。

（二）主要护理问题

（1）急性疼痛：与术后切口疼痛及颅内压增高有关。

（2）营养失调，低于机体需要量：与恶心、呕吐有关。

（3）有受伤害的危险：与神经系统功能障碍引起的视力障碍、肢体运动障碍有关。

（4）焦虑：与脑肿瘤的诊断及担心手术效果有关。

（5）潜在并发症：颅内出血、颅内压增高、脑疝、感染等。

（6）知识缺乏：缺乏相关疾病知识。

（三）护理措施

1.一般护理

病室环境舒适、安静、整洁，空气流通，温度以 18 ℃～20 ℃为宜。将患者妥善安置在指定床位，让患者更换病服，佩戴身份识别的腕带，并向患者做好入院指导。按照护理程序进行护理评估，制定合理、切实的治疗及护理方案。

2.对症护理

（1）急性疼痛的护理：术后切口疼痛一般发生于术后 24 h 内，可遵医嘱给予一般止痛剂。颅内压增高所致的头痛多发生在术后 2～4 d，头痛多为搏动性头痛，严重时可伴有恶心、呕吐，需给予脱水、激素等药物，降低颅内压，从而缓解头痛症状。也可通过聊天、阅读等分散患者的注意力，播放舒缓的音乐，进行有节律的按摩，让患者深呼吸、沉思、松弛或积极采取促进患者舒适的方法以减轻或缓解疼痛。

（2）营养失调的护理：颅内压增高导致频繁呕吐者应注意补充营养，维持水、电解质平衡。指导患者每天进食新鲜蔬菜、水果，少食多餐，适当限制钠盐摄入。

（3）有受伤害的危险的护理：应将病室的窗帘拉开，保持光线充足，保持地面洁净、干燥，按照"五常法"管理的物品，以避免患者跌倒、烫伤等。嘱患者静卧休息，活动、如厕时应有人陪伴。

（4）焦虑的护理：根据患者及其家属的具体情况提供正确的心理指导，了解患者的心理状态以及心理需求，消除患者紧张、焦虑等情绪。鼓励患者正视疾病，稳定情绪，增强战胜疾病的信心。护士操作时要沉着、冷静，增加患者对医务人员的信任感，使其积极配合治疗。

（5）潜在并发症的观察与护理：①颅内出血是最危险的并发症，多发生在术后 24～48 h。表现为意识的改变，意识清醒后逐渐转为模糊甚至昏迷。因此应严密观察病情，一旦发现患者有颅内出血的倾向，立即向医师报告，同时做好再次手术的准备工作。②术区切口感染多于术后 3～5 d 发生，局部可有明显的红肿、压痛以及皮下积液。肺部感染多于术后一周左右发生，若不及时控制，可致高热、呼吸功能障碍而加重脑水肿，甚至发生脑疝。应遵医嘱合理使用抗生素，严格执行无菌技术操作，加强基础护理，提高患者的免疫力。③中枢性高热多出现于术后 12～48 h，同时伴有意识障碍、呼吸急促、脉搏加快等症状，可给予一般物理降温或冬眠低温疗法。

3.围术期的护理

（1）术前练习与准备：鼓励患者练习床上大小便，练习正确的咳嗽和咳痰方法，术前 2 周停止吸烟。进行术区备皮，做好血型鉴定及交叉配血试验，备血等。指导患者术前 6 h 禁食，术前 4 h 禁水，以防麻醉或手术过程中呕吐引起误吸、窒息或吸入性肺炎。择期手术最好在术前 1 周左右，经口服或静脉提供充分的热量、蛋白质和维生素，以利于术后组织的修复和创口的愈合，提高预防感染的能力。在手术前一天或手术当日早晨，如发现患者发热、血压高或女患者月经来潮，应推迟手术；手术前夜可给予镇静剂，保证患者充分的睡眠；让患者进手术室前排空尿液，必要时留置导尿管。

（2）术后体位：给全麻未清醒患者取侧卧位，保持呼吸道通畅。意识清楚、血压较平稳后取头高位，抬高床头 15°～30°。幕上开颅术后的患者应卧向健侧，避免头部切口处受压；幕下开颅术后的患者早期宜取无枕侧卧或侧俯卧位。

（3）营养和补液：一般术后第 1 d 可进流质饮食，第 2、3 d 可逐渐给半流质饮食，以后可逐渐过渡到软食和普通饮食。如患者有恶心、呕吐、消化道功能紊乱或出血，术后可禁食 1～2 d，同时给予静脉补液，病情平稳或症状缓解后再逐步恢复饮食。术后 1～2 周为脑水肿期，术后 1～2 d 为水肿形成期，4～7 d 为水肿高峰期，应适当控制输液量，对成人以 1 500～2 000 mL/d 为宜。脑水肿期间需使用高渗脱水剂而导致排出尿液增多，应准确记录 24 h 液体出入量，维持水、电解质平衡。

（4）呼吸道的护理：术后要密切观察患者有无呼吸困难或烦躁不安等呼吸道梗阻情况，保持呼吸道通畅。鼓励患者进行深呼吸及有效咳嗽。如痰液黏稠，可进行雾化吸入疗法，促进呼吸道内黏稠分泌物的排出及减少黏液的滞留，从而改善呼吸状况。痰液多且黏稠不易咳出时，可给予气管切开后吸痰。

（5）病情观察及护理：密切观察患者的生命体征、意识状态、瞳孔及反射、肢体活动情况等。注意观察手术切口的敷料以及引流管的引流情况，使敷料完好、引流管通畅。注意观察有无颅内压增高症状，避免高压灌肠。患者避免情绪激动、用力咳嗽、用力排便等。

二、健康指导

（一）疾病知识指导

1.概念

室管膜瘤是一种中枢神经系统肿瘤，约有 65％的室管膜瘤发生于后颅窝。其肿瘤常分布在幕上、幕下、脊髓和圆锥-马尾-终丝 4 个部位。在美国，小于 15 岁的儿童中，室管膜瘤的发病率为 3/10 万人。室管膜瘤五年生存率为 62％。

2.主要的临床症状

由于肿瘤所在部位不同,室管膜瘤患者表现的临床症状有很大的差别,典型的室管膜瘤见于侧脑室、第三脑室、第四脑室及脑内。其中,第四脑室室管膜瘤较常见,肿瘤的主体多位于脑室内,少数肿瘤的主体位于脑组织内。

(1)第四脑室室管膜瘤的临床症状如下。①颅内压增高症状:肿瘤位于脑室内,堵塞室间孔或压迫导水管,从而影响脑脊液循环,致使脑脊液滞留,从而引起脑室扩大和颅内压增高。其特点是间歇性发作,与头位的变化有关。晚期一般常呈强迫头位,头多向前屈或侧屈,可表现为剧烈的头痛、眩晕、呕吐、脉搏、呼吸改变、意识突然丧失,由于展神经核受影响而产生复视、眼球震颤等症状,称为布伦斯综合征。②脑干症状与脑神经系统损害症状:脑干症状较少见。可出现脑桥或延髓神经核受累症状,一般多发生在颅内压增高之后,少数患者以脑神经症状为首发症状。③小脑症状:可表现为步态不稳、眼球震颤、小脑共济失调和肌张力减小等。

(2)侧脑室室管膜瘤的临床表现如下。①颅内压增高症状:当脑肿瘤体积增大,引起脑脊液循环障碍时,可出现持续剧烈头痛、喷射状呕吐、视神经盘水肿等颅内压增高症状。②肿瘤的局部症状:早期由于肿瘤对脑组织的压迫,可出现对侧轻偏瘫、感觉障碍和中枢性面瘫等症状。

(3)第三脑室室管膜瘤的临床表现:第三脑室室管膜瘤极为少见,位于第三脑室后部。早期可出现颅内压增高并呈进行性加重,同时可伴有低热。

(4)脑内室管膜瘤的临床表现:部分室管膜瘤不长在脑室内而位于脑实质中,位于幕上者多见于额叶和顶叶内,肿瘤位于大脑深部,临近脑室,也可显露于脑表面。

3.室管膜瘤的诊断

(1)室管膜瘤的分级:室管膜瘤根据恶性程度的不同分为4级。1级室管膜瘤包括黏液乳头型及室管膜下瘤型,常见于脊髓和第四脑室侧脑室;2级室管膜瘤包括乳头型,常见于桥小脑角,蜂窝型常见于第四脑室和中线部位,透明细胞型常见于第四脑室中线部位;3级室管膜瘤间变型常见于大脑半球;4级室管膜瘤室管膜母细胞瘤型好发于各个部位。其中第4级是恶性程度最高的肿瘤。

(2)室管膜瘤的检查:颅骨 X 线平片、CT、MRI。

4.室管膜瘤的处理原则

(1)手术治疗:手术全切肿瘤是室管膜瘤的首选方案,首选手术全切除或次全切除肿瘤。

(2)放射疗法:对未能行肿瘤全切除的患者,术后应行放疗。对于成年患者,手术全部切除肿瘤,结合术后颅脑脊髓联合放疗已经成为治疗的"金标准"。

(3)化学药物治疗:成年患者术后化疗无显著效果,但对于复发或不宜行放疗的患者,化疗是重要的辅助治疗手段。因为患者肿瘤所在部位难以达到而不能全切除,所以化疗的作用就变得更加明显和确定。

5.室管膜瘤的预后

肿瘤的恶性程度越高,其增生指数越高,越容易转移。基质金属蛋白酶的活性越高,血管内皮的生长因子的表达也越高。因此,虽然当前对室管膜瘤这类少见肿瘤的认识和治疗已经有了一些进展,但仍需要更多临床和基础学科团队共同协作,才能真正改善患者的预后。

(二)饮食指导

(1)以高热量、高蛋白、高维生素、低脂肪、易消化的饮食为宜,如鲜鱼、肉、豆制品、新鲜蔬菜及水果。进食时要心情愉快,不偏食。为防止化疗引起白细胞、血小板等减少,宜多食动物内脏、蛋黄、黄鳝、鸡、桂圆、阿胶等食物。

（2）应尽量让食物多样化。可采取更换食谱,改变烹调方法,增加食物的色、香、味等方法增强患者的食欲。

（3）患者应避免进食过热、过酸、过冷、过咸、辛辣的食物,少吃熏、烤、腌、炸的食品,主食中粗、细粮搭配,以保证营养平衡。

（4）腹泻者在服用止泻剂的同时,应进食易消化、营养丰富的流质或半流质食物,以补充所需的电解质,腹泻症状好转后可适当添加水果和蔬菜,但应少食油腻及粗纤维的食物,避免加快胃肠蠕动而不利于恢复。可多吃富含钾的食物,如菠菜、香菇、香蕉、鲜枣、海带、紫菜。

（5）便秘者可多进食维生素丰富的水果、蔬菜及谷类。

（三）预防指导

（1）避免有害物质侵袭(促癌因素),避免或尽可能少接触有害物质,例如,周围环境中的致癌因素,包括化学因素、生物因素和物理因素等。

（2）要进行适当的体育锻炼。患者可根据自身情况选择散步、慢跑、打太极拳、习剑、游泳等活动项目,运动量以不感到疲劳为度,以增强机体免疫力。

（3）勿进食陈旧、过期、变质、有刺激性、产气的食物。

（四）日常生活指导

（1）患者要保持积极、乐观的心态,避免家庭、工作、社会等方面的负性影响。培养广泛的兴趣爱好,作息时间规律。

（2）患者要在体位变化时动作要缓慢,转头不宜过猛、过急。患者洗澡时水温不宜过热,时间不宜过长,要有专人陪伴。

（3）气候变化时注意保暖,适当增减衣物,防止感冒。

三、循证护理

目前,国内护理研究领域关于室管膜瘤患者的护理的研究较少,大多数研究属于经验总结性研究及个案性研究。有学者对室管膜瘤患者的研究显示,在放疗期间,在照射野不可使用香水等化妆品,应避免直接受到强烈紫外线照射。进行放疗的患儿依赖感强,理解力差,要重视家长的陪伴,尤其是对放射后脑水肿要认真观察,出现抱头或哭闹等行为时要警惕颅内高压。田莉将"ROY适应模式"应用于小脑室管膜瘤患者的术后放疗护理,其研究结果证实,应用"ROY适应模式"能够及时发现影响患者的刺激因素(如放疗反应、经济困难),从而方便护理工作者有针对性地采取适当护理措施,为患者提供个性化照护。

（谭秋霞）

第四节　脑　膜　瘤

一、疾病概述

脑膜瘤占颅内肿瘤的19.2％。男性患者与女性患者的比例为1：2。脑膜瘤一般为单发,多发脑膜瘤偶尔可见,好发部位为矢状窦旁、大脑镰、大脑凸面,其次为蝶骨嵴、鞍结节、嗅沟、小脑脑桥角与小脑幕等部位,生长在脑室内者很少,脑膜瘤也可见于硬膜外。其他部位偶见。依肿瘤组织学特征,将脑膜瘤分为5种类型,即内皮细胞型、成纤维细胞型、血管瘤型、化生型和恶性型。

(一)临床表现

1.慢性颅压增高症状

肿瘤生长较慢,当肿瘤达到一定体积时才引起头痛、呕吐及视力减退等,少数患者呈急性发病。

2.局灶性体征

因肿瘤呈膨胀性生长,患者往往以头疼和癫痫为首发症状。根据肿瘤的位置不同,还可以出现视力、视野、嗅觉或听觉障碍及肢体运动障碍等。老年患者多以癫痫发作为首发症状,颅压增高症状多不明显。

(二)辅助检查

1.头颅CT扫描

典型的脑膜瘤显示脑实质外圆形或类圆形高密度肿块,或等密度肿块,边界清楚,含类脂细胞者呈低密度,周围水肿较轻或为中度,且有明显对比增强效应。瘤内可见钙化、出血或囊变,瘤基多较宽,并多与大脑镰、小脑幕或颅骨内板相连,其基底较宽,密度均匀、一致,边缘清晰,瘤内可见钙化。增强后可见肿瘤明显增强,可见脑膜尾征。

2.MRI扫描

进行CT和MRI结果的对比分析,方可得到较正确的定性诊断。

3.脑血管造影

脑血管造影可显示瘤周呈抱球状供应血管和肿瘤染色。造影技术也为术前栓塞肿瘤的供应动脉,减少术中出血提供了帮助。

(三)鉴别诊断

需鉴别幕上脑膜瘤与胶质瘤、转移瘤。鉴别鞍区脑膜瘤与垂体瘤。鉴别桥小脑角脑膜瘤与听神经瘤。

(四)治疗

1.手术治疗

手术切除脑膜瘤是最有效的治疗手段,应力争全切除,对受肿瘤侵犯的脑膜和颅骨,亦应切除,以求达到根治。

(1)手术原则:控制出血,保护脑功能,争取全切除。对无法全切除的患者,则可行肿瘤次全切除或分次手术,以免造成严重残疾或死亡。

(2)术前准备:①对肿瘤血运极丰富者可术前行肿瘤供应血管栓塞,以减少术中出血。②充分备血,手术开始时做好快速输血准备。③对有鞍区肿瘤和颅压增高明显者,术前数天酌情用肾上腺皮质激素和脱水治疗。④对有癫痫发作史者,需术前应用抗癫痫药物,预防癫痫发作。

(3)预防及处理术后并发症。①术后再出血:术后密切观察神志、瞳孔的变化,定期复查头部CT,早期处理。②术后脑水肿加重:对于影响静脉窦和粗大引流静脉的肿瘤,切除后应用脱水药物和激素预防脑水肿加重。③术后肿瘤残余和复发:需定期复查并辅以立体定向放射外科治疗等,防止肿瘤复发。

2.立体定向放射外科治疗

因脑膜瘤的生长位置,对 17%～50% 的脑膜瘤做不到全切,还有少数恶性脑膜瘤也无法全切。肿瘤位于脑深部重要结构,难以全切除,应同时行减压性手术,以缓冲颅压,可采用 γ 刀或 X 刀治疗剩余的瘤体,亦可达到很好的效果。

3.放疗或化疗

在手术切除恶性脑膜瘤后,需辅以化疗或放疗,防止肿瘤复发。

4.其他治疗

其他治疗包括激素治疗、分子生物学治疗、中医治疗等。

二、护理

(一)入院护理

(1)进行入院常规护理、常规安全防护教育、常规健康指导。

(2)指导患者合理饮食,保持大便通畅。

(3)指导患者进行肢体功能锻炼、语言功能锻炼。

(4)结合患者的个体情况,每 1～2 h 协助患者翻身,保护受压部位皮肤;如局部皮肤有压红,可缩短翻身的间隔时间,对受压部位用软枕垫高来减压。

(二)术前护理

(1)每 1～2 h 巡视患者,观察患者的生命体征、意识、瞳孔、肢体活动,如有异常及时通知医师。

(2)了解患者的心理状态,向患者讲解疾病的相关知识,介绍同种疾病手术成功的例子,增强患者的治疗信心,减轻焦虑、恐惧。

(3)根据医嘱正确采集标本,进行相关检查。

(4)术前落实相关化验、检查报告的情况,如有异常立即通知医师。

(5)根据医嘱进行治疗、处置,注意观察用药后反应。

(6)注意并发症的观察和处理。

(7)指导患者练习深呼吸及有效咳嗽。指导患者练习床上大小便。

(8)指导患者修剪指(趾)甲、剃胡须,女性患者勿化妆及涂染指(趾)甲。

(9)指导患者戒烟、戒酒。

(10)根据医嘱正确备血(复查血型),行药物过敏试验。

(11)指导患者术前 12 h 禁食,术前 8 h 禁饮水,防止术中呕吐导致窒息。术前一晚患者进半流质饮食,如米粥、面条。

(12)指导患者保证良好的睡眠。必要时遵医嘱使用镇静催眠药。

(三)手术当日护理

1.送手术室前

(1)手术日早晨为患者测量体温、脉搏、呼吸、血压;如有发热、血压过高、女性月经来潮等情况均应及时报告医师,以确定是否延期手术。

(2)协助患者取下义齿、项链、耳钉、手链、发夹等物品,并交给家属保管。

(3)皮肤准备(剃除全部头发及颈部毛发、保留眉毛)后,让患者更换清洁的病员服。

(4)遵医嘱术前用药,携带术中用物,用平车护送患者入手术室。

2.术后回病房

(1)每15～30 min巡视患者,注意观察患者的生命体征、意识、瞳孔、肢体活动等,如发现异常,及时通知医师。

(2)注意观察切口敷料有无渗血。

(3)密切观察引流液的颜色、性状、量等并记录,妥善固定引流管,将引流袋置于头旁枕上或枕边,保持高度与头部创腔一致,保持引流管引流通畅,活动时注意不要使引流管扭曲、受压,防止脱管。

(4)观察留置导尿管的患者尿液的颜色、性状、量,会阴护理每天2次。

(5)术后6 h内给予去枕平卧位,6 h后可抬高床头。可以协助麻醉清醒的患者床上活动,保证患者舒适。

(6)保持呼吸道通畅。

(7)若患者出现不能耐受的头痛,及时通知医师,遵医嘱给予止痛药物,并密切观察患者的生命体征、意识、瞳孔等的变化。

(8)精神症状患者的护理:加强对患者的安全防护,上床护栏,如果患者需使用约束带,应告知家属并取得同意,定时松解约束带,按摩受约束的部位,24 h有家属陪护,预防自杀,同时做好记录。

(9)术后24 h内禁食、水,可行口腔护理,每天2次。可在清醒患者的口唇上覆盖湿纱布,保持口腔湿润。

(10)结合患者的个体情况,每1～2 h协助患者翻身,保护受压部位皮肤;如局部皮肤有压红,可缩短翻身的间隔时间,给受压部位垫软枕以减压。

(四)术后护理

1.术后第1～3 d

(1)每1～2 h巡视患者,注意观察患者的生命体征、意识、瞳孔、肢体活动等,如发现有头痛、恶心、呕吐等颅内压增高症状,及时通知医师。

(2)注意观察切口敷料有无渗血。

(3)密切观察引流液的颜色、性状、量等并记录。妥善固定引流管,并保持引流管引流通畅,不可随意放低引流袋,以保证创腔内有一定的液体压力。放低引流袋会导致创腔内液体引出过多,创腔内压力下降,脑组织迅速移位,撕破大脑上静脉,从而引发颅内血肿。医师根据每天引流液的量调节引流袋的高度。

(4)观察留置导尿患者尿液的颜色、性状、量,会阴护理每天2次。

(5)术后引流管放置3～4 d,引流液由血性脑脊液转为澄清脑脊液时,即可拔管,避免长时间带管而形成脑脊液漏。拔除引流管后,注意观察患者的生命体征、意识、瞳孔等变化,切口敷料有无渗血、渗液及皮下积液等,如有异常,及时通知医师。

(6)加强呼吸道的管理,鼓励深呼吸及有效咳嗽、咳痰。如痰液黏稠,不易咳出,可遵医嘱给予雾化吸入,必要时吸痰。

(7)术后24 h如无恶心、呕吐等麻醉后反应,可遵医嘱进食,由流质饮食逐步过渡到普通饮食,积极预防便秘。

(8)指导患者床上活动,摇高床头,逐渐坐起,逐渐过渡到床边活动(做好跌倒风险评估),由家属陪同。活动时以不疲劳为宜。

(9)指导患者进行肢体功能锻炼,进行语言功能锻炼。

(10)做好生活护理,如喂饭。定时协助患者翻身,保护受压部位的皮肤,预防压疮。

2.术后第4 d至出院日

(1)每1～2 h巡视患者,注意观察患者的生命体征、意识、瞳孔、肢体活动等,如发现有头痛、恶心、呕吐等颅内压增高症状及时通知医师;注意观察切口敷料有无渗血。

(2)指导患者注意休息,在病室内活动,活动时以不疲劳为宜。对可能发生跌倒的患者,及时做好跌倒或坠床风险评估。

(五)出院指导

1.饮食指导

指导患者进食高热量、高蛋白、富含纤维素、维生素丰富、低脂肪、低胆固醇食物,如蛋、牛奶、瘦肉、新鲜鱼、蔬菜、水果。

2.用药指导

有癫痫病史者遵医嘱按时、定量口服抗癫痫药物,不可突然停药、改药及增减药量,以避免使病情加重。

3.康复指导

对肢体活动障碍者,户外活动须有专人陪护,防止意外发生。鼓励患者对有功能障碍的肢体需经常做主动和被动运动,防止肌肉萎缩。

(谭秋霞)

第五节　垂　体　瘤

垂体瘤是一组在垂体前叶和后叶及颅咽管上皮残余细胞发生的肿瘤,占所有原发性颅脑肿瘤的10%～20%。前叶的腺瘤占此组肿瘤的大多数。据不完全统计,泌乳素瘤最常见,占50%～55%,其次为生长激素瘤,占20%～23%,促肾上腺皮质激素瘤5%～8%,促甲状腺激素瘤和促性腺激素(黄体生成素和卵泡刺激素)瘤较少见,无功能腺瘤占20%～25%。垂体瘤大部分为良性肿瘤,极少数为癌。

垂体瘤在手术切除的颅内肿瘤中占19%,为第三位,仅次于胶质瘤和脑膜瘤。常规的MRI扫描中,10%或者更多的垂体瘤具有轻微的信号改变,提示有微腺瘤。常见的发病年龄为30～60岁。有功能的垂体瘤在成人中更常见。

一、专科护理

(一)护理要点

密切观察患者的病情变化,尤其是尿量变化,保证患者安全,注意患者的心理护理。

(二)主要护理问题

(1)自我认同紊乱:与功能垂体瘤分泌激素过多有关。

(2)舒适度减弱:头痛与颅内压增高或肿瘤压迫垂体周围组织有关。

(3)有体液不足的危险:与呕吐、尿崩症和进食有关。

（4）感知觉紊乱：与肿瘤压迫视神经、视交叉及视神经束有关。

（5）活动无耐力：与营养摄入不足有关。

（6）潜在并发症：颅内出血、尿崩症、电解质紊乱、感染、垂体危象、癫痫等。

（7）焦虑：与疾病致健康改变及不良预后有关。

（三）护理措施

1.一般护理

嘱患者卧床休息，保持病室内环境安静、室温适宜，尽量减少不良因素的刺激，保证患者充足的睡眠。给病床安置护栏，准备呼叫器，在病房走廊安置扶手，提供轮椅等辅助工具。

2.对症护理

（1）自我认同紊乱的护理：垂体瘤患者由于生长激素调节失衡，可出现巨人症、肢端肥大、相貌改变；泌乳素增多时，女性表现为闭经、不孕，男性表现为性功能障碍；肾上腺皮质分泌异常时，表现为水牛背、面部痤疮、尿频等。应鼓励患者树立战胜疾病的信心，耐心讲解疾病的相关知识，让患者正确认识疾病，积极配合治疗。针对女性出现的闭经及不孕，告知其勿过分紧张，经过治疗可以康复。对于男性出现的性功能障碍，要注意保护患者的隐私，鼓励其积极应对。

（2）舒适度改变的护理：因颅内压增高或肿瘤压迫垂体，患者出现头痛等不适症状，应密切观察病情变化，必要时遵医嘱给予脱水药物、激素等。

评估患者疼痛的性质，区分切口疼痛与颅内高压引起的疼痛。合理给予镇静药，注意观察药物疗效。根据个体情况注射 125 mL20％的甘露醇注射液或者快速静脉滴注 250 mL 或使用利尿剂，并观察用药后患者头痛的缓解情况。注意运用技巧（如放松疗法、音乐疗法、想象疗法）分散患者的注意力，减轻疼痛。

（3）有体液不足的危险的护理：垂体瘤患者术后易出现尿崩及呕吐等不适症状，应严密观察病情变化，必要时给予抗利尿剂和止吐药物。注意补充患者的液体量，避免出现体液不足引起的休克症状。术后 6 h 后可鼓励患者进食流食、半流食、软食，逐渐过渡到普通饮食，以补充患者所需能量及体液，防止体液不足。

（4）感知觉紊乱的护理：肿瘤压迫视神经、视交叉及视神经束后，患者会出现感知觉障碍，应鼓励患者进行功能锻炼，避免肌肉萎缩。

（5）活动无耐力的护理：患者由于长期疾病困扰，食欲减退，导致营养缺乏，肢体活动无耐力，应在指导患者活动的过程中注意节力原则。鼓励患者多进食高热量、高蛋白质、高维生素的食物，避免辛辣刺激、干硬及油腻性食物；注意保持患者的进餐环境清洁、舒适、安静，尽量减少患者进餐时的干扰因素；提供充足的进餐时间；为患者准备其喜爱的食物，有利于增进食欲、恢复体力，以增加机体抵抗力，提高手术耐受力。告知患者应避免便秘而引起颅内压升高，多进食易消化的食物，多饮水，必要时给予通便润肠药物。

（6）潜在并发症的护理与观察如下。①颅内出血的护理：严密观察患者意识、瞳孔、生命体征、肢体活动的变化，如出现意识加深，一侧瞳孔散大，对侧肢体瘫痪进行性加重，引流液呈鲜红色、量多，头痛，呕吐等颅内压增高症状时，应及时向医师报告。②尿崩症的护理：严密观察尿量、尿色、尿比重。准确记录 24 h 出入量，如术后尿量＞300 mL/h 且持续 2 h，或者 24 h 尿量＞5 000 mL 时即发生尿崩，严密观察有无脱水指征并遵医嘱补液。忌摄入含糖量高的食物、药物，以免血糖升高，产生渗透性利尿，尿量增加。③电解质紊乱的护理：禁止长期使用含钠液体及甘露醇等高渗脱水剂。④感染的护理：对体温高于 38.5 ℃者，遵医嘱合理使用抗生素。⑤垂体危象的护理：

遵医嘱静脉推注 40~60 mL 50％的葡萄糖溶液,以抢救低血糖,继而补充 10％的葡萄糖盐水。必要时静脉滴注氢化可的松,以解除急性肾上腺功能减退危象,并注意保暖。⑥癫痫的护理:若发生癫痫,及时通知医师,遵医嘱给予镇静剂。保持呼吸道通畅并持续给氧,防止出现舌咬伤、窒息等。

(7)焦虑、恐惧的心理护理:向患者及其家属宣讲疾病的相关知识,解释手术的必要性、手术方式及注意事项等。教会患者自我放松的方法,如采用心理治疗中的发泄疗法,鼓励患者表达感受。注意保护患者的自尊,鼓励家属和朋友给予患者关心和支持,让患者消除焦虑、恐惧心理。

3.围术期的护理

(1)术前练习与准备:①对开颅手术患者,术前进行头部皮肤准备,做好告知。②经蝶窦入路手术者:手术前 3 d 使用氯霉素滴鼻,用漱口液漱口,并加强口腔及鼻腔的护理,指导患者练习做张口呼吸运动。术区备皮,清剪鼻毛,清洁鼻腔,预防感染。③指导患者练习床上使用大小便器,避免术后便秘。手术当日测量生命体征,如有异常或者患者发生其他情况(如女患者月经来潮),及时与医师联系,停止手术。告知患者更换清洁衣服,取下饰品、活动义齿等。

(2)术后体位:①经颅手术患者,给全麻未清醒者取侧卧位或平卧位,把患者的头偏向一侧,以保持呼吸道通畅。麻醉清醒、血压较平稳后,将床头抬高 15°~30°,以利于颅内静脉回流。②经蝶窦手术患者麻醉清醒后取半卧位,以促进术后硬脑膜粘连愈合,防止脑脊液逆流而感染。

(3)病情观察及护理:密切观察患者的生命体征、意识状态、瞳孔、肢体活动情况等。注意观察手术切口的敷料以及引流管的引流情况,保持术区敷料完好、清洁、干燥、引流管通畅。注意观察有无颅内压增高症状,避免情绪激动、用力咳嗽等。

二、健康指导

(一)疾病知识指导

1.概念

垂体瘤是起源于垂体前叶各种细胞的一种良性肿瘤。根据查体结果及激发状态下血浆激素的水平将垂体瘤分为有功能性和无功能性。有功能性垂体瘤包括过度分泌泌乳素(PRL)、生长激素(GH)、促肾上腺皮质激素(ACTH)、甲状腺刺激激素(TSH)、黄体生成素(LH)和卵泡刺激素(FSH)的肿瘤,无功能性垂体瘤可分为裸细胞瘤、大嗜酸细胞瘤、无症状性 ACTH 腺瘤。根据影像学特征进行分类包括垂体瘤瘤体<1 cm 的微腺瘤和直径>1 cm 的大腺瘤。

2.垂体瘤的主要症状

垂体瘤的大小、临床症状、影像学表现、内分泌功能、细胞组成、生长速度及形态学各不相同,以内分泌功能紊乱或者占位效应引起的症状为主,可出现头痛。有生长激素瘤,在儿童时期和青春期由于骨骼尚未闭合呈现巨人症,成人表现为肢端肥大综合征,即五官粗大、喉部增大、足底厚垫、有黑棘皮症、骨骼明显改变、牙距变宽及手脚骨骼变大等。女性泌乳素腺瘤患者表现为闭经、溢乳、性欲减退、无排卵性不孕,男性表现为乳房发育、溢乳及阳痿。促肾上腺皮质激素腺瘤患者表现为库欣综合征,如因糖皮质激素分泌过多而致向心性肥胖、满月脸、高血压、多毛、月经失调、低血钾及儿童发育迟缓等。无功能性垂体瘤常引起失明及垂体功能减退症状。

3.垂体瘤的诊断

通过垂体病变的影像学和测定血浆 PRL、GH、ACTH 水平进行诊断。

4.垂体瘤的处理原则

(1)手术治疗:经颅手术适用于肿瘤体积巨大且广泛侵袭生长,向鞍上、鞍旁、额下和斜坡等生长的肿瘤。经单鼻孔入路切除垂体腺瘤,适用于各种类型的垂体微腺瘤、大腺瘤及垂体巨大腺瘤(最大直径>3 cm)。

(2)非手术治疗:放疗适用于肿瘤体积较小,易发生垂体功能低下等并发症者。伽马刀治疗适用于垂体瘤与视神经的距离>3 mm 者、术后残余或术后多次复发者、肿瘤直径<45 mm 者、合并其他器质性病变的老年患者、不能耐受手术者、拒绝手术或不具备手术条件者。

5.垂体瘤的预后

垂体腺瘤的预后主要取决于肿瘤的类型及大小。对于巨大腺瘤,尽管手术可以切除肿瘤、缓解其占位效应,但是很难达到全切除以及使内分泌功能恢复正常,患者需接受手术、药物治疗及放疗的综合治疗。对于肢端肥大症患者须将血清激素水平降至正常后方可进行手术,以减轻全身损害。

(二)饮食指导

饮食规律,选用高蛋白、高热量、低脂肪、易消化的食物,增加粗纤维食物(如芹菜、韭菜)的摄入量。

(三)药物指导

患者服用激素类药品时应严格遵医嘱用药,切不可自行停药。

(四)日常生活指导

为患者提供安静、舒适的环境,嘱其保持乐观的心态,改变不良的生活方式(如熬夜、酗酒),适当运动,多参与有意义的社会活动。

三、循证护理

垂体瘤是发生在垂体上的肿瘤,是常见的神经内分泌肿瘤之一。文献报道中主要研究围术期及术后并发症的护理。有学者将 Orem 自护模式应用于 87 名经鼻蝶垂体瘤切除术患者的围术期护理,在确定患者的护理需求后,建立具体的护理目标,并选择针对性的护理方法,实施护理计划,提高患者的自护能力,提高其生存质量。有学者应用循证护理方法对经蝶入路垂体瘤切除术后的患者进行研究,结合 146 名患者的具体情况得出结论。只有采取有针对性的护理措施,使病情观察变得有据可依,才能及时发现并发症,为医师提供准确的信息。

(一)尿崩症

根据尿崩症发生和持续的时间,可分为暂时性、持续性和三相性尿崩症。暂时性尿崩症常在术后或伤后突然发生,几天内即可恢复正常;持续性尿崩症常在 1～3 d 出现,数天后可好转;三相性尿崩症则包括急性期、中间期和持续期。根据患者 24 h 尿量可分为轻型(尿量 3 000～4 000 mL)、中型(4 000～6 000 mL)、重型(6 000 mL 以上)。

(二)禁水试验

禁水试验是检验患者在血浆渗透压升高时浓缩尿的能力,作为中枢性尿崩症与肾性尿崩症的鉴别诊断。试验前数天停用一切可影响尿量的药物。试验开始前测体重、血压、血浆渗透压、尿比重和尿渗透压,以后每 1～2 h 排尿 1 次并测定。试验期间禁止饮水和各种饮料,可正常进食含水量少的食物。如果连续 2 次尿样的渗透压差值<30 mmol/L,即可结束试验。正常人禁水后数小时即出现尿量减少(<0.5 mL/min),尿比重显著增加(>1.020),尿渗透压显著升高

（＞800 mmol/L），而血浆渗透压无明显升高（＜300 mmol/L）。完全性中枢性尿崩患者禁水后尿液不能充分浓缩，尿量无明显减少，尿比重＜1.010，尿渗透压＜300 mmol/L，血浆渗透压＞300 mmol/L，尿渗透压和血浆渗透压之比＜1。部分性尿崩症患者在禁水时尿比重的峰值一般不超过1.020，尿渗透压峰值不超过750 mmol/L。

（谭秋霞）

第六节 颅内压增高症

颅内压增高症是由颅内任何一种主要内容物（血液、脑脊液、脑组织）容积增加或者有占位性病变时，其所增加的容积超过代偿限度所致。正常人取侧卧位时，测定颅内压（ICP）为0.8～1.8 kPa（6～13.5 mmHg），超过2.0 kPa（15 mmHg）为颅内压增高，2.0～2.7 kPa（15～20 mmHg）为轻度增高，2.7～5.3 kPa（20～40 mmHg）为中度增高，超过5.3 kPa（40 mmHg）为重度增高。

一、病因与发病机制

引起颅内压增高的疾病很多，但发生颅内压增高的主要因素如下。

（一）脑脊液增多

（1）脑脊液分泌过多，如脉络丛乳头状瘤。

（2）脑脊液吸收减少：如交通性脑积水，蛛网膜下隙出血引起蛛网膜粘连。

（3）脑脊液循环交通受阻：如脑室及脑中线部位的肿瘤引起的梗阻性脑积水或先天性脑畸形。

（二）脑血液增多

（1）脑外伤后24 h内脑血管扩张、充血，呼吸道梗阻，呼吸中枢衰竭引起二氧化碳蓄积，高碳酸血症和丘脑下部、鞍区或脑干部位手术，使自主神经中枢或血管运动中枢受刺激，引起脑血管扩张、充血。

（2）颅内静脉回流受阻。

（3）出血。

（三）脑容积增加

正常情况下颅内容积除颅内容物体积外有8%～10%的缓冲体积即代偿容积。因此颅内容积很大，但代偿调节作用很小。常见脑水肿如下。①血管源性脑水肿：多见于颅脑损伤、脑肿瘤、脑手术后。②细胞毒性脑水肿：多见于低氧血症，高碳酸血症，脑缺血和缺氧。③渗透性脑水肿：常见于严重电解质紊乱（Na⁺丢失）渗透压降低，水中毒。

（四）颅内占位病变

颅内占位病变常见于颅内血肿、颅内肿瘤、脑脓肿和脑寄生虫等。

二、临床表现

(一)头痛

头痛是颅内压增高最常见的症状,有时是唯一的症状。头痛可呈持续性或间歇性,当用力、咳嗽、负重,早晨清醒时和较剧烈活动时加重,其原因是颅内压增高使脑膜、血管或神经受挤压、牵扯或炎症变化而刺激。急性和重度的颅内压增高可引起剧烈的头痛并常伴喷射性呕吐。

(二)恶心、呕吐

多数颅内压增高患者都伴有恶心、不思饮食,重度颅内压增高可引起喷射性呕吐,呕吐之后头痛随之缓解。恶心、呕吐多见于小儿,其原因是迷走神经中枢和神经受刺激。

(三)视力障碍和眼底变化

长期颅内压增高,使视神经受压,眼底静脉回流受阻,引起视神经萎缩,造成视力下降、模糊和复视,眼底视盘水肿,严重者出现失明和眼底出血。

头痛、视盘水肿、恶心和呕吐为颅内压增高的主要症状。

(四)意识障碍

意识障碍是反映脑受压的可靠及敏感指标,大脑皮质、脑干网状结构广泛受压和损害即可出现意识障碍。颅内压增高早期患者可出现烦躁、嗜睡和定向障碍等意识不清的表现,晚期则出现朦胧和昏迷。末期出现深昏迷。梗阻性脑积水所引起的颅内压增高一般无意识障碍。

(五)瞳孔变化

颅内压不断增高而引起脑移位,中脑和脑干移位压迫和牵拉动眼神经可引起瞳孔对光反射迟钝。瞳孔不圆,瞳孔忽大忽小,一侧瞳孔逐渐散大,光反射消失;末期出现双侧瞳孔散大、固定。

(六)生命体征变化

颅内压增高,早期一般不会出现生命体征的变化,急性或重度的颅内压增高可引起血压升高,脉压增大,呼吸、脉搏减慢综合征。患者随时有呼吸骤停危险及生命危险。生命体征变化常见于急性脑损伤患者,而脑肿瘤患者很少出现血压升高。

(七)癫痫发作

约有 20% 的颅内压增高患者发生癫痫,为局限性癫痫小发作,如口角、单侧上、下肢抽搐,或癫痫大发作,大发作可引起呼吸道梗阻,加重脑缺氧、脑水肿而加剧颅内压增高。

(八)颅内高压危象(脑疝形成)

1.颞叶钩回疝

颞叶钩回疝即幕上肿瘤、水肿、血肿引起急剧的颅内压增高,挤压颞叶,使其向小脑幕裂孔或下方移位,同时压迫动眼神经、大脑后动脉和中脑,使脑干移位,产生剧烈的头痛、呕吐,血压升高,呼吸、脉搏减慢、不规则。患者很快进入昏迷,一侧瞳孔散大,光反射消失,对侧肢体偏瘫,去脑强直。此时如未进行及时的降颅压处理,则会出现呼吸停止,双侧瞳孔散大、固定,血压下降,心跳停止。

2.枕骨大孔疝

枕骨大孔疝又称小脑扁桃体疝,主要是幕下肿瘤、血肿、水肿致颅内压增高,挤压小脑扁桃体,使其进入压力偏低的枕骨大孔,压迫延脑和 $C_{1\sim2}$ 颈髓,患者出现剧烈头痛,呕吐,呼吸不规则,血压升高,心跳缓慢,随之很快出现昏迷,瞳孔缩小或散大、固定,呼吸停止。

三、护理

（一）护理目标

（1）了解引起颅内压增高的原因，及时对症处理。

（2）通过监测及早发现病情变化，避免意识障碍发生。

（3）颅内压得到控制，脑疝危象得以解除。

（4）患者主诉头痛减轻，自觉舒适，头脑清醒，睡眠改善。

（5）体液平衡恢复，尿比重在正常范围，无脱水症状和体征。

（二）护理措施

（1）观察神志、瞳孔变化，每小时 1 次。如出现神志不清及瞳孔改变，预示颅内压增高，需及时向医师报告，进行降颅内压处理。

（2）观察头痛的程度，有无伴随呕吐对剧烈头痛应及时对症降颅压处理。

（3）监测血压、脉搏、呼吸，每 1～2 h 1 次，观察有无呼吸、脉搏慢，血压高，即"两慢一高"征。

（4）保持呼吸道通畅：呼吸道梗阻时，因患者呼吸困难，可致胸腔内压力升高、$PaCO_2$ 升高，致脑血管扩张、脑血流量增多，进而使颅内压增高。护理时应及时清除呼吸道分泌物和呕吐物。抬高床头 15°～30°，持续或间断吸氧，改善脑缺氧，减轻脑水肿。

（5）脱水治疗的护理：应用高渗性脱水剂，使脑组织间的水分通过渗透作用进入血液循环，再由肾脏排出，可达到降低颅内压的目的。常用 250 mL 20％的甘露醇，15～30 min 内滴完，每天 2～4 次；呋塞米 20～40 mg，静脉或肌内注射，每天 2～4 次。脱水治疗期间，应准确记录 24 h 出入液量，观察尿量及尿的颜色，监测尿素氮和肌酐含量，注意有无水、电解质紊乱和肝、肾功能损害。应严格按医嘱给予脱水药物，并根据病情及时调整脱水药物的用量。

（6）激素治疗的护理：肾上腺皮质激素通过稳定血脑屏障，预防和缓解脑水肿，改善患者症状。常用 5～10 mg 地塞米松，静脉注射；或 100 mg 氢化可的松，静脉注射，每天 1～2 次。由于激素有引起消化道应激性溃疡出血、增加感染机会等不良反应，用药的同时应加强观察，预防感染，避免发生并发症。

（7）颅内压监护。①监护方法：颅内压监护有植入法和导管法。植入法：将微型传感器植入颅内，传感器直接与颅内组织（脑实质等）接触而测压。导管法：以引流出的脑脊液或生理盐水填充导管，将传感器（体外传感器）与导管相连接，借导管内的液体与传感器接触而测压。两种方法的测压原理均是利用压力传感器将压力转换为与颅内压力大小成正比的电信号，再经信号处理装置将信号放大后记录下来。植入法中的硬脑膜外法及导管法中的脑室法优点较多，使用较广泛。②颅内压监护的注意事项：监护的零点参照点一般位于外耳道，患者需平卧或把头抬高 10°～15°；监护前注意记录仪与传感器的零点核正，并注意大气压改变而引起的"零点飘移"；用脑室法时在脑脊液引流期间每 4～6 h 关闭引流管测压，了解颅内压的真实情况；避免非颅内情况而引起的颅内压增高，如出现呼吸不畅、躁动、高热或体位不舒适、尿潴留，应及时对症处理；监护过程中严格无菌操作，监护时间以 72～96 h 为宜，防止颅内感染。③颅内压监护的优点：颅内压增高早期，由于颅内容积代偿作用，患者无明显颅内压增高的临床表现，而颅内压监护时可发现颅内压提高和基线不平稳；有较重的颅内压升高[ICP ＞5.3 kPa（40 mmHg）]时，颅内压监护基线水平与临床症状的严重程度相对应；有些患者的临床症状好转，但颅内压逐渐上升，预示迟发性（继发性）颅内血肿形成；根据颅内压监护使用脱水剂，可以避免盲目使用脱水剂及减少脱水剂的用量,减少急性肾衰竭及电解质紊乱等并发症的发生。

(8)降低耗氧量:对严重脑挫裂伤、轴索损伤、脑干损伤的患者进行头部降温,降低脑耗氧量。有条件者行冬眠低温治疗。①冬眠低温的目的:降低脑耗氧量,维持脑血流和脑细胞能量代谢,减轻乳酸堆积,降低颅内压;保护血脑屏障功能,抑制白三烯 B_4 生成及内源性有害因子的生成,减轻脑水肿反应;调节脑损伤后钙调蛋白酶 Ⅱ 活性和蛋白激酶活力,保护脑功能;当体温降至30 ℃,脑的耗氧量约为正常的 55%,颅内压力较降温前低 56%。②降温方法:根据医嘱首先给予足量冬眠药物,如冬眠 Ⅰ 号合剂(包括氯丙嗪、异丙嗪及哌替啶)或冬眠 Ⅱ 号合剂(哌替啶、异丙嗪、双氢麦角碱),待自主神经充分阻滞,御寒反应消失,进入昏睡状态后,方可加用物理降温措施。物理降温方法有给头部戴冰帽,在颈动脉、腋动脉、肱动脉、股动脉等主干动脉表浅部放置冰袋,此外还可采用降低室温、减少盖被、在体表覆盖冰毯等方法。降温速度以每小时下降 1 ℃ 为宜,体温降至肛温 33 ℃~34 ℃,腋温 31 ℃~33 ℃ 较为理想。体温过低易诱发心律失常、低血压、凝血障碍等并发症;体温＞35 ℃,则疗效不佳。③缓慢复温:冬眠低温治疗一般为 3~5 d,复温应先停物理降温,再逐步减少药物剂量或延长相同剂量的药物维持时间,直至停用;加盖被毯,必要时用热水袋复温,严防烫伤;复温不可过快,以免出现颅内压"反跳"、体温过高或中毒等。④预防并发症:定时为患者翻身、拍背、吸痰,进行雾化吸入,防止肺部感染;低温使心排出量减少,冬眠药物使外周血管阻力降低,在搬动患者或为其翻身时,动作应轻、稳,以防发生直立性低血压;观察皮肤及肢体末端,在冰袋外加用布套,并定时更换部位,定时局部按摩,以防冻伤。

(9)防止颅内压骤然升高:对烦躁不安的患者查明原因,对症处理,必要时给予镇静剂,嘱患者避免剧烈咳嗽和用力排便;控制液体摄入量,成人每天补液量＜2 000 mL,输液速度应控制在每分钟 30~40 滴;保持病室安静,避免患者情绪紧张,以免血压骤升而增加颅内压。

(谭秋霞)

第十一章

五官科护理

第一节 急性视网膜坏死综合征

一、概述

急性视网膜坏死综合征(acute retinal necrosis syndrome,ARNS)是一种被认为由病毒引起的,以视网膜血管炎、视网膜坏死、全葡萄膜炎及后期出现视网膜裂开、脱离为特征的严重致盲眼病。该病多隐匿起病,出现眼红、眼痛或眶周疼痛,疾病早期即可出现视物模糊、眼前黑影。该病可发生于任何年龄,多见于成人,无明显性别差异,常单眼患病,治疗困难,视力预后差。

二、病因

该病由水痘-带状疱疹病毒或单纯疱疹病毒所致。至于这些病毒如何引起急性视网膜坏死综合征,目前尚无满意的解释。

三、病理

该病以急性全葡萄膜炎、闭塞性视网膜动脉炎、视网膜全层坏死为显著特征。病变主要位于周边部视网膜,且为多发,逐渐融合,可发展至 360°。病程中血-视网膜屏障功能遭到破坏,蛋白和炎症趋化因子等进入玻璃体,迅速引起玻璃体混浊,并引发增殖性玻璃体视网膜病变,形成对视网膜的牵拉。视网膜坏死引起的多发性视网膜裂孔以及增殖性玻璃体视网膜病变的牵引造成疾病后期的视网膜脱离。

四、诊断要点

(一)临床表现

发病比较隐匿。发生急性炎症时出现眼红、眼痛或眶周疼痛症状,早期出现视物模糊、眼前黑影,病变累及黄斑时可有严重视力下降。眼后段早期可出现轻度及重度玻璃体混浊,以后发展为显著的混浊,并出现纤维化,视网膜出现黄白色浸润水肿病灶。后期视网膜出现脱离,眼球萎缩而失明。

（二）实验室诊断

血清抗体测定、玻璃体及视网膜组织活检有助于病因诊断。

五、治疗

（一）抗病毒制剂

该类药物有阿昔洛韦、丙氧鸟苷等。

（二）抗凝剂

该类药物有肝素、阿司匹林等,以减轻血管闭塞。

（三）糖皮质激素

该类药物可在急性炎症期全身或局部使用。

（四）激光光凝

在缓解期对视网膜缺血、坏死、萎缩部位施行激光光凝,以防止视网膜脱离。

（五）玻璃体手术

在视网膜脱离、玻璃体严重混浊、严重增殖性玻璃体视网膜病变等时施行玻璃体手术。

六、主要护理问题

（一）焦虑/恐惧

焦虑/恐惧对疾病造成的疼痛以及担心预后有关。

（二）感知紊乱

其与视力下降有关。

（三）有外伤的危险

其与视力下降有关。

（四）潜在并发症

潜在并发症有视网膜脱离、增殖性玻璃体视网膜病变、并发性白内障等。

（五）知识缺乏

患者缺乏急性视网膜坏死综合征的相关知识。

七、护理目标

(1)患者焦虑/恐惧的程度减轻,配合治疗及护理。

(2)视力得到一定恢复。

(3)患者能配合采取防止意外发生的措施。

(4)病情稳定,无并发症发生,或并发症发生后能得到及时治疗与处理。

(5)患者能掌握急性视网膜坏死综合征的相关知识及药物使用方法。

八、护理措施

（一）心理护理

解释急性视网膜坏死综合征的治疗措施及相关注意事项。鼓励患者表达感受和想法。采取针对性的心理干预措施。

（二）药物护理

按医嘱及时、准确地用药。局部滴药时要掌握正确的滴药方法，避免逆行污染药液。静脉输注抗病毒的药物时，注意观察药物的不良反应，如有不适，及时告知主管医师。

（三）安全护理

嘱咐患者注意自身安全，防跌伤。需要时寻求护士帮助。避免剧烈运动，防止视网膜脱离。

九、并发症的处理及护理

并发症的处理及护理见表11-1。

表 11-1　急性视网膜坏死综合征的并发症的处理及护理

常见并发症	临床表现	处理
视网膜脱离	视力减退 眼前有黑影 眼前有闪光感 眼压降低	告知医师相关临床表现 行激光或冷冻封闭裂孔
并发性白内障	视力下降	告知医师相关临床表现 必要时行白内障摘除手术
高眼压	视力下降 眼痛伴同侧头痛 恶心、呕吐 眼压升高	口服或局部应用碳酸酐酶抑制剂 静脉输注甘露醇溶液 局部滴用 β 受体阻滞剂 监测眼压

十、特别关注的事项

（1）特别关注伴发视网膜脱离及裂孔患者的体位和活动。

（2）特别关注并发症的预防及处理。

（李　烨）

第二节　黄斑病变

一、中心性浆液性脉络膜视网膜病变患者的护理

（一）概述

中心性浆液性脉络膜视网膜病变是一种散发、自限性眼病，常见于中青年男性，在女性中少见，可单眼受累，亦可双眼受累，发病年龄多为 25～50 岁。该病有较大程度的自限性，亦有病例可以延续多年，时显时隐，病变范围也逐渐扩大，色素上皮萎缩也严重。少数病眼经多次发作后，最终可使中心视力蒙受永久性损害。

（二）病因

病因尚不明确。该病可能与吸烟、疲劳、作息不规律、情绪激动、炎症、免疫及代谢因素有关，

但尚缺乏有力证据。

（三）病理

某种未明因素导致色素上皮的屏障功能损害，因而脉络膜毛细血管漏出的富含蛋白质的液体通过色素上皮损害处渗入神经上皮下，造成神经感觉层的盘状脱离。渗漏点可在黄斑内，亦可在黄斑周围，但无论渗漏点位于何处，渗液多半积存于黄斑区。

（四）诊断要点

根据临床表现、眼底检查及眼底荧光血管造影的典型表现可做出诊断。

1.临床表现

该病多见于男性，突发视物模糊，视物遮挡，用 Amsler 方格表检查视力常有变形或暗点。

2.眼底检查

黄斑部可见圆形或类圆形、颜色稍呈灰色的隆起的病变，中心凹反光消失。

3.荧光血管造影

该病在造影中有独特表现。早期可见背景荧光略低的部位，随时间延长可见点状强荧光迅速扩散，呈墨渍样渗漏。造影后期可见染料积存于神经上皮脱离腔中，勾画出其脱离的范围。

（五）治疗

确切病因不明，因而缺乏针对病因的有效治疗。严禁使用糖皮质激素。

1.激光治疗

可缩短自然病程，对于中心凹以外的渗漏点，病情反复发作、迁延不愈，或强烈要求治疗的患者，可考虑行激光治疗。

2.光动力治疗

光动力治疗的目的与激光治疗相同，它适用于中心凹附近的渗漏点。

（六）主要护理问题

1.焦虑

其与视力突然下降及担心预后有关。

2.感知障碍

其与视力下降有关。

3.有外伤的危险

其与视力下降、视物模糊有关。

4.知识缺乏

患者缺乏中心性浆液性脉络膜视网膜病变的相关知识。

（七）护理目标

（1）患者的焦虑程度降到最低，能积极配合治疗、护理。

（2）最大限度地恢复视力。

（3）能配合采取防止发生意外的措施。

（4）了解该病的治疗、预后及预防。

（八）护理措施

1.心理护理

积极、主动地了解患者的心理状态，鼓励其表达感受，并采取相应的心理干预措施。鼓励患者以积极、乐观的心态面对疾病，并增强战胜疾病的信心。

2.健康指导

(1)指导患者注意用眼卫生,避免疲劳用眼。

(2)指导患者进食富含维生素的蔬菜、水果。

(3)传输健康理念,帮助患者建立健康的生活模式。例如,生活有规律,定时作息,避免熬夜,饮食清淡,戒烟、酒,坚持锻炼,保持良好的心理状态。

(4)帮助患者了解该病的病因、治疗方法及预后。

(5)告知患者定期复查眼底并定期全面体检。

二、年龄相关性黄斑变性患者的护理

(一)概述

年龄相关性黄斑变性(AMD)是一种黄斑部的疾病,多发生于 50 岁以上人群,年龄越大、发生率越高。双眼同时或先后受害。临床表现具有下述一个或多个特点:玻璃膜疣形成;视网膜色素上皮层异常,如脱色素或色素增生;累及黄斑中心凹的视网膜色素上皮和脉络膜毛细血管地图样萎缩;出现新生血管(渗出)性黄斑病变。

(二)病因及危险因素

病因尚未确定,很可能是在黄斑及其附近的视细胞和脉络膜毛细血管层-Bruch 膜-视网膜色素上皮复合体的衰老改变的基础上,由慢性光损害、免疫性疾病、心血管系统及呼吸系统等全身性疾病影响,加速和激发了这一衰老过程而引起退行性变,其中也可能有内分泌问题与遗传背景。

可能危险因素包括下述几方面。

1.年龄增加

其为主要危险因素。

2.吸烟

AMD 与吸烟呈剂量相关性,疾病的危险比与所吸烟的包数-年数的增加相关。

3.体内抗氧化水平低下

补充高剂量的抗氧化维生素(维生素 C、维生素 E、β 胡萝卜素)和锌,可使晚期 AMD 进展变缓。

4.高脂饮食

大量进食饱和脂肪酸和胆固醇的人发生 AMD 的危险性增加。

5.其他

患者有慢性光损伤。

(三)诊断要点

1.病史

病史包括视物变形、视力下降、药物和营养状况、眼病史、全身疾病史等方面。

2.眼底检查

检查发现玻璃膜疣、小的出血区、硬性渗出、视网膜下积液、色素上皮隆起等。

3.荧光素眼底血管造影

其为 AMD 临床诊断所必需。

4.吲哚菁绿脉络膜血管造影

对评价某些类型的 AMD,如色素上皮脱离、视网膜血管瘤样增殖的病变,此项检查有意义。

5.相干光断层扫描(OCT)

可以确定视网膜下积液和视网膜增殖的厚度,提供一些造影的补充信息,可酌情选择。

(四)治疗

(1)观察:对无临床体征的 AMD 和早期 AMD 可以进行观察。

(2)补充抗氧化性维生素和矿物质。

(3)进行经瞳孔温热治疗。

(4)进行光动力治疗(PDT)。

(5)向玻璃体腔注射抗血管内皮生长因子的药物。

(五)主要护理问题

1.焦虑

其与视力下降及担心预后有关。

2.感知障碍

其与视力下降有关。

3.有外伤的危险

其与视力下降、视物模糊有关。

4.知识缺乏

患者缺乏 AMD 相关的知识。

(六)护理目标

(1)患者的焦虑程度减轻。患者能以积极、乐观的心态正视疾病,主动配合医务人员的治疗、护理。

(2)最大限度地恢复视力。

(3)患者能配合采取防止发生意外的措施。

(4)患者了解该病的治疗、预后,增强自我保健意识。

(七)护理措施

1.心理护理

主动了解患者的心理状态和感受,对其不良的情绪进行心理干预。鼓励患者以积极乐观的心态面对疾病,并增强战胜疾病的信心。

2.健康宣教

(1)指导患者进食富含维生素 C、维生素 A、维生素 E 的食物,注意补充微量元素锌,保证饮食营养均衡。

(2)坚持锻炼身体,保持愉快的心情和平和的心态,防止疾病侵扰。

(3)避免过强太阳光直射眼睛,夏季外出可佩戴太阳镜。

(4)患者在做光动力治疗期间,要注意避光。

(5)帮助患者了解疾病的发生、发展和转归,鼓励患者配合治疗。

(6)告知患者定期复查眼底,增强自我保健意识。

3.光动力疗法的护理

（1）治疗前准备：测量身高、体重，计算体表面积，计算光敏剂的用量；治疗前 30 min 用托吡卡胺眼液散大瞳孔；告知治疗中的注意事项，取得患者配合；药液现配现用，只能用 5% 的葡萄糖溶液配制光敏剂，不能使用生理盐水；嘱咐患者准备好深色长袖上衣、长裤、遮阳伞和遮光眼镜。

（2）治疗中配合：选用留置针建立静脉通道，先推注 5% 的葡萄糖溶液，确保留置针在血管内，然后再推入药液。应确保药液全部注入血管内，保证剂量准确；保持患者头部位置固定及治疗眼固视，避免头部移动；配制好的药液如不能立即使用，应放在避光袋内保存；推药过程中注意观察病情变化，了解患者有无不良反应；防止药液渗入皮下，如出现渗漏，应立即停止注射，局部冷敷及避光，外涂消炎药。

（3）健康教育：嘱咐患者治疗结束后立即戴上太阳镜，着长袖上衣、长裤，避免光线照射；强调避光的重要性，要避免日光、白炽灯光、紫外光等，涂防晒霜不能防止光线的影响。48 h 内严格避光，5 d 后可户外活动。

（八）特别关注

（1）PDT 治疗时一定要把光敏剂的剂量计算精确，防止药液渗漏。

（2）PDT 治疗后 48 h 内要严格避光。

（李　烨）

第三节　外耳疾病

一、耳郭假性囊肿

耳郭假性囊肿为耳郭外侧面出现的一个半球形的无痛囊性隆起，曾被称为耳郭非化脓性软骨膜炎、耳郭浆液性软骨膜炎、耳郭软骨间积液等。

（一）病因

目前医师认为机械性刺激、挤压造成局部微循环障碍，引起组织间的无菌性炎性渗出而引发该病。

（二）护理评估

1.健康史

评估患者耳郭不适和局部隆起的时间。了解有无明显诱因，如耳郭长期受到挤压。

2.身体状况

（1）耳郭外侧面出现半球形囊性隆起，刺激后可迅速增大，表面肤色正常。

（2）无痛，有胀感、灼热感和痒感。

（3）囊肿增大时隆起明显，有波动感，无压痛感。

（4）穿刺可抽出淡黄色液体。

3.辅助检查

（1）对抽出液做生化检查，其含有丰富蛋白质。

（2）对抽出液进行细菌培养，其中无细菌生长。

因该病容易确诊,故临床上较少使用辅助检查。

4.社会-心理状况

评估患者的年龄、性别、文化层次、职业、生活习惯等。

5.治疗原则

对早期囊肿或小囊肿可用冷敷、微波照射。对较大囊肿一般采用穿刺抽液,穿刺后可加压包扎或注入硬化剂或高渗剂。可口服抗生素预防感染。

(三)主要护理诊断及医护合作性问题

1.知识缺乏

患者缺乏有关该病治疗的配合知识和自我保健知识。

2.感染的危险

其与无菌技术操作不当和患者缺乏预防感染的知识有关。

(四)主要护理措施

(1)如果患者需要冷敷或微波照射,应教会患者或家属冷敷的方法,微波照射的频率、时间和注意事项。

(2)对需进行穿刺抽液和石膏加压固定的患者,应严格按照"耳郭假性囊肿石膏固定法"的相关内容操作:①让患者取坐位,解释操作目的和方法。②用安尔碘给囊肿皮肤消毒,在囊肿最低处穿刺,抽出囊肿内液体。给进针点用棉球压迫止血后,用胶布封住。③患者的头部侧卧,患耳朝上。用棉球塞住外耳道。④将石膏粉调匀,涂于囊肿及耳郭周围,固定耳郭。⑤石膏干燥后可坐起。严格执行无菌技术,预防感染。

(3)健康指导:①注意保护患耳,使耳郭清洁、干燥,不能弄湿加压包扎物或固定物,防止污染。加压包扎或固定期间,如有耳郭剧烈疼痛等不适,应及时就诊。②养成良好的卫生习惯,经常修剪指甲,避免用手搔抓耳郭。③避免长期挤压耳郭。

二、外耳道炎

外耳道炎是外耳道皮肤或皮下组织广泛的急性、慢性炎症。在潮湿的热带地区发病率高,因而又被称为"热耳病"。根据病程可将外耳道炎分为急性弥漫性外耳道炎和慢性外耳道炎。较为常见的是急性弥漫性外耳道炎。

(一)病因

(1)温度升高,空气湿度大,影响腺体分泌,降低局部防御能力。

(2)外耳道局部环境改变,游泳、洗头或沐浴时水进入外耳道,浸泡皮肤,角质层被破坏,微生物侵入。外耳道酸性环境改变,使外耳道抵抗力下降。

(3)挖耳时损伤外耳道皮肤,引起感染。

(4)中耳炎分泌物的持续刺激使皮肤损伤而感染。

(5)全身性疾病(如糖尿病、慢性肾炎、内分泌紊乱、贫血)使身体抵抗力下降,引起外耳道感染。

(二)护理评估

1.健康史

(1)评估患者耳部不适及疼痛、分泌物流出发生和持续的时间。

(2)评估有无明显诱因,如挖耳损伤皮肤,游泳、洗头时污水进入外耳道。

（3）评估有无全身性疾病史,如糖尿病、慢性肾炎、内分泌紊乱、贫血。

2.身体状况

（1）急性外耳道炎:①发病初期耳内有灼热感,随后疼痛剧烈,甚至坐卧不宁,咀嚼、说话、牵拉耳郭、按压耳屏时加重,伴有外耳道分泌物。②外耳道皮肤弥漫性肿胀、充血。③可伴发热,耳周淋巴结肿大。

（2）慢性外耳道炎:①自觉耳痒不适,可有少量分泌物流出。游泳、洗头或耳道损伤可使之转为急性。②检查可见外耳道皮肤增厚,有痂皮附着,去除痂皮后皮肤呈渗血状。耳道内可有少量稠厚的或豆腐渣样分泌物。

3.辅助检查

（1）耳窥镜检查,了解外耳道皮肤肿胀及鼓膜情况。

（2）做分泌物细菌培养和药敏试验。

4.社会-心理状况

评估患者的文化层次、职业、卫生习惯、居住环境等。

5.治疗原则

清洁外耳道,使局部干燥和引流通畅,并使外耳道处于酸性环境。合理使用敏感抗生素。外耳道红肿严重时,可把消炎、消肿的纱条置于外耳道。耳痛剧烈时可适当给予止痛剂。

（三）主要护理诊断和医护合作性问题

1.急性疼痛

其与外耳道急性炎症反应有关。

2.舒适改变

其与耳道痒、分泌物流出引起不适有关。

3.焦虑

其与炎症引起多种不适和担心预后有关。

4.知识缺乏

患者缺乏有关配合治疗和自我预防保健的知识。

（四）主要护理措施

1.心理护理

向患者简单说明发病的原因和治疗的情况,并告知患者不要担心,密切配合医师治疗,使病情得到控制。

2.根据医嘱使用敏感抗生素

全身或局部使用敏感抗生素,控制炎症。外耳道红肿,可根据医嘱局部覆鱼石脂甘油以消炎消肿。耳痛剧烈影响睡眠时,按医嘱给予止痛药和镇静剂。让患者进食流质或半流质食物,减少咀嚼引起的疼痛。

3.仔细清除耳道内分泌物

可用无菌棉签蘸生理盐水擦拭,并教会患者或家属正确擦拭的方法,以保持局部清洁、干燥,减少刺激。

4.健康指导

（1）教会患者或家属正确滴耳药的方法。

（2）用药后如耳部症状加重,应及时就医,确定是否局部药物过敏。

（3）对慢性或急性外耳道炎，均应坚持治疗至完全治愈，防止复发或迁延不愈。

（4）加强个人卫生，经常修剪指甲，避免挖耳而损伤皮肤。

（5）炎症期间不要从事水上运动。

（6）游泳、洗头、沐浴时不要让水进入外耳道。如有水进入外耳道内，可用无菌棉签或柔软纸巾放在外耳道口将水吸出；或让患耳向下，蹦跳几下，让水流出后擦干。保持外耳道清洁、干燥。

（7）如有中耳疾病，应积极治疗。

（8）积极治疗全身性疾病。

三、外耳道疖

外耳道疖是外耳道皮肤的局限性化脓性炎症，好发于外耳道软骨部，多发生在热带、亚热带地区，多发生于炎热、潮湿的夏季。

（一）病因

致病菌大多为金黄色葡萄球菌，也有白色葡萄球菌。诱发因素包括挖耳引起外耳道皮肤损伤，游泳、洗头、洗澡时不洁水进入外耳道，化脓性中耳炎脓液刺激，全身性疾病（如糖尿病、慢性肾炎、营养不良）使全身或局部抵抗力下降。

（二）护理评估

1.健康史

（1）评估患者耳部疼痛、脓液流出发生和持续的时间。

（2）了解有无上述诱因。

2.身体状况

（1）耳痛剧烈，咀嚼或说话、压耳屏或牵拉耳郭时疼痛加重。

（2）疖破溃时有脓液流出，严重者体温升高伴有全身不适。

（3）耳镜检查可见外耳道软骨部局限性红肿隆起，中央有白色脓栓。

（4）可引起耳前或耳后淋巴结肿大、疼痛。

3.辅助检查

（1）实验室检查可有白细胞增多。

（2）对脓液做细菌培养和药敏试验。

4.社会-心理状况

评估患者的年龄、性别、文化层次、职业、卫生习惯、工作环境和居住环境等。

5.治疗原则

（1）局部治疗：根据疖的不同阶段采取不同治疗方法。①早期可覆鱼石脂甘油纱条，局部配合物理治疗、微波治疗，可起到消炎、消肿的作用。②脓肿形成后可行切开排脓，在脓腔内放置引流条，每天换药。对未成熟疖禁忌切开。

（2）全身治疗：合理使用敏感抗生素。

（三）主要护理诊断和医护合作性问题

1.焦虑

其与炎症引起的剧烈疼痛和担心预后有关。

2.急性疼痛

其与外耳道疖引起的炎症反应有关。

3.知识缺乏

患者缺乏有关配合治疗的知识和预防保健知识。

四、外耳湿疹

外耳湿疹是发生在外耳道、耳郭、耳周皮肤的变态反应性皮炎。

（一）病因

病因不清,可能与变态反应因素、神经功能障碍、内分泌功能失调、代谢障碍、消化不良等有关。引起变态反应的因素可为食物(如牛奶和海鲜)、吸入物(如花粉和动物的皮毛)、接触物(如药物和化妆品)等。潮湿和高温常是诱因。外耳道湿疹还可由化脓性中耳炎的脓性分泌物持续刺激引起。

（二）护理评估

1.健康史

(1)评估患者外耳不适和出现红斑、丘疹、水疱等症状的时间,发作的频次。

(2)了解患者有无上述诱因或过敏体质等。

2.身体状况

急性期主要表现为外耳奇痒、有灼热感、有渗液。外耳皮肤红肿,有红斑、粟粒状丘疹、小水疱等。慢性期患处皮肤增厚、粗糙、皲裂,有脱屑和色素沉着。该病易反复发作。

3.社会-心理状况

评估患者的年龄、性别、文化层次、职业、生活习惯、饮食习惯、生活和工作环境等。

4.治疗原则

去除变应原,口服抗过敏药,局部对症治疗。有继发感染,加用抗生素。

（三）主要护理诊断和医护合作性问题

1.舒适改变

其与局部痒、渗液、灼热不适有关。

2.皮肤完整性受损

其与脓液、变应原刺激皮肤而引起各种损害有关。

3.知识缺乏

患者缺乏有关配合治疗和预防保健的知识。

4.焦虑

其与疾病易转为慢性和反复发作有关。

（四）主要护理措施

1.指导患者服用抗过敏药和抗生素

根据医嘱指导患者服用抗过敏药和抗生素,减轻不适反应。

2.根据医嘱指导患者局部用药的方法

(1)急性期渗液较多时,用炉甘石剂清洗渗液和痂皮后,用3%的硼酸溶液湿敷1～2 d。干燥后可用含10%的氧化锌的软膏涂擦。

(2)亚急性湿疹渗液不多时局部涂擦2%的甲紫溶液。

(3)慢性湿疹局部干燥时,局部涂擦含10%的氧化锌的软膏、抗生素激素软膏或艾洛松软膏等。干痂较多时先用过氧化氢清洗局部,再用上述膏剂。皮肤增厚者可用含3%的水杨酸的软膏。

3.饮食护理

进清淡饮食,禁忌食用辛辣、刺激或有较强变应原的食物,如牛奶、海鲜类。

4.心理护理

向患者讲解发病的原因、治疗的方法和效果、预防再次发作的措施,使患者情绪稳定,密切配合医师治疗。

5.清除外耳道脓液

对慢性化脓性中耳炎患者尤应注意清除外耳道脓液,减少刺激。保持耳郭清洁干燥。

6.健康指导

(1)嘱患者不要搔抓、挖耳,不用热水、肥皂液擦洗患处。

(2)根据医嘱坚持用药和复诊,积极治疗慢性化脓性中耳炎、头颈面部湿疹。

(3)加强个人卫生,经常修剪指甲,避免挖耳而损伤皮肤。

(4)不进行水上运动,洗头、洗澡时注意保护耳郭。

(5)避免食用鱼、虾、牛奶等易过敏食物,不吃辛辣、刺激性食物。

(6)避免接触变应原,如化妆品、耳环、油漆和化纤类织物。

(7)锻炼身体,均衡营养,保证睡眠充足,提高机体抵抗力。

（李　烨）

第四节　内耳疾病

一、耳硬化症

耳硬化症是内耳骨迷路发生反复的局灶性吸收并被富含血管和细胞的海绵状新骨所代替,继而血管减少,骨质沉着,形成骨质硬化病灶而产生的疾病。该病好发于前庭窗前区和圆窗边缘。该病好发年龄为 20～40 岁,女性患者多于男性患者。

(一)病因

关于病因尚无定论。病因可能与遗传、种族、代谢紊乱及内分泌障碍等有关。

(二)护理评估

1.健康史

仔细询问患者是否有代谢紊乱、内分泌障碍等疾病,家族中是否有类似病例,女性患者是否怀孕。

2.身体状况

(1)缓慢进行性听力下降:可因妊娠、分娩、外伤、过劳等而致听力减退加剧。

(2)耳鸣:一般以"轰轰"或"嗡嗡"低音调为主,可为持续性或间歇性。

(3)韦氏错听(亦称"闹境返聪"):在嘈杂环境中,患者的听觉反较在安静环境中更佳,此现象称为"韦氏错听"。

(4)眩晕:少数患者在头部活动时出现轻度短暂眩晕。

3.辅助检查

(1)耳镜检查:可见外耳道宽大,皮肤菲薄,鼓膜完整,标志清楚,可见 Schwartze 征。

(2)听力检查:可表现为单纯传导性聋或伴有不同程度耳蜗功能损失之混合性聋。

(3)声导抗测试:显示 A 型鼓室导抗图。

(4)颞骨 CT 扫描:明确病变部位。

4.社会-心理状况

注意评估患者的性别、年龄、文化层次、对疾病的认知程度以及对压力的应对方式等。

5.治疗原则

对各期镫骨硬化患者以手术治疗为主,可采用镫骨部分切除或全部切除、人工镫骨术等。可选配助听器和采用药物治疗。据报道氟化钠肠衣片、硫酸软骨素片等药物对该病有一定的防治作用。

(三)主要护理诊断和医护合作性问题

1.焦虑

其与双耳听力下降及担心手术效果有关。

2.感知改变:双耳听力下降

其与耳骨迷路病变有关。

3.有受伤的危险

其与双耳聋有关。

4.知识缺乏

患者缺乏耳硬化症的治疗和护理知识。

(四)主要护理措施

(1)多与患者接触,了解患者焦虑的原因、程度,让家属经常探望和陪伴患者。告知其治疗方法和目的,鼓励患者勇敢面对疾病,积极配合治疗。

(2)人工镫骨术后应嘱患者保持头部制动 48 h,以防镫骨移位。

(3)患者注意安全,避免车辆等物体的撞击。患者外出检查和活动要有人陪伴。护士在可能出现危险的地方安置警示牌。

(4)不宜手术或不愿意接受手术的患者可佩戴助听器。应告知患者助听器的类型、适配对象和佩戴效果,协助患者选配合适的助听器。

(5)健康教育:①佩戴助听器的患者应每天清洗耳模和套管,耳部感染时不可佩戴。不用助听器时将其关闭,准备备用电池,夜间将电池盖打开,以免漏电。②口服氟化钠肠衣片等药物,应注意饭后服用。③手术后注意休息,避免剧烈活动,尤其是头部过度晃动和撞击。④伤口未愈时不可洗头,以防污水流入耳内。⑤注意保暖,防止感冒,防止致病菌进入鼓室。

二、梅尼埃病

梅尼埃病是一种原因不明的以膜迷路积水为主要病理特征,以发作性眩晕、波动性耳聋、耳鸣、耳内胀满感为临床特征的内耳疾病。该病多见于 50 岁以下的中青年。

(一)病因

该病的病因未明。关于该病病因的主要学说有耳蜗微循环障碍,内淋巴液生成、吸收平衡障碍,变态反应与自身免疫异常。该病可能与遗传、病毒感染等有关。

（二）护理评估

1.健康史

评估患者是否患过各种耳病,有无其他自身免疫性疾病,有无家族遗传史,有无反复发作的眩晕、耳鸣和听力障碍等。

2.身体状况

(1)眩晕:多为无先兆突发旋转性眩晕,伴有恶心、呕吐、面色苍白、出冷汗、脉迟缓、血压下降等症状。

(2)耳鸣:多出现在眩晕发作之前,眩晕发作时加剧,间歇期自然缓解,但常不消失。

(3)耳聋:一般为单侧,多次发作后明显。耳聋在发作期加重,在间歇期减轻,呈明显波动性听力下降。耳聋随发作次数增加而加重。

(4)耳胀满感:发作期患侧头部或耳内有胀满感、沉重感或压迫感,患者有时感到耳内灼热或钝痛。

3.辅助检查

(1)耳镜检查:鼓膜多正常,咽鼓管功能良好。

(2)听力检查:呈感音性聋,多年长期发作者可能呈感音神经性聋。

(3)前庭功能试验:早期患者的前庭功能正常或轻度减退。发作期可见自发性水平型或水平旋转型眼震,发作过后,眼震逐渐消失。多次发作后,可出现向健侧的优势偏向。晚期出现半规管轻瘫或功能丧失。

(4)甘油试验:阳性反应提示耳聋由膜迷路积水引起。

(5)颞骨 CT 扫描:偶尔显示前庭导水管周围气化差,导水管短而直。

4.社会-心理状况

注意评估患者的年龄、文化层次、心理状况及对该病的认知程度。

5.治疗原则

采用以调节自主神经功能、改善内耳微循环以及解除迷路积水为主的药物综合治疗或手术治疗。手术有保存听力的颈交感神经节普鲁卡因封闭术、内淋巴分流术、前庭神经切除术及非听力保存的迷路切除术等。

（三）主要护理诊断和医护合作性问题

1.焦虑

其与眩晕反复发作影响生活和工作有关。

2.舒适的改变:眩晕、恶心、呕吐

其与膜迷路积水有关。

3.有外伤的危险

其与眩晕有关。

4.知识缺乏

患者缺乏该病的预防保健知识。

（四）主要护理措施

(1)向患者讲解该病的有关知识,使其主动配合治疗和护理,消除其紧张、恐惧心理,使之心情愉快、精神放松。对久病、频繁发作、伴神经衰弱者要耐心解释,消除其思想负担。心理精神治疗的作用不容忽视。

（2）观察眩晕发作的次数、持续时间，患者的自我感觉、神志、面色等情况。眩晕发作前，可有耳鸣。

（3）按医嘱给予镇静药、改善微循环药及减轻膜迷路积水等药物，同时观察药物疗效和不良反应，如长期使用利尿剂，应注意补钾。

（4）急性发作时应卧床休息，避免意外损伤。给予高蛋白、高维生素、低脂肪、低盐饮食，适当减少饮水量。休养环境宜暗并保持安静、舒适。

（5）症状重或服用镇静药者，起床时动作要慢，下床活动时要有人搀扶，防止跌倒。

（6）对发作频繁、症状重、保守治疗无效而选择手术治疗者，应告知其手术目的和注意事项，做好各项术前准备，围术期按耳科手术患者护理常规。

（7）健康教育：①指导患者在治疗的同时配合适当的体育运动，可以做呼吸操、散步等助气血运行的运动，增强体质。②指导患者保持健康的心理状态和良好的生活习惯，起居规律，睡眠充足。戒除烟、酒，禁用耳毒性药物。③对眩晕发作频繁者，告知其不要骑车、登高等，以免发生危险。④积极治疗病毒引起的呼吸道感染及全身性疾病。

三、良性阵发性位置性眩晕

良性阵发性位置性眩晕是由体位变化而诱发症状的前庭半规管疾病，是由多种病因引起的一种综合征。

（一）病因

其病因尚不明确，可能与下列疾病有关，或继发于下列疾病：头部外伤、病毒性神经炎、椎-基底动脉短暂缺血性眩晕、内耳血循环障碍、耳部疾病（如中耳及乳突感染、药物性耳中毒）。

（二）护理评估

1.健康史

评估患者有无头部外伤史，是否患有其他耳病，是否使用过耳毒性药物；询问眩晕发作的时间特征、次数、频率、伴发症状等情况。

2.身体状况

发病突然，患者在头位变化时出现强烈旋转性眩晕，常持续少于 60 s，伴眼震、恶心和呕吐。症状常发生于坐位至躺下或从躺卧位至坐位。严重者于头部轻微活动时即出现。眩晕发作后可有较长时间的头重脚轻、漂浮感和不稳定感。

3.辅助检查

（1）变位性眼震试验：显示眼震为旋转性、有潜伏期、持续时间短，为典型性位置性眼震。

（2）正旋转试验：呈阳性反应。

（3）听力学检查：一般为正常。

（4）其他：姿势图检查可呈现异常，但无特征性。前庭功能检查、神经系统检查以及 CT 或 MRI 检查主要用于鉴别诊断或病因诊断。

4.社会-心理状况

注意评估患者的文化层次、职业、心理状况等。

5.治疗原则

采用抗眩晕药、头位变位管石复位疗法等。若上述疗法无效，且影响生活工作质量，可行后壶腹神经切断术或半规管阻塞术。

（三）主要护理诊断和医护合作性问题

1.焦虑

其与眩晕影响正常生活与工作有关。

2.知识缺乏

患者缺乏疾病的治疗和护理知识。

3.意外受伤的危险

其与突发眩晕有关。

（四）主要护理措施

（1）针对患者的心理特点，及时给予心理疏导，使其情绪稳定，安心休息，积极配合治疗。

（2）发作时嘱患者卧床休息。保持环境安静、整洁，空气清新，光线宜暗，避免对患者产生刺激。

（3）给予低盐、低脂、高蛋白、高维生素、清淡的饮食。嘱患者少饮水，多食新鲜的水果、蔬菜，戒烟，避免酒、咖啡等刺激性食物及饮料。

（4）指导患者用体位疗法：患者闭眼，从坐位到侧卧位，眩晕消失后或无眩晕时保持体位30 s，再向另一侧侧卧，两侧交替进行，直至症状消失，或做3～5次结束。第一次用体位疗法治疗应在清晨进行，每天进行3次，可进行2～3星期，通常7～10 d症状可消失。

（5）遵医嘱给予抗眩晕药物，观察治疗的效果及用药后的反应。

（6）对需手术的患者，按耳部手术护理常规进行护理。

（7）健康指导：①保持情绪稳定，心情舒畅，避免急躁、暴怒情绪。②生活规律，劳逸结合，加强锻炼，避免劳累、紧张，提高自身的代偿适应能力。③从事驾驶、舞蹈、体操等工作者，不要急于恢复训练，休息2～4周后再恢复工作。④避免使用耳毒性药物，身边常备地西泮等药物，以防止眩晕突然发作。⑤发作时立即扶住身边的物体，闭眼，停止移动或蹲下，防止跌倒而受伤。

（李　烨）

第五节　鼻　息　肉

鼻息肉是鼻、鼻窦黏膜的慢性炎性疾病，以极度水肿的鼻黏膜在中鼻道形成息肉为临床特征。

一、病因

该病的病因尚未完全清楚。该病可能由鼻部黏膜长期水肿所致，以变态反应和慢性炎症为主要原因。

二、护理评估

（一）健康史

评估患者以往的健康状况，是否有过敏性鼻炎、慢性鼻炎、哮喘史。有无慢性炎症刺激及诱发因素。

（二）身体状况

（1）有进行性鼻塞，逐渐转为持续性鼻塞、流涕。有鼻塞性鼻音。

（2）出现嗅觉障碍及头痛。

（3）外鼻可形成"蛙鼻"。

（4）前鼻镜检查可见鼻腔内有一个或多个表面光滑，呈灰白色或淡红色、半透明的新生物，触之柔软，可移动，不易出血，患者不感到疼痛。

（三）辅助检查

（1）做鼻内镜检查。

（2）进行 X 线鼻窦摄片，明确病变的部位和范围。

（3）做病理学检查。

（四）社会-心理评估

评估患者的年龄、性别、对疾病的认知程度、文化层次、生活习惯、饮食习惯等。观察患者对疾病的情绪反应。

（五）治疗原则

现多主张以手术为主的综合治疗，使用糖皮质激素，采用功能性鼻内镜手术。

三、主要护理诊断及医护合作性问题

（一）焦虑

其与疾病容易复发和担心预后有关。

（二）舒适改变

其与持续性鼻塞、流涕、头痛等有关。

（三）知识缺乏

患者缺乏有关疾病预防、保健、治疗及配合等方面的知识。

（四）急性疼痛

其与术后切口出血、肿胀及鼻腔填塞有关。

四、主要护理措施

（1）和患者及其家属沟通，向患者及其家属介绍疾病的特点、治疗方法和一般预后情况，如何预防复发等，使患者增加对疾病的认识，树立战胜疾病的信心。

（2）鼓励患者多喝水，口唇干燥时涂以润唇膏。根据医嘱使用糖皮质激素，减轻鼻塞症状，缓解不适。

（3）健康指导：①保持良好的心理状态，避免情绪激动，适当参加锻炼。②选择含有丰富维生素、蛋白质的饮食，增强机体抵抗力，促进康复。③避免挖鼻、大力擤鼻等不良习惯。④冬、春季外出时可戴口罩，减少花粉、冷空气对鼻黏膜的刺激。⑤遵医嘱按时正确做鼻腔冲洗，定时服药、滴鼻。⑥尽量避免上呼吸道感染，减少对鼻腔的强烈刺激。⑦术后定期进行窥镜检查。⑧2个月内避免游泳。

（李　烨）

第六节　喉急性炎症

一、急性会厌炎

急性会厌炎是一种发病突然、发展迅速、可危及生命的上呼吸道疾病,可因会厌肿胀堵塞气道而引起窒息死亡,多见于成人。

（一）病因

主要病因是感染,致病菌有乙型流感杆菌、葡萄球菌等,也有细菌与病毒混合感染。接触某种变应原而引起全身性变态反应,有异物、外伤,吸入有害气体,邻近病灶蔓延等均可引起会厌的急性炎症。

（二）护理评估

1.健康史

（1）评估患者有无呼吸道感染,有无咽炎、扁桃体炎等邻近器官炎症。

（2）了解患者有无过度劳累、外伤史,是否较长时间接触有毒气体,是否接触变应原等。

2.身体状况

（1）起病急,常在夜间突然发生,患者呈急性痛苦面容,有畏寒、发热等,体温多在 38 ℃～39 ℃,喉痛剧烈,吞咽困难,严重时可伴有呼吸困难症状。

（2）检查可见会厌舌面高度充血肿胀,如球形。单侧或双侧颈淋巴结肿大、有压痛。

3.辅助检查

（1）间接喉镜检查:了解会厌肿胀的程度。

（2）实验室检查:显示白细胞增多,中性粒细胞增多。

4.社会-心理状况

评估患者和家属的心理状况,评估患者的年龄、性别、文化层次、对疾病的认识程度等。

5.治疗原则

一旦确诊,需要住院治疗。全身进行抗感染治疗,即静脉内使用足量的抗生素和糖皮质激素,如喉阻塞严重,按喉阻塞的处理原则来处理。

（三）主要护理诊断及医护合作性问题

1.有窒息的危险

其与会厌高度肿胀,阻塞呼吸道有关。

2.急性疼痛

其与会厌炎症反应有关。

3.体温过高

其与会厌炎症引起全身反应有关。

4.知识缺乏

患者缺乏该病相关的治疗和自我保健知识。

5.恐惧

其与担心预后有关。

（四）主要护理措施

(1)保持呼吸道通畅:按医嘱及时给予抗生素和激素类药物,并观察用药后的效果。严密观察呼吸情况,必要时吸氧,对呼吸困难者做好气管切开术的准备。对气管切开术后患者按气管切开术后护理方法来护理。

(2)向患者解释疼痛的原因和处理方法,使患者理解并能放松。

(3)保持口腔清洁,少讲话,轻咳,进食温凉流质或半流质饮食,减轻疼痛。

(4)注意患者的体温变化,体温过高,可采用物理降温或根据医嘱用药物降温。

(5)健康指导:提高患者和家属对该病的认识,宣传其危害性及预防措施;患者生活要有规律,不过度疲劳;如复发,及时就诊。

二、急性喉炎

急性喉炎是喉黏膜的急性卡他性炎症,好发于冬、春季,是一种常见的急性呼吸道感染性疾病。

（一）病因

主要病因为感染,该病常发生于感冒之后,先有病毒入侵,再继发细菌感染。用声过度也可引起急性喉炎。吸入有害气体或粉尘、受凉、疲劳等也可诱发该病。

（二）护理评估

1.健康史

了解患者最近有无感冒,有无用声过度、吸入有害气体、机体抵抗力下降等诱因。

2.身体状况

声嘶是急性喉炎的主要症状,患者可出现咳嗽、咳痰,但不严重,喉部不适或疼痛,不影响吞咽。喉镜下可见喉部黏膜呈弥漫性红肿。

3.辅助检查

间接喉镜检查。

4.社会-心理状况

评估患者的年龄、性别、职业、工作环境、文化层次,有无不良生活习惯,评估患者的心理状态以及对疾病的认知程度。

5.治疗原则

全身应用抗生素和激素治疗,使声带休息,进行超声雾化吸入治疗,结合中医治疗。

（三）主要护理诊断及医护合作性问题

1.舒适改变

其与炎症引起声嘶有关。

2.急性疼痛

其与喉部炎症有关。

3.知识缺乏

患者缺乏该病相关的预防保健知识。

（四）主要护理措施

（1）向患者解释引起声音嘶哑和疼痛的原因、治疗方法和预后，使患者理解并坚持治疗。

（2）嘱患者尽量少说话或不说话，使声带休息。

（3）根据医嘱指导患者及时用药或应用超声雾化吸入。

（4）告知患者多饮水，避免刺激性食物，保持大便通畅；禁烟、酒；保持室内温度和湿度适宜；养成良好的生活习惯，均衡营养，劳逸结合，不熬夜，避免过度劳累；避免发声不当和过度用声等。

三、小儿急性喉气管支气管炎

小儿急性喉气管支气管炎是上、下呼吸道急性弥漫性炎症，多见于2岁以下的儿童，冬季发病率高。

（一）病因

冬季气温较低，小儿免疫力低下，易发生呼吸道感染。该病常由病毒感染后继发细菌感染而引起。

（二）护理评估

1.健康史

了解患儿近日有无呼吸道感染，既往有无气管和支气管炎。

2.身体状况

（1）先有上呼吸道感染症状，继而出现犬吠样咳嗽、声嘶、喉鸣音和呼吸困难等。

（2）如果病情加重，则呼吸困难更明显，患儿出现"四凹征"、缺氧、发绀，甚至窒息或呼吸衰竭而死亡。

（3）全身症状严重，患儿有高热，皮肤苍白，脉搏细速，精神萎靡等；肺部呼吸音降低，有干啰音。

3.辅助检查

胸部X线检查：了解炎症的严重程度。

4.社会-心理状况

评估患儿的年龄、发病时间、家属的心情及对疾病的认识程度。

5.治疗原则

如有喉阻塞，下呼吸道分泌物不易咳出，应及早行气管切开术；全身应用抗生素和糖皮质激素；采用支持疗法，保证足量的营养，维持水、电解质平衡。

（三）主要护理诊断及医护合作性问题

1.清理呼吸道无效

其与分泌物多且黏稠，患儿的咳嗽排痰能力下降有关。

2.有窒息的危险

其与喉气管肿胀和分泌物阻塞有关。

3.体温过高

其与感染引起的全身反应有关。

4.潜在并发症

潜在并发症有阻塞性肺气肿、肺不张等。

5.妥协性家庭应对

其与家庭成员缺乏疾病相关知识有关。

四、喉水肿

喉水肿为喉部黏膜下松弛处组织液渗出性病变,是多种原因引起的一种耳鼻喉科常见症状。严重者可窒息死亡。

（一）病因

病因分为感染性和非感染性。

(1)感染性病因包括各种喉部及其邻近组织的感染性疾病。

(2)非感染性病因包括变态反应、各种喉外伤、遗传性血管神经性喉水肿,还包括心脏病、肾炎、肝硬化、黏液性水肿等全身疾病。

（二）护理评估

1.健康史

(1)了解患者近日是否接触变应原、食用过敏性食物,了解其药物史。

(2)了解患者有无咽喉部感染,是否吸入有害气体。

(3)评估患者有无遗传性血管神经性疾病及其他全身性疾病,有无家族史。

(4)评估患者有无甲状腺手术病史、呼吸道手术病史、气管插管史等。

(5)评估患者呼吸困难发生的时间、程度等。

2.身体状况

(1)感染性喉水肿数小时内出现喉痛、声嘶、喉喘鸣和呼吸困难。

(2)变应性、遗传性血管神经性喉水肿发展迅速,患者常在几分钟内发生声嘶、喉喘鸣、呼吸困难甚至窒息。遗传性血管神经性水肿患者常从10岁时开始有无痛性喉水肿且反复发作,并伴有其他部位(如眼睑、口唇、面部、四肢皮肤)硬性水肿。

3.辅助检查

做间接喉镜检查。

4.社会-心理状况

评估患者的年龄、性别、文化层次、情绪状态、对该病的认知程度等,同时还要评估家属的心理状况。

5.治疗原则

查出病因,对症治疗。对感染性者立即给予抗生素及足量的糖皮质激素,若有脓肿,要切开排脓;变应性者可口服抗组胺类药物,局部和全身使用糖皮质激素;对重度喉阻塞者行气管切开术。

（三）主要护理诊断及医护合作性问题

1.恐惧

其与患者呼吸困难,害怕死亡有关。

2.有窒息的危险

其与喉阻塞有关。

3.知识缺乏

患者缺乏疾病相关知识。

（四）主要护理措施

（1）心理护理：向患者解释喉喘鸣、声嘶、呼吸困难的原因，目前的治疗方法和疗效，减轻患者和家属的恐惧心理，帮助患者树立信心。

（2）立即按医嘱给予足量糖皮质激素、抗生素、抗组胺类药物等，同时给氧，密切观察患者的呼吸情况，做好气管切开准备工作。

（3）对重度喉阻塞患者，及时行气管切开术，按气管切开术护理。

（4）健康指导：告知患者和家属，该病发病迅速，有症状或不适要及时就诊；有药物过敏史者及过敏体质者应避免与变应原接触；防止咽喉部感染、外伤、与有害气体接触；积极治疗全身性疾病；应按医嘱指导遗传性血管神经性喉水肿患者长期用药治疗，预防喉水肿，进行拔牙或咽喉部检查等刺激性操作前应按医嘱加大药物的剂量。

（李　烨）

第七节　喉慢性炎症

一、慢性喉炎

慢性喉炎是指喉部黏膜慢性非特异性炎症。

（一）病因

（1）鼻、鼻窦、咽部、下呼吸道感染和脓性分泌物刺激，可继发该病。

（2）急性喉炎反复发作或迁延不愈。

（3）用声过度，发声不当。

（4）长期吸入有害气体，受烟、酒刺激。

（5）胃食管咽反流。

（6）全身性疾病（如糖尿病、心脏病、肝硬化）使血管收缩功能紊乱，喉部长期处于充血状态，可继发该病。

（二）护理评估

1.健康史

（1）询问患者发病前是否有各种局部和全身慢性疾病及长期接触有害气体等。

（2）了解喉部不适发生的时间。

2.身体状况

（1）声音嘶哑，喉部不适，有干燥感或喉痛感。

（2）间接喉镜可见喉黏膜弥漫性充血，有黏稠分泌物附着。

3.辅助检查

做喉镜检查。

4.社会-心理状况

评估患者的年龄、性别、性格特点、生活工作环境和职业，对疾病的认知程度，有无吸烟、饮酒等情况。

5.治疗原则

去除病因,积极治疗局部或全身疾病;避免过度用声,使用正确的发声方法;避免在粉尘或有害气体环境中工作;局部用抗生素和糖皮质激素雾化吸入;进行中药治疗等。

(三)主要护理诊断及医护合作性问题

1.声嘶,喉部不适

声嘶,喉部不适与喉部慢性炎症有关。

2.焦虑

其与长期喉部不适、迁延不愈有关。

3.知识缺乏

患者缺乏慢性喉炎的防治常识。

(四)主要护理措施

1.心理护理

耐心地向患者介绍疾病的发生、发展以及转归过程,嘱其坚持治疗,放松心情,促进康复。

2.指导用药

根据医嘱用抗生素和糖皮质激素治疗,并注意观察患者的用药效果。

3.健康指导

(1)积极治疗全身及鼻、咽、喉部的慢性疾病,合理用声,避免疲劳。

(2)改善生活和工作环境,避免接触有害气体。

(3)禁烟、酒,避免辛辣食物,进食营养丰富的食物,增强体质,提高免疫力。

二、声带小结

声带小结是在慢性喉炎的基础上逐渐形成的病变,多见于职业用声或用声过度的人,如教师、歌唱演员、售货员。

(一)病因

长期用声过度或用声不当是该病的重要原因。其他原因包括上呼吸道炎症、胃食管咽反流、内分泌因素等。

(二)护理评估

1.健康史

(1)评估患者声嘶发生和持续的时间,有无用声不当或用声过度等诱因。

(2)评估患者有无上呼吸道感染史、胃食管反流等疾病。

2.身体状况

(1)声嘶,早期易发声疲劳,以后逐渐加重,表现为持续性声嘶。

(2)检查可见双侧声带前、中 1/3 交界处对称性结节状隆起。

3.辅助检查

(1)做间接喉镜检查。

(2)做病理检查。

4.社会-心理状况

评估患者的年龄、性别、文化层次、职业、性格特点、情绪,对疾病的认识,有无吸烟、饮酒状况等。

5.治疗原则

早期通过禁止发声使声带休息,小结可自行消失。若保守治疗无效,可在纤维喉镜、直接喉镜、电子喉镜或显微喉镜下行声带小结切除。

(三)主要护理诊断

1.焦虑

焦虑与声嘶影响工作和形象有关。

2.知识缺乏

患者缺乏对声带的自我保健知识。

(四)主要护理措施

向患者讲解声嘶的原因、治疗方法及自我保健的方法。指导患者少说话或不说话,使声带得到充分的休息。

1.术前护理

(1)向患者简单说明手术的目的、基本过程、术中可能出现的不适以及如何与医师配合。

(2)术前禁固体食物 6 h,禁水 3 h。

(3)对全麻患者按全麻术前护理常规来护理。

2.术后护理

(1)观察患者的呼吸情况。嘱患者轻轻将喉部分泌物吐出,观察其性状。

(2)饮食护理:表面麻醉患者术后 2 h 开始进温、凉流食或软食3 d,避免进食辛辣食物。

(3)术后让声带休息 2～4 周。

(4)根据医嘱使用激素和抗生素雾化吸入。

3.健康指导

(1)注意保护嗓音,避免过度用声或用声不当,注意正确的发声方法,避免长时间用嗓或高声喊叫。

(2)戒除烟、酒,忌辛辣刺激性食物。

(3)预防上呼吸道感染,感冒期间尽量少说话,同时积极治疗。

三、声带息肉

声带息肉为好发于一侧声带前、中1/3 交界处边缘,半透明、白色或粉红色,表面光滑的肿物,是引起声音嘶哑的常见疾病。

(一)病因

该病多为发声不当或过度发声导致。长期慢性刺激(如长期吸烟、有慢性炎症)可诱发该病。该病也可继发于上呼吸道感染。也有研究认为该病与性格特征、变态反应、解剖因素等有关。

(二)护理评估

1.健康史

评估患者喉部不适或声音嘶哑发生和持续的时间,有无明显诱因,如用声不当或长期吸烟史,有无上呼吸道感染史。

2.身体状况

(1)长时间声嘶,声嘶的程度与息肉的大小和部位有关。大的声带息肉可阻塞声门,引起吸气性喉喘鸣或呼吸不畅。

（2）检查可见声带前、中1/3交界处边缘有半透明、白色或粉红色的表面光滑的肿物,带蒂的息肉可随呼吸气流上下活动。

3.辅助检查

做间接喉镜检查,确诊需做病理检查。

4.社会-心理状况

评估患者年龄、性别、文化层次、职业、生活习惯、性格特点等。

5.治疗原则

在纤维喉镜、直接喉镜、电子喉镜或显微喉镜下切除息肉,辅以糖皮质激素、抗生素及超声雾化及发声训练治疗。

（三）主要护理诊断

1.焦虑

焦虑与声嘶影响工作和形象有关。

2.知识缺乏

患者缺乏有关手术的配合知识和自我保健知识。

（四）主要护理措施

主要护理措施与声带小结的护理措施相同。

（李　烨）

第八节　龋　病

一、概念

龋病是牙在以细菌为主的多种因素影响下发生慢性进行性破坏的疾病。

二、临床特征

龋病是牙体硬组织(即釉质、牙本质和牙骨质)在颜色、形态和质地等方面发生的变化。龋病初期牙体硬组织发生脱矿,釉质呈白垩色;继之病变部位有色素沉着,局部呈黄褐色或棕褐色;随着无机成分脱矿、有机成分破坏分解的不断进行,牙体组织疏松、软化,发生缺损,形成龋洞。牙因缺乏自身修复能力,一旦形成龋洞,则不可能自行恢复。

三、病因

牙齿易感、有致龋菌群及牙菌斑、有蔗糖等细菌底物及一定的时间这4种因素共同作用,易发生龋病。

（一）细菌

口腔中的主要致龋菌是变形链球菌,其次为某些乳杆菌和放线菌属。这些细菌具有利用蔗糖产酸的能力、对牙体表面的附着能力以及耐酸能力等。在牙菌斑存在的条件下,细菌作用于牙,致使龋病发生。

（二）食物

蔗糖等糖类食物在口腔中可作为细菌分解产酸的底物。

（三）宿主

影响龋病发病的宿主主要因素包括牙和唾液。

（四）时间

龋病的发病需要一定时间。

四、临床表现

根据龋病的临床表现，可按其进展速度、解剖部位及病变深度进行分类。

（一）按进展速度分类

1.急性龋

急性龋又称湿性龋，多见于儿童或青年人。龋损呈浅棕色，质地湿、软。病变进展较快。

2.猖獗龋

猖獗龋又称放射性龋，常见于颌面及颈部接受放射治疗的患者，多数牙在短期内同时患龋，病程发展很快。干燥综合征患者及有严重全身性疾病的患者，由于唾液分泌量减少或未注意口腔卫生，亦可能发生猖獗龋。

3.慢性龋

慢性龋又称干性龋，临床上多见。龋损呈黑褐色，质地较干、硬。病变进展较慢。

4.静止龋

静止龋是一种特殊的慢性龋表现，在龋病发展过程中，由于病变环境的改变，牙体隐蔽部位外露或开放，原有致病条件发生了变化，龋损不再继续发展而维持原状。牙邻面龋是一种静止龋，由于相邻牙被拔除，龋损表面容易清洁，龋病进程自行停止；殆面龋也是一种静止龋，咀嚼作用可能将龋损部分磨平，菌斑不易堆积而病变停止。

5.继发龋

治疗后，由于填充物边缘或窝洞周围牙体组织破裂，形成菌斑滞留区；或修复材料与牙体组织不密合，形成微渗漏，都可能产生龋病，称继发龋。继发龋也可因治疗时未除净病变组织而形成。

（二）按解剖部位分类

1.窝沟龋和平滑面龋

窝沟龋指磨牙、前磨牙咬合面、磨牙颊面沟和上颌前牙舌面的龋损。窝沟龋损呈锥形，底部朝牙本质，尖朝向釉质表面。有些龋损的釉质表面无明显破坏。具有这类临床特征的龋损又称潜行性龋。

平滑面龋损可分为两个亚类：发生于牙的近、远中面的损害称邻面龋；发生于牙的颊面或舌面，靠近釉牙骨质界处的损害为颈部龋。釉质平滑面龋损害呈三角形。三角形的底边朝釉质表面，尖朝向牙本质。当龋损到达釉牙本质界时，即沿釉牙本质界向侧方扩展，在正常的釉质下方发生潜掘性破坏。

2.根面龋

在根部牙骨质发生的龋病损害称为根面龋。其多发生于老年人的牙龈退缩、根面外露的牙。

3.线形釉质龋

线形釉质龋是一种非典型性龋病损害，常见于美洲和亚洲的儿童乳牙列，主要发生于上颌前牙唇面的新生线处,龋病损害呈新月形。

（三）按病变深度分类

该病根据病变深度可分为浅龋、中龋和深龋。

浅龋分为窝沟龋和平滑面龋。窝沟龋的龋损部位变黑,用探针检查时有粗糙感或能钩住探针尖端。平滑面龋一般呈白垩色、黄褐色或褐色斑点。患者一般无主观症状,对冷、热、酸、甜刺激亦无明显反应。X线片检查有利于发现隐蔽部位的龋损,还可采用荧光显示法、显微放射摄影方法或氩离子激光照射法帮助诊断。

中龋的龋洞已形成,洞内牙本质软化,呈黄褐或深褐色。患者对酸、甜的饮食敏感,过冷、过热的饮食也能使患者产生酸痛的感觉,冷刺激尤为显著,但刺激去除后症状立即消失。颈部牙本质龋的症状较为明显。

深龋的龋洞深大,位于邻面的深龋洞,外观略有色泽改变,洞口较小而病损破坏很深。如食物嵌入洞中,可出现疼痛症状。遇冷、热和化学刺激时,产生的疼痛较为剧烈。

五、治疗

（一）化学疗法

(1)用75%的氟化钠甘油糊剂、8%的氟化亚锡溶液、酸性磷酸氯化钠(APF)溶液、含氟凝胶(如含1.5%的APF的凝胶)及含氟涂料等。该方法对前、后牙均可使用。定期用氟化物处理早期釉质龋损处,可使脱矿釉质沉积氟化物,促进再矿化,从而使龋病病变停止。

(2)用10%的硝酸银和氨硝酸银。将硝酸银应用于龋损区,生成的还原银或碘化银可渗入釉质和牙本质中,有凝固有机质、杀灭细菌、堵塞釉质孔隙和牙本质小管的作用,从而封闭病变区,终止龋病过程。该方法一般用于乳牙和后牙,不可用于牙颈部龋。

（二）再矿化疗法

再矿化液含有不同比例的钙、磷和氟。将浸有药液的棉球置于患处,每次放置数分钟,反复3~4次。亦可将再矿化液配制成漱口液,让患者每天含漱。

（三）窝沟封闭

窝沟封闭是窝沟龋的有效预防方法,主要用于窝沟可疑龋。窝沟封闭剂由树脂、稀释剂、引发剂及一些辅助成分(如填料、氟化物、染料)组成。临床操作步骤包括清洁牙面、隔湿、酸蚀、涂布及固化封闭剂。

（四）修复性治疗

根据患牙的部位和龋损类型,可选择不同的修复材料进行充填修复。常用的垫底材料有氧化锌丁香油酚粘固剂、聚羧酸锌粘固剂及玻璃离子粘固剂。选用适当的修复材料,如银汞合金或复合树脂材料,填入预备好的窝洞,恢复牙的外形和功能。

六、预防

(1)进行口腔保健知识教育,也要注重对患者现有口腔健康行为的了解并加以指导。让患者在理解的基础上,逐渐养成好习惯。

(2)低频率摄入蔗糖,减少口腔pH降低的时间,防止脱钙,降低获龋概率。

(3)刷牙行为:学会正确的刷牙方法。要选择合乎口腔卫生要求的保健牙刷,选用含氟牙膏,除每天早、晚刷牙外,每餐后亦要坚持刷牙,单纯的餐后漱口不能代替刷牙。刷牙时最好采用竖刷的方法,力量适度,时间在3 min左右,太大力的根刷法容易造成牙齿损伤。

(4)使用牙线:除坚持刷牙外,清洁牙缝亦是非常重要的。因为有时牙缝较宽,牙齿稀松,光靠刷牙,还不足以保持清洁。在有条件的情况下,推荐使用牙线,这样可帮助清洁牙邻面的软垢和牙菌斑,有效地防止根面龋。

(5)使用漱口水:进食后漱口的习惯能很好地控制口腔内牙菌斑的数量和其毒性作用,从而达到防龋的效果。

(6)定期看牙医,定期复查。

(7)合理的饮食行为,每天在饮食中适当加一些粗糙、富含纤维质的食物,使牙面能获得较多的摩擦机会,促进牙面清洁,减少牙菌斑形成。

(8)使用氟化物,因其具有防龋的作用。

七、护理

在口腔门诊,对于初诊患者,特别是老年及儿童患者,护理是极为重要的环节,应充分考虑老年人及儿童的特点。

(1)首先应以良好的态度对待患者,对治疗过程进行必要解释,减轻患者的精神压力,建立良好的医患关系,减轻患者的恐惧。

(2)老年人行动迟缓,可搀扶其至牙椅上。治疗时可使用吸液器或将牙椅调至坐位以便于吐唾液或漱口。老年人身体耐受性差,容易疲劳,治疗中可适当让患者休息片刻,以减轻长时间张口所致的疲劳。

(3)治疗中应控制张口度,可使牙椅与地面成 30°～50°角,注意防止吸入或吞入异物。

(4)儿童治疗牙齿时有恐惧心理,治疗过程中应耐心细致,术中可适当转移患者的注意力,可有效地减轻患者的紧张。

(5)协助医师调拌各种充填材料。

(6)治疗完毕,及时告知患者以解除其紧张心情。预先讲解术后可能出现的一些常见现象及注意事项。

(7)做好口腔保健指导。建议龋齿患者多吃富含纤维素食物,多行咀嚼以产生较多唾液便于清除食物残渣。

(李 烨)

第九节 牙 龈 病

一、慢性龈缘炎

(一)病因

慢性龈缘炎的始动因子是牙菌斑、牙石、嵌塞的食物、不良修复体等,可促使牙菌斑积聚,引发或加重牙龈的炎症。

(二)临床表现

病损局限于游离龈和龈乳头。牙龈色泽变为深红色或暗红色,炎性充血可波及附着龈。龈乳头圆钝、肥大,附着龈水肿时,点彩消失、表面光滑、发亮。牙龈松软、脆弱,缺乏弹性。龈沟可加深达 3 mm 以上,形成假性牙周袋,但上皮附着(龈沟底)仍位于正常的釉牙骨质界处,这是区别于牙龈炎和牙周炎的重要指征。牙龈被轻触即出血,龈沟液渗出增多,患者常因刷牙或咬硬物时出血而就诊。

（三）诊断

根据上述主要临床表现,结合局部有刺激因素,即可诊断。

（四）鉴别诊断

1.早期牙周炎

主要的鉴别要点为牙周附着丧失和牙槽骨吸收。有牙龈炎时龈沟可加深超过 2 mm,但结合上皮附着的位置仍是釉牙骨质界处。而患牙周炎时,结合上皮已向根方迁移,形成真性牙周袋,袋底位于釉牙骨质界的根方。X 线片(尤其是𬌗翼片)有助于判断早期牙槽骨吸收。牙周炎早期可见牙槽嵴顶高度降低,硬板消失,而牙龈炎的骨高度正常,可疑时摄 X 线片,观察有无早期牙槽嵴顶吸收,以鉴别早期牙周炎。

2.血液病

对于以牙龈出血为主诉且同时也有牙龈炎症表现者,应鉴别该病与某些全身性疾病所引起的牙龈出血,如白血病、血小板减少性紫癜、再生障碍性贫血。血常规有助于鉴别。

3.坏死性溃疡性龈炎

坏死性溃疡性龈炎是以牙龈出血和疼痛为主要症状,但其牙龈边缘有坏死。

4.艾滋病相关龈炎(HIV-G)

HIV-G 是艾滋病感染者较早出现的相关症状之一。临床可见游离龈缘呈明显的火红色线状充血,附着龈可有点状红斑,刷牙后出血或自发性出血。在去除牙石或牙菌斑后,牙龈充血仍不消退。

（五）治疗原则

通过洁治术彻底清除牙菌斑和牙石,对食物嵌塞、有不良修复体等刺激因素,应予以彻底纠正,可用 1%～3% 的过氧化氢溶液冲洗龈沟,在龈沟内上碘制剂,必要时可用氯己定抗菌类漱口剂含漱。

（六）预防

(1)龈缘炎能预防,关键是要做到坚持每天彻底清除牙菌斑。口腔医务人员要广泛开展口腔卫生教育,教会患者正确的刷牙方法,合理使用牙签、牙线等,嘱患者坚持早、晚刷牙,饭后漱口,以控制牙菌斑和牙石的形成。这些对预防牙龈炎的复发也极为重要。

(2)慢性龈缘炎的病变部位局限于牙龈,在去除局部刺激因素后,炎症消退得快,牙龈组织恢复正常。因此,慢性龈缘炎是可逆性病变,预后良好。

（七）护理

(1)治疗后需注意口腔卫生的维护。

(2)教会患者正确的刷牙方法,坚持早、晚刷牙,饭后漱口,保持口腔清洁,以巩固疗效。

二、青春期龈炎

（一）病因

青春期少年未养成良好的刷牙习惯,在错𬌗拥挤、口呼吸以及戴各种正畸矫治器的情况下,前牙、替牙部位易发生牙龈的炎症。青春期内分泌的改变,可使牙龈组织对微量局部刺激物产生明显的炎症反应。

（二）临床表现

好发于前牙唇侧的牙间乳头和龈缘。唇侧龈缘明显肿胀,乳头呈球状突起;牙龈为暗红或鲜红,光亮,质地软,龈袋形成;探诊易出血。患者一般无明显自觉症状,或刷牙、咬硬物时出血以及有口臭等。

（三）诊断

患者处于青春期,局部有上述刺激因素,牙龈炎症反应较重。

（四）治疗原则

用洁治术去除牙菌斑和牙石,或可配合局部药物治疗,如龈袋冲洗及袋内上药,给以含漱剂清洁口腔。病程长且牙龈过度肥大增生者,常需手术切除。

（五）预防

(1)患者平时要少吃或不吃坚硬、粗糙的食物,多吃新鲜蔬菜、水果及富含维生素 B_1、维生素 B_2 和维生素 C 的食品。

(2)患者应经常按摩牙龈,可促进血液循环,减轻症状。

(3)患者应多注意口腔卫生。

(4)患者应定期看牙医,有牙结石或牙菌斑,要清除。必要时配合药物治疗。

(5)患者应学会正确的刷牙方法,正确使用洁牙工具(牙签、牙线)。

(6)对于准备接受正畸治疗的青少年,应先治愈原有的牙龈炎,并教会他们正确的控制牙菌斑的方法。在正畸治疗过程中,定期做牙周检查和预防性的洁治。正畸矫治器的设计和制作应有利于菌斑控制。避免对牙周组织造成刺激和损伤。

（六）护理

(1)必须教会患者正确的刷牙和控制牙菌斑的方法,养成良好的口腔卫生习惯。

(2)嘱患者完成治疗后应定期复查,以防止复发。

三、妊娠期龈炎

（一）病因

妊娠期妇女不注意维护口腔卫生,致使牙菌斑、牙石在龈缘附近堆积,引起牙龈发炎,妊娠期雌激素升高可加重原有的病变。

（二）临床表现

妊娠前可有龈缘炎,从妊娠 2～3 个月出现明显症状,分娩后约 2 个月,龈缘炎可恢复至妊娠前水平。该病可发生于少数牙或全门牙龈,以前牙区为重。龈缘和龈乳头呈鲜红色或发绀。牙龈松软、光亮、肿胀、肥大,有龈袋形成,轻探易出血。

妊娠期龈瘤发生于个别牙列不齐或有创伤性殆的牙间乳头区,一般发生于妊娠第 4～6 个月,瘤体常呈扁圆形,可有蒂,一般不超过 2 cm。分娩后,妊娠龈瘤能逐渐自行缩小,但必须去除局部刺激物才能消失。

（三）诊断

如果育龄妇女的牙龈出现鲜红色,高度水肿、肥大,且极易出血,或有妊娠期龈瘤特征,应询问患者的月经情况,若患者已怀孕,便可诊断。

（四）治疗原则

去除一切局部刺激因素，如牙菌斑、牙石、不良修复体。认真进行维护治疗，严格控制牙菌斑。牙龈炎症明显、龈袋有溢脓时，可用12%的过氧化氢溶液和生理盐水冲洗，加强漱口。

对体积较大的妊娠龈瘤，可手术切除。应选择在妊娠期的4～6个月手术，以免引起流产或早产。

（五）预防

（1）保持口腔清洁，及时治疗原有的牙龈炎，严格控制牙菌斑，可大大减少妊娠期牙龈炎的反应。

（2）及时地去除一切局部因素，如牙菌斑、牙石及不良修复体。因孕妇的牙龈易出血，故操作时应特别仔细，动作要轻，尽可能减少出血。

（3）对于病情严重的患者，如牙龈炎红肿、增生肥大、牙龈袋溢脓时，可用1%的过氧化氢溶液和生理盐水冲洗、局部放药、漱口等，避免口服用药。

（4）患者要定期检查口腔，在孕前、孕早期、孕中期和孕晚期都要及时进行口腔检查，以及时获得必要的门腔保健指导，使已有的口腔疾病得到及时的治疗。

（六）护理

（1）帮助孕妇了解妊娠期龈炎的病理性过程及生理上的改变；让孕妇正确认识和应对妊娠中牙龈出现的各种不适和常见症状，及时到医院就诊。

（2）营养指导：指导孕妇增加营养摄入，保持营养平衡。除了充足的蛋白质外，维生素 A、维生素 D、维生素 C 和一些无机物（如钙、磷）的摄入也十分重要。怀孕期间增加营养素的摄入量，不仅可以起到保护孕妇的作用，使肌体组织对损伤的修复能力增强，对胎儿牙齿的发育也很有帮助。

（3）健康教育：对患者给予细致的口腔卫生指导，要特别提到刷牙的重要性。嘱孕妇重视怀孕期口腔卫生，掌握口腔保健的方法，坚持每天两次有效刷牙。

（4）帮助孕妇树立起信心，解除对妊娠期龈炎的焦虑、恐惧心理。

（5）做好复诊随访，做好定期口腔检查和适时的口腔治疗。孕期里口腔疾病发展得较快，定期检查能保证早发现、早治疗，使病灶限于小范围。对于较严重的口腔疾病，应选择在妊娠中期（4～6个月）治疗。

四、急性坏死性溃疡性龈炎

（一）病因

1.微生物的作用

在急性坏死性溃疡性龈炎病损处常能找梭形杆菌和螺旋体，中间普氏菌也是此病的优势菌。急性坏死性溃疡性龈炎是一种由多种微生物引起的机会性感染，在局部抵抗力降低的组织和宿主中，这些微生物造成急性坏死性溃疡性龈炎病损。

2.慢性龈炎或牙周炎

慢性龈炎或牙周炎是该病发生的重要条件。深牙周袋内或冠周炎的牙龈适合螺旋体和厌氧菌繁殖，当存在某些局部组织的创伤或全身因素时，细菌大量繁殖，并侵入牙龈组织，发生急性坏死性溃疡性龈炎。

3.烟的影响

绝大多数急性坏死性溃疡性龈炎患者有大量吸烟史。吸烟可能使牙龈小血管收缩,影响牙龈局部的血流。据报道,吸烟者白细胞的趋化功能和吞噬功能均减弱,IgG 水平低于非吸烟者,唾液中 IgA 水平亦有下降,还有报道称吸烟的牙周炎患者龈沟液中的 TNF-α 和 PGE4 水平均高于非吸烟的患者。这些因素都会加重牙龈的病变。

4.自身因素

自身因素与该病的发生密切相关。患者常有精神紧张、睡眠不足、过度疲劳、工作繁忙等情况,或受到精神刺激。在上述因素的影响下,皮质激素的分泌增强和自主神经系统影响,改变牙龈的血液循环,使免疫力下降等,局部组织抵抗力降低而引发该病。精神压力又可能使患者疏忽口腔卫生、吸烟增多等。

5.免疫功能

机体免疫功能降低(如营养不良,缺乏维生素 C,有某些全身性消耗性疾病)易诱发该病。艾滋病患者也常有类似该病的损害,须引起高度重视。

(二)临床表现

(1)好发人群为青壮年。该病多见于男性吸烟者,在不发达国家或贫困地区亦可发生于极度营养不良或患麻疹、黑热病等急性传染病的儿童。

(2)该病起病急,病程较短,常为 1~2 周。

(3)以龈乳头和龈缘的坏死为其特征性损害:①初起时龈乳头充血、水肿,在个别牙龈乳头的顶端发生坏死性溃疡,上覆有灰白色污秽的坏死物,去除坏死物后可见牙龈乳头的颊侧、舌侧尚存,而中央凹下,如火山口状。对早期轻型患者应仔细检查龈乳头的中央,以免漏诊。龈乳头被破坏后与龈缘成一条直线,如刀切状。②病变迅速沿牙龈边缘向邻牙扩展,使龈缘如虫蚀状。坏死区出现灰褐色假膜,易被擦去。去除坏死组织后,其下为出血创面。③病损多见于下前牙。病损一般不波及附着龈。

(4)患者常诉晨起时枕头上有血迹,口中有血腥味,甚至有自发性出血。

(5)急性坏死性溃疡性龈炎的患者常诉有明显疼痛感,或有牙齿撑开感或胀痛感。

(6)由于组织坏死,患者常有特殊的腐败性恶臭。

(7)全身症状重症患者可有低热、疲乏等全身症状,部分患者的下颌下淋巴结可肿大,有压痛。

(8)坏死物涂片检查可见大量梭形杆菌和螺旋体。

(9)急性期如未能及时治疗且患者抵抗力低,坏死还可波及与牙龈病损相对应的唇、颊侧黏膜,而成为坏死性龈口炎。如果患者的机体抵抗力极度低下,还可合并感染产气荚膜杆菌,使面颊部组织迅速坏死,甚至穿孔,称为"走马牙疳"。此时患者有全身中毒症状甚至死亡。

(10)若在急性期治疗不彻底或反复发作,可转为慢性坏死性龈炎。其主要临床表现为牙龈乳头严重破坏,甚至消失,乳头处的龈高度低于龈缘高度,呈反波浪状,牙龈乳头处颊舌侧牙龈分离,甚至可从牙面翻开,其下的牙面上有牙石和软垢,牙龈一般无坏死物。

(三)诊断

(1)起病急,病程短,自发性出血,疼痛。

(2)牙龈边缘及龈乳头顶端出现坏死,受累黏膜形成形状不规则的坏死性深溃疡,上覆灰黄色或灰黑色假膜。

（3）患者具有典型的腐败性口臭，唾液增多并黏稠。

（4）坏死区涂片可见到大量梭状杆菌和螺旋体。这有助于确诊。

（5）实验室检查：①外周血白细胞总数和中性粒细胞显著增多。②涂片检查可见大量梭状杆菌和螺旋体。③组织病理改变为非特异性炎症改变，上皮破坏，有大量纤维素性渗出，坏死上皮细胞、多形核白细胞及多种细菌和纤维蛋白形成假膜。固有层有大量炎症细胞浸润。基层水肿变性，结缔组织毛细血管扩张。

（6）其他辅助检查：必要时做胸片、B超等检查，注意排除其他感染性疾病。

（四）鉴别诊断

（1）慢性龈炎：病程长，为慢性过程，无自发痛。一般无自发性出血，牙龈无坏死，无特殊的腐败性口臭。

（2）疱疹性龈（口）炎：为单纯疱疹病毒感染所致，好发于6岁以下儿童。起病急，开始有1～2 d发热的前驱期。牙龈充血、水肿波及全部牙龈而不局限于龈缘和龈乳头。典型的病变表现为牙龈和口腔黏膜形成簇状小水疱，破溃后形成多个小溃疡或溃疡互相融合。假膜不易被擦去，无组织坏死，无腐败性口臭。病损可波及唇和口周皮肤。

（3）急性白血病：该病的牙龈组织中有大量不成熟的血细胞浸润，使牙龈有较大范围的明显肿胀、疼痛，并伴有坏死。有自发性出血和口臭，全身有贫血和衰竭表现。血常规检查结果显示白细胞计数明显增多并有幼稚血细胞，这是该病诊断的重要依据。当梭形杆菌和螺旋体大量繁殖时，可在白血病的基础上伴发坏死性龈炎。

（4）艾滋病：患者由于细胞免疫和体液免疫功能低下，常由各种细菌引起机会性感染，可合并坏死性龈炎，并可发生坏死性牙周炎，病损可延及深层牙周组织，引起牙槽骨吸收、牙周袋形成和牙齿松动。坏死性牙周炎多见于艾滋病患者。

（五）治疗

（1）去除局部坏死组织。在急性期应首先轻轻去除牙龈乳头及龈缘的坏死组织，并初步去除大块的龈上牙石。

（2）局部使用氧化剂。用1%～3%的过氧化氢溶液局部擦拭、冲洗和反复含漱，有助于去除残余的坏死组织。当过氧化氢遇到组织和坏死物中的过氧化氢酶时，能释放出大量的新生态氧，能杀灭或抑制厌氧菌。必要时，在清洁后的局部可涂布或贴敷抗厌氧菌的制剂。

（3）全身药物治疗。全身给予维生素C、蛋白质等。重症患者可口服甲硝唑或替硝唑等抗厌氧菌药物2～3 d，有助于疾病的控制。

（4）及时进行口腔卫生指导。嘱患者立即更换牙刷，保持口腔清洁，指导患者建立良好的口腔卫生习惯，以防复发。

（5）对全身性因素进行矫正和治疗。

（6）急性期过后，对原已存在的慢性牙龈炎或牙周炎应及时治疗，通过洁治和刮治术去除菌斑、牙石等一切局部刺激因素，对外形异常的牙龈组织，可通过牙龈成形术等进行矫正，以利于局部菌斑控制和防止复发。

（五）预防

（1）合理喂养患儿，增强其体质。

（2）让患者养成保持口腔卫生的好习惯，对于体弱儿、久患儿，特别在牙齿萌出期间，更要加强口腔护理。

（3）及时更换新的牙刷、牙具等，以有效防止该病发生。

（4）遗留牙龈残损等，须进一步进行口腔治疗。

（5）积极治疗全身系统疾病。

（六）护理

（1）对患者给予细致的口腔卫生指导，使其掌握口腔保健的方法。

（2）帮助患者树立起信心，解除焦虑、恐惧心理。

（3）制订随访计划，定期检查能保证早发现、早治疗。

（4）合理喂养，增强体质，有效防止该病发生。

五、增生性龈炎

（一）病因

（1）青少年时期由于组织生长旺盛，对牙菌斑、牙石、嵌塞的食物、邻面龋、不良修复体、正畸装置等局部刺激易发生增殖性反应。

（2）口腔卫生习惯不良，口呼吸、内分泌改变等因素，使牙龈对局部刺激的敏感性增加，因而易患该病。

（二）临床表现

（1）早期表现以上、下前牙唇侧牙龈的炎症性肿胀为主，牙龈呈深红色或暗红色，松软，光亮，探之易出血。龈缘肥厚，龈乳头呈球状增生，甚至盖过部分牙面。

（2）龈沟深度超过 3 mm，形成龈袋或假性牙周袋。

（3）按压龈袋表面，可见溢脓。自觉症状较轻，有牙龈出血，口臭或局部胀、痒的感觉。

（4）病程较长者牙龈的炎症程度减轻，龈乳头和龈缘呈坚韧的实质性肥大，质地较硬而有弹性。

（三）诊断

根据发病年龄、发病部位、牙龈的形态、牙龈的色泽和质地的变化，有龈袋形成，可做出诊断。

（四）治疗原则

去除局部刺激因素，施行洁治术。对口呼吸患者应针对原因进行治疗。龈袋内可用3％的过氧化氢溶液冲洗，放碘制剂。对牙龈纤维增生的部分，可施行牙龈成形术，以恢复生理外形。

（五）预防

嘱患者注意口腔卫生，掌握正确的刷牙方法，纠正不良的习惯。

（六）护理

做好口腔卫生宣教、指导。

六、药物性牙龈增生

（一）病因

（1）长期服用抗癫痫药苯妥英钠，可使原来已有炎症的牙龈发生纤维性增生。服药者有40％～50％发生牙龈增生，发生这种情况的年轻人多于老人。但对药物引起牙龈增生的真正机理尚不十分清楚。一般来说医师认为增生的程度与口腔卫生状况和原有的炎症程度有明显关系。人类和动物实验证明：如果没有明显的刺激物和牙龈炎症，药物性牙龈增生可大大减轻或避免发生。但增生也可发生于无局部刺激物的牙龈。

（2）环孢素和硝苯地平也可引起药物性牙龈增生。环孢素为免疫抑制剂，常用于器官移植或某些自身免疫病患者。据报道,服此药者有 30％～50％发生牙龈纤维增生。与硝苯地平联合应用时,牙龈增生的发生率为 51％。硝苯地平为钙通道阻滞剂,对高血压、冠心病患者具有扩张周围血管和冠状动脉的作用。

(3)局部刺激因素虽不是药物性牙龈增生的原发因素,但牙菌斑、牙石、嵌塞的食物等引起的龈炎能加速病情的发展。

(二)临床表现

(1)苯妥英钠所致的牙龈增生一般开始于服药后 1～6 个月。

(2)增生起始于唇颊侧或舌腭侧龈乳头和边缘龈,呈小球状,突起于牙龈表面。

(3)增生的乳头继续增大、相连,覆盖部分牙面,严重时波及附着龈。龈乳头可呈球状、结节状或桑葚状。

(4)增生的牙龈组织质地坚韧,略有弹性,呈淡粉红色,一般不易出血。

(5)局部无自觉症状,无疼痛。

(6)严重增生的牙龈可影响口唇闭合而致口呼吸,菌斑堆积,合并牙龈炎症。

(7)药物性牙龈增生常发生于全口牙龈,但以前牙区较重,增生的牙龈常将上前牙区的牙挤压移位。

(8)牙龈增生只发生于有牙区,拔牙后,增生的牙龈组织可自行消退。

(三)诊断

(1)应仔细询问全身病史。

(2)根据牙龈实质性增生的特点以及长期服用上述药物史可做出诊断。

(四)鉴别诊断

1.遗传性牙龈纤维瘤病

此病患者无长期服药史,但可有家族史,牙龈增生范围广泛,程度重。

2.增生性龈炎

一般炎症较明显,好发于前牙的唇侧,增生程度较轻,覆盖牙冠一般不超过 1/3。该病有明显的局部刺激因素,患者无长期服药史。

(五)治疗

(1)停药或更换其他药物是最根本的治疗方法,但患者的全身病情往往不允许,因此可在内科医师的协助下,采取交替使用药物等方法,以减轻不良反应。

(2)去除局部刺激因素,采用洁治术以消除牙菌斑、牙石。用 3％的过氧化氢溶液冲洗龈袋,在袋内放入药膜或碘制剂,并给以抗菌含漱剂。

(3)在全身病情稳定时,可进行手术切除并修整牙龈外形。但术后若不停药和保持口腔卫生,仍易复发。

(六)预防

对于需长期服用苯妥英钠、环孢素等药物者,应在开始用药前先检查口腔,消除一切可引起龈炎的刺激因素,并教会患者控制牙菌斑、保持口腔卫生的方法,积极治疗原有的龈炎,将能减少该病的发生。

(七)护理

(1)进行口腔卫生宣教、指导。

(2)嘱患者服药期间要认真刷牙,注意口腔卫生,半年清洁一次牙齿。

(3)制订随访计划,定期检查能保证早发现、早治疗。

七、牙龈瘤

（一）病因

（1）牙菌斑、牙石、嵌塞的食物或不良修复体等的刺激而引起局部长期的慢性炎症，致使牙龈结缔组织形成反应性增生物。

（2）妇女怀孕期间内分泌改变，容易产生牙龈瘤，分娩后则缩小或停止生长。

（二）临床表现

女性患者较多，青年及中年常见。多发生于唇、颊侧的牙龈乳头处。肿块呈圆或椭圆形，一般直径由几毫米至 2 cm。肿块可有蒂，如息肉状，一般生长较慢。

较大的肿块可被咬破而感染。还可发生牙槽骨壁的破坏，X 线片可见骨质吸收、牙周膜间隙增宽现象。牙可能松动、移位。

（三）诊断

根据上述临床表现诊断并不困难，病检有助于确诊牙龈瘤的类型。

（四）治疗

做彻底的手术切除。将肿块连同骨膜完全切除，并凿去基底部位的牙槽骨，刮除相应部位的牙周膜组织，以防止复发。

（五）预防

（1）要养成良好的口腔卫生习惯。

（2）发现病情，及早去医院治疗牙龈炎、牙周炎等口腔疾病，就能有效地预防牙龈瘤。

（3）女性妊娠期要注意保持口腔卫生，通常在妊娠期过后，牙龈瘤就缩小或停止生长。

（六）护理

（1）做好口腔卫生宣教、指导。

（2）患者术后保护伤口，不要食硬物，24 h 内不要刷牙、漱口。不要吃辛辣、刺激性食物。

（3）患者用漱口水含漱，防止感染。

（4）牙龈症状明显的孕妇应及时到医院请医师治疗，不要随意服用药物，以免对胎儿造成不良影响。

八、急性龈乳头炎

（一）病因

牙龈乳头受到机械或化学的刺激，是引起急性龈乳头炎的直接原因。

（1）食物嵌塞造成牙龈乳头压迫，食物发酵产物刺激都可引起龈乳头的急性炎症。

（2）不适当地使用牙签或其他器具剔牙，过硬、过锐食物刺伤，邻面龋尖锐边缘刺激也可引起急性龈乳头炎。

（3）充填体的悬突、不良修复体的边缘、义齿的卡环尖以及不良的松牙固定等均可刺激龈乳头，造成龈乳头的急性炎症。

（二）临床表现

（1）局部牙龈乳头发红、肿胀，探触和吸吮时易出血，有自发性的胀痛和明显的探触痛。

（2）女性患者的疼痛感常在月经期加重。

（3）有时疼痛可表现为明显的自发痛和中等程度的冷热刺激痛，易与牙髓炎混淆。

（4）如该病与食物嵌塞有关，常表现为进食后疼痛更明显。

（5）检查可见龈乳头鲜红、肿胀，探触痛明显，易出血，有时局部可查到刺激物，牙可有轻度叩痛，这是因为龈乳头下方的牙周膜也有炎症和水肿。

（三）诊断

根据局部牙龈乳头的红肿、易出血、有探触痛的表现及存在局部刺激因素可诊断。

（四）鉴别诊断

牙髓炎常表现为阵发性放射痛、夜间痛，常存在邻面深龋等引起牙髓炎的病原因素，牙髓温度检测可引起疼痛等。

（五）治疗

（1）除去邻面的牙石、牙菌斑、食物残渣以及其他刺激因素。

（2）用1％～3％的过氧化氢溶液冲洗牙间隙，然后敷以碘制剂、抗生素等。

（3）急性炎症消退后，充填邻面龋和修改不良修复体等。

（六）预防

（1）要养成良好的口腔卫生习惯及饮食习惯。

（2）发现病情，及早去医院治疗。

（3）充填及修复时要认真、仔细。

（4）正确使用牙线。

（七）护理

（1）做好口腔卫生宣教、指导，向患者解释口腔保健的重要性。

（2）指导患者掌握正确的刷牙及使用牙线的方法。

（李　烨）

第十二章

妇产科护理

第一节　外阴炎及阴道炎

一、外阴炎

外阴炎是妇科常见病,是外阴部的皮肤与黏膜的炎症,可发生于任何年龄,多见于生育期及绝经后妇女。

（一）护理评估

1.健康史

（1）病因评估:外阴炎主要指外阴部的皮肤与黏膜的炎症,多见于大、小阴唇。外阴与尿道、肛门、阴道邻近且暴露,阴道分泌物、月经血、产后的恶露、尿液、粪便的刺激,糖尿病患者的糖尿的长期浸渍,均可引起外阴不同程度的炎症;此外,穿化纤内裤、紧身内裤,使用卫生巾使局部透气性差等,均可诱发外阴部的炎症。

（2）病史评估:评估有无外阴炎的因素,有无糖尿病、阴道炎病史。

2.身心状况

（1）症状:外阴瘙痒、疼痛、红、肿、灼热,性交及排尿时加重。

（2）体征:局部充血、肿胀、糜烂,常有抓痕,严重者形成溃疡或湿疹。慢性炎症者的外阴局部皮肤或黏膜增厚、粗糙、皲裂等。

（3）社会-心理状况:了解病程,了解患者对症状的反应,有无烦躁、不安等心理。

（二）护理诊断及合作性问题

（1）皮肤或黏膜完整性受损:与皮肤黏膜炎症有关。

（2）舒适改变:与外阴瘙痒、疼痛,分泌物增多有关。

（3）焦虑:与性交障碍、行动不便有关。

（三）护理目标

（1）患者的皮肤与黏膜完整。

（2）患者的病情缓解或好转,舒适感增加。

（3）患者情绪稳定,积极配合治疗与护理。

（四）护理措施

1.一般护理

炎症期间患者宜进食清淡且富含营养的食物,禁食辛辣、刺激性食物。

2.心理护理

患者常出现烦躁不安、焦虑、紧张,应帮助患者树立信心,减轻心理负担,坚持治疗。

3.病情监护

积极寻找病因,消除刺激原。

4.治疗护理

（1）治疗原则:去除病因,积极治疗原发病,如阴道炎、尿瘘、粪瘘、糖尿病。

（2）治疗配合:保持外阴清洁、干燥,局部使用约 40 ℃的 1∶5 000 的高锰酸钾溶液坐浴,每天2 次,每次 15～30 min,5～10 次为 1 个疗程。如有破溃,可涂抗生素软膏或紫草油,急性期可用物理治疗。

（五）健康指导

（1）做好卫生宣教,指导妇女穿棉质内裤,减少分泌物刺激,谨慎使用公共浴室等,注意经期、孕期、产期及流产后的生殖道清洁,防止感染。

（2）定期做妇科检查,积极参与普查与普治。

（3）指导用药方法及注意事项。

（4）加强性道德教育,纠正不良性行为。

（六）护理评价

（1）患者诉说外阴瘙痒症状减轻,舒适感增加。

（2）患者的焦虑缓解或消失,掌握了卫生保健常识,能养成良好卫生习惯。

二、前庭大腺炎

细菌侵入前庭大腺腺管内致腺管充血、水肿称为前庭大腺炎。

（一）护理评估

1.健康史

（1）病因评估:前庭大腺腺管开口位于小阴唇与处女膜之间,在性交、流产、分娩时或其他情况污染外阴部时,病原体易侵入,引起炎症。该病多见于育龄妇女,主要病原体为葡萄球菌、链球菌、大肠埃希菌、淋病奈瑟球菌及沙眼衣原体等。急性炎症发作时,细菌先侵犯腺管,腺管口因炎症肿胀、阻塞,渗出物不能排出,积存而形成脓肿,称为前庭大腺脓肿(又称巴氏腺脓肿),多发于一侧。如急性炎症消退,腺管口粘连阻塞,分泌物不能外流,脓液转清,则形成前庭大腺囊肿,多为单侧,大小不等,可持续数年不增大。患者往往无自觉症状。

（2）病史评估:了解患者有无反复的外阴感染史及卫生习惯。

2.身体状况

（1）症状:初起时局部肿胀、疼痛、有烧灼感,行走不便,可伴有大小便困难等。有时可出现发热等全身症状(表 12-1)。

表 12-1 前庭大腺炎临床类型及患者的身体状况

临床类型	身体状况
急性期	(1)大阴唇下 1/3 处疼痛、肿胀,严重时行走受限。检查局部可见皮肤红、肿、热、压痛 (2)脓肿形成时,可触及波动感,脓肿直径可达5~6 cm,可自行破溃。如破口大,引流通畅,脓液流出后炎症消退;如破口小,引流欠佳,炎症持续不退或反复发作 (3)可出现全身不适、发热等全身症状
慢性期	慢性期囊肿形成,患者感到外阴部有坠胀感或性交不适。检查时局部可触及囊性肿物,大小不一,有时可反复急性发作

(2)体征:外阴部皮肤红肿、压痛明显。当脓肿形成时,疼痛加剧,并可触及波动感,脓肿直径可达5~6 cm。

(3)社会-心理状况:了解病程,了解患者对症状的反应,有无烦躁、不安等心理。患者常因害羞或怕痛而未及时诊治。

(二)辅助检查

取前庭大腺开口处分泌物做细菌培养,确定病原体。

(三)护理诊断及合作性问题

(1)皮肤完整性受损:与脓肿自行破溃或手术切开引流有关。

(2)疼痛:与局部炎症刺激有关。

(四)护理目标

(1)患者的皮肤保持完整。

(2)疼痛缓解或好转。

(五)护理措施

1.一般护理

急性期患者应卧床休息,饮食易消化,富含营养。

2.心理护理

患者常常烦躁不安、焦虑、紧张,应尊重患者,为患者保密,以解除其忧虑,使其积极治疗,帮助其增强治愈疾病的信心和生活的勇气。

3.病情监护

观察患者的生命体征,重点观察体温变化,观察伤口愈合的情况。

4.治病护理

(1)治疗原则:急性期局部热敷或坐浴,用抗生素消炎;脓肿形成或囊肿较大时,切开引流或行囊肿造口术,保持腺体功能,防止复发。

(2)治疗配合:急性炎症发作时,取前庭大腺开口处分泌物做细菌培养,确定病原体。根据细菌培养结果和药物敏感试验选用抗生素,口服或肌内注射。脓肿形成或囊肿较大时,切开引流或行囊肿造口术,并放置引流条。术后保持局部清洁,每天更换一次引流条,对外阴用蘸有 1:5 000 的氯己定的棉球擦拭,每天擦洗外阴2次,也可用清热解毒的中药热敷或坐浴,每天 2 次。

(六)健康指导

(1)向患者及其家属讲解此病的病因及预防措施,指导患者注意外阴清洁卫生。

(2)告知患者月经期、产褥期禁止性交,月经期应使用消毒卫生巾以预防感染,术后注意事项及正确用药。告知患者相关卫生保健常识,要养成良好卫生习惯。

（七）护理评价

(1)患者诉说外阴不适症状减轻,舒适感增加。

(2)患者接受医务人员指导,焦虑缓解或消失。

阴道炎是阴道黏膜及黏膜下结缔组织的炎症,是妇科常见病。正常健康妇女的阴道对病原体的侵入有自然防御功能。当各种因素导致自然防御功能降低,阴道内生态平衡遭到破坏时,病原体侵入导致阴道炎症。幼女及绝经后妇女雌激素缺乏,阴道上皮薄,阴道抵抗力低,她们比青春期及育龄期妇女更易受感染。

三、滴虫性阴道炎

滴虫性阴道炎是由阴道毛滴虫引起的最常见的阴道炎。阴道毛滴虫主要寄生于女性的阴道,也可存在于尿道、尿道旁腺及膀胱,可存在于男性的包皮皱襞、尿道及前列腺内。滴虫适宜生长在温度为 25 ℃～40 ℃,pH 为 5.2～6.6 的潮湿环境。月经前、后,阴道内酸性减弱,接近中性,隐藏在腺体及阴道皱襞中的滴虫常得以繁殖,而发生滴虫性阴道炎。此病的传播途径有经性交的直接传播及经游泳池、浴盆、坐便器、衣物、器械等途径的间接传播。

（一）护理评估

1.健康史

(1)病因评估:阴道毛滴虫呈梨形,体积为多核白细胞的 2～3 倍。滴虫顶端有 4 根鞭毛,体部有波动膜,后端尖并有轴柱凸出(图 12-1)。活的滴虫透明、无色,如水滴,鞭毛随波动膜的波动而活动。阴道毛滴虫极易传播,pH 在 4.5 以下时便受到抑制甚至致死。pH 上升至 7.5 时,其繁殖可完全被抑制。在妊娠期和月经来潮前、后,阴道 pH 升高,可使阴道毛滴虫的感染率和发病率升高。

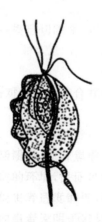

图 12-1　滴虫

(2)病史评估:评估发作与月经周期的关系、既往阴道炎病史、个人卫生情况,分析感染经过,了解治疗经过。

2.身心状况

(1)症状:主要症状为白带呈稀薄泡沫状,量多及伴有外阴、阴道口瘙痒。如有其他细菌混合感染,白带可呈黄绿色、血性、脓性且有臭味。局部可有灼热、疼痛、性交痛。合并尿路感染,可有尿频、尿痛、血尿。阴道毛滴虫能吞噬精子,阻碍乳酸生成,影响精子在阴道内存活,可致不孕。

（2）体征:妇科检查时可见阴道黏膜充血,严重时有散在的出血点。有时可见阴道后穹隆处有液性或脓性泡沫状分泌物。

（3）社会-心理状况:患者常因炎症反复发作而烦恼,出现无助感。

（二）辅助检查

（1）悬滴法:在玻片上加1滴温生理盐水,自阴道后穹隆处取少许分泌物,将其混于生理盐水中,用低倍镜检查,如有滴虫,可见其活动。阳性率可达80%～90%。取分泌物检查前24～48 h,避免性交、阴道灌洗及阴道上药。

（2）培养法:适于症状典型而悬滴法未见滴虫者,可用培养基培养,其准确率可达98%。

（三）护理诊断及合作性问题

（1）知识缺乏:患者缺乏对疾病传染途径的认识及缺乏阴道炎治疗的知识。

（2）舒适改变:与外阴瘙痒、分泌物增多有关。

（3）组织完整性受损:与分泌物增多、外阴瘙痒、搔抓有关。

（四）护理目标

（1）患者能说出疾病传染的途径,了解阴道炎的治疗与日常防护知识。

（2）患者的分泌物减少,舒适度提高。保持组织完整性,无破损。

（五）护理措施

1.一般护理

注意个人卫生,保持外阴部清洁、干燥,避免搔抓外阴导致皮肤破损。

2.心理护理

帮助患者消除疾病带来的烦恼,减轻其对确诊后的心理压力,增强治疗疾病的信心。告知患者夫妇滴虫性阴道炎的传播途径、临床表现、治疗方法和注意事项,减轻他们的焦虑心理,同时鼓励他们积极配合治疗。

3.病情观察

观察患者的外阴瘙痒症状、阴道分泌物的量及颜色等。

4.治疗护理

（1）治疗原则:杀灭阴道毛滴虫,保持阴道的自净作用,防止复发,夫妻双方要同时治疗,切断直接传染途径。

（2）治疗配合:①局部治疗:增强阴道酸性环境,用1%的乳酸溶液、0.5%的醋酸溶液或1∶5 000的高锰酸钾溶液冲洗阴道后,每晚睡前将200 mg甲硝唑置于阴道后穹隆,每天一次,10 d为1个疗程。②全身治疗:甲硝唑(灭滴灵)每次200～400 mg,每天口服3次,10 d为1个疗程。③指导患者正确用药,按疗程坚持用药,注意冲洗液的浓度、温度。④观察用药后的反应:口服甲硝唑后偶见胃肠道反应,如食欲缺乏、恶心、呕吐、起皮疹,一旦发现,应向医师报告并停药。妊娠期、哺乳期妇女应慎用,因为药能通过胎盘进入胎儿体内,并可由乳汁排泄。

（六）健康指导

（1）做好卫生宣教,积极开展普查普治,消灭传染源,严格禁止滴虫阴道炎患者或带虫者进入游泳池。医疗单位做好消毒隔离,防止交叉感染。患者在治疗期间勤换内裤,对内裤、坐浴及洗涤用物应煮沸消毒5～10 min以消灭病原体,禁止性生活,避免交叉或重复感染。哺乳期妇女在用药期间或用药后24 h内不宜哺乳。经期暂停坐浴、阴道冲洗及阴道用药。

(2)夫妻都应检查,男方若查出毛滴虫,夫妻应共同治疗,有助于提高疗效。治疗期间应禁止性生活。

(3)治愈标准:治疗后应在每次月经干净后复查1次,连续3次均为阴性,方为治愈。

(七)护理评价

(1)患者自诉外阴不适症状减轻,舒适感增加,悬滴法试验连续3个周期复查为阴性。

(2)患者正确复述预防及治疗此病的相关知识。

四、外阴阴道假丝酵母菌病

外阴阴道假丝酵母菌病(vulvovaginal candidiasis,VVC)也称外阴阴道念珠菌病,是一种常见的外阴、阴道炎,80%~90%的病原体为白假丝酵母菌,其发病率仅次于滴虫阴道炎。白假丝酵母菌是真菌,不耐热,加热至60 ℃,持续1 h,即可死亡;但对干燥、日光、紫外线及化学制剂的抵抗力较强。

(一)护理评估

1.健康史

(1)病因评估:白假丝酵母菌为条件致病菌,可存在口腔、肠道和阴道而不引起症状。当阴道内糖原增多、酸度增加、局部细胞免疫力下降时,白假丝酵母菌可繁殖并引起炎症,故外阴阴道假丝酵母菌病多见于孕妇、糖尿病患者及接受大量雌激素治疗者。此外,长期应用抗生素、服用皮质类固醇激或有免疫缺陷综合征等,可以改变阴道内微生物之间的相互制约关系,易发此症;穿紧身化纤内裤、肥胖可使会阴局部的温度及湿度增加,也易使白假丝酵母菌得以繁殖而引起感染。

(2)传播途径评估:①内源性感染为主要感染,白假丝酵母菌除寄生于阴道外,还可寄生于人的口腔、肠道,这些部位的白假丝酵母菌可互相传染。②通过性交直接传染。③通过接触感染的衣物等间接传染。

(3)病史评估:了解有无糖尿病及长期使用抗生素、雌激素、类固醇皮质激素病史,了解患者的卫生习惯及有无不洁性生活史。

2.身心状况

(1)症状:患者的外阴、阴道奇痒,患者坐卧不安,痛苦异常,可伴有尿痛、尿频、性交痛。阴道分泌物为干酪样或豆渣样。

(2)体征:妇科检查见小阴唇内侧、阴道黏膜红肿并附着白色块状薄膜,容易剥离,下面为糜烂及溃疡。

(3)社会-心理状况:患者常因外阴瘙痒痛苦不堪,由于影响休息与睡眠,产生忧虑与烦躁,评估患者产生心理障碍及影响疾病治疗的原因。

3.辅助检查

(1)悬滴法:在玻片上加1滴温生理盐水,自阴道后穹隆处取少许分泌物,将其混于生理盐水中,用低倍镜检查,若找到白假丝酵母菌的芽孢和假菌丝即可确诊。

(2)培养法:适于症状典型而悬滴法未见白假丝酵母菌者,可用培养基培养。

(二)护理诊断及合作性问题

1.焦虑

焦虑与易复发,影响休息与睡眠有关。

2.组织完整性受损

组织完整性受损与分泌物增多、外阴瘙痒、搔抓有关。

（三）护理目标

（1）患者的情绪稳定,患者积极配合治疗与护理。

（2）患者的病情改善,舒适度提高。

（3）保持组织完整性,组织无破损。

（四）护理措施

1.一般护理

注意个人卫生,保持外阴部清洁、干燥,避免搔抓外阴以免皮肤破损。

2.心理护理

向患者讲解外阴阴道假丝酵母菌病的病因、治疗方法和注意事项等,消除患者的顾虑和焦虑心理,使其积极配合治疗。

3.病情观察

观察患者的外阴瘙痒症状、阴道分泌物的量及颜色等。

4.治疗护理

（1）治疗原则:消除诱因,改变阴道的酸碱度,根据患者的情况选择局部或全身应用抗真菌药以杀灭致病菌。

（2）用药护理。①局部治疗:用2%～4%的碳酸氢钠溶液冲洗阴道或坐浴,再选用制霉菌素栓剂、克霉唑栓剂、咪康唑栓剂等置于阴道内,一般7～10 d为1个疗程。②全身用药:若局部用药效果较差或病情顽固,可口服伊曲康唑、氟康唑、酮康唑等。③用药注意:孕妇要积极治疗,否则阴道分娩时新生儿易感染,产生鹅口疮。妊娠期坚持局部治疗,禁止口服唑类药物。勤换内裤,对内裤、坐浴及洗涤用物应煮沸消毒5～10 min以消灭病原体,避免交叉和重复感染。④用药护理:嘱患者阴道灌洗或坐浴时应注意药液的浓度和治疗时间,要使灌洗药物充分溶化,温度一般为40 ℃,切忌过烫,以免烫伤皮肤。

（五）健康指导

（1）做好卫生宣教,养成良好的卫生习惯,每天洗外阴、换内裤。切忌搔抓。

（2）约15%男性与女性患者性接触后患有龟头炎,对有症状的男性患者也应进行检查与治疗。

（3）鼓励患者坚持用药,不随意中断疗程。

（4）嘱患者积极治疗糖尿病等疾病,正确使用抗生素、雌激素,以免诱发外阴阴道假丝酵母菌病。

（六）护理评价

（1）患者的分泌物减少,性状转为正常,舒适感增加。

（2）患者正确复述预防及治疗此疾病的相关知识,做到积极配合并坚持治疗。

五、萎缩性阴道炎

萎缩性阴道炎属于非特异性阴道炎,常见于绝经后及卵巢切除后或盆腔放疗者。绝经后的萎缩性阴道炎又称老年性阴道炎。

（一）护理评估

1.健康史

（1）病因评估：①妇女绝经；②手术切除卵巢；③产后闭经；④用假绝经疗法；⑤盆腔放疗等。由于雌激素水平降低，阴道上皮萎缩、变薄，上皮细胞内糖原减少，阴道内 pH 升高，阴道自净作用减弱，局部抵抗力降低，致病菌入侵后易繁殖而引起炎症。

（2）病史评估：了解患者有无糖尿病及长期使用抗生素、雌激素、类固醇皮质激素病史；了解个人卫生习惯及有无不洁性生活史；了解有无进行盆腔放疗等。

2.身心状况

（1）症状：白带增多，多为黄水状，严重感染时可呈脓性，有臭味。黏膜有浅表溃疡时，分泌物可为血性，有的患者可有点滴出血，可伴有外阴瘙痒、灼热、尿频、尿痛、尿失禁等症状。

（2）体征：妇科检查可见阴道皱襞消失，上皮菲薄，黏膜出血，表面可有小出血点或片状出血点；严重时可形成浅表溃疡，阴道弹性消失，变狭窄，慢性炎症、溃疡还可引起阴道粘连，导致阴道闭锁。

（3）社会-心理状况：老年人常因思想比较保守，不愿就医而出现无助感。其他患者常因知识缺乏而病急乱投医，因此，应注意评估患者不愿就医的原因及家庭支持系统。

3.辅助检查

取分泌物检查，用悬滴法排除滴虫性阴道炎和外阴阴道假丝酵母菌病；有血性分泌物时，常需做宫颈刮片或分段诊刮，排除宫颈癌和子宫内膜癌。

（二）护理诊断及合作性问题

（1）舒适改变：与外阴瘙痒、疼痛、分泌物增多有关。

（2）知识缺乏：与患者缺乏绝经后妇女预防保健知识有关。

（3）有感染的危险：与局部分泌物增多、破溃有关。

（三）护理目标

（1）患者的分泌物减少，分泌物的性状转为正常，舒适感增加。

（2）患者正确复述预防及治疗此疾病的相关知识，做到积极配合并坚持治疗。

（3）患者无感染发生或感染被及时发现和控制，体温、血常规正常。

（四）护理措施

1.一般护理

嘱患者保持外阴清洁，勤换内裤，穿棉质内裤，减少刺激等。

2.心理护理

使患者了解老年性阴道炎的病因和治疗方法，减轻其焦虑；对卵巢切除者、放疗者给予安慰与相关医学知识的解释，增强其治疗疾病的信心；解释雌激素替代疗法可缓解症状，帮助其建立治愈疾病的信心。

3.病情观察

观察白带的性状、量，有无外阴瘙痒、灼热及膀胱刺激症状等。

4.治疗护理

（1）治疗原则：增强阴道黏膜的抵抗力，抑制细菌生长繁殖。

（2）治疗配合：①增加阴道的酸度，用 0.5% 的醋酸或 1% 的乳酸溶液冲洗阴道，每天 1 次。冲洗阴道后，将 200 mg 甲硝唑或 200 mg 氧氟沙星放入阴道深部，每天 1 次，7～10 d 为 1 个疗程。②增加阴道抵抗力,针对病因给予雌激素制剂,可局部用药,也可全身用药。每晚将 0.125～0.25 mg 己烯雌酚放入阴道深部,4 d 为 1 个疗程。③全身用药,可口服尼尔雌醇,首次 4 mg,以后每 2～4 周 1 次,每晚 2 mg,维持 2～3 个月。

（五）健康指导

(1)对围绝经期、老年妇女进行健康教育,使其掌握预防老年性阴道炎的措施及技巧。

(2)指导患者及其家属阴道灌洗、上药的方法和注意事项。用药前洗净双手及会阴,减少感染的机会。如果患者自己用药有困难,指导其家属协助用药或由医务人员帮助使用。

(3)告知使用雌激素治疗可出现的症状,嘱乳癌或子宫内膜癌患者慎用雌激素制剂。

（六）护理评价

(1)患者的分泌物减少,分泌物的性状转为正常,舒适感增加。

(2)患者正确复述预防及治疗此疾病的相关知识,做到积极配合并坚持治疗。

（吴锦颖）

第二节　子宫颈炎

子宫颈炎是指子宫颈发生的急性/慢性炎症。子宫颈炎是妇科常见疾病之一,包括子宫颈阴道部炎症及子宫颈管黏膜炎症。临床上分为急性子宫颈炎和慢性子宫颈炎。临床多见的子宫颈炎是急性子宫颈管黏膜炎,若急性子宫颈炎未经及时诊治或病原体持续存在,可导致慢性子宫颈炎。

由于子宫颈管黏膜上皮为单层柱状上皮,抗感染能力较差,当遇到多种病原体侵袭、物理或化学因素刺激、机械性子宫颈损伤、子宫颈异物等,引起子宫颈局部充血、水肿,上皮变性、坏死,黏膜、黏膜下组织、腺体周围大量中性粒细胞浸润,或子宫颈间质内有大量淋巴细胞、浆细胞等慢性炎细胞浸润,可伴有子宫颈腺上皮及间质增生和鳞状上皮化生。因子宫颈阴道部鳞状上皮与阴道鳞状上皮相延续,亦可由阴道炎症引起子宫颈阴道部炎症。

病原体种类如下。①性传播疾病的病原体:主要是淋病奈瑟球菌及沙眼衣原体。②内源性病原体:与细菌性阴道病病原体、生殖道支原体感染有关。

一、护理评估

（一）健康史

1.一般资料

了解患者的年龄、月经史、婚育史,患者是否处在妊娠期。

2.既往疾病史

详细了解有无阴道炎、性传播疾病及子宫颈炎的病史,包括发病时间、病程经过、治疗方法及效果。

3.既往手术史

详细询问分娩手术史,了解阴道分娩时有无子宫颈裂伤;是否做过妇科阴道手术及有无子宫颈损伤、感染史。

4.个人生活史

了解患者的卫生习惯,分析可能的感染途径。

（二）生理状况

1.症状

（1）急性子宫颈炎:阴道分泌物增多,呈黏液脓性,阴道分泌物的刺激可引起外阴瘙痒及灼热感;可出现月经间期出血、性交后出血等症状;常伴有尿道症状,如尿急、尿频、尿痛。

（2）慢性子宫颈炎:患者多无症状,少数患者可有阴道分泌物增多,呈淡黄色或脓性,偶有接触性出血、月经间期出血,偶有分泌物刺激引起外阴瘙痒或不适。

2.体征

（1）急性子宫颈炎:检查见脓性或黏液性分泌物从子宫颈管流出;用棉拭子擦拭子宫颈管时,容易诱发子宫颈管内出血。

（2）慢性子宫颈炎:检查可见子宫颈呈糜烂样改变,或有黄色分泌物覆盖子宫颈口或从子宫颈管流出,也可见子宫颈息肉或子宫颈肥大。

3.辅助检查

（1）实验室检查:用分泌物涂片做革兰氏染色,中性粒细胞＞30个/高倍视野;阴道分泌物湿片检查白细胞＞10个/高倍视野;做淋菌奈瑟球菌及沙眼衣原体检测,以明确病原体。

（2）宫腔镜检查:镜下可见血管充血,子宫颈黏膜及黏膜下组织、腺体周围大量中性粒细胞浸润,腺腔内可见脓性分泌物。

（3）宫颈细胞学检查:包括宫颈刮片、宫颈管吸片检查,以鉴别该病与宫颈上皮瘤样病变或早期宫颈癌。

（4）阴道镜及活组织检查:必要时进行,以明确诊断。

（三）高危因素

（1）有性传播疾病,小于25岁,有多位性伴侣或有新性伴侣且无保护性交。

（2）有细菌性阴道病。

（3）分娩、流产或手术致子宫颈损伤。

（4）卫生不良或雌激素缺乏,局部抗感染能力差。

（四）社会-心理因素

1.对健康问题的态度

患者是否因无明显症状,而不重视或延误治疗。

2.对疾病的反应

患者是否因病变在子宫颈,又涉及生殖器官与性,而不愿及时就诊;或阴道分泌物增多引起不适;或治疗效果不明显而烦躁不安;或遇到白带带血或接触性出血时,担心疾病的严重程度,疑有癌变而恐惧、焦虑。

3.家庭、社会及经济状况

了解家属对患者是否关心,患者家庭经济状况如何,是否有医疗保险。

二、护理诊断

（一）皮肤完整性受损

其与宫颈上皮糜烂及炎性刺激有关。

（二）舒适的改变

其与白带增多有关。

（三）焦虑

其与害怕宫颈癌有关。

三、护理措施

（一）症状护理

1.阴道分泌物增多

观察阴道分泌物的颜色、性状及量,选择合适的药液进行阴道冲洗。在不清楚种类时,不可滥用冲洗液,指导患者勤换会阴垫及内裤,保持外阴清洁、干燥。

2.外阴瘙痒与灼痛

嘱患者尽量避免搔抓,防止外阴部皮肤破损,减少活动,避免摩擦外阴。

（二）用药护理

药物治疗主要用于急性子宫颈炎。

1.遵医嘱用药

（1）经验性抗生素治疗:在未获得病原体检测结果前,采用针对衣原体的经验性抗生素治疗,阿奇霉素 1 g,单次顿服,或多西环素 100 mg,每天 2 次,连服 7 d。

（2）针对病原体的抗生素治疗:临床上除选用抗淋病奈瑟球菌的药物外,同时应用抗衣原体感染的药物。对于单纯急性淋病奈瑟球菌性子宫颈炎,常用药物有头孢菌素,如头孢曲松钠250 mg,单次肌内注射,或头孢克肟 400 mg,单次口服;对沙眼衣原体所致子宫颈炎,治疗药物有四环素类,如多西环素 100 mg,每天 2 次,连服 7 d。

2.用药观察

注意观察药物的不良反应,若出现不良反应,立即停药并通知医师。

3.用药注意事项

注意药物的半衰期及有效作用时间,注意药物的配伍禁忌。抗生素应现配现用。

4.用药指导

若病原体为沙眼衣原体及淋病奈瑟球菌,应对性伴侣进行相应的检查和治疗。

（三）物理治疗及手术治疗的护理

1.宫颈糜烂样改变

若为无症状的生理性柱状上皮异位,无须处理;如伴有分泌物增多、乳头状增生或接触性出血,可给予局部物理治疗,包括激光、冷冻、微波治疗等,也可以给予中药治疗,作为物理治疗前后的辅助治疗。

2.慢性子宫颈黏膜炎

针对病因给予治疗,若病原体不清可试用物理治疗。

3.子宫颈息肉

配合医师行息肉摘除术。

4.子宫颈肥大

一般无须治疗。

（四）心理护理

（1）加强疾病知识宣传，引导患者正确认识疾病，及时就诊，接受规范治疗。

（2）向患者解释疾病与健康的问题，鼓励患者表达自己的想法。对病程长、迁延不愈的患者，给予关心和耐心解说，告知疾病的过程及防治措施；对病理检查发现宫颈上皮有异常增生的病例，告知通过密切监测，坚持治疗，可阻断癌变途径，以缓解其焦虑，增加其治疗的信心。

（3）与家属沟通，让其多关心患者，支持患者，使患者坚持治疗，促进康复。

四、健康指导

（一）讲解疾病知识

向患者讲解子宫颈炎的疾病知识，告知及时就诊和规范治疗的重要性。

（二）个人卫生指导

嘱患者保持外阴清洁，每天清洗外阴 2 次，养成良好的卫生习惯，尤其注意经期、孕产期及产褥期卫生，避免感染发生。

（三）随访指导

告知患者，物理治疗后分泌物增多，甚至有多量水样排液，在术后 1～2 周脱痂时可有少量出血，是因为创面愈合，不必就诊；如出血量多于月经量，则需到医院就诊；在物理治疗后 2 个月内禁止性生活、盆浴和阴道冲洗；治疗后经过 2 个月经周期，于月经干净后 3～7 d 来医院复查，评价治疗效果，对效果欠佳者可进行第二次治疗。

（四）体检指导

坚持每 1～2 年做 1 次体检，及早发现异常，及早治疗。

五、注意事项

（1）治疗前，应常规做宫颈刮片，行细胞学检查。

（2）在急性生殖器炎症期不做物理治疗。

（3）应在月经干净后 3～7 d 进行治疗。

（4）物理治疗后阴道分泌物可能增多，甚至有大量水样排液，在术后 1～2 周脱痂时可有少许出血。

（5）应告知患者，创面完全愈合时间为 4～8 周，其间禁盆浴、性交和阴道冲洗。

（6）物理治疗有引起术后出血、子宫颈管狭窄、感染的可能，应定期复查，观察创面愈合情况直到痊愈，同时检查有无子宫颈管狭窄。

（吴锦颖）

第三节　盆腔炎性疾病

盆腔炎性疾病是指女性上生殖道的一组炎性疾病，主要包括子宫内膜炎、输卵管炎、输卵管卵巢脓肿、盆腔腹膜炎。最常见的是输卵管炎及输卵管卵巢脓肿。

女性生殖系统具有比较完善的自然防御功能，当自然防御功能遭到破坏，或机体免疫力降低、内分泌发生变化或外源性病原体入侵时,子宫内膜、输卵管、卵巢、盆腔腹膜、盆腔结缔组织发生炎症。感染严重时,可累及周围器官和组织,当病原体毒性强、数量多、患者抵抗力低时,常发生败血症及脓毒血症,若未得到及时治疗可能发生盆腔炎性疾病后遗症。

一、护理评估

(一)健康史

(1)了解疾病史、用药史、月经史及药物过敏史。

(2)了解流产、分娩的时间、经过及处理。

(3)了解本次患病的起病时间、症状、疼痛性质、部位,有无全身症状。

(二)生理状况

1.症状

(1)轻者无症状或症状轻微,不易被发现,常表现为持续性下腹痛,活动或性交后加重;发热、阴道分泌物增多等。

(2)重者可表现为打寒战、高热、头痛、食欲减退;月经期发病者可表现为经量增多、经期延长;腹膜炎者出现消化道症状,如恶心、呕吐、腹胀;若脓肿形成,可有下腹包块及局部刺激症状。

2.体征

(1)患者呈急性面容,体温升高,心率加快。

(2)有下腹部压痛、反跳痛及肌紧张。

(3)检查见阴道充血;大量脓性臭味分泌物从子宫颈口外流;穹隆有明显触痛;宫颈充血、水肿、举痛明显;子宫体增大有压痛且活动受限;一侧或双侧附件增厚,有包块,压痛。

3.辅助检查

(1)实验室检查:有宫颈黏液脓性分泌物,或阴道分泌物的0.9%的氯化钠溶液湿片中见到大量白细胞;红细胞沉降率升高;血C反应蛋白水平升高;子宫颈分泌物培养或革兰氏染色涂片淋病奈瑟球菌呈阳性或沙眼衣原体呈阳性。

(2)阴道超声检查:显示输卵管增粗,输卵管积液,伴或不伴有盆腔积液、输卵管卵巢肿块。

(3)腹腔镜检查:输卵管表面明显充血,输卵管壁水肿,输卵管伞端或浆膜面有脓性渗透物。

(4)子宫内膜活组织检查证实有子宫内膜炎。

(三)高危因素

1.年龄

盆腔炎性疾病的高发年龄为15~25岁。

2.性活动及性卫生

初次性交年龄小,有多个性伴侣,性交过频,性伴侣有性传播疾病,使用不洁的月经垫,经期性交等为高危因素。

3.下生殖道感染

有性传播疾病,如淋病奈瑟球菌性宫颈炎、衣原体性宫颈炎以及细菌性阴道病。

4.子宫腔内手术操作后感染

刮宫术、输卵管通液术、子宫输卵管造影、宫腔镜检查、人工流产、放置宫内节育器等手术时,消毒不严格或术前适应证选择不当,导致感染。

5.邻近器官炎症直接蔓延

阑尾炎、腹膜炎等蔓延至盆腔。

6.复发

盆腔炎性疾病再次发作。

（四）社会-心理因素

1.对健康问题的态度

患者是否因无明显症状或症状轻,而不重视致延误治疗。

2.对疾病的反应

是否由于慢性疾病过程长,患者思想压力大而产生焦虑、烦躁情绪。若病情严重,则患者担心预后,患者往往有恐惧、无助感。

3.家庭、社会及经济状况

是否炎症反复发作,严重影响患者的生殖健康甚至导致不孕,且增加家庭与社会经济负担。

二、护理诊断

（一）疼痛

其与感染症状有关。

（二）体温过高

其与盆腔急性炎症有关。

（三）睡眠形态紊乱

其与疼痛或心理障碍有关。

（四）焦虑

其与病程长治疗效果不明显或不孕有关。

（五）知识缺乏

患者缺乏经期卫生知识。

三、护理措施

（一）症状护理

1.密切观察

分泌物增多,观察阴道分泌物颜色、性状及量,选择合适的药液进行阴道冲洗。在不清楚阴道炎的种类时,不可滥用冲洗液。指导患者勤换会阴垫及内裤,保持外阴清洁、干燥。

2.支持疗法

患者应卧床休息,取半卧位,这有利于脓液积聚于直肠子宫陷凹,使炎症局限。给高热量、高蛋白、高维生素的饮食或半流质饮食,及时补充丢失的液体;对出现高热的患者,采取物理降温,出汗时及时更衣,保持患者的身体清洁、舒服;若患者腹胀严重,应行胃肠减压。

3.症状观察

密切监测生命体征,测体温、脉搏、呼吸、血压,每 4 h 1 次;物理降温后 30 min 测体温,以观察降温效果。若患者突然出现腹痛加剧,打寒战、高热、恶心、呕吐、腹胀,应立即向医师报告,同时做好剖腹探查的准备。

（二）用药护理

1.门诊治疗

指导患者遵医嘱用药，了解用药方案并告知注意事项。常用方案：2 g 头孢西丁钠，单次肌内注射，同时口服 1 g 丙磺舒，然后改为 100 mg 多西环素，每天 2 次，连服 14 d，可同时加服 400 mg 甲硝唑，每天 2～3 次，连服 14 d；或合用其他第三代头孢菌素与多西环素、甲硝唑。

2.住院治疗

严格遵医嘱用药，了解用药方案并密切观察用药反应。

（1）头霉素类或头孢菌素类药物：头孢西丁钠 2 g，静脉滴注，每 6 h 1 次。头孢替坦二钠 2 g，静脉滴注，每 12 h 1 次。加多西环素 100 mg，每 12 h 1 次，静脉输注或口服。对不能耐受多西环素者，可用阿奇霉素替代，每次 500 mg，每天 1 次，连用 3 d。对输卵管卵巢脓肿患者，可加用克林霉素或甲硝唑。

（2）克林霉素与氨基糖苷类药物联合方案：克林霉素 900 mg，每 8 h 1 次，静脉滴注；对于庆大霉素，先给予负荷量（2 mg/kg），然后给予维持量（1.5 mg/kg），每 8 h 1 次，静脉滴注；临床症状、体征改善后继续静脉应用 24～48 h，改口服克林霉素，每次 450 mg，1 d 4 次，连用 14 d；或多西环素 100 mg，每 12 h 1 次，连续用药 14 d。

3.观察药物疗效

若用药后 48～72 h，体温持续不降，患者的症状加重，应及时向医师报告。

4.中药治疗

主要选择活血化瘀、清热解毒的药物。可遵医嘱指导患者服中药或用中药外敷腹部，若需进行中药保留灌肠，按保留灌肠操作规程完成。

（三）手术护理

1.药物治疗无效

经药物治疗 48～72 h，体温持续不降，患者的中毒症状加重或包块增大。

2.脓肿持续存在

经药物治疗病情好转，继续控制炎症数天（2～3 周），包块仍未消失但已局限化。

3.脓肿破裂

突然腹痛加剧，打寒战、高热、恶心、呕吐、腹胀，检查腹部时患者拒按或有中毒性休克表现。

（四）心理护理

（1）关心患者，倾听患者诉说，鼓励患者表达感受。通过与患者进行交流，建立良好的护患关系，尽可能满足患者的合理需求。

（2）加强疾病知识的宣传，解除患者的思想顾虑，增强其对治疗的信心。

（3）与家属沟通，指导家属关心患者，与患者及其家属共同探讨适合患者的治疗方案。取得家属的理解和帮助，减轻患者的心理压力。

四、健康指导

（一）讲解疾病知识

向患者讲解盆腔炎性疾病的知识，告知及时就诊和规范治疗的重要性。

（二）个人卫生指导

嘱患者保持会阴清洁。

（三）性生活指导

嘱患者注意性生活卫生，月经期禁止性交。

（四）饮食、生活指导

患者应选择高热量、高蛋白、高维生素饮食，增加营养；积极锻炼身体，注意劳逸结合，不断提高机体抵抗力。

（五）随访指导

对于抗生素治疗的患者，应在72 h内随诊，明确有无体温下降、反跳痛减轻等临床症状的改善。若无改善，需做进一步检查。对沙眼衣原体以及淋病奈瑟球菌感染者，可在治疗后4～6周复查病原体。

五、注意事项

（一）倾听患者主诉

应仔细倾听患者主诉，全面了解患者的疾病史，认真阅读治疗方案，制订相应的护理计划，配合完成相应治疗和处理。

（二）预防宣传

（1）宣教注意性生活卫生，减少性传播疾病。

（2）及时治疗下生殖道感染。

（3）进行公共卫生教育，提高公民对生殖道感染的认识，使其明白预防感染的重要性。

（4）严格掌握妇科手术指征，做好术前准备，严格无菌操作，预防感染。

（5）及时治疗盆腔炎性疾病，防止后遗症发生。

（吴锦颖）

第四节　子宫内膜异位症

子宫内膜异位症是指具有生长功能的子宫内膜生长在子宫腔内壁以外引起的症状和体征。异位的子宫内膜绝大多数局限在盆腔内的生殖器官和邻近器官的腹膜面，故临床上称为盆腔子宫内膜异位症。子宫内膜生长在子宫肌层内称子宫腺肌病。部分患者体内这两种疾病可合并存在。

子宫内膜异位症的发病率近年来明显升高。该病是目前常见的妇科病之一，多见于30～40岁的妇女。该病为良性病变，但子宫内膜有远距离转移和种植能力。初潮前无发病，绝经后异位的子宫内膜组织可逐渐萎缩吸收，妊娠或使用性激素抑制卵巢功能可暂时阻止该病的发展，子宫内膜的发病与卵巢的周期性变化有关。也发生周期性出血，引起周围组织纤维化、粘连，病变局部形成紫蓝色硬结或包块。卵巢的子宫内膜异位症最为常见。卵巢内的异位内膜因反复出血而形成多个囊肿，但以单个多见，故又称为卵巢子宫内膜异位囊肿。囊肿内含暗褐色、黏稠的陈旧血，状似巧克力液体，故又称为卵巢巧克力囊肿。

一、护理评估

（一）病史

1.月经史

了解患者的月经初潮年龄，月经周期、经期、经量是否正常，有无痛经或其他伴随症状。了解痛经的性质，是否为进行性加重。

2.婚育史

了解患者的结婚年龄、婚次、夫妻性生活情况，有无经期性交情况，了解生育情况，足月产、早产、流产次数，现有子女数等。

3.病史

有无先天性生殖道畸形、子宫手术或经期盆腔检查等。

（二）身心状态

1.身体状态

（1）痛经：痛经是子宫内膜异位症的典型症状，其特点为继发性和进行性加重。疼痛多位于下腹部和腰骶部，可放射至阴道、会阴、肛门或大腿，常于月经来潮前 1～2 d 开始，经期第 1 d 最为剧烈，以后逐渐减轻，月经干净时消失。

（2）月经失调：部分患者经量增多和经期延长，少数患者出现经前期点滴出血。月经失调可能与卵巢无排卵、黄体功能不足等有关。

（3）性交痛：异位的内膜出现在直肠子宫陷凹或病变导致子宫后倾固定，性交时子宫颈受到碰撞及子宫收缩和向上提升，可引起疼痛。

（4）不孕：占 40％左右，不孕的原因可能与盆腔内器官和组织广泛粘连和输卵管的蠕动减弱，影响卵子的排出、摄取和受精卵的运行有关。

2.心理状态

疼痛、不孕造成患者顾虑重重，心理压力大。需要手术的患者会有紧张、恐惧等心理问题。

（三）诊断性检查

1.妇科检查

典型者子宫后倾固定，盆腔检查可扪及盆腔内有触痛性结节或子宫旁有不活动的囊性包块。

2.辅助检查

（1）B 超检查：可确定卵巢子宫内膜异位囊肿的位置、大小和形状。

（2）腹腔镜检查：可发现盆腔内器官或直肠子宫陷凹、子宫骶骨韧带等处有紫蓝色结节。

二、护理诊断

（一）焦虑

其与不孕和需要手术有关。

（二）知识缺乏

其与缺乏自我照顾及与手术相关的知识有关。

（三）舒适改变

其与痛经及手术后伤口有关。

三、护理目标

(1)患者能正确认识疾病的性质及原因,帮助其解除紧张、恐惧的心理,坚定治疗信心。

(2)患者自觉疼痛症状缓解。

四、护理措施

(1)心理护理:许多年轻患者因顽固的痛经、不孕等情况而焦虑。护理人员应多关心和理解患者,说明只要坚持用药或采取必要的手术便可改善症状,鼓励患者树立信心,积极配合治疗,对尚未生育的患者应给予指导和帮助,促使其尽早受孕。

(2)做好卫生宣传教育工作,防止经血逆流。如有先天性生殖道畸形或后天性炎性阴道狭窄、宫颈粘连等,应及时手术。凡进入宫腔内的经腹手术,应保护腹壁切口和子宫切口,防止子宫内膜种植到腹壁切口或子宫切口。经期应避免盆腔检查和性交。

(3)对使用激素治疗的患者,应介绍服药的注意事项及用后可能出现的反应(恶心、食欲缺乏、闭经、乏力或体重增加等),使其解除思想顾虑,提高治疗效果。

(4)用药期间注意有无卵巢子宫内膜异位囊肿破裂的征象,如出现急性腹痛,应及时通知医师,并做好剖腹探查的各项准备。

(5)对需要手术者应按腹部手术做好术前准备和术后护理。

(6)做好出院健康教育,加强患者对病程及治疗的认识,指导伤口处理和康复教育。嘱患者术后6周避免盆浴和性生活,6周后来医院复查。

五、评价

(1)患者无焦虑的表现并对治疗充满信心。

(2)患者能按时服药并了解药物的反应。

(3)自觉症状缓解和消失。

(吴锦颖)

第五节 子宫腺肌病

子宫腺肌病是指当子宫内膜腺体和间质侵入子宫肌层时,形成弥漫或局限性的病变,是妇科常见病。该病多发生于30~50岁经产妇。约15%的患者同时合并子宫内膜异位症,约50%的患者合并子宫肌瘤。临床病理切片检查发现10%~47%的该病患者的子宫肌层中有子宫内膜组织。

多次妊娠及分娩、人工流产、慢性子宫内膜炎等造成子宫内膜基底层损伤,子宫内膜自基底层侵入子宫肌层内,进而生长,可能是主要原因。此外,由于内膜基底层缺乏黏膜下层的保护,在解剖结构上子宫内膜易于侵入肌层。腺肌病常合并子宫肌瘤和子宫内膜增生,提示高水平雌激素、孕激素刺激,也可能是促进内膜向肌层生长的原因之一。

应视患者的症状、年龄、生育要求而定治疗方法。药物治疗适用于症状较轻,有生育要求和接近绝经期的患者;对年轻或希望生育的子宫腺肌瘤患者,可试行病灶挖除术;对症状严重、无生育要求或药物治疗无效者,应行全子宫切除术。

一、护理评估

(一)健康史

了解患者的年龄、月经史、婚育史、病史、出现典型症状的情况以及对患者身心的影响。子宫腺肌病多发生于生育年龄的经产妇,常合并子宫内膜异位症和子宫肌瘤,患者可能有多次妊娠及分娩或过度刮宫史。生殖道阻塞的患者等常同时合并腺肌病。

(二)生理状况

1.症状

询问患者是否有月经量过多、经期延长和逐渐加重的进行性痛经。

2.体征

妇科检查时子宫均匀性增大或局限性隆起,质硬且有压痛。

3.辅助检查

阴道 B 超提示子宫增大,肌层中不规则回声增强;盆腔 MRI 可协助诊断;宫腔镜下取子宫肌肉并活检,可确诊。

(三)高危因素

1.年龄

40 岁以上的经产妇。

2.子宫损伤

多次妊娠、人工流产、慢性子宫内膜炎等造成子宫内膜基底层损伤。

3.先天不足

生殖道阻塞,如单角子宫、子宫颈阴道不通、有子宫无阴道的先天畸形。

4.卵巢功能失调

高水平雌激素、孕激素刺激,如子宫肌瘤、子宫内膜增生。

(四)社会-心理因素

了解患者对疾病的认知,是否存在焦虑、恐惧等表现;了解患者的家庭关系,是否因不孕或继发不孕影响夫妻关系、家庭关系;了解患者的经济水平等。

二、护理诊断

(一)焦虑

其与月经改变和痛经有关。

(二)知识缺乏

其与缺乏自我照顾及与手术相关的知识有关。

(三)舒适改变

其与痛经有关。

三、护理目标

(1)患者能正确认识疾病的性质及发生原因,消除紧张、恐惧,坚定治疗的信心。

(2)患者自觉疼痛症状缓解。

四、护理措施

(一)症状护理

1.月经改变

指导经量增多者使用透气棉质卫生巾,保留卫生巾并称重,以评估月经量;经期延长者早、晚用温开水清洗外阴各 1 次,以防逆行感染。若合并贫血,需指导患者遵医嘱服用药物,观察贫血的改善情况。

2.痛经

询问患者疼痛部位、性质、疼痛开始时间及持续时间。指导疼痛轻者腹部热敷、卧床休息;对疼痛重者,遵医嘱给予前列腺素合成酶抑制剂。

(二)用药护理

1.口服避孕药

其适用于轻度子宫内膜异位症患者,常用低剂量高效孕激素和炔雌醇复合制剂,用法为每天 1 片,连续用 6～9 个月。护士需观察药物疗效,观察有无恶心、呕吐等不良反应。

2.促性腺激素释放激素激动剂

常用药物:亮丙瑞林 3.75 mg,月经第 1 d 皮下注射后,每隔 28 d 注射 1 次,共 3～6 次。需观察有无潮热、阴道干燥、性欲减退和骨质丢失等不良反应,停药后可消失。连续用药 3 个月以上,需添加小剂量雌激素和孕激素,以防止骨质丢失。

3.左炔诺孕酮宫内节育器(LNG-ZUS)

治疗初期部分患者会出现淋漓出血,LNG-ZUS 下移甚至脱落等,需加强随访。

(三)手术护理

1.保守手术

保守手术如小病灶挖除术或子宫肌壁楔形切除术,可明显减轻症状并增加妊娠概率。指导患者术后6 个月受孕。

2.子宫切除术

对年轻或未绝经的患者可保留卵巢;对绝经后或合并严重子宫内膜异位症者,可行双卵巢切除术。

(四)心理护理

(1)痛经、月经改变以及贫血影响生活质量,患者焦虑、烦躁。应向患者说明来月经时轻度疼痛不适是生理反应,给予舒缓的音乐、舒适的环境,保证足够的休息和睡眠。患者及家属、护士共同制订规律而适度的锻炼计划。家属督促患者适度锻炼,可缓解患者的心理压力。

(2)手术患者担心预后和性生活,要向患者说明子宫切除术后症状可基本消失,生活质量会得到改善。此外,要向患者说明子宫是月经来潮和孕育胎儿的器官,切除子宫不会男性化,增加患者对治疗的信心。

(五)健康指导

(1)指导患者随访:叮嘱手术患者出院后 3 个月到门诊复查,了解术后康复情况。

(2)保守手术和子宫切除患者,术后休息 1～3 个月,3 个月之内避免性生活及阴道冲洗,避免提举重物,防止正在愈合的腹部肌肉用力,并应逐渐加强腹部肌肉的力量。未经医务人员许可避免从事可增加盆腔充血的活动,如跳舞、久站。

(3)有生殖道阻塞疾病时,嘱患者积极治疗,实施整形手术。

(4)指导实施保守手术治疗的患者术后 6 个月受孕。

(5)注意高危因素与妇科疾病的相关性,定期做好妇科病普查。

五、评估

(1)医务人员避免过度刮宫,减少内膜碎片进入肌层的机会。

(2)药物治疗过程中如出现严重的绝经期症状,可酌情反向添加治疗,提高雌激素水平,降低相关血管症状和骨质疏松的发生率,也可提高患者的顺应性。

(吴锦颖)

第六节　子　宫　脱　垂

子宫脱垂是指子宫从正常位置沿阴道下降,子宫颈外口达到坐骨棘水平以下,甚至子宫部分或全部脱出阴道口外,常伴有阴道前壁、阴道后壁膨出。

一、护理评估

(一)健康史

1.病因与发病机制

(1)分娩损伤:分娩损伤是最主要的原因。在分娩过程中,产妇过早屏气,第二产程延长或经阴道手术助产,盆底肌肉、筋膜以及子宫韧带过度伸展,甚至撕裂,分娩后未及时修补或修补不佳。产褥期产妇过早体力劳动,过高的腹压会压迫子宫向下移位而发生脱垂。

(2)长期腹压增加:长期慢性咳嗽、习惯性便秘、久站、久蹲等使腹内压增大,迫使子宫向下移位,导致脱出,产褥期腹压增加,更容易导致子宫脱垂。

(3)盆底组织发育不良或退行性变:子宫脱垂偶见于未产妇女,主要为先天性盆底组织发育不良所致。老年妇女盆底组织萎缩退化或支持组织削弱,也可发生子宫脱垂。

2.病史评估

了解患者的分娩史,评估其有无第二产程延长、阴道助产等难产史,产后恢复情况;了解患者有无慢性病病史,如长期慢性咳嗽;是否存在先天性盆底组织发育不良。

(二)身心状况

1.症状

子宫脱垂为轻度时(Ⅰ度)可无自觉症状,加重后(Ⅱ、Ⅲ度)出现以下症状。

(1)下坠感及腰背酸痛:症状常在久站、走路与重体力劳动时加重,卧床休息后减轻。

(2)肿物自阴道脱出:走路、蹲或排便等使腹压增加时,阴道口有肿物脱出。轻者平卧休息后可自行恢复,重者不能自行恢复,需用手还纳,甚至用手也难以还纳,行走不便。

(3)阴道分泌物增多:脱出的子宫及阴道壁由于反复摩擦而发生感染,有脓血性分泌物渗出。

(4)大小便异常:由于膀胱、尿道膨出,患者常伴有尿频、尿急甚至尿潴留或压力性尿失禁。

直肠膨出的患者可伴有便秘和排便困难等。

2.体征

患者取膀胱截石位,根据患者向下用力屏气时子宫下降的程度,将子宫脱垂分为三度。

(1)Ⅰ度:轻型为子宫颈外口与处女膜的距离小于 4 cm,但未达处女膜缘;重型为子宫颈外口已达处女膜缘,检查时在阴道口可见子宫颈。

(2)Ⅱ度:轻型为子宫颈已脱出阴道口,但子宫体仍在阴道内;重型为子宫颈或部分子宫体脱出阴道口外。

(3)Ⅲ度:子宫颈及子宫体全部脱出至阴道口外。脱出的子宫及阴道壁长期暴露、摩擦,导致子宫颈及阴道壁可见溃疡,有少量阴道出血或脓性分泌物。

3.社会-心理状况

长期的子宫脱垂使患者行动不便,不能从事体力劳动,使工作和生活受到影响,患者感到烦恼、痛苦。子宫脱垂严重会影响性生活,患者常出现烦躁、焦虑、情绪低落等。

二、辅助检查

注意检查血常规,注意张力性尿失禁及妇科检查情况。

三、护理诊断及合作性问题

(1)焦虑:与长期的子宫脱出影响日常生活和工作有关。

(2)舒适的改变:与子宫脱出影响行动有关。

(3)组织完整性受损:与外露子宫、阴道前壁和阴道后壁长期摩擦有关。

四、护理目标

(1)患者的情绪稳定,患者能配合治疗、护理活动。

(2)患者的病情缓解,舒适感增加。

(3)患者的组织完整,无受损。

五、护理措施

(一)一般护理

(1)指导患者保持外阴干燥、清洁,每天用流水冲洗外阴,禁止使用刺激性强的药液。有溃疡者每天用 0.02% 的高锰酸钾液坐浴 1～2 次,每次 20～30 min,勤换内衣裤。

(2)有肿块脱出者及早就医,及时回纳脱出物。教会患者正确的回纳手法,病情重不能回纳者应卧床休息,减少下地活动次数和时间。

(3)教患者盆底肌肉锻炼方法,如做提肛运动;指导患者避免增加腹压的因素,如咳嗽、久站及久蹲;保持大便通畅,每天进食蔬菜 500 g。

(4)每天为患者提供酸性果汁,可保持尿液呈酸性,不利于细菌生长;指导患者练习卧床排尿;若有肿块脱出影响排尿,指导患者排尿前先将脱出物还纳;因尿潴留留置导尿管者,应间歇放尿以训练膀胱功能。排尿功能恢复正常后,鼓励患者每天饮水 2 000 mL 以上。

(5)嘱患者加强营养,进食高蛋白、高维生素的食物,增强体质。

（二）心理护理

帮助患者树立战胜疾病的信心，耐心讲解子宫脱垂的知识和预后。鼓励病友间交流沟通。

（三）病情监护

观察患者有无外阴异物感，子宫脱垂的程度；注意阴道分泌物的颜色、气味、性状。

（四）治疗护理

1.治疗原则

治疗以安全、简单、有效为原则。

（1）非手术治疗：用于Ⅰ度轻型子宫脱垂，年老、不能耐受手术或需要生育者。①支持疗法：注意休息，增加营养，保持大便通畅，避免重体力劳动，治疗增加腹压的疾病，加强盆底肌的锻炼。②子宫托：子宫托是一种支持子宫和阴道壁，使子宫不脱出的工具，适用于各度子宫脱垂及阴道前壁、阴道后壁膨出的患者。重度子宫脱垂伴盆底肌明显萎缩以及子宫颈或阴道壁有炎症或有溃疡者均不宜使用，经期和妊娠期停用。

（2）手术治疗：适用于非手术治疗无效或Ⅱ度、Ⅲ度子宫脱垂者。主要手术方式包括阴道前壁、阴道后壁修补术，阴道前壁、阴道后壁修补加主韧带缩短及子宫颈部分切除术，也叫曼彻斯特手术，经阴道子宫全切除及阴道前壁、阴道后壁修补术，阴道纵隔成形术等。

2.治疗配合及特殊专科护理

（1）支持治疗的护理：教会患者做盆底肌肉锻炼，增强盆底肌肉张力。做缩肛运动，用力收缩 3～10 s，放松 5～10 s，每次连续 5～10 min，每天 3～4 次，持续 3 个月。

（2）教会患者使用子宫托。喇叭形子宫托及其放置方法如图 12-2 所示。①放托：患者排空直肠、膀胱，洗净双手，取半卧位或蹲位，双腿分开，一只手持子宫托盘呈倾斜位进入阴道，将托柄向内、向上旋转，直至托盘达子宫颈，向下屏气，使托盘吸附于子宫颈，托柄弯曲度朝前，对正耻骨弓后面。②取托：用手指捏住托柄，轻轻摇晃，负压消失后向后外方牵拉取出。③注意事项：放置子宫托之前阴道应有一定水平的雌激素作用，绝经后的妇女可用阴道雌激素霜剂，4～6 周再使用子宫托；经期和妊娠期停用；选择大小合适的子宫托，以放置后不脱出、又无不适为宜；每晚取出洗净，次日早晨放入，切忌久置不取，以免过久压迫导致生殖道糜烂、溃疡甚至出现瘘；放托后，分别于第 1、3、6 个月到医院检查 1 次，以后每 3～6 个月到医院复查。

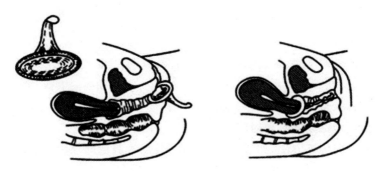

图 12-2 喇叭形子宫托及其放置方法

（3）做好术前、术后护理。术前护理与外阴、阴道手术护理相同。术后除按外阴、阴道手术患者的护理方法护理外，应让患者卧床休息 7～10 d，留导尿管 10～14 d。嘱患者避免增加腹压，坚持肛提肌锻炼。

六、健康指导

嘱患者休息 3 个月,3 个月内禁止性生活、盆浴,半年内避免重体力劳动;术后 2 个月、3 个月分别门诊复查。宣传产后护理保健知识,进行产后体操锻炼和盆底肌锻炼,增强体质;积极治疗便秘、慢性咳嗽等长期性疾病;实行计划生育。

七、护理评价

评价护理目标是否达到,护理措施的实施情况如何,健康指导是否落实到位,有无新的护理问题。

（吴锦颖）

第七节　前置胎盘

妊娠 28 周后,胎盘附着于子宫下段,甚至胎盘下缘达到或覆盖子宫颈内口,其位置低于胎先露部,称为前置胎盘。前置胎盘是妊娠晚期严重并发症,也是妊娠晚期阴道流血最常见的原因。其发病率国外报道为 0.5%,国内报道为 0.24%～1.57%。

一、病因

目前尚不清楚病因。高龄初产妇(年龄＞35 岁)、经产妇、吸烟或吸毒妇女为高危人群。其病因可能与下述因素有关。

（一）子宫内膜病变或损伤

多次刮宫、分娩、子宫手术史等是前置胎盘的高危因素。上述情况可损伤子宫内膜,引起子宫内膜炎或萎缩性病变,再次受孕时子宫蜕膜血管形成不良、胎盘血供不足,刺激胎盘面积增大,延伸到子宫下段。前次剖宫产手术瘢痕可妨碍胎盘在妊娠晚期向上迁移,增加前置胎盘的可能性。据统计 85%～95% 的发生前置胎盘的孕妇为经产妇。

（二）胎盘异常

双胎妊娠时胎盘面积过大,前置胎盘的发生率为单胎妊娠的 2 倍;胎盘位置正常而副胎盘位于子宫下段,接近宫颈内口;膜状胎盘大而薄,扩展到子宫下段,均可发生前置胎盘。

（三）受精卵滋养层发育迟缓

受精卵到达子宫腔后,滋养层尚未发育到可以着床的阶段,继续向下游走,到达子宫下段,并在该处着床而发育成前置胎盘。

二、分类

根据胎盘下缘与子宫颈内口的关系,将前置胎盘分为 3 类(图 12-3)。

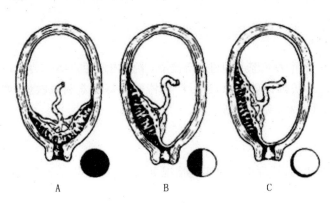

图 12-3　前置胎盘的类型

A.完全性前置胎盘；B.部分性前置胎盘；C.边缘性前置胎盘

(1)完全性前置胎盘又称中央性前置胎盘,胎盘组织完全覆盖子宫颈内口。

(2)部分性前置胎盘的子宫颈内口部分为胎盘组织所覆盖。

(3)边缘性前置胎盘附着于子宫下段,胎盘边缘到达子宫颈内口,未覆盖子宫颈内口。

胎盘位于子宫下段,与胎盘边缘极为接近,但未达到子宫颈内口,称为低置胎盘。胎盘下缘与子宫颈内口的关系可因子宫颈管消失、子宫口扩张而改变。前置胎盘的类型可因诊断时期不同而改变,如临产前为完全性前置胎盘,临产后因子宫口扩张而成为部分性前置胎盘。目前临床上均依据处理前最后一次检查结果来决定其分类。

三、临床表现

（一）症状

前置胎盘的典型症状是妊娠晚期或临产时,发生无诱因、无痛性反复阴道流血。妊娠晚期子宫下段逐渐伸展,牵拉子宫颈内口,子宫颈管缩短;临产后规律宫缩使子宫颈管消失,成为软产道的一部分。子宫颈外口扩张,附着于子宫下段及子宫颈内口的胎盘前置部分不能相应伸展而与其附着处分离,血窦破裂而出血。前置胎盘出血前无明显诱因,初次出血量一般不多,剥离处血液凝固后,出血自然停止;也有初次即发生致命性大出血而导致休克的。由于子宫下段不断伸展,前置胎盘出血常反复发生,出血量也越来越多。阴道流血发生的时间、反复发生次数、出血量多少与前置胎盘的类型有关。完全性前置胎盘初次出血时间早,多在妊娠28周左右,称为"警戒性出血"。边缘性前置胎盘出血多发生于妊娠晚期或临产后,出血量较少。部分性前置胎盘的初次出血时间、出血量及反复出血次数介于两者之间。

（二）体征

患者的一般情况与出血量有关,大量出血呈现面色苍白、脉搏增快微弱、血压下降等休克表现。腹部检查:子宫软,无压痛,子宫大小与妊娠周数相符。由于子宫下段有胎盘占据,影响胎先露部入盆,故胎先露高浮,易并发胎位异常。反复出血或一次出血量过多,使胎儿宫内缺氧,严重者胎死宫内。当前置胎盘附着于子宫前壁时,可在耻骨联合上方听到胎盘杂音。临产时检查见宫缩为阵发性,间歇期子宫完全松弛。

四、处理原则

处理原则是抑制宫缩、止血、纠正贫血和预防感染。根据阴道流血量、有无休克、妊娠周数、胎位、胎儿是否存活、是否临产及前置胎盘的类型等做出决定。

（一）期待疗法

应在保证孕妇安全的前提下尽可能延长孕周，以提高围生儿存活率。期待疗法适用于妊娠＜34周、胎儿体重＜2 000 g、胎儿存活、阴道流血量不多、一般情况良好的孕妇。

尽管国外有资料证明，在住院与门诊治疗中前置胎盘孕妇的妊娠结局并无明显差异，但我国仍应强调住院治疗。住院期间密切观察病情变化，为孕妇提供全面、优质的护理是期待疗法的关键措施。

（二）终止妊娠

1.终止妊娠的指征

孕妇反复发生多量出血甚至休克，无论胎儿成熟与否，为了母亲的安全应终止妊娠；期待疗法中发生大出血或出血量虽少，但胎龄达36周以上，胎儿成熟度检查提示胎儿肺成熟；胎龄未达36周，出现胎儿窘迫征象，或胎儿电子监护发现胎心异常；出血量多，危及胎儿；胎儿已死亡或出现难以存活的畸形，如无脑儿。

2.剖宫产

剖宫产可在短时间内娩出胎儿，迅速结束分娩，对母儿相对安全，是处理前置胎盘的主要手段。剖宫产指征包括完全性前置胎盘，持续大量阴道流血；部分性和边缘性前置胎盘出血量较多，胎先露高浮，短时间内不能结束分娩；胎心异常。术前应积极纠正贫血、预防感染等，备血，做好处理产后出血和抢救新生儿的准备。

3.阴道分娩

有边缘性前置胎盘，枕先露，阴道流血不多，无头盆不称和胎位异常，估计在短时间内能结束分娩者，可试产。

五、护理

（一）护理评估

1.病史

除个人健康史外，在孕产史中尤其注意识别有无剖宫产术、人工流产术及子宫内膜炎等前置胎盘的易发因素。此外，妊娠中期，特别是孕28周后，是否出现无痛性、无诱因、反复阴道流血症状，并详细记录具体经过及医疗处理情况。

2.身心状况

患者的一般情况与出血量的多少密切相关。大量出血时可见面色苍白、脉搏细速、血压下降等休克症状。孕妇及其家属可因突然阴道流血而感到恐惧或焦虑，既担心孕妇的健康，更担心胎儿的安危，可能显得恐慌、紧张、手足无措。

3.诊断检查

（1）产科检查：子宫大小与停经月份一致，胎儿方位清楚，胎先露高浮，胎心可以正常，也可因孕妇失血过多而异常或消失。前置胎盘位于子宫下段前壁时，可于耻骨联合上方听见胎盘血管杂音。临产后检查，宫缩为阵发性，间歇期子宫肌肉可以完全放松。

（2）超声波检查：B超断层相可清楚地看到子宫壁、胎头、子宫颈和胎盘的位置，胎盘定位准确率达95%以上。超声波检查可反复做，是目前最安全、有效的首选检查方法。

（3）阴道检查：目前一般不主张应用。只有在近临产期出血不多时，终止妊娠前为排除其他出血原因或明确诊断,决定分娩方式前采用。阴道检查操作必须在输血、输液和做好手术准备的情况下方可进行。对怀疑前置胎盘的个案,切忌肛查。

(4)术后检查胎盘及胎膜:胎盘的前置部分可见陈旧血块附着,呈黑紫色或暗红色,如这些改变位于胎盘的边缘,而且胎膜破口处与胎盘边缘的距离<7 cm,则为部分性前置胎盘。如行剖宫产术,术中可直接了解胎盘附着的部分并确诊。

(二)护理诊断

1.潜在并发症

潜在并发症为出血性休克。

2.有感染的危险

有感染的危险与前置胎盘剥离面靠近子宫颈口、细菌易经阴道上行感染有关。

(三)预期目标

(1)接受期待疗法的孕妇的血红蛋白水平不再继续下降,足月或更接近足月。

(2)产妇未发生产后出血或产后感染。

(四)护理措施

根据病情须立即接受终止妊娠的孕妇,立即安排孕妇取去枕侧卧位,开放静脉,配血,做好输血的准备。在抢救休克的同时,按腹部手术患者的护理方法进行术前准备,并做好母儿生命体征监护及抢救准备工作。对接受期待疗法的孕妇的护理措施如下。

1.保证休息

孕妇需住院观察,绝对卧床休息,尤以左侧卧位为佳,并定时间断吸氧,每天3次,每次1 h,以增加胎儿血氧供应。此外,还需避免各种刺激,以减少出血。医务人员进行腹部检查时动作要轻柔,禁做阴道检查和肛查。

2.纠正贫血

除采取口服硫酸亚铁、输血等措施外,还应加强饮食营养指导。建议孕妇多食高蛋白及含铁丰富的食物,如动物肝脏、绿叶蔬菜和豆类,这样一方面有助于纠正贫血,另一方面还可以增强机体抵抗力,同时也促进胎儿发育。

3.监测生命体征

及时发现病情变化,严密观察并记录孕妇的生命体征,阴道流血的量、颜色,检测胎儿宫内状态。按医嘱及时完成实验室检查项目,并交叉配血,备用。发现异常,及时向医师报告并配合处理。

4.预防产后出血和感染

(1)产妇回病房休息时严密观察产妇的生命体征及阴道流血情况,发现异常,及时向医师报告并参与处理,以防止或减少产后出血。

(2)及时更换会阴垫,以保持会阴部清洁、干燥。

(3)胎儿分娩后,及早使用宫缩剂,以预防产后大出血;对新生儿严格按照高危儿处理。

5.健康教育

护士应加强对孕妇的管理和宣教。指导围孕期妇女避免吸烟、酗酒等不良行为,避免多次刮宫、引产或宫内感染,防止多产,减少子宫内膜损伤或子宫内膜炎。发生妊娠期出血,无论出血量多少均应就医。

（五）护理评价

（1）接受期待疗法后，接近（或达到）足月时终止妊娠。

（2）产妇未出现产后出血和感染。

（吴锦颖）

第八节 胎儿窘迫

胎儿窘迫是指孕妇、胎儿、胎盘等原因引起的胎儿宫内缺氧，影响胎儿的健康甚至危及生命。胎儿窘迫是一种综合征，主要发生在临产过程，也可发生在妊娠后期。发生在临产过程中的胎儿窘迫，可以是妊娠后期的胎儿窘迫的延续和加重。

一、病因

胎儿窘迫的病因涉及多方面，可归纳为三大类。

（一）母体因素

妊娠妇女患有高血压疾病、慢性肾炎、妊娠高血压综合征、重度贫血、心脏病、肺源性心脏病，有高热，吸烟，有产前出血性疾病和创伤，急产或子宫不协调性收缩，缩宫素使用不当，产程延长，子宫过度膨胀，胎膜早破等；或者产妇长期取仰卧位，镇静药、麻醉药使用不当等。

（二）胎儿因素

胎儿因素有胎儿心血管系统功能障碍、胎儿畸形等。

（三）脐带、胎盘因素

脐带因素有长度异常、缠绕、打结、扭转、狭窄、血肿、帆状附着。胎盘因素有植入异常、形状异常、发育障碍、循环障碍等。

二、病理生理

胎儿窘迫的基该病理生理变化是缺血、缺氧引起的一系列变化。缺氧早期或者一过性缺氧时，机体主要通过减少胎盘和自身耗氧量代偿，胎儿则通过减少对肾与下肢血供等方式来保证心脑血流量，不产生严重的代偿障碍及器官损害。缺氧严重则可引起严重的并发症。缺氧初期通过自主神经反射兴奋交感神经，使肾上腺儿茶酚胺及皮质醇分泌增多，引起血压上升及心率加快。此时胎儿的大脑、肾上腺、心脏及胎盘的血流增加，而肾、肺、消化系统等的血流减少，出现羊水减少、胎儿发育迟缓等。若缺氧继续加重，则转为兴奋迷走神经，血管扩张，有效循环血量减少，主要器官的功能由于血流不能保证而受损，于是胎心率减慢。缺氧继续发展下去可引起严重的器官功能损害，尤其可以引起缺血缺氧性脑病甚至胎死宫内。此过程基本是产生低氧血症至缺氧，然后至代谢性酸中毒，主要表现为胎动减少、羊水少、胎儿出现晚期减速甚至呼吸抑制。由于缺氧时肠蠕动加快，肛门括约肌松弛，引起胎粪排出。此过程可以形成恶性循环，更加重母体及胎儿的危险。不同原因引起的胎儿窘迫的表现过程可以不完全一致，所以应加强监护、积极评价、及时发现高危征象并积极处理。

三、临床表现

胎儿窘迫的主要表现为胎心音改变、胎动异常及羊水胎粪污染或羊水过少,严重者胎动消失。根据其临床表现,胎儿窘迫可以分为急性胎儿窘迫和慢性胎儿窘迫。急性胎儿窘迫多发生在分娩期,主要表现为胎心率加快或减慢;宫缩应激试验或缩宫素激惹试验等出现频繁的晚期减速或变异减速;羊水胎粪污染和胎儿头皮血 pH 下降,出现酸中毒。羊水胎粪污染可以分为三度:Ⅰ度羊水呈浅绿色;Ⅱ度羊水呈黄绿色,混浊;Ⅲ度羊水呈棕黄色,稠厚。慢性胎儿窘迫发生在妊娠末期,常延续至临产并加重,主要表现为胎动减少或消失、胎儿发育受限、胎盘功能减退、羊水胎粪污染等。

四、处理原则

对急性胎儿窘迫,应积极寻找原因并给予及时纠正。若子宫颈未完全扩张,对胎儿窘迫情况不严重的产妇给氧,嘱产妇取左侧卧位,若胎心率变为正常,可继续观察;若宫口开全、胎先露部已达坐骨棘平面以下 3 cm,应尽快助产,使产妇经阴道娩出胎儿;若缩宫素使宫缩过强,造成胎心率减慢,应立即停止使用缩宫素,继续观察,病情紧迫或经上述处理无效,立即剖宫产,结束分娩。对于慢性胎儿窘迫,应根据妊娠周数、胎儿成熟度和窘迫程度决定处理方案。首先应指导孕妇采取左侧卧位,间断吸氧,积极治疗各种并发症或并发症,密切监护病情变化。若无法改善,则应在促使胎儿成熟后迅速终止妊娠。

五、护理评估

(一)健康史

了解孕妇的年龄、生育史、内科疾病史(如高血压疾病和慢性肾炎);本次妊娠经过,如妊娠高血压综合征、胎膜早破、子宫过度膨胀;分娩经过,如产程延长(特别是第二产程延长)、缩宫素使用不当。了解有无胎儿畸形、胎盘功能。

(二)身心状况

胎儿窘迫时,孕妇自感胎动增加或停止。在窘迫的早期可表现为胎动过频(每 24 h 大于 20 次);若缺氧未纠正或加重,则胎动转弱且次数减少,进而消失。胎儿轻微或慢性缺氧时,胎心率加快(多于每分钟 160 次);若长时间或严重缺氧,则胎心率减慢。若胎心率少于每分钟 100 次,则提示胎儿危险。胎儿窘迫时主要评估羊水的量和性状。

孕产妇及其丈夫因为胎儿的生命遭遇危险而产生焦虑,对需要手术结束分娩产生犹豫、无助感。胎儿不幸死亡的孕产妇及其丈夫感情上受到强烈的创伤,通常会经历否认、愤怒、抑郁、接受的过程。

(三)辅助检查

1.胎盘功能检查

出现胎儿窘迫的妊娠妇女一般 24 h 尿 E_3 值急骤减少 $30\% \sim 40\%$,或于妊娠末期连续多次测定在每 24 h 10 mg 以下。

2.胎心监测

胎动时胎心率加速不明显,基线变异率低于每分钟 3 次,出现晚期减速、变异减速等。

3.胎儿头皮血血气分析

pH<7.20。

六、护理诊断/诊断问题

（一）气体交换受损（胎儿）

气体交换受损（胎儿）与胎盘子宫的血流改变、血流中断（脐带受压）或血流速度减慢（子宫-胎盘功能不良）有关。

（二）焦虑

焦虑与胎儿宫内窘迫有关。

（三）预期性悲哀

预期性悲哀与胎儿可能死亡有关。

七、预期目标

(1)胎儿的情况改善,胎心率为每分钟 120～160 次。

(2)孕妇能运用有效的应对机制控制焦虑。

(3)产妇能够接受胎儿死亡的现实。

八、护理措施

(1)孕妇取左侧卧位,间断吸氧。严密监测胎心变化,一般每 15 min 听 1 次胎心或进行胎心监护,注意胎心变化。

(2)为手术者做好术前准备。如宫口开全、胎先露部已达坐骨棘平面以下 3 cm,应尽快阴道助产,使产妇娩出胎儿。

(3)准备好对新生儿抢救和复苏。

(4)心理护理。①向孕产妇提供相关信息,包括医疗措施的目的、操作过程、预期结果及孕产妇需做的配合;将真实情况告知孕产妇,有助于其减轻焦虑,也可帮助其面对现实。必要时陪伴孕产妇,对孕产妇的疑虑给予适当的解释。②对于胎儿不幸死亡的产妇及其丈夫,护理人员可安排一个远离其他婴儿和产妇的单人房间,陪伴他们或安排家人陪伴他们,勿让其独处;鼓励其诉说悲伤,接纳其哭泣及抑郁的情绪,提供支持及关怀;若他们愿意,护理人员可让他们看看死婴并同意他们为死婴做一些事情,包括沐浴、更衣、命名、拍照或举行丧礼,但事先应向他们描述死婴的情况,使之有心理准备。提供足印卡、床头卡等作为纪念,帮助他们使用适合自己的压力应对技巧和方法。

九、结果评价

(1)胎儿情况改善,胎心率为每分钟 120～160 次。

(2)孕妇能运用有效的应对机制来控制焦虑,叙述心理和生理上的感受。

(3)产妇能够接受胎儿死亡的现实。

（吴锦颖）

第九节 羊 水 栓 塞

羊水栓塞(amniotic fluid embolism,AFE)是指在分娩过程中,羊水突然进入母体血循环而引起的急性肺栓塞、休克、弥散性血管内凝血(disseminated intravascular coagulation,DIC)、肾衰竭和猝死的严重分娩并发症。其起病急、病情凶险,是造成孕产妇死亡的重要原因之一。羊水栓塞若发生于足月分娩者,死亡率高达70%~80%;也可发生在妊娠早期、中期的流产中,但病情较轻,死亡率较低。

一、病因

羊水栓塞是由污染羊水中的有形物质(胎儿毳毛、角化上皮、胎脂、胎粪)进入母体血循环引起的,通常有以下几个原因。

(1)羊膜腔内压力增大(子宫收缩过强),胎膜与子宫颈壁分离或子宫颈口扩张引起子宫颈黏膜损伤时,静脉血窦开放,羊水进入母体血循环。

(2)出现子宫颈裂伤、子宫破裂、前置胎盘、胎盘早剥或在剖宫产术中,羊水通过病理性开放的子宫血窦进入母体血循环。

(3)行羊膜腔穿刺或钳刮术时子宫壁损伤处静脉窦也可以成为羊水进入母体的通道。

二、病理生理

近年来研究认为,羊水栓塞主要是变态反应。羊水进入母体循环后,通过阻塞肺小血管,引起变态反应而导致凝血机制异常,使机体发生一系列的病理生理变化。

(一)肺动脉高压

羊水内的有形物质(如胎儿毳毛、胎脂、胎粪、角化上皮细胞)直接形成栓子。一方面,羊水的有形物质激活凝血系统,使小血管内形成广泛的血栓而阻塞肺小血管,反射性引起迷走神经兴奋,使肺小血管痉挛加重。另一方面,羊水内有形物质经肺动脉进入肺循环,阻塞小血管,引起肺内小支气管痉挛,支气管内分泌物增加,使肺通气、换气量减少,反射性地引起肺小血管痉挛,肺小管阻塞而引起肺动脉压增大,导致急性右心衰竭,继而发生呼吸和循环功能衰竭、休克,甚至死亡。

(二)过敏性休克

羊水中的有形物质成为致敏原,作用于母体,引起变态反应,导致过敏性休克,多在羊水栓塞后立即出现血压骤降甚至消失,甚至心、肺功能衰竭的表现。

(三)DIC

妊娠时母体血液呈高凝状态。羊水中含有大量促凝物质,可激活母体凝血系统,进入母体血循环后,在血管内产生大量的微血栓,消耗大量的凝血因子和纤维蛋白原,从而导致DIC。同时纤维蛋白原水平下降,可激活纤溶系统,由于大量凝血物质消耗和纤溶系统激活,产妇血液系统由高凝状态转变为纤溶亢进,血液不凝固,极易发生严重的产后出血及失血性休克。

（四）急性肾衰竭

休克和 DIC 导致肾脏急剧缺血，进一步发生肾衰竭。

三、临床表现

（一）症状

羊水栓塞起病急骤、来势凶险，多发生于分娩过程中，尤其发生在胎儿娩出前、后的短时间内。临床经过可分为以下 3 个阶段。

1.急性休克期

在分娩过程中，尤其是刚破膜不久，产妇突然打寒战，烦躁不安，气急，恶心，呕吐等，继而出现呛咳、呼吸困难、发绀、抽搐、昏迷，迅速出现循环衰竭，进入休克或昏迷状态。病情严重者在数分钟内死亡。

2.出血期

产妇渡过呼吸、循环衰竭和休克阶段而进入凝血功能障碍阶段，表现为难以控制的大量出血，血液不凝，身体其他部位出血，如切口渗血、全身皮肤黏膜出血、消化道大出血或肾脏出血。产妇可死于出血性休克。

3.急性肾衰竭

后期存活的产妇出现少尿、无尿和尿毒症的症状。循环功能衰竭引起肾脏缺血，DIC 早期形成的血栓堵塞肾内小血管，引起肾脏缺血、缺氧，导致肾脏器质性损害。

（二）体征

心率增快，血压骤降，肺部听诊可闻及湿啰音。全身皮肤黏膜有出血点及瘀斑，阴道流血不止，切口渗血不凝。

四、处理原则

及时处理，立即抢救，抗过敏，纠正呼吸、循环系统衰竭和改善低氧血症，抗休克，防止 DIC 和肾衰竭发生。

五、护理

（一）护理评估

1.病史

评估发生羊水栓塞的各种诱因，有无胎膜早破或人工破膜，有无前置胎盘或胎盘早剥，有无宫缩过强或强直性宫缩，有无中期妊娠引产或钳刮术、羊膜腔穿刺术等病史。

2.身心状况

胎膜破裂后，胎儿娩出后或手术中产妇突然出现寒战、呛咳、气急、烦躁不安、尖叫、呼吸困难、发绀、抽搐、出血不凝、不明原因休克等症状和体征，血压下降或消失，应考虑为羊水栓塞，立即进行抢救。

3.辅助检查

（1）血涂片查找羊水中的有形物质：采集下腔静脉血，镜检见到羊水的有形成分可确诊。

（2）床旁胸部 X 线摄片：可见肺部双侧弥漫性点状、片状浸润影，沿肺门分布，伴轻度肺不张和右心扩大。

（3）床旁心电图或心脏彩色多普勒超声检查：提示有心房、有心室扩大，ST 段下降。

（4）若产妇死亡，行尸检时，可见肺水肿、肺泡出血。在心内血液中查到有羊水内的有形物质，肺小动脉或毛细血管有羊水内的有形物质栓塞，子宫或阔韧带血管内查到羊水有形物质。

（二）护理诊断

（1）气体交换受损：与肺血管阻力增加、肺动脉高压、肺水肿有关。

（2）组织灌注无效：与 DIC 及失血有关。

（3）有胎儿窘迫的危险：与羊水栓塞、母体血循环受阻有关。

（三）护理目标

（1）实施抢救后，产妇的胸闷、气急、呼吸困难等症状有所改善。

（2）产妇的心率、血压恢复正常，出血量减少，肾功能恢复正常。

（3）新生儿无生命危险。

（四）护理措施

1.羊水栓塞的预防

加强产前检查，及时注意有无诱发因素，及时发现前置胎盘、胎盘早剥等并发症并予以积极处理。严密观察产程进展情况，正确掌握缩宫素的使用方法，防止宫缩过强。严格掌握人工破膜的指征和时间，宜在宫缩间歇期行人工破膜术，破口要小，并注意控制羊水流出的速度。

2.配合医师，积极抢救患者

（1）给氧：最初阶段是纠正缺氧。帮助患者取半卧位，加压给氧，必要时给予气管插管或者气管切开，减轻肺水肿，改善脑缺氧。

（2）抗过敏：根据医嘱，尽快给予大剂量肾上腺糖皮质激素以抗过敏、解除痉挛，保护细胞。可静脉推注 20～40 mg 地塞米松，以后根据病情可静脉滴注来维持。把 100～200 mg 氢化可的松加入 50～100 mL 5％～10％的葡萄糖注射液中，快速静脉滴注，后将 300～800 mg 氢化可的松加入 250～500 mL 5％葡萄糖注射液中，静脉滴注，日用上限可达 1 000 mg。

（3）缓解肺动脉高压：解痉药物能改善肺血流灌注，预防心衰竭所致的呼吸循环衰竭。首选盐酸罂粟碱，把 30～90 mg 该药加入 20 mL25％的葡萄糖注射液中，缓慢推注，能松弛平滑肌、扩张冠状动脉、肺动脉和脑动脉，降低小血管阻力。与阿托品合用，扩张小动脉效果更佳。其次使用阿托品。阿托品能阻断迷走神经反射所导致的肺血管和支气管痉挛。把 1 mg 阿托品加入 10 mL 10％～25％的葡萄糖注射液中，每 15～30 min 静脉推注1次，直至症状缓解，微循环改善。再次，使用氨茶碱。氨茶碱具有松弛支气管平滑肌、解除肺血管痉挛的作用，把 250 mg 氨茶碱加入 20 mL 25％的葡萄糖注射液中，缓慢推注。酚妥拉明为 α 肾上腺素能抑制剂，能解除肺血管痉挛，降低肺动脉阻力，消除肺动脉高压。可把 5～10 mg 该药加入100 mL 10％的葡萄糖注射液中，静脉滴注。

（4）抗休克。①补充血容量、使用升压药物：扩容常静脉滴注低分子右旋糖酐，并且补充新鲜的血液和血浆。在抢救过程中，监测中心静脉压，了解心脏负荷情况，并据此调节输液量和输液速度。可把 20 mg 多巴胺加入 250 mL 5％的葡萄糖溶液中，静脉滴注，随时根据血压调节滴速。②纠正酸中毒：根据血氧分析和血清电解质结果，判断是否存在酸中毒。一旦发现酸中毒，静脉滴注 250 mL 5％的碳酸氢钠。及时应用该药可纠正休克和代谢失调，及时纠正电解质紊乱。③纠正心衰消除肺水肿：静脉滴注毛花苷 C 或毒毛花苷 K，同时静脉推注呋塞米，有利于消除肺水肿，防止急性肾衰竭。

（5）防治 DIC：DIC 阶段应早期抗凝，补充凝血因子，及时输注新鲜血液和血浆、纤维蛋白原等；应用肝素，尤其在羊水栓塞，血液呈高凝状态时短期使用。用药过程中监测出血时间与凝血时间，如使用肝素过量（凝血时间＞30 min），则出现出血倾向，如伤口渗血、血肿、阴道流血不止，可用鱼精蛋白对抗。

DIC 晚期纤溶时期，抗纤溶可使用氨基己酸、氨甲苯酸、氨甲环酸来抑制纤溶激活酶，使纤溶酶原不被激活，从而抑制纤维蛋白溶解。抗纤溶的同时补充纤维蛋白原和凝血因子，防止大出血。

（6）预防肾衰竭：抢救的同时注意尿量，如补足血容量后仍然少尿或无尿，需要及时使用呋塞米等利尿剂，预防与治疗肾衰竭。

（7）预防感染：使用肾毒性较小的抗生素防止感染。

（8）产科处理：对第一产程发病的产妇应立即考虑行剖宫产，终止妊娠，去除病因。对第二产程发病者，及时行阴道助产，结束分娩，并且密切观察出血量、出血时间与凝血时间等。如果发生产后出血不止，应及时配合医师，做好子宫切除术的准备。

3.提供心理支持

如果在发病抢救过程中，产妇神志清醒，应给予鼓励，帮助其消除紧张和恐惧，使其配合医师抢救；对于家属要表示理解和抚慰，向家属解释产妇的病情，争取家属的支持和配合。在产妇病情稳定的情况下，可允许家属探视并且陪伴产妇。在病情稳定的康复期，可与产妇和家属一起制定康复计划，适时地给予相应的健康教育。

（吴锦颖）

第十节　子宫破裂

子宫破裂是指在分娩期或妊娠晚期子宫体部或子宫下段发生破裂，是产科严重的并发症。若不及时诊治，子宫破裂可随时威胁母儿生命。

根据子宫破裂发生的时间可分为妊娠期破裂和分娩期破裂，根据子宫破裂发生的部位可分为子宫体部破裂和子宫下段破裂，根据子宫破裂发生的程度可分为完全性破裂和不完全性破裂。完全破裂是指子宫壁的全层破裂，导致子宫腔内容物进入腹腔，破裂常发生于子宫下段。不完全破裂是指子宫内膜、肌层部分或全部破裂，而浆膜层完整，常发生于子宫下段，子宫腔与腹腔不相通，而血液往往在破裂侧进入阔韧带之间，形成阔韧带血肿。

一、病因

（一）梗阻性难产

它是引起子宫破裂最常见的原因。骨盆狭窄、头盆不称、软产道阻塞（发育畸形或有瘢痕等）、胎位异常（肩先露或额先露）、胎儿异常（巨大胎儿或胎儿畸形）等，均可以导致胎先露部下降受阻，子宫上段为克服产道阻力而强烈收缩，使子宫下段过分伸展、变薄，超过最大限度，而发生子宫破裂。

（二）瘢痕子宫

剖宫产、子宫修补术、子宫肌瘤剔除术等都会使术后子宫肌壁留有瘢痕,妊娠晚期或者临产后子宫收缩牵拉及子宫腔内压力增大而导致子宫瘢痕破裂。子宫体部的瘢痕多于妊娠晚期发生自发破裂,多为完全破裂;子宫下段瘢痕破裂多发生于临产后,为不完全破裂。前次手术后伴感染或愈合不良,发生子宫破裂的概率更大。

（三）宫缩剂使用不当

分娩前肌内注射缩宫素或静脉滴注过量缩宫素,使用前列腺素栓剂及其他子宫收缩药物不当,均可导致子宫收缩过强,造成子宫破裂。多产、高龄、子宫畸形或发育不良、有多次刮宫史、宫腔感染等都会增加子宫破裂的概率。

（四）手术创伤

手术创伤多发生于不适当或粗暴的阴道助产手术,子宫颈口未开全时行产钳牵引术或臀牵引术,强行剥离植入性胎盘或严重粘连胎盘,行毁胎术、穿颅术时器械、胎儿骨片伤及子宫等情况均可导致子宫破裂。

二、临床表现

子宫破裂多发生于分娩期,通常是一个逐渐发展的过程,可分为先兆子宫破裂和子宫破裂两个阶段。其症状与破裂发生的时间、部位、范围,出血量,胎儿及子宫肌肉收缩情况有关。

（一）先兆子宫破裂

子宫病理性缩复环形成、下腹部压痛、胎心率异常、血尿是先兆子宫破裂的四大主要表现。

1.症状

该类型常见于产程长、有梗阻性难产因素的产妇。产妇通常在临产过程中宫缩增强。但胎儿下降受阻,产妇表现为烦躁不安、疼痛难忍、下腹部拒按、呼吸急促、脉搏加快,同时膀胱受压充血,出现排尿困难及血尿。

2.体征

因胎先露部下降受阻,子宫收缩过强,子宫体部肌肉增厚、变短,子宫下段肌肉变薄、拉长,在两者间形成环状凹陷,称为病理性缩复环(图 12-4)。可见该环逐渐上升至与脐平或脐上,压痛明显。因子宫收缩过强、过频,胎儿可能触不清,胎心率先加快后减慢或听不清,胎动频繁。

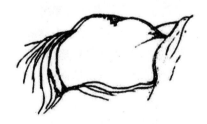

图 12-4 病理性缩复环

（二）子宫破裂

1.症状

产妇突感下腹部撕裂样剧痛,子宫收缩停止,腹部稍感舒适。后因血液、羊水进入腹腔,出现全腹持续性疼痛,伴有面色苍白、冷汗淋漓、脉搏细速、呼吸急促等现象。

2.体征

产妇有全腹压痛、反跳痛,腹壁下可扪及胎体,子宫位于侧方,胎心、胎动消失。阴道出血,可见鲜血流出,下降中的胎儿先露部消失,扩张的子宫颈口回缩,部分产妇可扪及子宫下段裂口及子宫颈。若为子宫不完全破裂,上述体征不明显,仅在不全破裂处有压痛、腹痛,若破裂口累及两侧子宫血管,可致急性大出血或形成阔韧带内血肿,查体时可在子宫一侧扪及逐渐增大且有压痛的包块。

三、处理原则

(一)先兆子宫破裂

立即抑制宫缩,使用麻醉药物或者肌内注射哌替啶,即刻行剖宫产,终止妊娠。

(二)子宫破裂

在输血、输液、吸氧的同时,无论胎儿是否存活,都尽快做好剖宫产的准备。根据产妇的全身状况,子宫破裂的部位、程度、时间,有无感染征象等决定手术方法。

四、护理

(一)护理评估

1.病史

了解产妇有无与子宫破裂相关的病史,如剖宫产史;此次妊娠是否出现高危因素,如胎位不正、头盆不称;临产期间有无滥用缩宫素。

2.身心状况

评估产妇目前的临床表现和生命体征、情绪变化。评估宫缩的强度、间隔时间、腹部疼痛的性质,有无排尿困难、血尿、病理性缩复环,同时监测胎儿宫内情况,了解是否出现胎儿窘迫征象。产妇有无烦躁不安、恐惧、焦虑、衰竭等现象。

3.辅助检查

(1)腹部检查:可了解产妇腹部疼痛的部位和体征,从而判断子宫破裂的阶段。

(2)实验室检查:血常规检查可了解有无白细胞计数升高、血红蛋白水平下降等感染、出血征象,尿常规检查可了解有无肉眼血尿。

(3)超声检查:可协助发现子宫破裂的部位和胎儿的位置。

(二)护理诊断

1.疼痛

疼痛与产妇出现强直行宫缩、子宫破裂有关。

2.组织灌注无效

组织灌注无效与子宫破裂后出血量多有关。

3.预感性悲哀

预感性悲哀与担心自身预后和胎儿可能死亡有关。

(三)护理目标

(1)及时补充血容量,产妇的低血容量得到纠正。

(2)能够抑制强直性子宫收缩,产妇的疼痛略有缓解。

(3)产妇的情绪平稳。

（四）护理措施

1.预防子宫破裂

向孕产妇宣教做好计划生育工作,避免多次人工流产,减少多产。认真做好产前检查,如有瘢痕子宫、产道异常,让孕产妇者提前入院待产。正确处理产程,严密观察产程进展,尽早发现先兆子宫破裂的征象并及时处理。严格掌握使用缩宫素的指征和禁忌证,避免滥用,滴注缩宫素时应有专人看护并记录,从小剂量起,逐渐增加,严防发生过强宫缩。

2.先兆子宫破裂的护理

密切观察产程进展,注意胎儿心率的变化。待产时,如果宫缩过强、过频,下腹部压痛明显,或出现病理性缩复环时,及时向医师报告,停止一切操作,严密监测产妇的生命体征,根据医嘱使用抑制宫缩的药物。

3.子宫破裂的护理

迅速开放静脉通路,短时间内补充液体、输血,补足血容量,同时给氧、保暖,纠正酸中毒,进行抗休克处理,根据医嘱做好手术前各项准备,严密监测产妇的生命体征、24 h 出入量,根据各种实验室检查结果评估出血量,根据医嘱使用抗生素以防止感染。

4.心理支持

协助医师根据产妇的情况,向产妇及其家属解释治疗计划,取得家属的支持和产妇的配合。如果胎儿死亡,要鼓励产妇说出感受,为其提供安静的环境,同时给予关心和生活上的护理,努力帮助其接受现实、调整情绪,为其提供相应的产褥期休养计划,做好关于康复的各种宣教。

（吴锦颖）

第十三章

产后康复护理

第一节 产后护理常规

一、产后生理变化

（一）生殖系统的变化

1.子宫

子宫在产褥期变化最大。胎盘娩出后，子宫逐渐恢复至未孕状态的过程，称为子宫复旧。

（1）子宫体：产褥期子宫复旧的主要表现是子宫体肌纤维缩复和子宫内膜再生。①子宫体肌纤维缩复：子宫复旧不是肌细胞数目的减少，而是细胞的缩小，表现为细胞胞浆蛋白质被分解而排出，胞浆减少。裂解的蛋白质及代谢产物通过肾排出体外，随着肌纤维不断缩复，子宫体逐渐缩小，产后1周子宫缩小至约妊娠12周大小，在耻骨联合上方可扪及。产后10 d，子宫降至骨盆腔内，腹部检查扪不到子宫底，产后6周子宫恢复到正常非孕期大小。子宫的重量也逐渐减少，分娩结束时约为1 000 g，产后1周时约为500 g，产后2周时约为300 g，产后6周时约为50 g，接近非孕期子宫的大小。②子宫内膜的再生：胎盘从蜕膜海绵层分离排出后，子宫的胎盘附着面立即缩小至手掌大，面积仅为原来的一半，导致开放的螺旋小动脉和静脉窦压缩变窄和栓塞，出血逐渐减少直至停止。其后创面表层坏死脱落，随恶露自阴道排出。残存的子宫内膜基底层逐渐再生新的功能层，整个子宫的新生内膜缓慢修复，约于产后第3周，除胎盘附着处外，子宫腔表面均由新生的内膜修复。胎盘附着处的全部修复需至产后6周，若在此期间胎盘附着面因复旧不良而出现血栓脱落，则可引起晚期产后出血。

（2）子宫颈：胎盘娩出后的子宫颈松软，壁薄，皱起如袖口，子宫颈外口呈环状。产后2～3 d，子宫口仍可通过2指；产后1周，子宫颈外形及子宫颈内口恢复至未孕状态；产后4周，子宫颈完全恢复至正常形态，子宫颈外口分娩时发生轻度裂伤，位于宫颈3点及9点处，使初产妇的子宫颈外口由产前的圆形（未产型）变为产后的"一"字形横裂（已产型）。

2.阴道及外阴

分娩后阴道腔扩大，阴道壁松弛及肌张力降低，阴道黏膜皱襞因过度伸展而消失，产褥期阴道腔逐渐缩小,阴道壁肌张力逐渐恢复,约在产后 3 周重新出现黏膜皱襞,但产褥期结束时尚不能完全恢复至未孕时的状态。

分娩后的外阴轻度水肿,于产后 2～3 d 自行消退。会阴部有轻度撕裂或会阴伤口缝合后,均能在 3～5 d 愈合。处女膜在分娩时撕裂形成残缺不全的痕迹,称为处女膜痕。

3.盆底组织

盆底肌及其筋膜在分娩时过度扩张,弹性减弱,且常伴有肌纤维部分断裂。若能于产褥期坚持做产后健身操,盆底肌有可能恢复至接近未孕状态,否则极少能恢复原状。若盆底肌及其筋膜发生严重断裂,会造成盆底肌松弛,加之在产褥期过早参加体力劳动,可导致阴道壁膨出甚至子宫脱垂。

（二）乳房的变化

乳房的主要变化是泌乳。产后乳腺分泌乳汁的神经体液调节复杂:随着胎盘的剥离排出,胎盘生乳素、雌激素水平急剧下降,胎盘生乳素在 6 h 内消失,孕激素水平在几日后下降,雌激素水平则在产后 5～6 d 下降至基线。产后呈低雌激素水平、高泌乳素水平,乳汁开始分泌。尽管垂体催乳激素分泌是泌乳的基础,以后的乳汁分泌在很大程度上依赖哺乳时的吸吮刺激。当新生儿在出生后半小时内吸吮乳头时,由乳头传来的感觉信号经传入神经纤维抵达下丘脑,可通过抑制下丘脑多巴胺及其他催乳激素抑制因子,使垂体泌乳素呈脉冲式释放,促进乳汁分泌。吸吮动作还能反射性引起脑神经垂体释放缩宫素,缩宫素使乳腺腺泡周围的肌上皮细胞收缩喷出乳汁,表明吸吮喷乳是保持乳腺不断泌乳的关键。乳汁分泌还与产妇的营养、睡眠、情绪和健康状况密切相关,因此,应保证产妇的休息、睡眠和饮食,避免精神刺激。

当胎盘娩出时,产妇便进入以自身乳汁哺育婴儿的哺乳期。哺乳有利于生殖器官及有关器官组织更快恢复。初乳是指产后 7 d 内所分泌的乳汁,因含 β-胡萝卜素而呈淡黄色,含较多有形物质,故质稠。产后 3 d 内乳房中乳汁尚未充盈,每次哺乳可吸出初乳 2～20 mL。初乳中所含蛋白质较成熟乳多,尤其是分泌型 IgA,脂肪和乳糖的含量则较成熟乳少,极易消化,是新生儿早期理想的天然食物。产后 7～14 d 所分泌的乳汁为过渡乳,含蛋白质的量逐渐减少,脂肪和乳糖的含量逐渐增加。产后 14 d 以后所分泌的乳汁为成熟乳,呈白色,蛋白质占 2%～3%,脂肪约占 4%,糖类占 8%～9%,无机盐占 0.4%～0.5%,还有维生素等。初乳及成熟乳中均含有大量的抗体,例如分泌型 IgA,经新生儿摄入后在胃肠道内不受胃酸及消化酶的破坏,大部分黏附在胃肠道黏膜上,故母乳喂养的新生儿中患肠道感染者甚少。因多数药物可经母血渗入乳汁中,故产妇于哺乳期用药时应考虑药物对新生儿有无不良影响。

（三）血液及循环系统的变化

妊娠期血容量增加,于产后 2～3 周恢复至未孕状态。但在产后最初 3 d 内,由于子宫收缩缩复,胎盘循环不复存在,大量血液从子宫涌入体循环,加之妊娠期过多组织间液回吸收,血容量增加 15%～25%,使心脏负担加重,患有心脏病的产妇此时极易发生心力衰竭。

产褥早期血液处于高凝状态,有利于胎盘剥离创面迅速形成血栓,减少产后出血量,纤维蛋白原、凝血活酶、凝血酶水平原于产后 2～3 周降至正常。红细胞计数及血红蛋白值逐渐增多,产褥早期白细胞总数仍较高,可达 20×10^9/L,中性粒细胞增多,淋巴细胞稍减少,血小板增多。红细胞沉降率于产后 3～4 周降至正常。

（四）消化系统的变化

产后 1～2 d 产妇常感到口渴,喜进流质或半流质饮食,但食欲不佳,以后逐渐好转。胃液中盐酸分泌减少,需1~2周恢复。胃肠肌张力及蠕动力减弱,约需2周恢复。产褥期间卧床时间多,缺少运动,腹直肌及骨盆底肌松弛,加之肠蠕动减弱,容易发生便秘。

（五）泌尿系统的变化

妊娠期体内潴留的大量水分在产褥早期主要经肾排出,故产后最初数日的尿量增多。妊娠期发生的肾盂及输尿管生理性扩张,需4~6周恢复正常。在分娩过程中,膀胱受压致使黏膜水肿、充血及肌张力降低,会阴伤口疼痛,产妇不习惯卧床排尿,容易发生尿潴留。

（六）内分泌系统的变化

腺垂体、甲状腺及肾上腺于妊娠期增大,发生一系列内分泌的改变,于产褥期逐渐恢复至未孕状态。分娩后,雌激素及孕激素水平急剧下降,至产后1周时已降至未孕时水平。胎盘生乳素于产后3~6 h不能再测出。垂体催乳激素因人而异,哺乳产妇的垂体催乳激素水平于产后数日降至60 μg/L,吸吮乳汁时此值增大,不哺乳产妇的垂体催乳激素水平则降至20 μg/L。

不哺乳产妇通常在产后6~10周月经复潮,平均在产后10周左右恢复排卵。哺乳产妇的月经复潮迟,有的在哺乳期月经一直不来潮,平均在产后4~6个月恢复排卵。产后较晚恢复月经者,首次月经来潮前多有排卵,故哺乳产妇未见月经来潮,却有受孕的可能。

（七）腹壁的变化

妊娠期出现的下腹正中线色素沉着在产褥期逐渐消退。腹壁原有的紫红色新妊娠纹变成永久性银白色旧妊娠纹。腹壁皮肤受妊娠子宫膨胀的影响,弹力纤维断裂,腹直肌呈不同程度分离,于产后腹壁明显松弛,腹壁紧张度的恢复需6~8周。

二、产后心理调节

产后,产妇需要从妊娠期及分娩期的不适、疼痛、恐惧、焦虑中恢复,需要接纳家庭新成员、适应母亲角色等,这一过程称为心理调适。

经过分娩期的母亲特别是初产妇将要经历不同的感受:高涨的热情、希望、高兴、有满足感、有幸福感、乐观、压抑及焦虑。理想中的母亲角色与现实中的母亲角色往往会发生冲突,有的产妇会因胎儿娩出的生理性排空而感到心理上的空虚;可能因为婴儿的外貌及性别不能与理想中的孩子相吻合而感到失望;也因现实中母亲的太多责任而感到恐惧,还可因为丈夫的注意力转移至新生儿而感到失落。

因而,一个新的家庭需要在某些方面平衡,逐渐完成心理调适,如新生儿需要父母的关心与原有夫妇二人生活之间的平衡,新家庭的责任与夫妇离家参加一些活动的需要之间的平衡。

产褥期的心理调适一般要经历3期。

（一）依赖期

产后1~3 d,这一时期产妇的很多需要是通过别人来满足的,如对孩子的关心、喂奶、沐浴。产妇多表现为用言语来表达对孩子的关心,较多地谈论自己妊娠和分娩的感受。每一对夫妇可能对分娩都有一个计划,如想阴道分娩、尽量少用药物,如果实际的分娩与计划相距甚远,在产后就有一种失败的感觉。较好的妊娠和分娩的经历、满意的产后休息、营养和与孩子的接触,可以帮助产妇较快地进入第二期。在依赖期,丈夫及其他家人的关心帮助、医务人员的关心指导都是极为重要的。

（二）依赖-独立期

产后3~14 d,这一时期产妇表现出较为独立的行为,改变依赖期中接受特别照顾和关心的状态,开始学习和练习护理自己的孩子,喂奶、换尿片而不需要帮助。但这一时期也容易产生压抑,可能是由分娩后的产妇感情脆弱,有太多的母亲责任,产妇的糖皮质激素和甲状腺激素处于低水平等因素所造成的。感情压抑和参与新生儿的护理使得产妇极度疲劳,这种疲劳又可加重压抑。压抑的情感往往不能通过语言而通过行为表达,可见产妇哭泣,注意力不集中,心情不平稳,暴躁易怒或对周围事物漠不关心等。及时的护理、帮助、指导能纠正这种压抑,加倍地关心产妇并鼓励家人关心产妇。提供婴儿护理和喂养知识,耐心指导、帮助产妇护理和喂养自己的孩子,鼓励产妇表达自己的心情并与其他产妇交谈等,均有助于提高产妇的自信心,促进接纳孩子,接纳自己,及早适应母亲角色。

在这一期结束的时候,产妇能把护理孩子当作自己生活内容的一部分,并能解决许多孩子喂养和护理中出现的问题,产妇从分娩疲劳中恢复。

（三）独立期

产后2周～1个月,在这一时期新家庭形成并运作。产妇和她的家庭逐渐变成一个系统,相互作用从而形成新的生活形态,夫妇共同分担家庭责任,分享欢乐,开始恢复分娩前的家庭生活。此时,产妇及其丈夫往往会承受许多压力,如兴趣与需要背离、承担家务。

三、产妇护理

（一）产后一般护理

1.护士交接要详细

护士与助产士交接分娩过程、阴道出血、子宫收缩情况及特殊治疗情况。

2.提供舒适的环境

为产妇提供整洁、舒适的休养环境,适当通风,保证室内空气新鲜。

3.全面评估产妇的情况

对产妇进行全面评估,包括生命体征、子宫收缩、阴道出血、会阴切口;了解产妇主诉(膀胱充盈、阴道及肛门憋坠等),有异常时及时通知医师;了解病史及药物过敏史;了解新生儿的出生体重及阿普加评分情况。

4.督促排尿

鼓励产妇多饮水、自行排尿。产后4 h督促排尿,记录第一次排尿时间、尿的颜色与量。

5.鼓励产妇活动

鼓励产妇经常变换卧床姿势,以侧卧为主,不要长时间仰卧,以免子宫后倾。及时评估产妇的恢复及体力状况,鼓励健康者产后6～12 h下床做轻微活动,产后第2 d可在室内随意走动。

6.保持会阴清洁

保持会阴清洁,会阴冲洗每天2次,注意恶露的量、颜色、气味及性状。指导产妇大小便后及时清洁会阴。

7.会阴侧切术后产妇护理

(1)嘱产妇向取健侧卧位,减少恶露刺激,减轻局部肿胀不适。

(2)严格做好会阴护理,会阴冲洗每天2次,给切口消毒每天1次。嘱产妇大小便后立即清洁会阴。

(3)密切观察切口情况,发现愈合不良或感染等异常及时向医师报告。

8.指导产妇饮食

指导产妇产后初期摄入清淡、易消化的食物,分娩疲劳消除、食欲恢复正常后再调整饮食。

(1)每日除三餐外,还应增加 2～3 次辅食,以增加热量和各种营养素的供给。

(2)产后要进食富含优质蛋白的饮食,如蛋、奶、鱼、瘦肉及大豆制品;脂肪摄入量略高于正常人;多食用水果、蔬菜等高纤维食物;另外,要保证各种维生素和矿物质供应充足。

(3)禁食辛辣及刺激性食物,忌烟、酒。

9.保持大便通畅

保持大便通畅,防止因直肠充盈影响子宫复旧。鼓励产妇适当活动和饮食。

10.消除产妇不良情绪

观察产妇的睡眠、精神状态、情绪反应等,给予心理支持,鼓励家属关爱产妇,帮助产妇适应角色的转变,消除不良情绪,避免产后抑郁。

11.做好乳房护理

指导产妇正确哺乳及做好乳房护理。

(1)帮助产妇建立母乳喂养的信心。

(2)协助产妇早开奶、早吸吮、早接触。产妇乳胀或新生儿饥饿时按需哺乳。

(3)选择哺乳的舒适体位,如侧卧位、坐位,指导产妇全身放松。可采用摇篮式、交叉式、橄榄球式等。

(4)指导产妇,使哺乳姿势正确,婴儿含接姿势正确。

(5)协助产妇做好乳房护理,哺乳后,挤出少量乳汁,将其涂在乳头及乳晕上,自然干燥,保护乳头和乳晕,及时发现并处理乳头皲裂、乳胀。

(6)对乳头平坦及凹陷的产妇,鼓励其树立信心,并指导其进行乳头伸展、牵拉练习。乳头伸展练习:将两根示指平行放在乳头两侧,慢慢由乳头向两侧外方拉开,牵拉乳晕皮肤及皮下组织,使乳头向外突出。接着将两根示指分别放在乳头的上侧和下侧,将乳头向上、向下移动;此训练每次 15 min,每天 2 次。乳头牵拉练习:用一只手托起乳房,用另一只手的拇指、中指和示指抓住乳头,向外牵拉,重复 10～20 次,每天 2 次。

(7)对于哺乳困难或母婴分离的产妇,可指导其将乳汁挤出,存放于冰箱内,在需要时供新生儿食用,同时指导产妇维持母乳量,保证母乳喂养成功。

(8)对存在母乳喂养禁忌证或因疾病等不宜哺乳的产妇,应给予回奶指导,包括坚持不哺乳、不排空乳房、控制液体入量,同时辅助用药,如外敷芒硝、口服维生素 B_6。

12.指导产后康复训练

指导产后康复训练,促进腹壁、盆底肌肉张力的恢复,预防尿失禁、膀胱直肠膨出及子宫脱垂等远期并发症。

(1)产后初期,产妇下床活动,先做简单的腹肌运动,即仰卧,两臂上举到头部两侧,深吸气时,腹肌收缩,使腹壁下陷,腹腔内脏器上提,然后慢慢呼气,两臂也慢慢复原。以上运动每天 2 次,每次 10～15 min。

(2)待体力恢复,可适当增加运动,如伸腿运动、腹背(桥式)运动、凯格尔运动、腰部运动、仰卧起坐。以凯格尔运动为例,它是一种简单、有效的盆底修复方法,以锻炼耻骨、尾骨肌为主,患者通过自主、反复的盆底肌肉群收缩和舒张,增强支持尿道、膀胱、子宫和直肠的盆底肌张力,增加尿道阻力,恢复松弛的盆底肌。具体方法:产妇仰卧,两膝屈曲,左、右腿分开,双足平放床上,两臂置身体两侧,用力将腿向内合拢,同时收缩肛门,然后将两腿分开,放松肛门;也可在床上随时做收缩肛门和憋尿的运动。训练时间:每天 2 次,每次 10～15 min。

(二)产后常见健康问题的护理

1.发热

(1)发生原因:正常情况下,产后 24 h 内,个别产妇可由于生理原因出现体温轻度升高,一般不超过 38 ℃,24 h 后即可恢复正常;或乳腺肿胀引起短时的体温升高。产后发热还有以下原因:呼吸系统感染、泌尿系统感染、乳腺炎、药物热。

(2)临床表现:从分娩 24 h 至 10 d,每日体温监测中有 2 次达到 38 ℃,即为产褥病率。

(3)处理:正常生理情况下,密切观察即可;若发热有病理原因,可遵医嘱进行抗生素治疗或对症治疗。

2.产后宫缩痛

(1)发生原因:因子宫收缩引起。

(2)临床表现:宫缩痛阵发性腹部疼痛多在产后 1～2 d 出现,持续 2～3 d 自然消失。随产次增加,疼痛更明显。当婴儿吸吮产妇的乳房时,可反射性刺激垂体后叶,使之分泌缩宫素增多,使产妇的腹部疼痛感加重。

(3)处理:宫缩痛一般可承受,不需要处理;对严重者可以用镇痛药物。

3.产后尿潴留

(1)发生原因:多因分娩过程中子宫压迫膀胱及盆底神经丛,使膀胱麻痹。

(2)临床表现:有尿意但排出困难,膀胱过度充盈,耻骨联合上方胀痛或持续腹痛、拒按,导尿或 B 超检查残余尿量＞100 mL。

(3)处理:可选择听流水声、按摩腹部、热水熏蒸外阴、针灸等方法诱导排尿,如上述方法无效,遵嘱可行导尿术,排空膀胱后间隔 3 h 放尿 1 次,使膀胱神经肌肉得以休息和功能恢复。必要时留置导尿管,1～2 d 拔除,产妇多能自行排尿。

4.恶露不净

(1)发生原因:恶露异常多见于宫缩不良,胎盘或胎膜残留。

(2)临床表现:恶露增多且持续时间长。

(3)处理:可对症使用缩宫素,进行清宫或给予益母草、生化汤等中药。对存在感染者应及时控制感染。

5.母乳喂养相关问题

(1)乳房胀痛。①发生原因:多由乳腺管不通、淋巴回流障碍等造成乳汁淤积而引起。②预防和处理:产后早开奶,产后 30 min 即可开始哺乳;哺乳前热敷乳房,配合按摩,促进泌乳;哺乳后适时冷敷以减少乳房充血;每次吸空乳房,需以正确手法挤出剩余乳汁;若乳汁严重淤积,可外敷芒硝或局部湿热敷硫酸镁,半小时后再挤压排出;口服散结通乳的中药。

(2)乳头皲裂。①发生原因:常由乳头含接不当或乳头形态不良造成。②临床表现:乳头表面有裂口和溃疡,哺乳时疼痛,引起哺乳不畅、乳汁淤积。严重时,细菌进入,可导致乳房感染。③预防和处理:注意清洁乳头,哺乳时正确含接。轻者继续哺乳,哺乳前洗净乳头,哺乳后挤出少量乳汁,将其涂在乳头上做保护;或用 2% 的硼酸液清洗,擦干后于皲裂处涂保护剂,于下次哺乳前洗净,再哺乳。严重者可使用乳头罩、吸乳器辅助哺乳。

(3)乳汁不足。①发生原因:主要原因为分娩后没有及时、有效地对乳房进行吸吮刺激。

②预防和处理产后早吸吮是促进泌乳通畅的重要因素,指导产妇按需哺乳、夜间哺乳;保证产妇摄入充足的营养,增加汤汁,保证充足睡眠;指导正确哺乳,每次哺乳后尽量吸空双乳;可刺激合谷穴、外关穴、少泽穴等;可给予药物催乳;可用治疗仪进行乳房的低频脉冲电刺激。

四、正常新生儿护理

新生儿期是指自出生后脐带结扎起至出生后 28 d。正常足月新生儿的胎龄≥37 周或胎龄＜42 周,2 500 g≤出生体重＜4 000 g,无畸形或疾病。新生儿脱离母体后需经历解剖、生理上的巨大变化,才能适应子宫外的新环境,而新生儿身体各组织和器官的发育尚不成熟,对外界环境变化的适应性和协调性差,抵抗力弱,易患各种疾病,且病情变化快,发病率和死亡率高,故必须加强护理。

（一）母婴同室的入室护理

母婴进行皮肤早接触后,经评估新生儿的生理状况正常,无分娩并发症或异常情况,产妇的生命体征平稳,此时应实行母婴同室。

（1）执行新生儿身份信息核查制度,检查新生儿腕带与出生记录是否完整、准确,助产士、产科护士、家属三方进行入室核对,确保交接无误。

（2）母婴同室应保持室温 22 ℃～26 ℃,相对湿度为 55％～65％,以维持新生儿的体温稳定。

（3）入室时对新生儿的情况进行评估,肤色、呼吸、肌张力正常者方可母婴同室。

（二）新生儿日常护理

其主要包括日常观察与护理、母乳喂养指导、预防接种、疾病筛查。

1.日常观察

（1）体温监测:体温测量每日 2 次,当体温超过 37.5 ℃或低于 36 ℃时,每 4 h 测量体温 1 次。

（2）体重测量:测量体重每日 1 次,定时、定秤测量,测量前均校准零点。生理性体重下降一般从出生后 2 d 开始,4 d 后体重回升,下降范围一般不超过 10％。

（3）大小便观察:观察新生儿的体重变化及大小便情况,评估喂养效果。母乳喂养的新生儿一般每日有 5～6 次的金黄色大便,或数日有一次大量软便。人工喂养的新生儿可能会出现便秘情况。

（4）体征观察:①呼吸:正常新生儿以腹式呼吸为主,呼吸浅而快,一般每分钟 40～60 次,出生后 2 d 可减至 20～40 次,可有节律不齐,如发现呼吸形态、频次异常,甚至出现呼吸困难、发绀,及时通知医师。②黄疸:生理性黄疸一般于出生后 2～3 d 出现,持续 4～10 d。可以采取目测法和经皮黄疸指数监测仪进行密切观察。如黄疸早出现、持续较重、消退后再次返黄,要考虑病理性黄疸的可能。③脱水:根据体重变化,皮肤的颜色及弹性,眼窝、前囟、尿量、精神状态等的改变,及时判断新生儿是否发生脱水或酸碱平衡紊乱。一般轻度脱水时新生儿会出现皮肤和黏膜干燥,腹部皮肤弹性降低,前囟轻度凹陷,此时体液损失量占体重的 5％;中度脱水时的新生儿眼球和前囟明显凹陷,尿少,皮温降低,此时的体液损失量占体重的 10％;重度脱水时则可能出现休克,损失 15％体重的体液量,需紧急处理。

2.日常护理

（1）新生儿沐浴:①新生儿体温稳定后,每日于喂奶前或喂奶 1 h 后进行沐浴,以保持皮肤清洁,促进血液循环。②沐浴时的室温应保持在 26 ℃～28 ℃,水温以 38 ℃～40 ℃为宜。③保证对浴盆每个新生儿用完即消毒,对浴巾每个新生儿用完即灭菌。每日沐浴后更换被服,清洗、消毒后备用。④沐浴、擦浴时用软无菌毛巾,依序轻柔清洁新生儿的面部、头部、颈下、胸、腹、腋下、臂、手、会阴、臀部、下肢、足部,注意保持皮肤皱褶处清洁与干燥,必要时修剪指甲。⑤沐浴时注意评估新生儿的皮肤状况,一旦发现脓疱疮,遵医嘱立即采取隔离措施;注意避免水或沐浴液进入新生儿的眼或耳内。

(2)眼部护理:每日1次,沐浴后用蘸有生理盐水的棉签自内眦向外轻轻擦拭双眼,必要时遵医嘱滴眼药。

(3)口腔护理:每日1次,沐浴后用蘸有生理盐水的棉签轻柔地擦拭新生儿的口腔,观察是否有口炎症状。

(4)脐部护理:于每次沐浴后进行,用无菌棉签蘸干脐轮周围的水,再用蘸有75%乙醇的棉签给脐带断端及脐轮消毒,观察脐部有无皮肤潮红、渗血、脓性分泌物等,给予对症处理,保持新生儿脐部皮肤清洁、干燥。使用尿布时切勿使其超过脐部,防止尿、粪污染。发现疑似脐部污染时立即进行消毒。

(5)臀部护理:新生儿每次大便后,用温水清洗臀部皮肤,擦干后涂护臀油。保持尿布的松紧适中并及时更换。若发生新生儿臀红或尿布疹,及时遵医嘱对症处理。

3.母乳喂养指导

除有医学指征,对正常新生儿应保持纯母乳喂养至少6个月。

(1)执行母乳喂养相关规定,指导产妇合理喂养。

(2)判断新生儿吃饱后,轻拍新生儿的背部以驱气,然后取侧卧位。

(3)可通过按时评估新生儿的体重及大小便情况来评价母乳喂养的效果。一般经过有效的喂养,新生儿24 h有6次以上的小便,出生后一个月时体重增长500 g。

4.新生儿抚触

(1)可在沐浴后、喂奶前进行。

(2)取适量抚触油于双手掌心,揉搓均匀,依头面部、胸部、腹部、上肢、下肢、背部、臀部的顺序为新生儿进行轻柔抚触,时长15~20 min,同时与新生儿保持目光交流。

5.预防接种

(1)根据计划免疫的规定,新生儿须在出生后24 h接种乙肝疫苗、卡介苗。其中,乙肝疫苗的接种部位位于新生儿右臂三角肌,完成第一次院内接种后,应于出生后1个月、6个月分别到保健机构继续接种;卡介苗接种部位在左臂三角肌,新生儿满3个月,进行结核阳转复查。告知家属新生儿预防接种的相关内容,其知情同意并签字后,遵医嘱进行预防接种。

(2)接种时严格执行无菌操作,做好核查,避免漏种和重复接种。

(3)接种后注意观察一般反应或异常反应。一般反应可能为局部红肿热痛,多发生于接种后数小时内;或在24 h内出现不同程度的体温升高,多为中度、低度发热,持续1~2 d,可伴有呕吐、腹泻等反应。若反应程度不严重影响新生儿的喂养及一般活动,无须特殊处理。异常反应可表现为过敏性皮疹、感染等,若出现症状,及时对症处理。

6.疾病筛查

根据《母婴保健法》,需对所有新生儿进行疾病筛查,包括筛查甲状腺功能低下、苯丙酮尿症以及听力状况,以早发现、早治疗。向家属告知新生儿疾病筛查的相关内容,家属知情同意并签字后,于新生儿出生72 h后进行新生儿疾病筛查。

7.健康指导

产妇和新生儿的护理质量和安全质量将影响母婴结局,因此护理人员须及时、有效地做好相关的健康指导,从而保障母婴获益。

(1)严格执行消毒隔离制度,预防感染。接触新生儿前、后做好手卫生。母婴同室采用湿式清扫,每日空气消毒 2 次,并适时通风以保持室内空气清新,温度和湿度适宜。每月进行 1 次细菌培养。

(2)指导产妇注意个人卫生,合理饮食起居,保证充分的休息与睡眠。

(3)加强新生儿的安全管理。与产妇及家属签订安全告知书,保证交接流程的安全质量,提高警惕性,严防住院期间发生新生儿失窃;告知家属如需暂时离开新生儿,须及时与护理人员沟通,取得护理人员同意并妥善安排监护后,方可离开。

(张　敏)

第二节　盆底康复护理

盆底肌肉群、筋膜、韧带及其神经构成复杂的盆底支持系统,其互相作用和支持以维持盆腔器官的正常位置。盆底功能障碍(pelvic floor dysfunction,PFD)又称盆底缺陷或盆底支持组织松弛,是各种病因导致盆底支持薄弱,进而盆腔脏器移位,引发其他盆腔器官的位置和功能异常。常见的女性盆底功能障碍性疾病有子宫脱垂、压力性尿失禁、膀胱膨出、直肠膨出和阴道穹隆膨出。这些疾病也可见于未生育的女性。肥胖、慢性咳嗽、便秘导致腹腔压力增加,可增加发病的可能性。围绝经期雌激素水平下降,降低盆腔组织的支持能力,增加其发病率。

一、子宫脱垂

(一)概述

子宫脱垂是子宫从正常位置沿阴道下降,子宫颈外口达坐骨棘水平以下,甚至子宫全部脱出阴道口以外。正常女性盆腔器官的位置见图 13-1,子宫脱垂见图 13-2。

(二)病因

1.分娩损伤

分娩过程中软产道及其周围的盆底组织极度扩张,肌纤维拉长或撕裂,特别是第二产程延长和助产手术分娩会导致损伤。若产后过早参加体力劳动,特别是重体力劳动,将影响盆底组织张力的恢复,导致未复旧的子宫有不同程度下移。常伴发阴道前壁、阴道后壁膨出。

2.子宫支持组织疏松、薄弱

绝经后雌激素减少,盆底组织萎缩、退化而疏松薄弱。营养不良引起子宫支持组织疏松、薄弱。

3.长期腹压增加

慢性咳嗽、便秘、经常重体力劳动等造成长期腹内压增加,可加重或加快发生子宫脱垂。

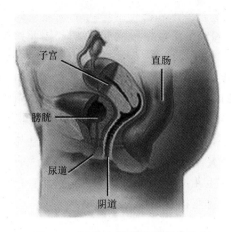

图 13-1　正常女性盆腔器官的位置

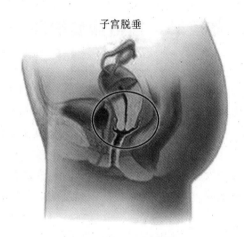

图 13-2　子宫脱垂

（三）临床表现

根据子宫脱垂的程度不同,临床表现不一。轻症患者一般无不适。重症脱垂子宫对子宫韧带有牵拉,盆腔充血,患者有不同程度的腰骶部酸痛或下坠感,站立过久或劳累后症状明显,卧床休息则症状减轻。Ⅱ度以上患者常在做出走路、蹲、排便等使腹压增加的动作时,阴道有肿物脱出。外阴肿物脱出后经卧床休息,有的患者的外阴肿物能自行回缩,有的患者的外阴肿物不能还纳。暴露在外的子宫颈长期与衣物摩擦,可致子宫颈和阴道壁发生溃疡而出血,如感染,则有脓性分泌物。伴膀胱、尿道膨出者,易出现排尿困难、尿潴留或张力性尿失禁,易并发尿路感染。若合并直肠膨出,可有排便困难、便秘。子宫脱垂很少影响月经,轻症子宫脱垂不影响受孕、妊娠和分娩。

（四）临床分度

Ⅰ度。①轻度:子宫颈外口低于坐骨棘水平,但不露于阴道口,未达处女膜缘。②重度:子宫颈外口露于阴道口,但未突出处女膜缘外。

Ⅱ度。①轻度:子宫颈部分或全部脱出阴道外,但子宫体尚在阴道内。②重度:子宫颈及部分子宫体脱出阴道外。

Ⅲ度。①子宫颈及子宫体全部脱出阴道外,阴道壁向外翻出。

以上分度的准则与阴道前壁膨出分度的准则相同,以分度较重者为标准。

关于盆腔脏器膨出程度的评价标准,国内外尚不统一。国外有盆腔器官脱垂定量(pelvic organ prolapse quantitation,POP-Q)分度法。因其客观、细致,经论证有良好的可靠性和重复性,所以在 1995 年被国际尿控协会(the International Continence Society,ICS),1996 年被美国泌尿妇科协会(the American Urogynecologic Society,AUGS)和妇科外科协会(the Society of Gynecological Surgeons,SGS)认可、接纳并推荐在临床、科研中使用,已成为国外应用最广泛的脱垂评价体系。

POP-Q 分期系统是以阴道前壁、阴道顶端、阴道后壁上的 6 个点为指示点,与参照(O 点)处女膜的关系来界定盆腔器官的脱垂程度。位于处女膜以上用负数表示,处女膜以下则用正数表示。阴道前壁上的 2 个点分别为 Aa 和 Ba 点,阴道顶端的 2 个点分别为 C 和 D 点,阴道后壁的 Ap、Bp 两点与阴道前壁 Aa、Ba 点是对应的(表 13-1)。阴裂(genital hiatus,GH)的长度即尿道外口中线到处女膜后缘中线的距离,会阴体(perineal body,PB)的长度即阴裂的后端边缘到肛门中点的距离以及阴道的总长度(total vaginal length,TVL)。测量值均用厘米表示。盆腔器官脱垂分度(POP-Q 分类法)见表 13-2,POP-Q 九格表的记录方法见表 13-3。POP-Q 通过 3×3 格表记录以上各测量值,客观地反映盆腔器官脱垂变化的各个部位的具体数值。

表 13-1　盆腔器官脱垂评估指示点(POP-Q)

指示点	内容描述	范围
Aa	阴道前壁中线距离处女膜 3 cm 处,相当于尿道膀胱沟处	−3～+3 cm
Ba	阴道顶端或前穹隆到 Aa 点之间阴道前壁上段中的最远点	在无阴道脱垂时,此点位于−3cm,在子宫切除术后阴道完全外翻时,此点为+TVL
C	子宫颈或子宫切除后阴道顶端所处的最远端	−TVL～+TVL
D	有子宫颈时的后穹隆的位置,它提示了子宫骶骨韧带附着到近端子宫颈后壁的水平	−TVL～+TVL 或空缺(子宫切除后)
Ap	阴道后壁中线距离处女膜 3 cm 处,Ap 与 Aa 点相对应	−3～+3 cm
Bp	阴道顶端或后穹隆到 Ap 点之间阴道后壁上段中的最远点,Bp 与 Ap 点相对应	在无阴道脱垂时,此点位于−3 cm,在子宫切除术后阴道完全外翻时,此点为+TVL

表 13-2　盆腔器官脱垂分度(POP-Q 分类法)

分度	内容
0	无脱垂,Aa、Ap、Ba、Bp 均在−3 cm 处,C、D 两点在阴道总长度和(阴道总长度−2 cm)之间,即 C 或 D 点量化值<[TVL-2] cm
Ⅰ	脱垂最远端在处女膜平面上超过 1 cm 之处,即量化值<−1 cm
Ⅱ	脱垂最远端在处女膜平面上不超过 1 cm 之处,即−1 cm<量化值≤+1 cm
Ⅲ	脱垂最远端超过处女膜平面上 1 cm,但小于(阴道总长度−2 cm),即量化值>+1 cm,但<[TVL-2] cm
Ⅳ	下生殖道呈全长外翻,脱垂最远端即子宫颈或阴道残端脱垂超过(阴道总长度−2 cm),即量化值≥[TVL-2] cm

表 13-3　POP-Q 九格表的记录方法

表 13-3　POP-Q 九格表的记录方法

Aa	Ba	C
GH	PB	TVL
Ap	Bp	D

POP-Q 的操作细节：POP-Q 的评价前提是患者在检查时处于最大脱垂状态。最大脱垂状态的判定必须符合以下一项或多项：①屏气时脱垂物变紧张；②牵引膨出物并不能导致脱垂进一步加重；③检查时膨出物的大小、紧张度应与患者病史中的最大膨出程度相似，必要时使用一面小镜子以便清楚地观察膨出的情况；④屏气时取站立位是确保脱垂处于最大状态的方法。

（五）诊断

根据病史及检查所见容易确诊。妇科检查前，应嘱咐患者向下屏气或加腹压（咳嗽），判断子宫脱垂的严重程度，并予以分度。同时注意有无溃疡，若有，注意其部位、大小、深浅，有无感染等。并嘱患者在膀胱充盈时咳嗽，观察有无溢尿情况，即压力性尿失禁情况。并注意子宫颈的长短，做宫颈细胞学检查。如为重度子宫脱垂，可触摸子宫，将脱出的子宫还纳，进行双合诊，检查子宫双侧有无包块，还应注意阴道前壁及后壁的膨出程度，做肛门检查以了解直肠疝囊与视诊是否吻合。进行双合诊，检查泌尿生殖裂隙的情况及肛提肌损伤和松弛的程度。

（六）治疗

治疗以安全、简单和有效为原则。

1.支持疗法

加强营养，适当安排休息和工作，避免重体力劳动，保持大便通畅，积极治疗慢性腹压增加的疾病。中药补中益气汤（丸）有促进盆底肌张力恢复、缓解局部症状的作用。盆底肌肉锻炼和物理疗法可增加盆底肌肉群的张力。盆底肌肉（肛提肌）锻炼适用于国内分期轻度或 POP-Q 分期Ⅰ度和Ⅱ度的子宫脱垂者。嘱咐患者行收缩肛门运动，用力使盆底肌肉收缩后放松，每次10～15 min，每天 2～3 次。

2.子宫托治疗

子宫托是一种支持子宫和阴道壁并使其维持在阴道内而不脱出的工具。常用的有喇叭形、环形和球形，适用于不同程度子宫脱垂和阴道前壁、阴道后壁脱垂者，但重度子宫脱垂伴盆底明显萎缩以及子宫颈或阴道壁有炎症和溃疡者均不宜使用，经期和妊娠期停用。使用后每 3 个月复查。选择大小适中的子宫托，第一次使用子宫托应在医师指导下放置。子宫托的放置方法如图 13-3 所示。白天使用子宫托，晚间取出，洗净、备用。久置不取可发生子宫托嵌顿，甚至导致尿瘘或粪瘘。

3.手术治疗

手术治疗原则为恢复正常子宫解剖位置或切除子宫及阴道壁的多余黏膜，缝合修补盆底肌肉，特别是肛提肌，重建会阴体，合并中度以上压力性尿失禁，应同时行膀胱颈悬吊手术或悬吊带术。根据患者的年龄、生育要求及全身健康状况，进行个体化治疗。常用的手术方法有曼氏手术、经阴道子宫全切除术、阴道前后壁修补术、阴道封闭术和子宫悬吊术。

二、压力性尿失禁

压力性尿失禁（stress urinary incontinence，SUI）也称真性压力性尿失禁、张力性尿失禁或应力性尿失禁,是指腹压的突然增加导致尿液不自主流出,不是由逼尿肌收缩压或膀胱壁对尿液的张力压引起的。其特点是正常状态下无遗尿,而腹压突然增大时尿液自动流出。绝经后妇女的压力性尿失禁的发生率约为17.1%。

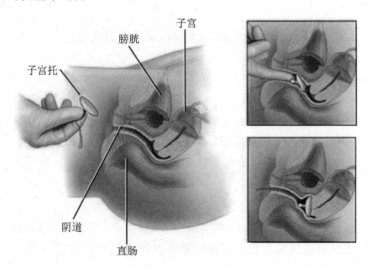

图 13-3 子宫托的放置方法

（一）病因

压力性尿失禁分为解剖型及尿道内括约肌障碍型。解剖型压力性尿失禁占90%以上,为盆底组织松弛引起,其原因如下:①妊娠与阴道分娩损伤;②绝经后雌激素减少或先天发育不良,导致支持薄弱;③尿道、阴道手术,有盆腔巨大肿物等。尿道内括约肌障碍型少于10%,为先天发育异常所致。

（二）临床表现

腹压增加时不自主溢尿是压力性尿失禁最典型的症状,常伴有尿急、尿频、急迫性尿失禁和排尿后膀胱区胀满感。80%的压力性尿失禁患者有膀胱膨出。

（三）分度

有主观分度和客观分度。客观分度主要基于尿垫试验,临床常用的为主观分度。轻度:尿失禁发生在咳嗽和打喷嚏时,至少每周发作2次;中度:尿失禁发生在快步行走等日常活动时;重度:在站立位时即发生尿失禁。

（四）诊断

无单一的压力性尿失禁的诊断性试验。以患者的症状为主要依据,除常规查体、妇科检查及相关的神经系统检查外,还需要做相关压力试验、指压试验、棉签试验和尿流动力学检查等辅助检查,排除急迫性尿失禁、充盈性尿失禁及感染等情况。

1.压力试验

将一定量的液体(一般为300 mL)注入膀胱后,嘱患者取站立位,用力咳嗽8～10次,观察有无尿液漏出。如有尿液流出,为阳性。

2.指压试验

检查者把中指、示指放入阴道前壁的尿道双侧,指尖位于膀胱与尿道交界处,向前、向上抬高膀胱颈,再行诱发压力试验,如压力性尿失禁现象消失,则为阳性。

3.棉签试验

患者取仰卧位,将涂有利多卡因凝胶的棉签置入尿道,使棉签头处于尿道膀胱交界处,分别测量患者在静息时及做 Valsalva 动作(紧闭声门的屏气)时棉签棒与地面之间形成的角度。在静息及做 Valsalva 动作时该角度差小于 15°为良好的结果,说明有良好的解剖学支持;如角度差大于 30°,说明解剖学支持薄弱;角度差为 15°～30°时,结果不能确定。

(五)治疗

包括非手术治疗与手术治疗。

1.非手术治疗

非手术治疗方法用于轻度、中度压力性尿失禁的治疗和手术治疗前、后的辅助治疗。非手术治疗包括盆底肌肉锻炼(pelvic floor muscle exercises,PFME),盆底电刺激,膀胱训练,在尿道周围注射填充物、α-肾上腺素能激动剂和雌激素替代药物治疗。有 30%～60%的非手术治疗患者能改善症状。

2.手术治疗

对压力性尿失禁的手术方法很多,有 100 余种。归纳起来,可分为如下三类:①阴道前壁修补术:通过对阴道前壁的黏膜修剪和缝合筋膜增强膀胱尿道后壁的支持作用。②耻骨后膀胱尿道悬吊术:缝合尿道旁阴道或阴道周围组织,以提高膀胱尿道交界处;缝合至相对结实和持久的结构上,最常见的为髂耻韧带,即 Cooper 韧带。③悬吊带术。

三、阴道前壁膨出

阴道前壁膨出多由膀胱和尿道膨出所致,以膀胱膨出常见,常伴有不同程度的子宫脱垂。阴道前壁膨出(图 13-4)可单独存在,或同时合并阴道后壁膨出。

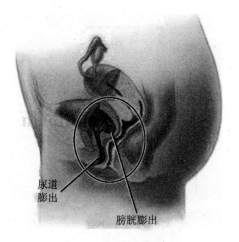

尿道膨出

膀胱膨出

图 13-4　阴道前壁膨出

(一)病因

阴道前壁主要由耻骨尾骨肌、膀胱宫颈筋膜和泌尿生殖膈的深筋膜支持。分娩时,这些韧带、筋膜和肌肉撕裂,特别是膀胱宫颈筋膜、阴道前壁及其周围的耻骨尾骨肌损伤,产后过早参加体力劳动,未能很好地恢复,使膀胱底部失去支持力,和膀胱紧连的阴道前壁向下膨出,在阴道口或阴道口外可见,称膀胱膨出。若支持尿道的膀胱宫颈筋膜受损严重,尿道紧连的阴道前壁下

1/3 以尿道口为支点向下膨出,称尿道膨出。

（二）临床表现

轻者无症状。重者自述阴道内有肿物脱出,伴腰酸、下坠感。阴道脱出肿物在休息时小,站立过久或活动过度时增大。膀胱难于排空小便时,有残余尿,易发生膀胱炎,患者可有尿频、尿急、尿痛等症状。重度膀胱膨出多伴有尿道膨出,此时,常伴有压力性尿失禁的症状。如尿道膀胱后角明显呈角度改变,可导致排尿困难,需用手将阴道前壁向上抬起,方能排尿。

（三）分度

临床上分为 3 度,以屏气下膨出的最大限度来判定。

Ⅰ度:阴道前壁形成球状物,向下突出,达处女膜缘,但仍在阴道内。

Ⅱ度:阴道壁展平或消失,部分阴道前壁突出于阴道口外。

Ⅲ度:阴道前壁全部突出于阴道口外。

（四）治疗

无症状的轻度患者不需要治疗。应对重度有症状的患者行阴道前壁修补术,对合并压力性尿失禁者应充分估计单纯阴道前壁修补术能否得到预期治疗效果。中度以上压力性尿失禁时,应同时行膀胱颈悬吊手术或悬吊带术。

（五）诊断

根据病史及患者主诉阴道有肿物脱出,检查时容易发现膨出的阴道前壁,不难诊断。但要注意阴道前壁膨出是膀胱膨出还是尿道膨出,或者两者合并存在。此外还要了解有无压力性尿失禁。

四、阴道后壁膨出

阴道后壁膨出常伴有直肠膨出。阴道后壁膨出可以单独存在,也常合并阴道前壁膨出。

（一）病因

阴道分娩时损伤是其主要原因。分娩后,若受损的耻尾肌、直肠、阴道筋膜或泌尿生殖膈等盆底支持组织未能修复,直肠向阴道后壁中段逐渐膨出,在阴道口能见到膨出的阴道后壁黏膜,称直肠膨出(图 13-5)。便秘、排便时用力屏气、某些手术(如痔切除和瘘切除修补术)、老年女性盆底肌肉及肛门内括约肌肌力弱均可导致或加重直肠膨出。耻尾肌纤维损伤严重可形成直肠子宫陷凹疝,阴道后穹隆向阴道内脱出,甚至脱出至阴道口外,内有小肠,称小肠膨出(图 13-6)。

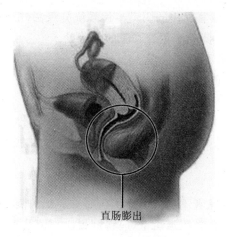

直肠膨出

图 13-5　直肠膨出

（二）临床表现

若阴道后壁黏膜在阴道口刚能看到，患者多无不适。若阴道后壁明显凸出于阴道口外，患者有外阴异物感（脱出物与衣服摩擦），重者有下坠感、腰酸痛、便秘和排便困难。检查可见阴道后壁黏膜呈球状物而膨出，阴道松弛，多伴有陈旧性会阴裂伤。肛门检查时检查者的手指向前方可触及患者向阴道凸出的直肠，呈盲袋；若无盲袋的感觉，可能仅为阴道后壁黏膜膨出。阴道后壁有两个球状突出时，位于阴道中段的球形膨出为直肠膨出，而位于后穹隆部的球形突出是肠膨出，指诊可触及疝囊内的小肠。

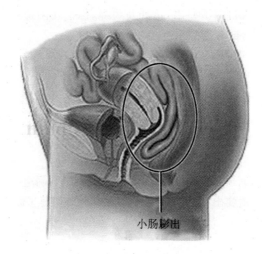

小肠膨出

图 13-6 小肠膨出

（三）分度

临床分 3 度。

（1）以屏气下膨出最大限度来判定。

Ⅰ度：阴道后壁达处女膜缘，但仍在阴道内。

Ⅱ度：阴道后壁部分脱出阴道口。

Ⅲ度：阴道后壁全部脱出阴道口。

（2）Baden-Walker 的盆腔器官膨出的阴道半程系统分级法（halfway system）分度如下。

Ⅰ度：阴道后壁的突出部下降到了距处女膜的半程处。

Ⅱ度：阴道后壁的突出部位到达处女膜。

Ⅲ度：阴道后壁的突出部位达处女膜以外。

（四）诊断

仔细询问现病史、分娩史，特别要注意患者主诉、伴随症状、排便习惯的改变等。阴道检查时注意肛提肌裂隙，肛门指诊时注意肛门括约肌功能，还应注意盆底肌肉组织的检查，主要了解肛提肌和生殖裂隙宽度。肠膨出患者必要时可行钡灌肠等检查。

（五）治疗

仅有阴道后壁膨出而无症状者不需要治疗。应对有症状的阴道后壁膨出伴会阴陈旧性裂伤者行阴道后壁及会阴修补术。修补阴道后壁，应将肛提肌裂隙及直肠筋膜缝合于直肠前，以缩紧肛提肌裂隙。对阴道后壁裂伤严重者，应多游离阴道后壁，将两条宫骶韧带缝合，缩窄阴道。

五、阴道穹隆膨出

子宫切除术后因年龄、绝经和损伤等因素,盆底筋膜结构支持功能减弱,阴道穹隆顶端向下移位,发生阴道穹隆膨出,见图 13-7。

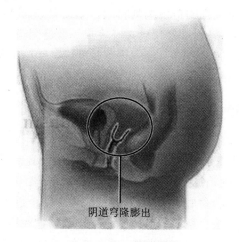

阴道穹隆膨出

图 13-7 阴道穹隆膨出

(一)病因

正常成年妇女的盆腔器官是互相协调并保持平衡的,任何影响、减弱各组织器官作用和破坏其协调与平衡的因素都可以导致盆腔脏器膨出。子宫切除后,女性盆腔的一个重要脏器被去除,可能也打破了原有的协调与平衡,进而影响了阴道穹隆固定,发生穹隆位置下移。

(二)临床表现

轻度阴道穹隆膨出时患者有下坠感、腰酸痛不适。阴道穹隆明显凸出于阴道口外者有外阴异物感,行走不便。检查可见阴道口有黏膜呈球状物膨出,阴道松弛。如合并肠膨出,指诊可触及疝囊内的小肠。

(三)分度

目前国内尚无确定的分期标准。1998 年美国威斯康星州大学的 Julian 教授将阴道穹隆膨出分为 4 度,以屏气下膨出的最大限度来判定,并沿用至今。

Ⅰ度:穹隆下降达坐骨棘水平。

Ⅱ度:穹隆下降超过坐骨棘水平但未达到阴道外口。

Ⅲ度:穹隆下降已到阴道外口。

Ⅳ度:穹隆下降超过阴道外口。

(四)诊断

仔细询问现病史,特别要注意患者主诉、伴随症状、排便习惯的改变等。通过妇科检查诊断并不困难。注意了解有无肠膨出情况,必要时可行钡灌肠检查等。

(五)治疗

1.非手术治疗

用补中益气汤。盆底肌肉锻炼和物理疗法可增加盆底肌肉群的张力,也可放置子宫托,但效果并不理想。

2.手术治疗

近十年手术治疗发展较快。选择术式时应根据患者的年龄,对性功能保留的要求,阴道壁膨出程度,子宫颈长度,子宫颈有无病变,有无子宫和附件疾病、内科并发症及以往治疗情况等综合分析。目前常用手术方法如下。①骶骨阴道固定术:将一段网状补片的一侧缝合在骶骨岬上,将另一侧缝合在阴道顶端来达到上提阴道顶端的目的。②骶棘韧带固定术:将阴道残端用不可吸收线缝合在一侧或双侧骶棘韧带上,多经阴道途径完成。③经阴道后路悬吊带术:采用特制吊带植入人体,起到人工宫骶韧带的支持作用,经阴道途径完成。④阴道封闭术:通过对阴道前壁、阴道后壁的封闭缝合达到治疗穹隆膨出的目的。

六、女性盆底康复护理

(一)概述

女性盆底康复治疗是指在整体理论的指导下,利用物理康复治疗手段施行对盆底支持结构的训练及功能恢复,并针对性地治疗女性常见的盆底功能障碍性疾病。护理人员在盆底康复护理中发挥中重要作用。下面结合盆底康复治疗,介绍护理在整个过程中的配合内容。

盆底康复治疗有很多种方法。最简单的方法是主动收缩盆底肌肉。凯格尔运动是指有意识地对以肛提肌为主的盆底肌肉进行自主性收缩,通过自主、反复、有节律地收缩阴道、尿道口及肛门周围的肌肉,增加盆底肌的紧张度和收缩力,改善盆底肌的血液循环,恢复神经细胞功能,促进盆底肌的张力恢复和神经肌肉的兴奋性,唤醒部分因受压而功能暂停的神经细胞,对弹性纤维的重塑有重要作用。

"膀胱训练"(bladder drill)则属于一种行为调节手段,指导患者记录每周饮水和排尿情况,填写膀胱功能训练表,并参照上周的排尿记录预定本周的排尿时间,有意识地延长排尿间隔,使患者学会通过抑制尿急而延长两次排尿之间的时间以恢复排尿节律,最后达到每 2~3 h排尿一次。

生物反馈法则是指采用模拟的声音或视觉信号来提示正常及异常的盆底肌肉活动状态,以使者或医师了解盆底锻炼的正确性,从而进行正确的、更有效的盆底锻炼。

功能性电刺激治疗可以和生物反馈治疗同时进行。在阴道放置一个电极,低流量的电刺激能够到达盆底肌肉。这种刺激能够抑制逼尿肌和增加膀胱容量。同时,这种治疗也能够提高盆底肌肉的静息张力,促进随意控制排尿反射的能力。

其他盆底康复治疗方法包括各种类型子宫托的应用以及对患者生活方式的科普宣传和指导,例如,强调良好的卫生习惯,掌握正确的排尿方法,避免饮用茶、可乐、咖啡等刺激性饮料。

盆底康复需要妇科、产科、泌尿科、肛肠科、物理医学康复科等学科专家的协作,我国正在试点建立盆底功能障碍防治中心三级网的医疗诊治体系;公众教育与康复基本方法的普及也十分重要。在康复方法的应用中体现规范化、个体化及人性化的医疗原则和以预防为主的方针。

(二)盆底康复治疗的意义和适应证

女性的盆底肌肉像吊床一样,支持着膀胱、子宫、直肠等盆腔脏器,除了使这些盆腔脏器维持正常的解剖位置之外,还参与控制排尿、控制排便、维持阴道的紧缩度、增加性快感等多项生理活动。

怀孕时,随着胎儿增大,子宫的重量增加,长期压迫骨盆底部,盆底肌肉受压,肌纤维变形,肌张力减退;分娩时松弛激素释放、产道扩张,造成骨盆不稳定、关节脱位、产道损伤等;产妇分娩后都存在一定程度的盆底组织损伤,但因年轻时机体代偿功能较强,故在一定时期内表现多不明显。如盆底肌肉损伤不能及时恢复,在妇女进入更年期后,生理功能下降,就会出现子宫脱垂、膀胱尿道、直肠膨出、括约肌关闭不全、尿失禁、粪失禁等,给这些妇女带来极大痛苦,最后只能用外科手术治疗。盆底康复治疗是产后早期防治盆底功能障碍的理想方法,研究显示,早期盆底康复治疗对盆底软组织损伤、神经损伤、循环改善、性器官的功能恢复等方面具有明显效果,因此,盆底康复治疗能够预防和减少 PFD 的发生,恢复和提高性器官的功能,对于提高女性生活质量和婚姻稳定、和谐具有重要的现实意义。随着对女性盆底支持组织解剖和基础研究的深入,新的观念和理论的建立,在诊断和治疗盆底功能障碍性疾病方面有了飞跃性进步和发展,康复治疗日益成为受广大患者欢迎的治疗形式。

盆底康复治疗的适应证包括产妇分娩后,各种病因引起盆底功能障碍;盆腹动力异常;其他异常,如泌尿生殖道感染、慢性疼痛、体态/体姿异常。其成功与否取决于多种因素,包括治疗人员的诊断思维能力、治疗质量、患者的依从性和能动性。治疗人员要全面掌握康复技术,治疗个体化。一般第 1 个疗程的治疗很少超过 30 次。

(三)盆底康复在女性盆底功能障碍性疾病的应用

物理治疗是康复治疗的主体,它使用声、光、电、力等物理因子进行治疗,针对人体局部或全身性的功能障碍或病变,采用非侵入性、非药物性的治疗来恢复身体原有的生理功能。物理治疗是现代与传统医学中的非常重要的部分。物理治疗可以分为两大类,一类是以功能训练和手法治疗为主要手段,又称为运动治疗或运动疗法;另一类是以各种物理因子为主要手段,又称为理疗。

1.询问病史

询问病史应尽可能地全面和详细,同时应该注意症状出现的情况和时间、生活方式和卫生方式,做症状与异常电生理分析,并通过体检、盆底肌电诊断、盆底功能检测进一步诊断。

2.体检

正常盆底表现为会阴中心腱张力性好;肛门反射存在;外阴阴毛分布正常;尿道口无红肿;阴道通畅,黏膜红润,白色分泌物量少,阴道口紧闭;子宫颈大小正常,光滑,无赘生物;子宫大小正常,无压痛;附件未扪及异常。

(1)手测肌力:深层Ⅰ类、Ⅱ类肌纤维均为 5 级;浅层Ⅰ类、Ⅱ类肌纤维均为 5 级。

(2)视诊:看外阴,可能出现伤痕的状况以及脱垂的情况。

(3)触诊:检测会阴中心腱的张力,并检测 S2、S3、S4 支配区域皮肤灵敏度(图 13-8),检查阴蒂反射(图 13-9);同时行盆底肌的检测。

(4)盆底肌力测试(Cotelle、GRRUG 或其他方法):做盆底肌力测试(表 13-4、表 13-5)。在治疗之前和之后,进行同样的测试,以便获得盆底肌力的治疗结果。医师用中指和示指钩挂在患者的阴道后穹隆,与盆底肌在分阴位置中敏感性区域内接触,评估盆底深、浅层肌的收缩质量。肌力分 0~5 级,确定肌肉力量和疲劳程度。测试分为三步:盆底肌的整体测试,接着从左和右分开测试肌肉收缩对称性。操作者把左手放在患者的腹部(监测患者收缩阴道时腹部不用力),右手中指、示指进入阴道后穹隆,退后约 1.5 cm 处,在 5 点和 7 点处,微微用力下压,嘱患者收缩阴道肌肉。

还应进行盆底浅层肌肉的检查,浅层肌肉球海绵体肌组成尿道横纹括约肌的一部分。检测手法:检查医师把示指和中指置入患者阴道口内,两根手指形成像开口钳子样的手势,从球海绵体肌中心向两边用等量的力量分开后,让患者收缩海绵体肌以抵抗张开的"钳子",根据肌肉收缩时间和次数评价肌肉收缩质量。

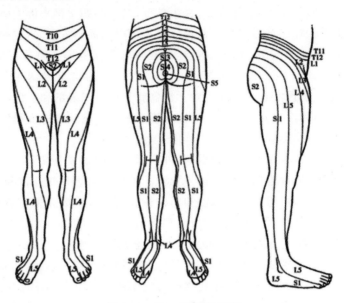

图 13-8 S2～S4 **感觉皮区**

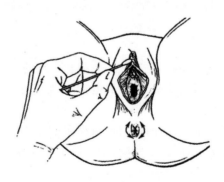

图 13-9 **阴蒂反射的检查**

表 13-4 **盆底肌力检测**

测试	收缩质量	保持收缩时间	收缩次数
0	无	0	0
1	纤维性颤动	1s	1
2	完全收缩,没有抗力		1
3	完全收缩,没有抗力	5s	1
4	完全收缩,没有抗力	5s	5
5	完全收缩,没有抗力	5s	无数次

表 13-5　盆底肌力的检查

测试	收缩质量	保持（Ⅰ类肌纤维）	收缩次数（Ⅱ类肌纤维）
0	无	0	0
1	颤动	1s	1
2	不完全收缩	2s	2
3	完全收缩没有对抗	3s	3
4	完全收缩具有收缩对抗	4s	4
5	完全收缩具有持续对抗	5s	>5 次

（四）盆底电生理诊断及其临床意义

电诊断是指通过探测、记录和分析神经及其肌肉生物电活动来诊断疾病的一种方法，包括检测肌电图、神经传导和诱发电位，可以分为记录式电诊断和刺激-记录式电诊断。肌电图属于前者，使用较多，不需要进行电刺激，而神经传导和诱发电位属于后者，需要在电流刺激的情况下进行记录。盆底检测中使用较多的有肌电图（EMG）、阴部神经传导检测、骶反射、皮层体感诱发电位（SEP）、皮层运动诱发电位（MEP）。护理人员对仪器的电生理和使用方法要熟练掌握。

1.肌电图

肌电图是应用肌肉表面记录电极研究横纹肌的神经肌肉活动，横纹肌去极化产生的电活动由该电极采集、滤过和扩大，并显示在示波器上。目前多采用无创的生物反馈治疗仪和肌电监测系统对患者进行盆底肌电图检查。评估盆底功能障碍的肌电图分为两类：运动学肌电图（kEMG）和运动单元肌电图。

（1）kEMG：主要用于评估某一块肌肉有无活性，是盆底功能评估和康复治疗中经常使用的肌电图。其意义：一是与尿流动力学和肛门直肠测压等生理学试验联合应用来评估尿道括约肌和肛门括约肌在排尿或排便期间的协调松弛功能，如存在逼尿肌收缩的同时尿道括约肌也收缩的情况，则为逼尿肌和括约肌协同功能失调，进而导致排尿异常和频发的尿失禁；二是在治疗尿、便失禁的盆底肌康复训练过程中提供可视的和/或语音的盆底肌生物反馈治疗。kEMG 可以通过各种类型具有表面或肌肉内（细针或有线）的电极进行绘制。

（2）运动单元肌电图：是用于评估肌肉的神经肌肉功能的一项诊断性试验。其能够将正常的肌肉与去神经/神经损伤的肌肉或肌病性肌肉进行区别。常用技术为中央细针电极肌电图（CnEMG）、单纤维肌电图（SfEMG）、应用计算机辅助数字分析的运动单元肌电图。CNEMG 是研究盆底低位运动神经元损伤最有价值的工具，但由于其设备特殊和具有专业性，其应用受到限制。

2.阴部神经传导检测

最有代表性的检测方法为检测阴部神经末端运动潜伏期（PNTML），是盆底疾病诊治中最常用的电生理学检测方法。PNTML 检测的是阴部神经中传导最快的运动纤维的传导速度，它不能用来监测疾病的进展，但是可以对神经肌肉的完整性进行测量，在盆底功能障碍疾病中有重要的诊断和预后价值。将 StMark 电极装置放在示指上并且插入直肠，在坐骨棘水平刺激阴部神经，然后通过 EMG 仪器的指示纸带显示表面电极在肛门外括约肌记录到的反应的潜伏期。

3.骶神经反射、SEP 及 MEP

其主要用来观察反射、诱发电位能否引出及其潜伏期。骶神经反射用来探测外周骶反射弧髓鞘和轴突的损害，这对于女性来讲尤其有意义。SEP 和 MEP 分别用来客观评估感觉通路和运动通路的完整性。然而,对结果的解释必须结合临床,潜伏期正常的反应并不能排除出现病变的可能性,潜伏期异常的反应也不一定具有临床意义。

4.电生理诊断在盆底疾病中的临床意义

低频电诊断可以对盆底肌肉及其神经支配进行检测,发现盆底功能障碍性疾病的病因,为其诊断和治疗提供依据。

(1)尿失禁:尿道括约肌和盆底肌及其神经支配的损伤是压力性尿失禁的主要原因,尿道括约肌和盆底肌收缩缓慢及收缩力下降导致膀胱内压大于尿道内压,出现尿失禁。神经电生理检测显示,尿失禁患者的 PNTML 显著延长;尿道括约肌运动单位电位(MUP)时限缩短,波幅降低,呈多相电位,并有早募集现象,提示肌源性的损伤;肌电干扰型(IP)异常提示神经源性的损伤。

(2)盆腔器官脱垂:脱垂患者耻骨尾骨肌的单纤维肌电图(SFEMG)显示其纤维密度显著增大,说明支配该肌肉的神经受到损伤并正在恢复中;肛门外括约肌 MUP 的 IP 分析提示存在神经源性改变。

(3)粪失禁:粪失禁患者的 PNTML 延长;对肛门括约肌的检测显示 SfEMG 的纤维密度增加,CNEMG 的 MUP 时限延长,均提示存在神经源性损害;而且两侧括约肌的神经支配不对称,这种不对称性与肛门外括约肌的功能下降有关。

(4)便秘:30%~66%的大便失禁患者有长期的便秘史。有研究使用 CNEMG 提示便秘患者排便时的 EMG 活性常常高于静息时的活性,而正常肛门外括约肌 EMG 活性在排便时往往低于静息时的活性;而且,便秘病史长的患者的纤维密度和阴部神经传导潜伏期都显著增加。

(5)尿潴留:括约肌出现自发性肌强直样肌电活动为尿潴留发生的主要原因。这种肌电活动表现为复合重复放电和其他有明显减速成分的活动,SfEMG 分析发现这些复合成分的颤抖值非常低,提示有异常的肌肉至肌肉的传递,即兴奋性冲动的旁触传递。故对尿潴留的女性患者,必须进行括约肌肌电图检测,这样不仅可以探测到上述异常肌电活动,还可探测出累及 S2~S4 节段的下运动神经元损害,后者也可导致逼尿肌收缩以及尿潴留。电生理检查对于尿潴留来讲不仅具有诊断价值,还能对治疗效果进行预后判定。研究发现尿潴留患者经过治疗后其阴部 SEP 潜伏期显著缩短,这说明阴部 SEP 潜伏期可能是尿潴留的预后因素之一。

(五)低频电诊断在盆底康复中的应用

1.肌电图检查的临床意义

低频电诊断指的是用 1 000 Hz 以下的电刺激进行诊断。肌电图检查的是下运动单位的电生理状态,并可以记录、显示肌肉活动时产生的电位图形,在盆底康复中具有重要意义。①了解训练中各肌肉的启动时间、持续时间、协调性、兴奋程度,治疗后肌活动变化;②该检查用于生物反馈,增加运动的选择性和协调性;③进行疲劳分析;④判定损害程度和损害部位,指导治疗方案;⑤观察康复疗效。

目前国内外妇产科多采用法国 PHENIX 神经肌肉诊断治疗仪进行检测。

2.参数与临床意义

(1)肌电位最大值和最小值:正常肌电位最大值为 30 μV,小于正常值则代表去极化肌纤维的密度或数量减少,该值可用于临床判断是否有肌肉萎缩或者是否有懒惰肌肉纤维未激活。肌电位最小值可为 1 μV,用于临床判断是否有下运动神经损伤存在、肌肉失代偿可能出现的时间,是判断预后复发的较好的指标。

　　总之,肌电位异常提示肌肉功能受损,包括肌肉萎缩或纤维化、神经去营养以及肌肉受体异常。

　　(2)肌纤维的类型:肌纤维的机械的、肌电生理学的特征如表 13-6 所示。

表 13-6　肌纤维的机械的、肌电生理学的特征

	Ⅰ类纤维	Ⅱ类纤维 A	Ⅱ类纤维 B
特征	紧张性纤维	紧张-相位性纤维 a	相位纤维 b
疲劳度	+	++	+++
收缩力	2 g	10 g	50 g
收缩时间	100 ms	50 ms	30 ms
神经传导速度	60~80 m/s	80~100 m/s	90~130 m/s
最下频率	8 Hz	20 Hz	40 Hz
肌肉痉挛时频率	33 Hz	40 Hz	80 Hz
毛细血管	+++	++	+
需氧性	+++	++	+
厌氧性	+	++	+++
去极化时间	320~740 μs	160~320 μs	20~160 μs

　　(3)肌力:将肌电或压力治疗头置入患者阴道内,连接神经肌肉诊断治疗仪,检测患者Ⅰ类和Ⅱ类肌纤维的肌力。

　　肌力 4 级以下为异常,提示肌肉收缩时间缩短,易疲劳,肌肉控尿功能异常以及肌肉支撑功能异常,出现压力性尿失禁、盆底脏器脱垂、性功能障碍等盆底功能障碍性疾病;肌力越低,疗程越长。

　　(4)肌肉疲劳度:是指盆底肌肉主动收缩时,指定时间内(Ⅰ类肌纤维为 6 s 时间内)或重复次数内(Ⅱ类肌纤维为 5 次内)肌肉衰退的程度,以百分数表示。肌肉疲劳度的正常值为 0;负值为异常。肌肉疲劳度可显示肌肉易疲劳,肌肉控尿异常,肌肉支撑异常,肌肉血液循环异常。

　　疲劳度是盆底肌肉组织最早在电生理检测中出现的变化,早于肌力下降,在诱因持续存在的情况下,首先是盆底肌肉Ⅱ类肌纤维疲劳度异常,这代表盆底功能障碍出现。临床表现阴道松弛,性功能障碍,然后出现盆底肌肉Ⅰ类肌纤维疲劳度异常,临床表现阴道松弛,性功能障碍加重,阴道前壁、阴道后壁膨出,子宫轻度脱垂。腹压突然增加时尿失禁。

　　(5)腹部肌肉与盆底肌肉协调收缩。正常情况下,盆底肌肉收缩时,可以控制腹部肌肉收缩或不收缩。异常时,在身体运动时腹压突然增加,盆底肌肉不能有效收缩以抵抗受到的压力而受损,腹压增加时漏尿。

　　(6)A3 反射:肌力和生物反射共同维护盆底力学功能,如果生物反射异常,维持盆底力学功能就以损失盆底肌力为代价。A3 反射是控尿反射 12 个反射中非常重要的反射,当膀胱逼尿肌收缩,膀胱压力增加时,身体反射性收缩盆底肌肉 2 类肌纤维,如此可以反射性抑制膀胱逼尿肌收缩,让膀胱容纳更多的尿液,从而身体反射性放松盆底 2 类肌纤维,避免 2 类肌纤维疲劳和 1 类肌纤维承担更大的压力,这样的反射就是 A3 反射。

　　(7)生物场景反射:生物场景反射是控尿反射中非常重要的反射。咳嗽场景反射:咳嗽时,腹压突然增加,膀胱压力也随之增加,膀胱逼尿肌并没有收缩,身体反射性同步收缩盆底尿道括约

肌,2 类肌纤维收缩,可以增加尿道动态压力,使之大于膀胱压力,以抵抗腹压增加造成膀胱压力突然增加而导致的尿液流出,这样的反射弧就是咳嗽增加下的生物场景反射。

(8)膀胱生物反射:腹压突然增加时,膀胱压力也随之增加,膀胱逼尿肌并没有收缩,身体反射性收缩盆底尿道括约肌 1 类肌纤维,可以增加尿道动态压力,使之大于膀胱压力,以抵抗腹压增加造成膀胱压力突然增加而导致的尿液流出,这样的反射弧就是膀胱生物反射。

(9)阴道压力与张力。①阴道压力:阴道动态压力正常值为 0.78~1.47 kPa(80~150 cmH$_2$O),静态压力正常值>0.1 kPa(10 cmH$_2$O)。压力降低提示压力性尿失禁、性功能障碍、粪失禁。②阴道张力正常值:盆底肌静态张力(收缩支撑力)为 221~259 g/cm^2;盆底肌动态张力在卵泡期为 450 g/cm^2,在排卵期大于 600 g/cm^2;盆底肌闭合收缩力为 450~1 000 g。阴道张力降低提示盆腔脏器脱垂、阴道松弛、反复泌尿道感染。

3.盆底电生理正常范围

(1)盆底肌纤维类型和肌力。

深层Ⅰ类纤维:5 级。

深层Ⅱ类纤维:5 级。

浅层Ⅰ类纤维:5 级。

浅层Ⅱ类纤维:5 级。

(2)疲劳度为 0。

(3)肌电位值为 30 μV。

(4)盆底肌肉与腹部肌肉收缩协调。

(5)A3 反馈正常。

(6)生物场景反射良好。

(7)膀胱生物反射正常。

(8)神经传导等神经肌肉特殊检查正常。

4.盆腹动力学正常范围

(1)阴道静态、动态张力如下。

盆底肌静态张力(收缩支撑力):221~259 g/cm^2。

盆底肌动态张力:450 g/cm^2(卵泡期),大于 600 g/cm^2(排卵期)。

盆底肌闭合收缩力为 450~1 000 g。阴道动态压力>0.98 kPa(100 cmH$_2$O)。

(2)2 kPa 肠道动态压力,<13.3 kPa。

(3)尿流率:平均尿流率为 25 mL/s。

(4)腹肌肌力 5 级,腹肌疲劳度为 0。

(5)腰肌肌力 5 级,腰肌疲劳度为 0。

(6)盆底肌力 5 级,盆底肌疲劳度为 0。

(7)腰-腹-盆同步收缩时,腰-腹-盆肌力均为 5 级。

(8)腰-腹-盆协调收缩时,腰-腹-盆肌力均为 5 级。

(9)腹肌分离小于 1 cm;腹肌收缩时,分离距离不小于 0.5 cm。

(10)腹壁的脂肪厚度为 12~20 mm。

(11)站立位脊椎前、后凸比例的正常值为 0.7。

5.一些盆底疾病的电生理诊断

(1)产后盆底肌肉异常诊断如下。

盆底综合肌力：Ⅰ类肌纤维的综合肌力<3级、Ⅱ类肌纤维的综合肌力<3级。

盆底肌疲劳度：Ⅰ类肌纤维的疲劳度为0以下、Ⅱ类肌纤维的疲劳度为0以下。

盆底压力：阴道动态压力<0.78 kPa(80 cmH$_2$O)，静态压力<0.1 kPa(10 cmH$_2$O)。

盆底肌肉与腹部肌肉收缩不协调。

肌电位值：20 μV 以下。

(2)未经产盆底肌肉异常诊断如下。

盆底综合肌力：Ⅰ类肌纤维的综合肌力<4级、Ⅱ类肌纤维的综合肌力<4级。

盆底肌疲劳度：Ⅰ类肌纤维的疲劳度为0以下、Ⅱ类肌纤维的疲劳度为0以下。

盆底压力：阴道动态压力<0.78 kPa(80 cmH$_2$O)，静态压力<0.1 kPa(10 cmH$_2$O)。

盆底肌肉与腹部肌肉收缩不协调。

肌电位值：20 μV 以下。

(3)压力性尿失禁诊断如下。

盆底综合肌力：Ⅰ类肌纤维的综合肌力为2级以下，Ⅱ类肌纤维的综合肌力为2级以下。

盆底肌疲劳度：Ⅰ类肌纤维的疲劳度为-5％、Ⅱ类肌纤维的疲劳度为-5％。

盆底压力：阴道动态压力<0.98 kPa(100 cmH$_2$O)。

盆底肌肉与腹部肌肉不收缩协调。

肌电位值：20 μV 以下。

单个和连续 A3 反射异常。

腹压增加的生物场景反射异常。

(4)急迫性尿失禁诊断。

盆底综合肌力：Ⅰ类肌纤维的综合肌力为3级左右，Ⅱ类肌纤维的综合肌力为3级左右。

盆底肌疲劳度：Ⅰ类肌纤维的疲劳度为0，Ⅱ类肌纤维的疲劳度为0。

盆底压力：阴道动态压力<0.98 kPa(100 cmH$_2$O)。

盆底肌肉与腹部肌肉不收缩协调。

肌电位值：25 μV 以上。

A3 反射异常。

腹压增加的生物场景反射异常。

(5)盆腔脏器脱垂诊断。

盆底综合肌力：Ⅰ类肌纤维的综合肌力低于3级，ⅡA肌纤维的综合肌力为0～1级，ⅡB肌纤维的综合肌力为0级。

盆底肌疲劳度：Ⅰ类肌纤维0，Ⅱ类肌纤维0。

盆底压力：阴道压力低于正常值。

神经传导正常。

肌电位值：最大值<8μV，最小值0μV。

分析 POP 的临床分期。

分析 POP-Q 分度。

（六）常见康复疗法技术

康复疗法包括手工康复疗法、生物反馈（A3 反射和场景生物反馈等）、电刺激和其他行为技术。使用康复疗法时，常常联合使用。

1.凯格尔运动

凯格尔运动是最传统的非手术治疗方法，能够使患者有意识地对以肛提肌为主的盆底肌肉进行自主性收缩，以加强控尿能力及盆底肌肉力量。

练习步骤：康复护士嘱患者做缩紧肛门阴道的动作。每次收紧 3～5 s，慢慢放松 3～5 s；逐渐延长收缩持续时间达每次 8～10 s，放松时间与收缩时间相等；连续做 10～15 min，每天 3 次或每天做 150～200 次。6～8 周为 1 个疗程，4～6 周患者有改善，3 个月明显效果。练习时应注意除了肛提肌群，腹部、大腿、臀部肌肉均不用力；日常生活中随时可进行练习。研究表明：孕 28 周至产后 6 个月进行凯格尔运动可有效增大盆底肌肉张力，预防盆底功能障碍性疾病。

练习要点：凯格尔运动的关键是正确识别盆底肌肉，并进行正确的训练，在收缩盆底肌肉时必须放松腹部和大腿肌肉。但如何能够正确识别盆底肌肉？以下是识别的几种方法：①排尿中断法：在排尿过程中收缩盆底肌肉以中断排尿，重复数次，直至熟悉如何正确收缩盆底肌肉，但切记不要收缩腹部、大腿和臀部肌肉；②手指指示法：将手指放入阴道，围绕手指收缩盆底肌肉；③生物反馈训练：将电极放置在腹部或阴道，检测盆底肌肉收缩肌电活动；④电刺激法：用阴道电极低电压刺激正确肌肉群。

练习时应遵循循序渐进的原则，尤其是初学时，并不是收缩越多，效果越好，疲劳容易动摇坚持下去的信心，因此在康复护理过程中，让患者建立自信；持续收缩时间延长比同样时间内多次短促的收缩更有效；不当的收缩容易使身体疲劳，而且不能使盆底肌得到有效的锻炼。孕产妇要将该项运动视作日常生活的一部分，像洗脸、梳头一样，且要长期坚持。凯格尔运动能使尿道闭合压升高，导致 68% 的轻度尿失禁患者明显改善以及 13% 的重度尿失禁患者明显改善。

2.人工康复疗法

人工康复疗法只适合于最初的肌肉锻炼，包括下列阶段。

（1）唤起肌肉知觉：第一，康复护士将手指按在患者会阴的中心腱上，保持一定的压力，观察中心腱的弹性。建议患者在家里进行上述模仿锻炼，使用一个镜子，患者将手指反复按压在会阴中心腱上。第二，医师将中指和示指放在患者的阴道内后穹隆后退 1.5 cm 处 6 点钟位置，在盆底深层肌肉群的位置促进肌肉收缩和松弛，以利于肌肉苏醒。

（2）肌肉收缩质量提高：开始时要求盆底肌单独收缩，手触或者肉眼检查腹部或臀部肌肉是否收缩，教会患者盆底肌肉收缩时放松腹部或臀部肌肉。

（3）盆底肌肉锻炼：要求患者进行盆底肌肉收缩练习，运用肌肉不疲劳和肌肉对抗的原理，逐步增加肌肉收缩的持续性。

（4）腹压增加时的训练：患者盆底肌肉肌力恢复 4 级以上，可练习在不同腹部压力增大的情况下（如咳嗽、大笑、跳跃、按压腹部肌肉），腹部肌肉和盆底肌肉协调收缩，使患者腹部增压前和增压中，盆底肌均良好收缩，获得肌肉收缩的条件反射。

3.膈肌运动（膈肌的被动锻炼）

训练步骤为：吸气-松腹-收腹-呼气-屏住呼吸，腹部不动，继续收腹-扩胸，盆底肌同时收缩，缓慢吐气。反复多次，每天 30 min。

4.盆底康复器(阴道哑铃)

把盆底康复器放入阴道后,利用圆锥体的下坠作用,迫使阴道肌肉收缩,达到锻炼盆底肌肉的目的。其具有简单、易行、安全、有效、无不良反应等特点。它有五种规格 1~5♯(20 g、32 g、45 g、57 g、68 g),体积一样,1~5♯的重量由轻到重。使用方法:每天 1 次或每周 3 次、每次 10~20 min,将盆底康复器洗净后放入阴道,由于其有重力,患者为了维持盆底康复器在阴道内不掉出来,必须收缩盆底肌肉,如此反复,盆底肌肉群就得到了锻炼。训练时从 1♯盆底康复器开始,患者收缩盆底肌肉,使盆底康复器在阴道内保持 1 min,逐渐延长保持的时间,当患者可以保持 10 min 以上,在咳嗽、大笑、下蹲、走路、上楼梯、跑步、搬重物等情况下仍不脱出后,可换大一号的继续训练。推荐的方案为每次 15 min,每天一次,持续 3 个月,80%的患者可获得成功。

5.生物反馈

生物反馈是指通过提供反馈信息,指导患者进行正确的盆底肌训练的各种方法。将生物反馈治疗仪置于阴道或直肠内,把肌肉活动的信息通过肌电图、压力曲线或其他形式的听觉和视觉信号反馈给患者,并提示正常和异常的盆底肌活动状态,指导正确的盆底肌活动。再配合盆底肌训练,可以准确地收缩已松弛了的盆底肌群并形成条件反射,获得最佳的训练效果。生物反馈能够有效地控制不良的盆底肌肉收缩,并对这种收缩活动进行改进或纠正。因此,生物反馈不仅是一种记录,还是一种康复疗法技术。现在的生物反馈类型各异,最常用的是肌肉生物反馈、膀胱生物反馈、A3 反射和场景生物反馈。

(1)肌肉生物反馈:补充了人工康复疗法的不足,使用压力治疗头或肌电治疗头,进行盆底肌电信号的记录和指导患者盆底肌肉收缩。这些治疗头还配有表面电极,可记录腹肌、内收肌等的收缩情况。

Ⅰ类纤维:从 3 s 开始训练,收缩 3 s,休息 3 s,逐渐加强,至可达到收缩 30 s,休息 30 s,治疗时间为 10~15 min。

Ⅱ类纤维:从快速收缩 1 次,休息 2~3 倍收缩时间开始,逐渐加强,至可达到快速收缩 10 次,休息时间仍为 2~3 倍收缩时间,治疗时间为 10~15 min。

(2)膀胱生物反馈:带有声音的肌电图观察法在患者收缩盆底肌肉的时候,使患者肉眼观察到膀胱收缩的轨迹。该技术具有非常好的生理作用,能够很快调节并控制膀胱的反射。

(3)其他生物反馈:如 A3 反射、场景生物反馈。

6.电刺激治疗

(1)电刺激的生理学特性:低频电刺激通过低频电流反复刺激盆底肌肉,增加盆底肌肉收缩力,并通过神经反射,降低膀胱活动度来达到改善症状的目的。肌肉的刺激有感觉水平的刺激和运动水平的刺激,但不间断的刺激可导致肌肉疲劳,故调整刺激及间断时间是保证肌肉安全的重要措施,否则就可带来有害水平的刺激。低频电流的频率是指 1 000 Hz 以下的电流刺激。低频电流的生理学特征:对于运动神经,1~10 Hz 的频率可以引起肌肉的单个收缩,20~30 Hz 可以引起肌肉的不完全强直收缩,50 Hz 可以引起肌肉的完全强直收缩;对于感觉神经,50 Hz 可以引起明显的震颤感,10~20 Hz 特别是 10 Hz 左右的频率可以产生镇痛和中枢神经的镇静作用;对于自主神经,1~10 Hz 的频率可以兴奋交感神经,10~50 Hz 可以兴奋迷走神经。而哺乳类动物运动神经的绝对不应期多为 1 ms,为了引起肌肉收缩运动,只能每隔 1 ms 给予一次刺激。对于盆底肌的训练和治疗,临床应用的机制为放置于腹部或阴道的电极通过不同频率的低频电流刺激,强化整个盆底肌群,矩形脉冲电流刺激盆底肌(特别是肛提肌)的支配神经,经神经反射增强盆底肌的收缩。盆底深层电刺激可通过阴道治疗头达到治疗目的,增强盆底肌肉张力。浅层肌肉电刺激可分别通过阴道治疗头和外阴表面电极达到治疗目的。

(2)电刺激的应用范围:电刺激能够提供与患者的盆底功能障碍病理和发生机制相适宜和有效的电流参数。其无绝对禁忌证,相对禁忌证包括重度POP、阴道炎和出血。

不同盆底肌肉的电刺激如下。①Ⅰ类肌纤维的电刺激:常用交流电、双相的长方波,电刺激频率为$8\sim32$ Hz,脉宽为$320\sim740$ μs,休息时间R=工作时间T;治疗时间为$10\sim15$ min。在腹部压力增大时,Ⅰ类肌纤维肌肉收缩,增强盆底肌肉张力,对盆底提供反射性保护。②ⅡA类纤维:用交流电、双相的长方波,电刺激频率为$20\sim50$ Hz,脉宽为$160\sim320$ μs,R=2T,治疗时间为$10\sim15$ min。③ⅡB类纤维:用交流电、双相的长方波,电刺激频率为$40\sim80$ Hz,脉宽为$20\sim160$ μs,R=3T,治疗时间为$10\sim15$ min。④肌肉萎缩,性激素水平下降,患者不会收缩盆底肌肉:用交流电、双相的长方波,低频频率为20 Hz,脉宽为500 μs,R=T,总时间为$10\sim25$ min。

(3)对电刺激的类别分述如下。

唤起肌肉本体感受器:先进行盆底肌肉肌力等电诊断,如果盆底肌力是0级,需要电刺激唤醒肌肉本体感受器,应用神经肌肉刺激仪器电刺激$10\sim20$ min。治疗分四个阶段循环进行:低频电脉冲刺激盆底肌肉,伴或不伴盆底肌肉自主收缩→休息→生物反馈自主收缩(肌电图模拟模块指导下)→休息(不断进行上述循环$10\sim20$ min)。

膀胱电刺激:根据Mahonyetcoil的分类,充盈和排尿阶段具有12个反射。①膀胱储存和充盈阶段:4个反射——A1、A2、A3、A4;②排尿启动阶段:2个反射——B1、B2;③膀胱排尿阶段:5个反射——C1、C2、C3、C4、C5;④排尿停止阶段:一个反射——D1,既是结束收缩阶段,又是返回充盈阶段。Mahony描述的A3反射,指的是盆底肌肉收缩,可引起膀胱再次充盈,电刺激模拟这种反射原理,某一频率电刺激刺激盆底肌肉,能反射性使膀胱肌肉收缩抑制,以逐步得到膀胱再次的充盈。在膀胱不稳定尿失禁的康复疗法中,用长方形双相电流,调整好电流频率、脉宽、时间、肌纤维类型等参数,使用阴道内方法进行电刺激,可获得非常好的治疗效果。不能使用阴道治疗头的患者(如儿童、老年人)可以使用外部电刺激的方法,即干扰电流。根据Nemec,使用4个皮肤电极、特定频率的电流,4个电极间可以产生两股交叉电流,把2个电极放置在腹股沟上方,把另外2个放在大腿内收肌的位置。其原理是使用相同频率的两股交叉电流时,交叉区域可以提供$5\sim10$ Hz的低频交叉电流。

尿道括约肌的电刺激:由于快速反应需要,尿道横纹括约肌大部分为Ⅱ类肌纤维。神经肌肉刺激治疗仪的电流变化能对Ⅰ类和Ⅱ类肌纤维分别进行电刺激治疗,效果更明显,常用的电流是去极化的长方形两相电流。

功能低频电刺激治疗(functional electric stimulate,FES):它是一种被动的盆底康复功能方法。应用电刺激盆底肌肉或神经,可直接诱导治疗性的反应或者调节盆底功能。FES可选用皮肤电极、阴道和直肠腔内电极、置于神经根处或皮下植入性电极等进行不同路径、不同机制的电刺激治疗。①皮肤电极适用于儿童及老年妇女等不宜使用腔内电极的患者,阴道和直肠腔内电极适用于盆底肌肉损伤、萎缩、有瘢痕,阴道内神经损伤,阴道内疼痛及痉挛者,而神经根处及皮下植入性电极则适用于下运动神经元损伤者。②疗程:FES的疗程从单次到数次不等,中位数为每天$1\sim2$次,持续$8\sim12$周,不超过6个月。治疗结束后要对患者进行随访,了解电生理参数、阴道张力、体检结果、患者的自我评价,综合判断治疗效果。③疗效:FES联合生物反馈治疗可明显提高疗效。

止痛:用经皮神经电刺激疗法(TENS)电流、局部麻醉、电刺激释放内啡肽。止痛方法用于痛经、分娩痛、产后子宫复旧疼痛、手术瘢痕疼痛、性交疼痛、盆腔慢性疼痛、乳胀痛、肩周炎、腰肌劳损,等等。

平滑肌电刺激:下肢静脉栓塞的预防和治疗、尿潴留治疗、消除乳胀、通过刺激血管平滑肌收缩和松弛,增加盆底阴道、子宫内膜和子宫肌肉的血液循环,增加组织营养,加速组织修复和生理功能恢复。

神经电刺激:用于放松、止痛、分解脂肪细胞脂肪酶。

其他电刺激:用于治疗风湿病、痛风、皮肤病、肌肉痉挛、无菌性炎症等。

7.行为技术

记录排尿日记,形成良好的排尿习惯。

8.放松和其他行为技术

在膀胱不稳定性尿失禁中,有时患者存在心理压力因素。使用放松电刺激,能够改善疗效。

9.组合的全部技术

康复疗法的观念也在不断发生变化,向着整个盆腹的方向发展。治疗计划方案,要考虑盆底是一个整体,肛门直肠问题可以影响泌尿妇科,如果对便秘患者使用不合适的治疗,对盆底肌肉可能产生不良反应。

骨盆盆底肌肉承托力的变化与盆底-腹部-膈肌间的平衡有一定的关系。医师根据患者的情况,确定是否使用整体康复技术。

(七)电刺激生物反馈联合治疗

1.电刺激和生物反馈的治疗作用

(1)电刺激治疗患者的盆底功能障碍症状,特别是盆腔疼痛。

(2)电刺激治疗神经肌肉电生理改变。

(3)电刺激恢复组织结构功能。

(4)电刺激治疗盆腹动力障碍。

(5)电刺激治疗组织生理和生化改变。

(6)生物反馈形成条件反射:A3控尿反射、性功能反射。

(7)场景反射形成习惯反射。

(8)职业运动、上楼、性生活时等场景下的支撑反射和控尿反射正常。

2.电刺激和生物反馈的治疗特点

(1)电刺激。①治疗特点:关键是分清是Ⅰ类肌纤维还是Ⅱ类肌纤维受损;作用是止痛、刺激肌肉收缩、诱导神经反射、抑制膀胱逼尿肌收缩、肌肉放松、离子导入、增加血液循环等。②疗效特点:症状缓解率为70%～90%。③预后特点:不继续治疗则很快复发,原因是肌力差、易疲劳、未建立生物反馈。

(2)生物反馈。①治疗特点:在盆底肌肉的Ⅰ类和Ⅱ类肌力达到4级以上时,首选个体化的条件电刺激＋生物反馈＋家庭盆底康复器联合方案。②疗效特点:症状缓解率为30%～60%。③预后特点:不继续治疗,较容易复发,复发原因是未建立自己的习惯生物反馈。

(3)模拟场景生物反馈。①治疗特点:肌力4级以上者,每周2次;必须每次反馈正确按时完成。②疗效特点:症状缓解率为90%。③预后特点:不需要继续仿生物理治疗,不容易复发,肌肉基础好,肌力为5级,建立自己的习惯生物反馈,习惯成自然。

3.电刺激和生物反馈治疗的内容

(1)电刺激和生物反馈,增加盆底深层肌肉Ⅰ类肌力,治疗阴道松弛、子宫等脏器脱垂、体位性持续漏尿。

(2)电刺激和生物反馈,增加盆底深层肌肉Ⅱ类肌力。治疗咳嗽、大笑动作时的漏尿。

(3)电刺激和生物反馈,增加盆底浅层肌肉Ⅰ类肌力。治疗阴道口松弛、性功能障碍、反复泌尿感染、尿急尿频。

(4)生物反馈,纠正盆底深层肌肉Ⅰ类疲劳度增加,治疗膀胱充满时无法憋尿。

(5)生物反馈,纠正盆底深层肌肉Ⅱ类疲劳度增加。治疗连续咳嗽、跳舞等有身体反复动作时的漏尿。

(6)生物反馈,纠正盆底浅层肌肉Ⅰ类疲劳度增加。治疗性高潮缺乏、性生活后易泌尿感染、尿急尿频。

(7)条件性电刺激Ⅰ类和Ⅱ类肌肉收缩反应,治疗盆底肌肉不会收缩。

(8)用Ⅰ类和Ⅱ类模拟电刺激,交替刺激肌肉本体感受器,治疗肌肉萎缩,增加肌肉纤维的数量。

(9)用有针对性的有效电刺激增加受体敏感性,同时增加肌肉和周围组织的血液循环。治疗性激素水平下降。

(10)A3反射、腹部盆底肌肉协调收缩等生物反馈,治疗人体突发动作时,或腹压突然增加时、体位变化时、性生活时盆底肌肉无法快速反应而导致漏尿。

(11)电刺激腹部肌肉:治疗孕期、盆腹腔手术后、脊椎前凸或后凸、腹部瘢痕粘连时漏尿。

(12)盆腹腔脏器上下快速移动盆底肌肉场景反馈:治疗跑步、跳跃等时漏尿。

4.电刺激联合生物反馈治疗的个体化应用原则

个体化原则是指医师根据患者的病因、发病机制、电生理的改变、治疗需求、依从性等综合因素制定治疗方案。个体化内容包括治疗方法、设备参数、治疗时机、疗程和注意事项等。盆底肌肉属于横纹肌,每一块肌肉的去极化域值不同。用神经肌肉电刺激设备电刺激时,须对患者设定个体化电刺激参数,这些电刺激参数选择包括类型、波形、频率(1～2 000 Hz)、脉宽(0～2 000 μs)、强度(0～100 μV)、时间(1～1 439 min)。个体化程序方案包括电刺激、生物反馈、场景生物反馈的个体方案,进行康复护理时注意如下。

(1)电刺激治疗的个体化方案原则如下。

盆底深层肌肉Ⅰ类肌纤维肌力下降:临床表现为阴道松弛,子宫等盆腔脏器脱垂,体位性漏尿。

电刺激参数:用干扰电或交流电、双相的长方波,低频频率为8～33 Hz,脉宽为320～740 μs,休息时间R=工作时间T,总时间为15 min。

盆底深层肌肉Ⅱ类肌纤维肌力下降:临床表现为咳嗽、大笑、运动等时漏尿。

电刺激参数:用交流电、双相的长方波,对ⅡA肌纤维采用低频频率20～50 Hz,脉宽为160～320 μs,R=2T。对ⅡB肌纤维采用40～80 Hz,脉宽为20～160 μs,R=3T,总时间为10～15 min。

盆底浅层肌肉Ⅰ类肌纤维肌力下降的临床表现为阴道口松弛、性功能障碍、反复泌尿系感染、尿急。

电刺激参数:用交流电、双相的长方波,低频频率为8～33 Hz,脉宽为320～740 μs,R=T,

总时间为 15～20 min。

盆底深层肌肉Ⅰ类疲劳度增加:临床表现为膀胱充满时无法憋尿。

电刺激参数:用交流电、双相的长方波,低频频率为 8～33 Hz,脉宽为 320～740 μs,R＝T,总时间为 15～20 min。

盆底深层肌肉Ⅱ类肌纤维疲劳度增加:临床表现为连续咳嗽、跳舞等有身体反复动作时漏尿。

电刺激参数:用交流电、双相的长方波,对ⅡA类肌纤维采用频率 20～50 Hz,脉宽为 160～320 μs,R＝2T,总时间为 10～15 min。对ⅡB类肌纤维采用频率 40～80 Hz,脉宽为 20～160 μs,R＝3T,总时间为 10～15 min。

盆底浅层肌肉Ⅰ类肌纤维疲劳度增加:临床表现为性高潮缺乏,性生活后易患泌尿系感染。

电刺激参数:用交流电、双相的长方波,低频频率为 8～33 Hz,脉宽为 320～740 μs,R＝T;总时间为 10～20 min。

肌肉萎缩,性激素水平下降,患者不会收缩盆底肌肉。

电刺激参数:用交流电、双相的长方波,低频频率为 20 Hz,脉宽为 500 μs,R＝T,20 min,总时间为10～25 min。

(2)场景生物反馈的个体化方案原则如下。

盆底支持系统功能障碍。①主动支持系统功能障碍:表现为盆底肌收缩异常,采用电刺激和初级的康复器训练,提高盆底肌收缩质量和次数。②被动支持系统功能障碍:表现为盆底筋膜损伤、纤维化、粘连及有瘢痕。采用电刺激＋生物反馈的整体训练方法。③混合支持系统功能障碍:表现为肥胖、孕期、脊椎异常前凸或后凸、尾骨骨折、腰骶部神经损伤等,应采用病因治疗及盆-腹协调性生物反馈训练。

肌电图异常:①盆底肌肉肌力下降,选择电刺激及提高Ⅰ类或Ⅱ类肌力的生物反馈治疗。②盆底肌肉疲劳度增加,选择提高Ⅰ类或Ⅱ类肌肉疲劳度的生物反馈治疗。

阴道压力及张力异常:①阴道压力异常选择提高阴道压力的生物反馈治疗。②阴道张力异常:选择提高阴道张力的生物反馈治疗。

场景反射异常:①当突发动作而盆底肌肉无法快速反应时,则选择 A3 反射。②腹压突然增加时,腹部盆底肌肉出现不协调收缩,应选择盆腹肌协调训练。③当跑步、跳跃发生盆-腹腔脏器上、下快速移动,盆底肌肉不能有效收缩时,应在Ⅱ类肌纤维经训练达Ⅳ级后,进行场景训练。④根据不同的职业,选择相应的职业场景训练。

5.电刺激联合生物反馈的护理步骤

(1)首先解决患者的症状:电刺激 1～2 次,治疗有效的关键是分清Ⅰ类还是Ⅱ类肌纤维受损。

将环状电极治疗头放置在阴道内,正确选择设备中的电刺激程序,根据患者的感觉,调整电流强度,然后逐渐加大电流强度,询问患者是否有阴道内治疗头向头部和耻骨方向移动的感觉。当电刺激无效时,将电刺激电流调回到 0 mA 后,再调整电流的脉宽,逐渐加大,询问患者是否有阴道内治疗头向头部和耻骨方向移动的感觉,有效后,调整电流强度到使肌肉达到最佳收缩状态。如果仍然无有效的电刺激,则将电刺激电流再调回到 0 mA,再调整电刺激的脉宽到初始状态,调整电刺激的频率,逐渐加大,询问患者是否有阴道内治疗头向头部和耻骨方向移动的感觉,有效后,调整电流强度到使肌肉达到最佳收缩状态。至此,完成了该患者个体化电刺激参数的设计、创建和储存。

电刺激有效标准：电流不超过 40 mA，患者盆底肌肉收缩，无肌肉疼痛，询问患者是否有阴道内治疗头向头部和耻骨方向移动的感觉。

电刺激无效标准：电流超过 40 mA，患者无盆底肌肉收缩或感到肌肉部位疼痛，且患者无阴道内治疗头向头部和耻骨方向移动的感觉。

(2)盆底肌肉的Ⅰ类和Ⅱ类肌力达到 4 级以上时，首选个体化的条件电刺激＋生物反馈＋家庭盆底康复器的使用的联合方案。

(3)场景生物反馈：对肌力为 4 级以上者，每周治疗 2 次。治疗有效的关键是每次反馈正确，按时完成。症状缓解率为 90%，肌力达 5 级，建立自己的生物反馈，不容易复发。

场景生物反馈的创建步骤：将环状电极放置于阴道内，根据患者症状出现的场景选择设备中合适的反馈程序，复制设备中拟定的场景反馈程序，并根据该场景生物反馈程序要求的盆底肌的肌力、疲劳度、治疗与休息时间、最大电压值、反馈模块坡度的难易程度，结合患者的个体条件，进行必要的修正或创建一个适合该患者的有效的治疗程序。建议如下。

突发动作时无法快速反应而导致漏尿：选择 A3 反射 2 次。

腹压突然增加或体位变化或性生活时漏尿：用腹部盆底肌肉协调收缩生物反馈，选择 8 通道双屏显示，先腹部收缩 0.5 s，后盆底肌肉协调收缩反馈 2 次。咳嗽或在站立位或运动条件下的漏尿：场景生物反馈 2 次。

孕期、分娩、脊椎前凸或后凸、盆腹腔手术后漏尿：选择 8 通道多屏显示，最大尿道闭合压反馈 2 次；腹部肌肉增强电刺激＋生物反馈 2 次；腰肌放松电刺激 2 次；背肌收缩电刺激 2 次；腹部瘢痕松解软化 10 次。

跑步、跳跃等时漏尿：选择 8 通道双屏幕显示，Ⅱ类肌纤维反馈 2 次，先盆底肌肉收缩 0.5 s，后腹部肌肉收缩生物反馈 2 次。

性激素缺乏轻重不同的漏尿：选择 8 通道双屏幕示，Ⅰ类肌纤维反馈 6 次，个体化场景反馈 6 次。

6.注意要点

(1)用低频电刺激提高肌肉纤维数量(肌电位到 20 μV 以上)，提高肌肉本体感受器的敏感性，改善肌肉盆腔组织内环境(血液循环、性激素下降、神经受损、肌肉纤维化等)。

(2)加强盆底深层Ⅰ类和Ⅱ类肌力，使其恢复到 4 级以上、疲劳度不低于－1%。

(3)进行盆腹肌肉协调收缩能力训练(卧位、站立位)，以保证在运动时盆底肌肉的张力和阴道压力。

(4)治疗病因(结构破坏、阴道张力功能异常、神经功能损伤等)及消除诱因(肥胖、咳嗽、盆腹手术、便秘等)。

(5)恢复盆腹动力学：腹部和阴道侧切瘢痕、手术后盆腹腔脏器间粘连，是盆底功能障碍疾病容易复发的重要原因。而因为手术后脏器粘连或组织破坏有不可避免性，所以只能尽量在手术分娩和盆腹手术时减少对组织的破坏。还需对腹肌分离、体态体姿异常、盆腹肌肉收缩的不协调进行治疗。

(6)治疗盆底肌肉结构、神经电生理异常、代谢异常、生物反馈不佳等。

7.适应证

(1)各种妇科泌尿的病因引起轻度、中度盆底功能障碍，包括阴道松弛、阴道痉挛、性生活不满意、轻度和中度子宫脱垂、阴道膨出、各种尿失禁、反复阴道炎等。

(2)产后妇女要进行常规盆底康复训练以及有产褥期症状(腰背痛、腹痛、尿潴留、乳胀、耻骨联合分离等)。

(3)盆-腹-脏器平衡失调。

(4)肛门直肠功能紊乱。

(5)有性功能障碍。

(6)患者不能耐受手术、等待手术,不愿意接受手术。

(7)其他:如慢性疼痛、体态体姿异常。

8.禁忌证

(1)盆底肌肉完全去神经化(不反应)。

(2)痴呆、不稳定癫痫发作。

(3)怀孕或计划/准备怀孕。

(4)直肠出血。

(5)活动性感染(泌尿系或阴道)。

(6)产后恶露未干净或处于月经期,禁止有阴道器械的治疗。

(7)戴心脏起搏器的患者禁止应用电刺激类治疗。

(8)手术瘢痕有裂开的风险。

(9)患者体内有金属留置物。

(10)单纯生物反馈治疗无绝对禁忌证。

(张　敏)

第十四章

社 区 护 理

第一节　社区护士职业安全防护

社区护理与医院护理相比较,在服务场所、服务内容与范围、护理对象等方面具有较大差异。社区护理工作内容广泛,涉及多方面,除具有较强的自主性和独立性外,还需要与多部门协调。目前针对社区护理的相关法律、法规与规章制度不明确,社区护士在为社区居民提供健康服务过程中,存在一定的潜在风险,社区护士需要增强风险意识和防范安全隐患的能力。

一、个人风险安全防护

（一）进入家庭服务前

尽可能详细了解服务对象的家庭状况,事先通过电话与服务家庭联系,在其愿意接受入户服务的前提下,约定入户时间,询问家庭的具体地址、位置、附近的标志性建筑等。

（二）选择适宜的交通工具和交通路线

尽量避免经过一些僻静或偏远场所,如确实需要,应申请社区派交通工具及与同事一起前往。进入服务家庭前,仔细观察周围环境,发现可疑情况,应迅速撤离。

（三）离开社区前

确定服务的具体项目、内容和时间,做好充分的准备。出访前详细填写访视对象的姓名、家庭住址、电话、访视路线、使用的交通工具、出访与预定返回时间,保证出现特殊情况时,单位能够尽快与访视护士取得联系。

（四）入户访视服务时

应着装整洁,穿舒适、轻便的鞋子,佩戴服务胸牌,并携带身份证、工作证、手机等,不宜佩戴贵重首饰及带过多现金。

（五）入户实施服务时

尽可能要求家属在现场,访视结束时认真、详细写评估表和做护理记录,并签全名。

（六）对精神病患者康复期的随访服务

事前一定要了解患者的基本情况,做好充足的防护准备,必要时拨打 110 或 120,请求协助。

二、技术风险防范

（一）需提供治疗性操作时

注射药物、静脉输液、护理各种管道时,应严格遵守无菌原则及技术操作规范,治疗结束后,及时、真实地记录各项治疗操作的执行情况并签全名。

（二）需进行有风险的操作时

除口头告知潜在的风险外,必须让家属签署操作告知同意书,明确护患双方的责任和权利。例如,进行家庭输液时,社区护士与患者及其家属签署家庭输液协议书;如需留置尿管时,签署留置导尿知情同意书,让患者及其家属了解操作潜在的风险,让患者、家属信任、理解与配合。

三、社区护士标准防护流程

为增强社区护士自我防护意识,切实做好标准性预防,有效地避免或减少血源性疾病感染的发生,标准预防的措施包括做好手卫生、戴手套、穿隔离衣、戴口罩、戴护目镜或防护面罩、采取安全注射方式等。

（赵　雪）

第二节　社区健康护理程序

社区健康护理的程序是通过评估、诊断、计划、实施和评价,系统、科学地确认问题和解决问题。

一、社区健康护理评估

社区健康护理评估是社区健康护理程序的第一步,也是关键的一步。只有收集到准确的资料,才能确定社区健康状况,为患者提供适宜的护理。社区护理评估主要从以下几个方面进行。

（一）社区健康评估内容

1.社区地理环境

(1)社区的地域范围:评估社区的地理界限、面积及其与整个大环境的关系。

(2)社区的气候:评估社区的常年气候特征,社区居民有无应对气候骤变的能力,气候变化是否影响居民的健康。

(3)社区动植物的分布情况:了解社区有无有毒、有害动植物,有无外来物种,宠物是否接种疫苗,社区的绿化情况如何,居民是否知道对有毒、有害植物的防范措施等。

(4)社区环境:包括自然环境与社会环境,如住宅的特点、主要交通工具、工厂或农作物的种类。

2.人口群体特征

(1)人口的数量及密度:人口的数量及密度直接影响社区所需医疗保健服务的情况。人口数量大或人口密度高的地区,传染病流行的机会较大,一旦有传染病发生就容易传染。而对人口密度较低的社区,提供健康服务的难度较大,例如,可能面临各方面资源缺乏,人口过于分散会给家庭访视工作带来不便。

(2)人口结构资料:评估社区人口的年龄、性别、民族、婚姻、籍贯、职业、文化教育程度、人均收入等基本特征,同时注意社区人口的流动情况。

(3)人口的健康水平:了解社区人口的平均寿命、传染病的发生情况、慢性病的发病率和患病率等与健康有关的指标,了解人们对健康的认识和相应的健康行为,找到社区护理的工作方向和重点。

(4)社区居民的健康需求:社区护士可利用各种方法收集社区居民资料,经仔细分析,可了解社区居民对健康的需求。收集方法包括以下几种。

与关键人物访谈:访问社区中的长期居住人口,乡、村、镇、区、街道、居委会负责人及居民代表。

焦点群体法:由社区居民分组讨论自己察觉到的社区健康问题。

观察法与座谈法:走进社区,实地观察、了解,召集社区居民发表意见。

3.社会系统

一个健康的社区应包括保健、经济、教育、政治、福利、娱乐、宗教、沟通、安全与运输九大社会系统,满足人们在社区生活互动过程中的不同需要。

(1)保健系统:社会系统评估中最重要的是卫生保健系统。评估社区中有多少医疗保健服务设施(如医院、诊所、药房),以及分布情况,所提供服务的可及性,卫生人力资源、卫生经费的来源,卫生保健系统与其他社会系统间的互动等。

(2)经济系统:只有经济系统完善,社区才能有资金投入卫生福利事业中。收集居民的一般经济状况,如职业、收入、社区中低收入者的比例,了解社区的经济系统是否健全。

(3)教育系统:了解社区内正规学校机构是否完善,其种类和数量以及教育资源利用情况等。

(4)政治系统:政治系统可影响卫生计划的执行情况,与社区持续稳定的发展有关。评估居民是否知道社区中正式或非正式领导人的姓名和联系方式,是否知道政府组织的分布和提供服务时间,民众的满意度等。

(5)福利系统:注意社区敬老院、托儿所、活动中心等福利机构的分布,民众的接受度和利用度。

(6)娱乐系统:了解社区内公共设施(如公园、儿童乐园、电影院、游乐场)的数量、分布、利用度以及居民的满意度,该系统对社区居民的生活质量是否有影响。

(7)宗教系统:宗教信仰与社区居民的生活方式、价值观、健康行为及疾病的发生状况有关。应注意社区内有无宗教组织的成员及领导人,有无活动场地等情况。

(8)沟通系统:评估大众传播媒体(如电视、收音机、报纸、杂志)的分布、利用情况,其他传媒(如电话、信件、公告栏、网络)的分布、利用等情况。

(9)安全与运输系统:评估公安局、消防队等保护性的服务单位,灭火器等保护性的设施,公共汽车、火车、飞机等交通运输系统设备的数量、分布、利用度及是否便利,居民的安全感如何等。

世界卫生组织(WHO)曾提出初级卫生保健的评价指标,社区的护理人员也可以根据这些指标对社区进行评估和评价。这些指标包括4类:居民健康指标、社会经济指标、卫生保健指标和卫生政策。具体指标有人口统计学指标、居民平均收入、就业/失业率、人均住房面积、健康教育覆盖率、安全普及率、计划免疫覆盖率、妇女产前检查率、儿童生长发育检查率、儿童健康系统检查率、卫生服务人员与居民人口数比例、婴儿死亡率、孕产妇死亡率、人口总死亡率和病死率、发病率、伤残率等。

为提高评估的效果和效率,社区护士在评估前可根据实际情况和社区的具体需求对以上建议评估的内容加以取舍,制定相应的评估简表,评估时对照简表上列出的内容,就不会遗漏重要信息。

（二）社区健康评估方法

对一个社区进行评估,需要获取全面的资料,评估者可根据不同目的、不同对象选择不同的评估方法。

1.查阅文献法

虽然查阅文献所得的资料多为第二手资料,但它仍是收集资料的重要方法。比如,通过对全国性或地方性及其他机构的卫生统计调查报告可判断社区的整体状况,了解社区的组织机构的种类和数量、社区人口特征等情况。社区护士可到卫生局、环保局、防疫站、图书馆、居委会、派出所等地方查阅健康统计资料、疾病统计资料、人口普查资料、社区人口的特征、人员流动情况等。

2.实地考察法

通过走访社区进行实地考察,观察社区中人们的互动、生活形态,了解该社区的类型、地理位置和特点、社区人群的生活情况、该社区与周围社区的关系等。在实地考察过程,评估者要充分地利用自身感观,去看居民的生活、社区的自然环境和人为环境,去闻社区空气中有无特殊气味等,尽可能多地获取信息。由于实地考察法是一种主观资料收集法,要由不同观察者进行社区实地考察,或由同一观察者进行至少两次社区实地考察,综合两次或两次以上的考察结果,以减少主观因素造成的偏差。

3.参与式观察法

参与式观察法是指评估者到该社区中生活,参与社区居民的活动,并在此过程中有意识地对居民进行观察,了解他们的生活习惯、健康行为等。此法获取的资料通常较真实、深刻。

4.重点人物访谈法

通过对社区中了解情况、起决定作用的人或了解某个主题的人进行访谈来获取信息,包括他们对社区的看法和他们的健康观、价值观等方面的资料。所选重点人物一般是社区中居住时间比较长的人或社区的管理者。要根据评估者想要了解的主题选择最可能得到相关信息的人。

5.社区讨论会

可以通过讨论会的形式了解社区居民的需求和居民对社区健康问题的态度和看法。讨论会还可增加居民参与社区活动的积极性,并且是获得解决社区健康问题方法的途径。调查对象一般为5～15人,讨论时间一般为1～2h。调查员应为调查对象创造轻松的氛围,以完成预定的调查目标,做好访谈内容的记录。

6.调查法

调查法主要用于补足其他方法(尤其是访谈法和信访法)所没有收集到的社区健康资料。访谈法是指由经过统一培训的调查员,用统一的调查问卷对调查对象进行访谈来收集资料。如果想就某个主题了解社区居民的一般态度或看法,应选取不同层次的人作为访谈对象,可以按年龄进行分层,也可以按经济水平、教育程度或其他特征进行分层,以使访谈结果更具有群体代表性。此法回收率高、准确度高,但费时、费钱且可能存在主观偏差。信访法主要是把调查问卷以信件的方式发给被调查者,并让被调查者填写后寄回。信访法应在某一特定时间内对某一特定人群进行调查,也可以采用普查法或抽样调查(最好采用正式随机抽样方法,以使结果具有代表性)。

进行设计时,一个问题只能询问一件事,以使调查对象可做出明确的答复;慎重处理敏感问题;避免对调查对象进行诱导性提问;有一定的效度和信度。此法具有调查范围广、效率高、经济易行等优点,但不能保证回收率。评估者可根据对调查内容的样本量、准确度的要求来选择合适的调查法。

（三）社区健康资料分析

对所收集的资料进行分析、整理是社区健康评估的重要组成部分。通过评估所获得的社区资料是繁杂的,包括很多方面的信息和很多类型的数据,将评估获取的资料进行归类、复核、概括、比较等,为护理诊断做准备,通过分析,可发现社区的护理需要,做出护理诊断。

1.资料分析的步骤

（1）资料的归类:把资料按地理环境特征、人口特征、社会系统特征分类;也可把资料按流行病学特征（Denver 流行病学模式）进行分类,分为人的生物、生活环境、生活形态与卫生保健系统四大类。

（2）资料的复核:评估者根据收集过程的可靠程度对归类后的资料进行复核,并将主观资料与客观资料进行比较,注意检查有无遗漏、矛盾之处,以确定所收集资料的客观性、准确性和有效性,对不确定的资料需再次进行收集,对不准确的资料需删除。

（3）资料的概括:复核资料后,进行归纳总结。对观察、访谈所得资料可通过文字分析的方法进行归纳整理;对问卷调查的结果和二手资料的数据一般通过计算平均数、百分比、构成比等统计指标进行归纳整理,并用表格、图表、坐标、地图等形式进行概括。其中常用的一种简便的概括工具就是三线表,制作简单又一目了然。

2.资料分析过程中应坚持的原则

（1）去伪存真、去粗取精:在收集的资料中,可能存在影响资料准确性和完整性的混杂因素,在分析时,要注意去除这些混杂因素的影响,找出本质问题。

（2）注意进行不同区域的横向比较和同一地区的纵向比较:分析资料时,需对该社区的特征（如人口学特征、社会系统特征、地理环境特征）与其他地区进行横向比较,以求进一步的分析和解释,尤其是当疾病的分布有地域性时,这种横向的比较和分析特别必要。还要注意同一社区的纵向比较,了解社区的发展和不足并分析其原因。

（3）立足于护理:分析时关注的问题应该是与社区健康护理有关的问题,也就是所提出的问题应是护理能够解决或干预的。

（4）立足于社区整体:分析时要着眼于社区整体的健康需求和问题,以社区环境和群体健康问题为主,而不是仅仅局限于个人或家庭的健康问题。

二、社区健康护理诊断

社区健康护理诊断是对社区、家庭、社区中的个体现存或潜在的健康问题的判断。它反映社区的健康需求,是社区护士选择有效护理措施的基础,是社区护士在完成资料收集之后,在对资料进行分析的基础上做出的相应诊断。社区护理诊断的完整性和准确性将直接影响社区护理程序的其他步骤。

（一）确定护理诊断

社区护理问题一般是社区现状与将来目标之间的差距、障碍因素或困难,也可以是积极的因素。分析资料的过程要严谨,护理诊断的描述应该是清晰的、有针对性的。

1.社区护理诊断名称

这是对社区健康状态的概括性描述,一般分为现存的、潜在的和健康的护理诊断3种类型。现存和潜在的护理诊断名称使用较多,而对健康的护理诊断应用较少。健康的护理诊断名称是社区护士向健康人群提供护理服务时使用的社区护理诊断。

2.社区护理诊断的构成要素

社区护理诊断一般要包含3个要素:社区护理问题(problem,P),相关因素(etiology,E),症状和体征(signs and symptoms,S)。

(1)社区护理问题:是对社区的健康状况及需求进行的简洁描述,根据问题的性质可分为现存的、潜在的和健康的社区护理问题。

(2)相关因素:是指促成护理问题的、与社区护理问题有关的各方面危险因素和相关因素。社区护士在收集和整理资料时,不仅要找出社区存在的健康问题,还要找出产生问题的相关因素和危险因素。

(3)症状和体征:是指社区护理问题的具体表现,也常是社区护理问题的诊断依据。例如,社区护理诊断"家长育儿知识缺乏(P):家长未接受育儿教育/家长不重视育儿知识储备(E):家长育儿知识测试成绩80%不及格(S)"。家长知识缺乏是社区护理问题,造成这个问题的原因是社区未提供育儿知识教育以及家长不重视育儿知识储备,提出这个社区问题的依据是家长育儿知识测试成绩不理想。

3.社区护理诊断的陈述方式

完整的社区护理诊断应为三段式陈述法:采用PES公式,即健康问题(problem,P),原因(etiology,E),症状体征或有关特征(sign&symptoms,define characteristics,S)。但在实际工作中有的诊断不一定3个要素都具备,常用的陈述方式有一段式陈述法(P)、二段式陈述法(PE、SE)或三段式陈述法(PES)。

4.社区健康护理诊断

社区健康护理诊断是以社区整体健康为中心提出的,反映的是社区和社区群体的健康状况。例如,P:社区成年男子高血压发病率高于全国平均水平。S:社区居民中高血压发病率高达11%;社区居民喜爱吃咸食,生活规律性差,并认为这些不会导致严重疾病;该社区为富裕小区,成年男子多为公司经理或部门领导,主诉"工作忙,责任重,精神压力大,休息和娱乐活动少,且对此生活方式很无奈"。E:①对不良生活习惯可导致严重疾病的认识不足;②没有主动寻找缓解精神压力的办法,使紧张和压力持续存在;③缺乏高血压影响因素的相关知识。

(二)确定护理诊断的优先顺序

社区护士在对一个社区进行全面的评估后,通常会找出该社区多方面的健康问题和需求,做出多个护理诊断。当诊断超出一个时,社区护士就需要对这些诊断排序,判断哪个诊断最重要,最需要优先予以处理。一般采用Muecke(1984年)与Stanhope&Lancaster(1996年)提出的优先排序确定方法。

1.Muecke法

(1)准则:①社区人群对问题的了解程度;②社区解决问题的动机;③问题的严重程度;④社区中可利用的资源;⑤预防的效果;⑥社区护士解决问题的能力;⑦健康政策与目标;⑧解决问题的迅速性与持续的效果。每个社区护理诊断分别设立0~2分的标准,例如,0分代表不太重要,不需要优先处理;1分代表有些重要,可以处理;2分代表非常重要,必须优先予以处理。

（2）步骤：①列出所有社区护理诊断；②选择排定优先顺序的准则；③决定诊断重要性的比重（由社区护士调整，比重越高，表示越需要优先处理）；④评估者自我评估每个诊断的重要性；⑤综合每个诊断所有评估准则的得分，分数越高，越需要优先处理。

2.Stanhope&Lancaster 法

（1）准则：对每一个项目给予 1～10 分的分数，评定各自的比重，得分高表示是需要优先解决的问题。

（2）步骤：①列出所有的社区护理诊断；②选择排定优先顺序的准则；③决定诊断重要性的比重（1～10 分）；④评估者自我评估每个诊断的重要性；⑤评估者就每个诊断的每项准则，根据社区资源的多少给 1～10 分；⑥将每个诊断每项准则所得的重要性得分与资源得分相乘；⑦计算和每个诊断所有评估准则得分的总分，总分越高，越需要优先处理。

三、社区健康护理计划

根据个人、家庭、社区健康的护理诊断，制订相应的社区健康护理计划。护理计划的内容有主客观资料、诊断、目标、措施和评价方法。个人的护理计划侧重于对某种疾病患者的具体护理方法。家庭的护理计划侧重于存在家庭健康问题的人员、资源、互动与合作等。社区的护理计划注重利用社区内、外可以利用的资源，从行政的角度制订计划，解决与社区健康相关的人员、经费、地点和时间等问题。具体内容包括制订社区护理目标、实施方案、评价计划。

（一）制订社区护理计划目标

目标是对期望结果的具体陈述。社区护理目标应针对相应的社区健康问题，以选定的服务对象为中心来制定。制定的目标要具体，与社区健康问题密切相关，有时间限制，陈述简单明了并能被社区护士和护理对象认可。护理目标按照完成时间的长短分为长期目标和短期目标，长期目标需要较长时间（1 年以上）才能实现，短期目标在较短时间（几个月或 1 年）内完成。

1.制订社区护理计划目标的原则

一个社区护理计划通常由多个目标所组成，每个目标均应做到 SMART（specific, measurable, attainable, relevant, timely），即特定的、可测量的、可达到的、相关的、有期限的，以便于社区护理计划的落实和社区护理评价的实施。

2.社区护理计划目标的陈述

社区护理目标一般采用"主语＋谓语＋行为标准＋状语"的形式进行陈述。主语指服务对象、部分服务对象或与服务对象有关的因素。谓语是指主语要完成的行动，即实施社区护理活动后服务对象预期达到的结果，可以是行为的改变、知识的增加、情绪稳定或功能的改进等。行为标准是指完成行动的条件，用来解释在何时、何种情况下完成行动。如在预期目标"1 周内患者家属能够掌握帮患者翻身的技巧"中，"患者家属"为目标的主语，"能够掌握"为目标谓语，"帮患者翻身的技巧"为行为标准，"1 周内"为时间状语。一个社区护理诊断可制定多个护理目标，但一个社区护理目标只针对一个社区护理诊断。书写目标时注意目标的陈述应针对提出的社区护理诊断或其相关因素，使用能够观察或测量得到的结果相关的词汇。陈述中要包括具体的评价日期和时间。陈述时，避免使用"帮助患者，给患者"这些语言，还要注意避免使用一些含糊不清的语句。同时，陈述目标时应强调成果。"通过开办孕妇育儿知识讲习班使一年内婴儿死亡率下降到 10‰"这个目标过于冗长，它把实现目标的手段也描述在内了，恰当的描述应是"一年内，婴儿死亡率下降到 10‰"。

（二）制订社区护理计划

1.制订社区护理干预计划

社区护理干预计划是社区护士帮助护理对象达到预定目标所采取的具体方法。预期目标确定后,社区护士应与个人、家庭或群体协商,选择合适的、具体的护理措施。制订社区护理实施计划时应先确定目标人群、社区护理计划实行小组、达到目标的最佳干预策略和方法、可用的资源等,然后在反复评价和修改的基础上制订。社区护理干预是一种由多方合作、合理利用资源、体现优先顺序的行动方案。其步骤包括以下几点。

(1)选择合适的社区护理措施:目标确定后,社区护士要与护理对象进行充分协商,共同选取适当措施,以使护理对象能积极参与、为自己的健康负责。制定的措施可以是一级预防、二级预防和三级预防或综合性的措施,以达到预防与治疗并重,真正实现群体健康水平提高。

(2)为社区护理措施排序:可以参照社区护理诊断的排序标准或马斯洛的需要层次理论来对社区护理措施进行排序,通过排序可以使有效和重要的措施尽早执行,社区健康问题尽早得到控制。

(3)确定所需的资源及其来源:针对每项社区护理措施,要确定实施者及合作者(如疾病控制中心、当地的红十字会、肿瘤协会),需要的器械、场所、经费,分析相关资源的可能来源与获取途径。

(4)记录社区护理干预计划:社区护理措施确定后,将确定的社区护理诊断、目标、具体措施等完整地记录下来。

(5)评价和修改社区护理干预计划:以书面形式记录后,要与护理对象共同探讨,及时发现问题并修改,使实施更顺利。

2.制订社区护理评价计划

制订社区护理评价计划时,可参照4W1H原则和RUMBA准则。4W1H:指社区护理计划应明确参与者、参与者的任务、执行时间、地点及执行的方法。RUMBA:指真实的、可理解的、可测量的、行为标准、可实现的。

社区护理评价计划的制订为社区护理计划中必不可少的一个步骤,其作用是监督,以确保计划按目标进行。

社区护理计划能否顺利实施与居民的参与程度有很大关系。社区护理计划只有得到居民的认可和支持才能够很好地实施、发挥作用。因此,提高居民的参与意识是社区护理程序中非常重要的环节。

四、社区健康护理实施

社区健康护理计划的实施是针对社区健康护理目标而采取的行动。实施社区健康护理计划不仅仅是按计划执行护理操作,更重要的是做好可以使每个措施得以实施的各成员间的协调工作,因此,社区健康护理计划实施成功与否,与护士的领导、决策和沟通能力有很大关系,详细的计划有助于实施的顺利进行,实施过程应遵守计划的进度,并及时进行活动的记录和实施结果的评价。

（一）社区健康护理实施的方法与内容

对社区整体健康进行护理的主要方式是社区群体健康教育和社区健康管理。实施的主要内容包括与社区多部门联络和协调,对社区健康的基础资料进行调研,对具有共性健康问题群体教育及保健指导,管理社区健康档案,向政府提案和规划社区整体环境等。

（二）实施的注意事项

实施护理计划的过程中,社区护士要注意与合作者、护理对象进行良好的沟通,分工合作,提供良好的实施环境并及时做好记录,还要掌握必要的知识和技能以识别意外情况。

1.良好的沟通

它包括计划执行者之间的沟通、执行者与护理对象间的沟通。有时社区护士需与当地行政部门、街道、居委会、民政局等进行联系,争取他们的支持和配合。

2.分工与合作

实施社区护理计划时,需根据团队成员的情况,合理分配和授权给他人执行。例如,家庭访视可由经验丰富的访视护士执行,社区康复可由康复师或经过相应培训的医务人员来执行,对某些患者生活上的照料可由经过培训的家属来承担。合理的分工与合作以达到人尽其才,合理、有效地利用人力资源。

3.提供良好的实施环境

在实施计划的过程中,应在实施时间、地点、室温、光线、空气等方面加以改善,为服务对象创造安全、舒适、方便的环境,使之乐于接受干预。

4.记录

在实施过程中及时做好记录,记录的内容包括实施的各项护理活动、护理效果、护理对象的反应及产生的新需求。记录内容要求真实、准确。详细的记录可以使整个实施过程具有连续性,即使执行的人员有变动,也不会导致干预中断。另外,详细的记录也为最终的评价提供原始资料。

5.识别和处理意外情况

社区护士在执行计划中很可能会遇见一些意外情况,例如,天气骤变,可使计划中的护理对象未能参加计划的活动,这样,社区护士需要另择合适的时间就同样的内容再次实施护理计划。遇到意外情况时,社区护士要想办法予以弥补,使计划中的干预措施都能得到贯彻落实。

五、社区健康护理评价

社区健康护理评价是社区护理程序的最后一步,是对整个护理过程,尤其是实施护理措施后的情况予以评价的过程。若目标达到,说明护理措施有效,解决了原来的护理问题;若目标未达到,则需对其原因进行分析,重新评估、诊断、制订计划和实施新的措施。评价的结果有3种:修改、继续和完成目标。

（一）社区评价的类型

社区护理评价分为过程评价和结果评价。过程评价有两重含义:一是指在实施措施的过程中,对护理对象的健康状态随时进行评价;二是指对社区护理程序中的各个阶段加以评价,例如,社区护理评估收集的资料是否准确、完整,社区护理诊断是否能从评估资料中找到依据,是否具有针对性,优先顺序是否正确,社区护理计划的制订是否符合实际,具有可操作性,是否符合RUMBA原则,社区护理计划实施的过程是否充分调动居民的参与。结果评价是指对执行社区护理措施后的近期和远期结果进行评价。

（二）社区护理评价方法

常用的社区护理评价方法有效果评价和效率评价。

1.效果评价

效果评价是指评价社区护理达到预期目标的程度,是社区护士对护理项目最终结果的评价。效果评价应全面、系统地评价项目的效果,看是否已达到计划要求达到的水平。如社区健康状况改善的程度,居民对项目的满意度等。社区护理效果评价是一个复杂的过程,一般包括以下步骤。

(1)确定社区护理评价指标:评价前要先确定评价指标,一般是通过回顾护理目标来确定评价指标。

(2)收集评价资料:需要对资料进行收集和分析并与计划的评价指标做比较,才能下结论。评价资料的收集可采取以下方法。

直接行为观察:通过对护理对象行为的直接观察,了解是否发生预期的改变来判断干预效果。

交谈:通过评估者与护理对象进行正式或非正式的交谈来获取护理对象对健康的态度、心理状态等主观资料。

问卷调查:根据已确定的评价指标,制定出相应的调查表,请护理对象填写,再经统计分析,评价是否达到目标。

(3)分析资料:检查、核对所收集的资料,并确保资料来源于有代表性的样本或总体护理对象,对资料进行分析、解释、总结。

(4)做出结论:对所进行的社区护理工作做出评价,总结经验、教训,最好以书面形式呈现评价结论,如书写社区护理评价报告,供以后工作参考。

2.效率评价

社区护理效率评价就是比较结果与目标,判断是否达到了预期结果,如投入与产出相比是否值得,如果没达到预期结果需分析原因。

(三)社区护理评价内容

1.健康目标的进展

重温护理目标,评价社区护理计划是否满足居民的需求,是否达到预期效果,达到的程度如何,是否有未完成的目标,若有,分析其原因,有无需改进的地方。在过程评价时要评价经过护理活动是否离目标越来越近,若发现未完成预期的进度,需要重新评估,寻找原因,进行纠正。

2.护理活动的效果

护理活动的效果通常是在进行社区护理干预后要评价的内容,要了解是否起到促进健康、维持健康、预防疾病的实际效果。

3.护理活动的效率

评价时除了注重目标是否实现,效率也是不可忽视的一个方面。将社区护理活动的投入(人力、物力、财力、时间)与所获得的成果进行比较,了解投入与成果之比是否合理,是否超出计划的额定。总的原则是用最经济的途径获得最大的收益。

4.护理活动的影响力

评价护理活动为社区人群所带来的社会效益,可从效益的持久性与受益人群的广泛性来判断。例如,通过护理活动,是否使社区人群认识到不健康生活行为的危害,有多少居民在多大程度上改变了不健康生活行为(如放弃吸烟)。

（四）影响社区护理评价的因素

1.社区护士的能力

社区护理评价过程中需要用社区护士的观察能力、发现问题与分析问题的能力,而且社区护士解决问题的能力也会直接影响到评价的结果。社区护士在应用社区护理程序解决社区问题的整个过程中,要应用评判性思维不断地对其过程和结果进行评价。

2.评价方法

不同的社区健康护理评价方法各有优点和缺点,会对评价社区健康护理质量产生影响。

（1）观察:通过具体观察服务对象的行为表现,可获得较为真实、可靠的资料,但要求社区护士具有敏锐的观察能力,而且浪费时间和人力。

（2）交谈:具有灵活性强的特点,但又可能因评估者的偏见而影响评价结果。

（3）问卷调查:可避免评估者可能存在的偏见,但可能会因调查对象的认知能力及其他因素干扰而影响评价结果的真实性。

（4）标准检查:利用政府制定的社区护理实践标准来衡量社区护理工作的实际效果,可提高评价结果的可信性。

社区护理评价是社区护士对整个社区护理计划完成情况的回顾和总结,是社区护理程序的最后一个步骤,也是下一个护理程序的开始或制订下一步社区护理计划的基础。社区护士在护理实践中要重视社区护理评价的作用。

社区护理程序是一种科学的工作方法,虽然被人为地划分为 5 个步骤,但它实际上是一个动态、完整的过程,不断循环,从而为护理对象提供有效的护理。

（赵　雪）

第三节　社区健康档案的管理与应用

社区健康档案是记录社区内居民个人、家庭及群体健康信息的系统性文件,是社区卫生服务工作中收集、记录社区居民健康信息的重要工具,是评价社区健康的基础数据。健康档案以记录个人健康信息为核心,利于社区卫生人员动态掌握社区居民疾病发生和变化的情况,为居民提供综合性、连续性、协调性的保健服务,是评价社区卫生服务质量的重要依据,也是居民享有均等化公共卫生服务的重要体现。

一、建立社区健康档案的内容和方法

健康档案按照其层次可以分为个人健康档案、家庭健康档案和社区健康档案。其具体内容如下。

（一）个人健康档案

个人健康档案包括封面、个人健康资料、周期性健康体检记录、保健记录卡、病情流程表等。其主要用于为社区慢性病患者和残障患者等在社区卫生服务机构进行治疗或居家护理提供依据。

1.封面

设封面主要是为了方便保存、查找及归类。封面的主要内容包括医疗费用类型、档案编号、姓名、性别、出生日期、文化程度、婚姻状况、所属社区、建档医师、建档护士、建档日期等。

2.个人健康资料

（1）个人基本资料：包括姓名、性别、身高、体重、出生日期、文化程度、婚姻状况、职业、联系方式、用药史、过敏史、家族史。

（2）个人健康行为资料：包括吸烟情况、饮酒情况、饮食习惯、运动情况、就医行为等。

（3）心理特征：如气质类型、性格特征、人格倾向、记忆力、注意力、思维能力。

（4）主要健康问题：包括明确诊断和没有明确诊断的问题以及心理、社会、行为因素方面的问题，一般按照名称、发生时间和处理情况进行记录。

3.周期性健康体检记录

周期性健康体检有利于及时筛查疾病，及时、认真地记录有利于追踪观察，发现新问题，分析新问题。

4.病情流程表

病情流程表又称问题进程表，通常以表格的形式记录某一个主要问题在某一段时间内的变化情况，概括地描述了与该问题有关的一些重要指标的变化过程，包括症状、体征、生理生化指标、一些特殊的检查结果、用药方法、用药不良反应、饮食治疗、行为与生活方式的改变、心理检测结果等。不是所有的个人健康档案都必须设计病情流程表，且病情流程表的格式根据不同疾病的特点，在设计和记录上可以不同。

（二）家庭健康档案

家庭健康档案是社区卫生工作者实施以家庭为单位的卫生服务的重要依据，是社区健康档案的组成部分。它包括封面、家庭基本资料、家系图、家庭主要健康问题、家庭功能评估、家庭成员的健康资料。

1.封面

封面内容包括档案号、户主姓名、社区、建档医师、建档护士、家庭住址、联系方式等。

2.家庭基本资料

其包括家庭住址、家庭成员人数、每一个成员的基本资料、家庭类型、家庭生活周期、居住状况、联系方式等。

3.家系图

家系图是以绘图的方式表示，总结与家庭有关的大量信息的工具。其包括家庭结构及各家庭成员的健康和社会资料，是简明的家庭综合资料。其使用的符号有一定的格式。

4.家庭主要健康问题

对家庭成员的主要健康问题及家庭应激源、家庭压力，按照家庭成员的姓名、问题的名称、发生时间、处理方式等内容进行记录。

5.家庭功能评估

家庭功能评估常用 APGAR 量表，主要测试家庭成员个人对家庭功能的满意度。

6.家庭成员健康资料

其内容与个人健康档案的个人健康资料相同。

（三）社区健康档案

社区健康档案是由社区医师和社区护士提供的,以社区为基础,协调性的医疗保健服务的必备工具。其包括社区基本资料、社区卫生服务状况和社区居民健康状况等。社区健康档案是了解社区卫生工作情况、确定社区中主要健康问题及制订卫生保健计划的重要文献资料。

1.社区基本资料

其包括社区地域与环境状况、资源分布、社区人口学资料、社区主要产业与经济状况、社区组织的种类及相互协调等情况。

2.社区卫生服务状况

其包括以下三个方面:①每一年的门诊量、患者就诊原因分类、常见健康问题的种类和构成、门诊服务的内容和种类;②家庭访视和居家护理的人次、转诊率、转诊原因、转诊问题分类及处理情况统计;③住院统计,包括住院患者的数量(住院率)、患病种类及构成、住院时间等。

3.社区居民健康状况

其包括以下四个方面:①社区人口学资料,人口数量、年龄、性别构成、文化构成、职业构成、家庭构成、出生率、死亡率、人口自然增长率等;②社区疾病谱与死因谱;③社区危险因素的变化情况;④社区流行病、传染病的监控情况。

（四）建立社区居民健康档案的方法

建立社区居民健康档案要求资料的记录保持动态连续性,除了记录患病资料外,还要求记录个人所参加的健康教育的内容,有些内容需要根据个人的具体健康状况而添加。建立居民健康档案有如下两种基本方法。

1.个别建档

结合全科医疗服务,在家庭个别成员就诊时建立档案,然后通过多次临床接触和家访,逐步完善个人健康档案和家庭健康档案。这种方式简便易行,省时省力,但不容易得到完整、全面的资料,家庭其他成员参与较少。

2.社区全面建档

社区护士在一段时间内,动员社区力量,拜访社区中的每一个家庭,一方面宣传建立健康档案的意义和与之相关的服务内容、服务方式;另一方面,对每一个家庭成员及整个家庭做一次全面的评估,收集个人及其家庭的基础资料。同时,针对建立档案过程中发现的有关健康的危险因素,进行必要的健康教育。

二、社区居民个人健康档案的建立与使用

（一）居民个人健康档案的建立与使用流程

居民健康档案的建立是一项长期、系统的工作。居民健康档案的信息采集工作一般采用入户调查、日常医疗、预防和保健等工作相结合的方式来完成。档案的建立和使用按七步进行:第一步确定建档对象与分类,确认建档对象是否是本社区常住居民和重点管理人群;第二步确认是否需要建立个人健康档案与建档方式;第三步建立健康档案;第四步发放健康档案信息卡;第五步为提供服务的居民调取健康档案;第六步动态记录服务内容、更新健康信息;第七步保存健康档案。

（二）居民个人健康档案的建档对象与建档方法

1.建档对象

居民个人健康档案的建档对象为社区内常住居民,其中慢性病患者、孕产妇、育龄期及更年期妇女、老年人、0～3岁儿童及重型精神病患者等是建档的重点人群。

2.建档方法

个人健康档案的建立原则:居民自愿、政策引导。居民个人健康档案的建档方法如下。

(1)填写居民健康档案封面:根据《城乡居民健康档案管理服务规范》,采用统一的17位编制码,第一段为6位数,代表县及县以上行政区划(GB2260)。第二段为3位数,代表乡镇和街道行政区划,按照国家标准《县以下行政区划代码编码规则》(GB/T 10114-2003);第三段为3位数,表示村(居)民委员会等,具体划分:001～099表示居委会,101～199表示村委会,901～999表示其他组织;第四段为5位数,表示居民个人序号,由建档机构根据建档顺序编制。建档居民身份证号码作为身份识别码,为在信息平台实现资源共享奠定基础。

(2)居民个人基本信息表的填写:只在居民首次建档时填写,包括个人一般情况及个人健康史。如个人信息有变动,在原条目处修改,标注修改时间并签名。

(3)健康年检表的填写:所有建档居民均需填写一般人群年检表。特定人群在一般人群年检表的基础上,还需填写特定健康表格。

(4)服务记录表的填写:根据服务目的,记录服务内容。

(5)制作和发放居民健康信息卡:为调用居民健康档案的依据。居民接受服务时只需通过刷卡即可调出其电子档案。

（三）居民个人健康档案的维护和使用

1.居民健康档案的维护

为居民服务时调取已建立的居民健康档案记录服务相关内容,就是对档案的动态维护。

2.居民个人健康档案的使用

居民个人健康档案属于居民个人隐私,其使用应在安全的环境下进行。个人健康档案系统数据系统允许科研、医疗、公共卫生机构等对相关信息收集、分析,作为疾病预防和卫生行政部门卫生决策的依据,特殊情况可用于司法。为保障居民个人信息的安全,档案的使用有严格的规范和管理。

三、居民健康档案的管理

健康档案对个人、家庭和社区有重要作用。健康档案的管理过程中注意逐步完善健康档案,前瞻性收集资料,推动以电子健康档案为基础的卫生信息化平台建设,提高医疗卫生机构的工作效率。归档、完善和使用是档案管理的重要工作。

（一）健康档案的管理方法

1.建立健全档案管理相关制度

为了确保健康档案的管理和收集、整理工作,有效地保护和利用档案,社区卫生服务机构应建立相应管理制度,明确使用要求,确保档案安全。

2.居民健康档案的保存

(1)集中保存:在社区卫生服务机构,专人、专室、专柜集中保存已经建立的居民健康档案。

(2)建立档案信息室:配备相应的档案保存设备,按照防盗、防水、防火、防潮、防尘、防鼠、防虫、防高温、防强光、防泄密档案等要求妥善保存档案。对档案按个人、家庭、社区进行分类、编号,依顺序摆放,便于查找。转诊、借用时必须登记,用后及时收回,放于原处。

3.有效利用健康档案

要定期整理健康档案,动态管理,不得有死档、空档,要科学地运用健康档案,每个月进行一次更新,增补内容及做档案分析,对辖区卫生状况进行全面评估,总结报告并保存。

(二)我国建档方式的现状

完整的社区居民健康档案包括个体健康档案、家庭健康档案和社区健康档案。实际工作中3种档案并不是完全独立分开的,许多社区在建立个人健康档案的同时,也收集了个人家庭的资料,个人健康档案又是社区健康档案的基础资料。

1.个人和家庭健康档案的建档方式

(1)个别建档:是在居民来社区的卫生服务中心(站)就诊或建立家庭病床时建档,然后通过诊疗接触、家庭访视和居家护理等方式,逐渐完善档案的方法。这种建档方式对社区患者的健康管理起到重要作用,但由于仅局限于对来就诊和申请居家护理者的健康管理,不能代表社区群体的健康状况。

(2)普遍建档:是由全科医师和社区护士在一段时间内访问社区中每一个家庭的成员及对家庭整体做一次全面评价而建立的档案。这种建档方式能收集辖区所有家庭和家庭成员的基础资料,能针对普遍存在的健康问题和危险因素开展健康教育、健康检查和增进健康等活动。但是需要大量的时间、人力和物力,目前社区卫生服务机构正努力开展这项工作。

2.社区建档

社区卫生工作者(主要是社区护士)每半年或一年将社区健康相关资料和数据输入计算机,对社区健康进行动态监测和管理。可以利用个人和家庭普遍建档的数据资料,进行统计分析,获得社区群体健康相关资料,还可以利用居委会、街道办事处、派出所、区政府、卫生防疫站和妇幼保健院等的相关资料,这样可以节省人力、物力和时间。

(三)计算机在健康档案管理中的作用

随着信息科技的进步,计算机在医疗卫生领域的应用越来越广,目前我国各大医院都建立了不同种类的医疗信息管理系统。社区卫生工作者利用计算机技术、网络通信和数据库等现代化手段,建立个人、家庭和社区的连续性、全方位计算机健康档案管理系统,并以此系统为基础,开展医疗、预防、保健、康复、健康教育和计划生育"六位一体"的社区卫生服务;对医疗活动各阶段产生的数据进行采集、存储、处理、提取、传递和分类,汇总成各种新的信息,不断丰富健康档案的内容,从而实现社区居民健康档案的有效管理和信息的综合利用。

1.计算机健康档案管理系统的优点

(1)操作更简便、快捷。

(2)有灵活的输出功能,可随时按使用者要求获得所需资料。

(3)多职能团体使用,达到资源共享,避免内容重复,提高工作效率。

(4)利用统计分析功能,方便统计居民就诊原因、居民健康问题、医师干预内容、社区的人口和家庭构成等资料。

(5)决策辅助功能可以依据个人、家庭和社区健康的相关资料,提供相关服务的内容。

(6)随访提醒功能可以从健康档案资料中自动查询需要预防保健服务、康复治疗、自我保健指导、慢性病的随访观察等项目的服务对象和时间安排。

2.计算机健康档案管理中存在的问题

(1)计算机健康档案尚处于开发阶段,目前软件类型没有统一标准,给交流和资源共享带来不便。

(2)电子资料和传统人工资料并存,影响资料的利用和管理。

(3)健康档案中包含个人隐私,内容涉及社会、心理和家庭等问题。若对电子资料管理不善容易造成泄密和篡改。目前开发健康档案管理系统的软件,应多加强用户权限和密码管理设计,使所有操作者和使用者在获得认可后才能登录,以增强使用的安全性。

（赵　雪）

第四节　健康促进与健康教育

一、健康促进

(一)概念

目前学术界多用的是美国教育学家劳伦斯·格林教授和他的团队提出的概念,即"健康促进是指一切能促使行为和生活条件向有益于健康改变的教育与环境支持的综合体"。其中,"教育"是指健康教育,它促使人们自愿采取有利于健康的行为,促进全社会形成健康促进的氛围。"环境"包括对健康教育能产生有效支持的自然环境、社会环境和自然政治环境的总和,而"支持"包括政府的承诺、政策、立法、财政、组织以及群众等各系统。健康与环境的整合需要通过跨部门合作来完成。在健康促进规划中特别强调创造支持性环境。

(二)健康促进的相关理论

1.格林模式(PRECEDE-PROCEED 模式)

格林模式是由劳伦斯·格林于 1980 年提出的,是目前国内外最常用的社区健康教育和健康促进计划与评价方法。该模式将健康促进计划设计为两个阶段 9 个步骤。第一阶段:PRECEDE(即评估阶段),是由在环境的评价中应用倾向因素、促成因素和强化因素英文首字母排列而成,包括社会诊断、流行病学诊断、行为与环境诊断、教育与组织诊断以及管理与政策诊断5 个步骤。第二阶段:PROCEED 阶段(即执行与评价阶段),是由在环境干预中应用的政策、法规和组织手段的英文首字母组成,是计划实施和评价的阶段。其中第 6 个步骤为健康促进计划的实施,第7~9 个步骤分别为过程评价、效果评价和结果评价。格林模式注重第 4 步的教育与组织诊断,强调倾向因素、促进因素和强化因素这 3 个影响健康行为的因素,并强调健康促进的最终目标是提高整体人群的生活质量。格林模式不仅解释了个体的行为改变,还考虑纳入周围环境,由个体健康扩展到群体健康。它强调健康促进的社区参与,并将社会环境与人群健康紧密联系在一起。

2.联合国儿童基金会模式

联合国儿童基金会在其编撰的培训资料中,也将健康促进计划分为两个阶段 9 个步骤。第一阶段:计划前研究阶段,中心任务是评估需求。第二阶段:计划活动研究阶段,核心任务是制定对策。结合我国健康促进工作的实际情况,可以将健康促进计划设计的程序总结归纳为 7 个步骤：①评估社区需求；②确定优先项目；③制定目标和具体评价指标；④确定干预策略；⑤安排活动日程；⑥制定监测与评价方案；⑦做项目经费预算。

（三）健康促进的内容

健康促进由疾病预防、健康教育、健康保护组成。其工作内容包括以下方面。

（1）促进制定有利于健康的公共政策，政府有关部门及全社会共同承担责任。

（2）促进调整卫生服务方向，通过多种途径、广泛动员可利用的资源，为发展健康事业服务。

（3）促进提高个人和群体的保健知识与技能水平。

（4）促进建设和保护物质环境与自然环境。

（5）促进发展社区能力，社会动员和社区行动是健康促进的基础策略。

二、健康教育

（一）概念

1.健康教育

健康教育是通过有计划、有组织、有系统的社会和教育活动，促使人们自愿地改变不良的健康行为和影响健康行为的相关因素，消除或减轻影响健康的危险因素，预防疾病，促进健康和提高生活质量。

健康教育的核心问题是促使个体或群体改变不健康的行为和生活方式，尤其是改变组织行为。健康教育必须是有计划、有组织、有系统的教育过程，才能达到预期的目的。

2.社区健康教育

社区健康教育是以社区为基本单位，以社区人群为教育对象，以促进居民健康为目标，有目的、有计划、有组织、有评价的系统的健康教育活动。

社区健康教育的目的是促进社区人群健康。通过社区健康教育，帮助社区人群提高和维持自我保健意识，增进全社区人群自我管理健康的知识和技能，养成有利于健康的行为和生活方式，促进社区医疗保健资源的有效利用，减少和消除社区健康危险因素。

（二）社区健康教育的理论

健康教育的核心是行为干预（行为改变），人们的健康相关行为是一种复杂的活动，受到遗传、心理、自然与社会环境等因素的影响。因此，改变健康相关行为是艰巨而复杂的过程。世界各国学者、专家提出多种行为改变理论，包括知识-信念-行为模式、健康信念模式、阶段变化模式、理性行为和计划行为模式、人际行为改变模式、社区组织和建设模式等。下面重点介绍前3种模式。

1.知识-信念-行为模式

健康教育的对象广，范围大，有着不同的社会文化背景，不同的自然环境，不同的文化知识结构，不同的需要、信念、个性、态度等，因此，教育内容、方法因人而异，以达到目的。通过知识传播，引起人们的注意，让人们认识不良健康行为，联想自身行为改变的必要，产生改变的需求，树立信心，下决心改变行为，采取必要的行动，促使行为改变。知识-信念-行为理论认为普及卫生保健知识是关键。

2.健康信念模式

健康教育能否转化为行为，主要与健康信念形成有关。在20世纪70年代，贝克尔对霍克巴姆的健康信念模式进行修改。首先，确认人们对健康与疾病的认识不足，对疾病的易感性和严重性的认知不足,且不注重预防,就有可能患病,如偏食、多食,没有按机体需要摄入热量,运动少,造成肥胖,最终导致心血管疾病、糖尿病等;患病给人们带来痛苦、伤残,甚至死亡。其次,认识到预防性健康行为的重要性,意识到预防性行为的益处,减少预防性行为障碍。如果个体能控制饮食、增加运动,认识到采取预防性健康行为的必要性,寻求改变的因素,就能使行为改变成为可能。行为转变取决于能否做到以下几点:①充满自信,排除一切干扰;②对自己的能力有正确的评价和判断,有克服困难的经验,有向上坚持的个性;③善于寻找其他可借助力量,如媒体的宣传,医师、护士的健康教育。健康信念模式(health belief model,HBM)包括个人健康的认知、修正因素和采取行动的可能性。

3.阶段变化理论

人们行为的转变过程分为 6 个阶段。

(1)无打算阶段:抵抗改变,即不考虑在接下来的 6 个月内改变自己的行为,或者是有意坚持不改变。他们或者本知道这样做的后果,或者觉得浪费时间,或者认为没有能力来改变等。患者的特点:他们不喜欢考虑或谈论有关这些高危行为的话题,甚至还用另外一套理论来抵制,也不打算参加健康促进项目。

(2)打算阶段:改变,即人们考虑在接下来的 6 个月内,对某些特定行为做出改变。他们已经意识到改变行为可能带来的益处,但是也十分了解所要付出的代价,在效益和成本的权衡中处于一种矛盾的心态。在此阶段停滞的时间可能不会很长。此阶段常常被称为慢性打算或行为拖延阶段。

(3)准备阶段:取得,即人们严肃地承诺做出改变,并且开始有所行动,例如,打算加入健康教育培训班,向他人咨询,同医师交谈,购买自我帮助的书籍等。

(4)行动阶段:开始行动,即人们已经改变了自己的行为,但维持时间少于 6 个月;行动阶段是6 个阶段之一,并不是所有的行动都可以看成行为的改变。人们的不良健康行为改变要达到科学家或公共卫生专业人员认可的能减少疾病风险的程度。

(5)维持阶段:稳定,即这种行为改变已经 6 个月以上,说明已达到目标,但这个阶段应当预防反复,使人们对行为改变更有自信心。

(6)终止阶段:坚持,即某些行为,特别是成瘾性行为转变中可能有这个阶段。在这个阶段,人们不再受到诱惑,对这种行为改变的维持有高度的自信心。尽管他们可能会有沮丧、焦虑、无聊、孤独、愤怒或紧张等体验,但他们都能坚持。研究表明,一般 20％的人达到这个阶段,经过这个阶段,他们就不会复发。

(三)社区健康教育的对象与形式

1.社区健康教育的对象

社区健康教育应面向社区的全体居民。在进行社区健康教育时,为了使健康教育的内容更加有针对性,可将社区居民分为 4 类。

(1)健康人群:健康人群一般在社区所占的比例最大,他们由各个年龄段的人群组成。这类人群中有些人可能对健康教育的需求少,也许会认为疾病距离他们太遥远,对健康教育持排斥态度。

(2)具有某些致病危险因素的高危人群:所谓具有某些致病危险因素的高危人群,主要是指那些目前尚健康,但本身存在某些致病的生物因素或不良行为及生活习惯的人群。致病的生物因素包括个体遗传因素(如高血压、糖尿病、乳腺癌等有家族史的疾病)、不良的行为及生活习惯

（包括高盐、高糖及高脂饮食等）。

（3）患病人群：患病人群包括各种急性、慢性疾病的患者。对这类人群可根据疾病的分期分为4种患者，即临床期患者、恢复期患者、残障期患者及临终患者。

（4）患者家属及照顾者：患者家属及照顾者与患者接触的时间最长，他们中部分人往往因长期护理而产生心理和身体上的疲惫，甚至厌倦。因此，对他们进行健康教育是十分必要的。

2.社区健康教育的形式

社区护士因地制宜、因人而异地开展健康教育，其主要形式有门诊健康教育、健康教育讲座、利用卫生宣传栏、社区义诊咨询、随访健康教育、其他（如卫生知识竞赛、健康俱乐部）。

（四）社区健康教育的内容与方法

1.社区健康教育的内容

社区健康教育主要包括保持健康、预防疾病或外伤、恢复健康、适应机体功能障碍。根据教育对象的健康状态可将健康教育内容分为3类。

（1）一般性教育：包括环境保护、个人卫生、饮食卫生与营养、常见病的防治、计划生育、心理健康的维持、家庭用药管理等。

（2）特殊性教育：包括特定群体（如老年人、儿童、青少年、妇女、残疾人）的健康教育与特定疾病的治疗、护理、康复。如预防阿尔茨海默病的方法、预防儿童龋齿的方法、母乳喂养方法、残疾人功能恢复锻炼法。

（3）卫生管理法规教育：主要包括相关卫生法规及政策（如《环境保护法》《食品安全法》《职业病防治法》《公共场所卫生管理条例》）的普及。

2.社区健康教育的方法

根据教育的内容，教育对象的文化水平、认知水平、学习特点选择与确定教育方法。在实际操作中可联合使用多种方法。常用的社区教育方法有以下几种。

（1）语言教育：如举行专题讲座，进行交谈，小组讨论和一对一健康咨询。

（2）文字教育：包括印刷健康指导、健康教育手册、宣传资料，出版科普读物，在社区宣传栏张贴海报等。

（3）形象化教育：包括演示操作过程，运用图片、标本或仪器等进行教育。

（4）电化教育：包括运用广播、录音、视频材料、电影等，使用投影仪、幻灯机、计算机、电视等进行的教育。

（5）案例教育：将一个案例提供给教育对象，使其根据内容进行讨论学习的方式。该方法对教育对象的学习能力和教育者的能力要求较高。

（6）同伴教育：同伴指的是年龄相仿，知识背景、兴趣爱好相近，有共同生活经历、相似的生活状况，或因某种原因而具有共同语言的人，也可以是具有同样生理特征和行为特征的人。同伴教育就是以同伴关系为基础开展信息交流与分享的学习方式，常依托小组讨论的形式来开展。

三、社区健康教育程序

健康教育是有组织、有计划、有目的、系统性的教育活动，其质量取决于全过程周密的计划、组织和管理。整个过程可划分为健康教育评估、确定健康教育诊断、制订健康教育计划、实施健康教育和评价健康教育的过程与效果。

（一）社区健康教育评估

为一个社区拟订健康教育计划，不仅要评估整个社区的需要，还要评估每个参与者的学习需要。对社区的评估主要根据流行病学、人口统计学的资料以及社区健康保健人员的观察资料。社区护士收集资料以评估社区人群的学习需要和学习的准备程度。

1.评估教育对象的学习需要

健康教育需求受多种因素影响，社区护士可以通过收集以下资料判断社区人群是否存在学习需要：①教育对象的性别、年龄、健康状况、生物遗传因素等；②有无不良生活方式，如吸烟、酗酒等；③学习能力：文化程度、学习兴趣、学习态度等；④对健康知识的认知与掌握情况。

2.评估健康教育对象的学习的准备程度

社区护士可以从情绪上和经验上来评估健康教育对象对学习的准备程度。情绪上的准备是指健康教育对象的学习动机或者愿意为学习付出的努力。学习动机来自一个人对健康行为的态度和信念。健康教育对象对学习需要的看法是影响其学习动机的主要因素，因此，社区护士有必要了解健康教育对象对其自身学习需要的看法。

3.评估成批的健康教育对象的学习准备情况

社区护士常常需要为成批的健康教育对象进行教育。每个健康教育对象的学习情况是不尽相同的，其生活背景、技能、学习能力和学习动机是不尽相同的。在第一次小组会前对每个小组健康教育对象进行评估，将有利于计划教学内容。如果会前不能进行个人评估，那么，可以利用健康教育对象自我介绍的方式，来评估健康教育对象的学习准备程度。收集和记录健康教育对象情绪上和经验上的准备情况，将有助于社区护士计划下次的教学内容。

4.教育环境

其包括生活环境、学习环境和社会环境。

5.医疗卫生服务资源

其包括医疗卫生机构的数量与地理位置，居民享受基本医疗卫生服务的状况，当地卫生政策与立法、社会经济状况等。

6.教育者

评估教育者的教学态度、能力、教学热情与经验等。

（二）社区健康教育诊断

1.确定健康教育诊断

社区护士在分析健康教育对象的学习需要与学习的准备程度之后，须对健康教育评估收集的资料进行整理与分析，针对社区群体共同的健康教育需求，确定健康教育诊断。具体步骤如下。

（1）分析资料，列出健康教育现存的或潜在的健康问题。

（2）分析健康问题对教育对象的健康构成威胁的程度。

（3）分析开展健康教育的可利用资源。

（4）挑选出能够通过健康教育改善或解决的健康问题。

（5）找出与健康问题相关的行为、环境和促进行为改变的因素。

2.确定健康教育的优先项目

优先项目是指能够反映群众最迫切的需要，或某种特殊群体存在的特殊需要，通过干预能获得最佳效果的项目。社区护士应在尊重教育对象意愿的基础上，排列并确定优先项目。具体可参照下列优先原则。

(1)优先考虑对人群健康影响的严重性,从健康对象最关心的问题着手,以提高健康教育对象的学习兴趣。

(2)优先考虑通过健康教育干预手段能够有效改善的健康问题。

(3)干预策略容易被教育对象接受,有较高的健康效益和社会效益。

(三)社区健康教育计划

在计划阶段,社区护士要鼓励健康教育对象参与制订教学计划,这样有利于调动健康教育对象的学习热情和顺利地达到预期的学习目标。制订教学计划包括下列步骤。

1.拟订计划的原则

制订计划应遵循 6 个原则,即有明确的目标、整体性、前瞻性、弹性、参与性,从实际出发,以保证健康教育计划的顺利实施。

2.设置目标

要明确通过健康教育最终期望达到的目标是什么,包括近期和远期目标。一般包括教育目标、行为目标、健康目标和政策与环境目标。

3.确定实施健康教育者

教育者为具有专业知识的卫生工作者,包括社区护士、全科医师、社区其他卫生服务工作者和专业培训师。

4.确定教育内容

教育内容的选择必须以社区健康教育目标为基础,才能满足健康教育对象的需要。还应考虑所选择的内容是否准确,是否适合健康教育对象的年龄、文化背景和学习能力,是否有足够的时间及教学条件。教育内容一般包括一般性教育、特殊性教育、卫生管理法规教育。

5.选择合理的健康教育方法

根据教育的内容,教育对象的文化水平、认知特点、学习特点选择与确定健康教育方法。

6.明确实施时间和地点

根据项目的目的、教育对象、内容、方法,可选择在社区、学校、企业或机构、公共场所或居民家庭等实施健康教育。

(四)社区健康教育的实施

健康教育的实施是将计划付诸行动、获取效果的过程。社区护士实施教育计划时,应注意灵活机动地施教。实施过程是连续、动态的,包括组织、准备、质量控制 3 个环节。下列技巧有助于社区护士实施健康教育。

1.选择适宜的时间进行教学

有的人的最佳学习时间是清晨,而有的人的最佳学习时间是下午,社区护士应通过询问,了解健康教育对象的最佳学习时间。

2.教学进度应因人而异

因为教学进度亦会影响学习效果,社区护士应能敏锐地觉察到因教学进度过快或过慢所出现的迹象。健康教育对象显得迷惑不解或不能理解所学内容,说明教学进度可能过快;健康教育对象对学习失去兴趣,可能是教学内容肤浅所致。

3.选用适当的教具

在实施健康教育前准备好所需要的教具。

4.强化学习

通过复习、复述和总结等方式强化学习。

5.精心组织教学内容

将健康教育对象已知的知识与教学内容联系起来,使健康教育对象通过联想已知的知识而对即将学习的内容有初步的印象。这一种教学方式有助于集中健康教育对象的注意力。

6.努力消除外在因素对学习的影响

例如,适当的时间、舒适的环境和健康教育对象能理解的语言,均能促进健康教育对象学习。

(五)社区健康教育评价

评价是指教导者以预期学习目标为标准,对健康教育对象的知识、态度和行为的变化及构成变化的诸多因素进行评价。评价为教学过程的最后阶段,但这种活动可以在教学过程中的任何阶段进行,即教导者可以随时对健康教育对象的学习需要、学习效果加以评价,以便及时调整健康教育计划和为健康教育对象及时提供反馈意见。

1.过程评价

对实施计划的全过程进行评价,贯穿于计划实施的始终。过程评价的指标包括干预活动的类型、干预次数、每次持续的时间、活动的覆盖率等,如健康教育材料的种类、发放批次、数量。

2.近期效果评价

评估采取干预措施后健康教育对象健康知识、行为、特点的变化。评价指标包括卫生知识知晓率、卫生知识合格率、卫生知识平均分数、健康信念形成率、行为改变率等。

3.远期效果评价

远期效果评价是对健康教育计划实施后产生的远期效应进行的评价。评价的指标如下:①反映身体健康状况的生理指标:如身高、体重、血压、血红蛋白、血清胆固醇;②反映心理健康指标:人格测量指标、智力测验指标(智商)等的变化;③疾病与死亡指标:如发病率、患病率、死亡率、病死率、婴儿死亡率、平均期望寿命;④反映生活质量的指标:如生活质量指数(PQLI)、功能状态量表(ADL)、生活满意度指数量表(LSI)。

一般情况下,社区人群获得健康教育的远期效果,需要相当长的时间,而且社会的政治、经济、文化状况的变化对人群的健康会产生综合影响。因此,对健康教育项目计划的结局进行评价时,不能简单地将人群健康状况的改善和生活质量的提高归结于健康教育干预的结果,而必须精心设计,排除或控制其他影响因素后,才能客观、慎重地下结论。

四、常见疾病的健康教育

(一)脑卒中的健康教育

1.脑卒中发病的危险因素

脑卒中又称脑血管意外,是一组由脑部血管病变或全身血液循环紊乱所致的脑组织供血障碍性疾病,发病的危险因素包括有高血压、冠心病、糖尿病、高脂血症,精神紧张,吸烟,饮酒,肥胖,有不良饮食习惯。

2.健康指导

(1)建立良好的生活方式:建立良好的生活方式,合理膳食,超重者每天限制热量和脂类食物的摄入,加强体育锻炼,如散步、做体操、打太极拳、练气功,慢慢增加活动量。放松心情、稳定情绪对预防脑卒中有积极作用。

（2）适当药物治疗，控制已知危险因素：患者如有短暂性脑缺血发作、心脏病、糖尿病、高血压等病症要积极治疗。采取健康的生活方式，避免诱发因素。

（3）预防脑卒中复发。①增强患者自我保健能力：使患者心情舒畅地生活，不过于紧张，思想上又高度重视；②警惕脑卒中的诱因：避免紧张、兴奋、忧虑、过劳等因素，并要注意气候剧变和生活习惯改变等的影响；③养成合理的饮食习惯：提倡中老年人以低钠、低胆固醇、低脂肪食物为主，食物宜多样化；④进行适当的药治疗和体育锻炼：坚持以活血化瘀的中西药治疗为主，增进血液的正常流动以防止脑卒中，常用药物有复方丹参片；⑤注意脑卒中的前兆：如头痛，半侧面部麻木，四肢一侧无力或活动不灵。

（二）慢性阻塞性肺部疾病的健康教育

1.概述

COPD 是一种以气流受限为特征的肺部疾病，包括慢性阻塞性支气管炎及肺气肿等。目前确切的病因尚不十分清楚，一般医师认为 COPD 是多种因素协同作用所致，包括吸烟、空气污染及感染等。COPD 是呼吸系统疾病中的常见病和多发病，患病率和病死率均高，因肺功能进行性减退，严重影响患者的劳动能力和生活质量，故对 COPD 患者进行健康指导尤为重要。

2.健康指导

（1）养成健康的生活方式如下。①饮食：进食易消化、高热量、高蛋白、高维生素食物，少食多餐，多食新鲜蔬菜、水果，少食刺激性食物，戒烟、酒。②运动指导：急性期卧床休息，缓解期应根据自己的身体情况进行适当运动，如步行、打太极拳。

（2）预防呼吸道感染的方法如下。①保持室内空气清新：定时开窗通风，避免吸入粉尘、烟雾及有害气体。②耐寒锻炼：进行耐寒锻炼时，先用浸过冷水的毛巾擦头面部，再擦四肢。体质较好、耐受力强、呼吸功能Ⅲ级以下者，可全身大面积冷水擦浴，坚持到 9、10 月后再恢复到给面、颈部冷水擦浴，耐受力强者可坚持到冬季。冬季使用冷水的温度为 15 ℃～20 ℃，每次 5～10 min。使身体适应外界气候变化，增强耐寒能力，可有效地改善气道功能，防止 COPD 的发作。③提高机体免疫功能：接种疫苗，如接种流感疫苗、肺炎球菌疫苗，提高机体的抗病能力。④避免受凉：寒冷季节及气温骤降时及时添加衣服，不到公共场所，避免和呼吸道感染者接触。

（3）氧疗指导：家庭氧疗，经鼻导管吸入氧气，流量为 1.0～2.0 L/min。氧疗时注意安全，在供氧设备周围切勿点明火，以防氧气燃烧爆炸；其次，鼻腔分泌物多时要经常清洗，以防导管堵塞而失去供氧作用；用氧时按医嘱调节氧流量。

（4）呼吸训练指导：指导患者进行腹式呼吸、缩唇式呼吸。腹式呼吸的方法：患者放松全身，把右手放在肚脐上，把左手放在胸部，吸气时，最大限度地向外扩张腹部，胸部保持不动；呼气时，最大限度地向内收缩腹部，胸部保持不动。循环往复，保持每一次呼吸的节奏一致。缩唇式呼吸的方法：用鼻吸气，然后像吹口哨一样缩唇，通过嘴唇将气尽量全部呼出，吸、呼的时间比为 1∶3～1∶2。

（5）自我监测指导如下。①病情评估：注意观察痰液的性质、颜色及量。②教会患者及其家属正确识别病情加重先兆：如出现气促加重，伴有喘气、胸闷、咳嗽加剧，痰液黏稠，痰量增多或伴有发热、全身不适、嗜睡等症状，表示病情加重，应立即到医院就诊。

（三）恶性肿瘤的健康教育

1.概述

恶性肿瘤是机体细胞在各种因素的长期作用下，发生异常增生和异常变形所致。因肿瘤细胞分化不成熟，生长迅速，浸润破坏组织、器官，易发生转移，对人体的危害严重。目前恶性肿瘤的病因不明确,长期的流行病学调查和临床研究发现,恶性肿瘤的发生除与遗传因素有关外,还与物理因素、化学因素、生物因素、不良生活方式、长期压抑、生活中频繁的应激事件等有关。

2.健康指导

(1)防癌教育如下。①合理膳食:合理、均衡、适量的饮食是健康的保证,注意营养平衡,多食新鲜蔬菜、水果,每天做到早餐吃好,中餐吃饱,晚餐吃少;多吃时令菜,少吃反季节菜,注意食品卫生与安全,少量饮酒,不吸烟,牢牢记住病从口入。②合理安排运动:注意休息,根据自己身体的耐受程度合理安排运动,可进行散步、打太极拳、练气功等运动,保持乐观的情绪和愉快的心情,改善身体素质,提高机体抵抗力。③职业防护:工作中接触有毒、有害物质时,正确使用防护服及其他防护用具,减少或消除劳动和生活环境中的致癌因素。④重视早期征兆:如任何部位触及硬结或不消的肿块,有久治不愈的溃疡,进食有哽噎感,持续性声嘶,刺激性干咳或痰中带血,经期外或绝经后阴道不规则流血,体重减轻的原因不明,应及时到医院检查,明确原因。⑤定期体检:以便做到早发现、早诊断、早治疗,教会患者自我检查的方法,如 40 岁以上妇女每年定期行妇科体检。

(2)心理疏导:合理宣泄情绪,可通过倾诉、活动转移法等来调节情绪,也可通过定期举办公益性的肿瘤知识讲座,倡导科学抗癌模式,介绍肿瘤治疗的手段、方法,使患者保持乐观情绪,积极配合治疗。

(3)营养供给的教育:合理饮食是患者维持良好营养的前提。患者要养成良好的饮食习惯,定时、定量、少食、多餐。多食具有抗癌作用的食物,如胡萝卜、洋葱、大蒜、芋头、红薯、南瓜、无花果。饮食以清淡、易消化为宜,少食油炸、烟熏、刺激性食物,做到饮食有节制、有规律。

(4)自我病情观察的教育:学会自我病情观察,及时向医师反馈,及时治疗。①主观症状的自我观察:患者感受到的异常感觉及不适因病变部位、病情程度的不同而表现各异。例如,食管癌患者在放疗中出现哽噎感,进食不畅;肺癌患者出现咳嗽加剧、痰中带血或咳血,要及时告知医师。②注意自身体征的变化:局部包块有无增大、变硬,是否伴有疼痛;体重有无变化;监测自身生命体征。

(5)对患者复查的教育如下。①常规复查时间:肿瘤治疗结束 2 年内,每 3 个月复查 1 次,第 3～5 年每半年复查 1 次,5 年后每年复查 1 次。②定期复查内容:三大常规、肿瘤标志物、胸片、胸腹部 B 超、CT、肝功能、肾功能、胃镜、结肠镜等检查。

(赵　雪)

第五节　家 庭 访 视

家庭访视护理作为社区护理的基本手段之一,在社区护理的发展中具有重要的作用。它以社区人群和家庭为主要服务对象,通过社区护士的访视,完成对社区健康人群和居家患者的预防保健、健康促进、护理照顾和康复护理的工作。

一、概述

（一）家庭访视的概念

家庭访视是指在服务对象的家庭里,为了维持和促进健康而对服务对象所提供的有目的的交往活动。家庭访视是家庭护理的重要工作方法,在我国,社区卫生服务中心(站)为服务对象的健康提供服务的主要手段是家庭访视。

（二）家庭访视的目的

(1)协助家庭发现健康问题:收集家庭生活环境中关于个人、家庭、社区健康的相关资料,及时协助家庭发现家庭成员某些与健康相关的问题。

(2)确认影响家庭健康的危险因素:评估阻碍促进家庭健康的因素和支持系统,鼓励家庭充分利用健康资源,消除影响健康的因素,确保家庭健康。

(3)寻求在家庭内解决问题的方法:评估家庭结构,根据家庭资源采取适当的措施,有针对性地落实家庭健康护理。

(4)提供护理服务:为居家慢性病患者、精神病患者、残疾人等提供适当、直接、有效的护理服务。

(5)促进家庭功能的发挥:为家庭提供健康促进和健康教育措施,提高家庭成员自我健康管理能力,充分发挥家庭功能,完成各阶段家庭发展任务。

(6)提供判断社区健康问题的线索:对具有相同健康问题的家庭进行分析,找出社区存在的健康问题。

(7)促进有效利用支持系统:鼓励家庭利用健康资源,促进家庭健康。

(8)帮助社区护士与访视家庭建立良好关系。

（三）家庭访视的类型

1.预防性家庭访视

其主要用于疾病预防和保健方面的工作,如妇幼保健及计划免疫。

2.连续照顾性家庭访视

其为患者提供连续性照顾,需定期进行,常用于慢性病患者、需要康复护理的家庭、临终患者及其家属等。

3.评估性家庭访视

评估个体、家庭的需求和状况,为制订护理计划提供依据。评估性家庭访视常用于年老体弱者的家庭、存在危机的家庭、可能存在健康问题的家庭。

4.急诊性家庭访视

急诊性家庭访视解决临时性的、紧急的问题(如家庭暴力、意外伤害),多为随机性。

（四）家庭访视的内容

(1)判断家庭存在的健康问题,制订护理计划,进行家庭成员的健康管理。

(2)对患病者和身体衰弱者提供直接护理,包括评估服务对象的健康问题、实施基础护理和做各项技术操作及健康指导。

(3)进行家庭成员的健康管理,帮助家庭成员有效运用保健知识(如家庭环境安全与卫生知识、自我健康管理知识),提高家庭成员的自我健康管理能力。

(4)提供利用各种社会健康福利资源的指导,建立有效的支持系统。

(5)进行协调、合作活动,帮助服务对象联络医师访诊及联系转诊等。

二、家庭访视程序

(一)访视前的准备

1.选择访视对象及优先顺序

访视对象较多时,在安排访视对象时应遵循急、危、重、涉及面广者优先的原则。优先顺序:群体为先,个体为后;急性病为先,慢性病为后;严重健康问题、后遗症者及不能有效利用卫生资源者优先。在实际访视过程中,既要参照优先安排原则,也要根据具体访视情况进行适当调整。如一天需要访视多个家庭,应优先访视免疫力差者,最后访视有传染性或感染性疾病的患者。

2.确定访视的目的

在第一次访视前,对被访视家庭情况做充分了解,包括家庭环境、家庭成员的健康状况等,分析家庭需要获得的帮助及解决的问题,制订访视计划。

3.准备访视用物

根据访视的目的和访视对象确定访视用物。访视物品分两类:一类是访视前应准备的基本物品,如体检工具、常用消毒物品、隔离用物、常用药物及注射工具。另一类是根据访视目的增设的访视物品,如对新生儿访视时增加体重秤、母乳喂养和预防接种的宣传材料。

4.联络被访家庭

需要事先与访视家庭预约,一般通过电话预约。

5.安排访视路线

访视路线视具体情况而定。

(二)访视中的工作

其包括确定关系,评估、计划和实施,简要记录访视情况以及结束访视。

1.确立关系

与服务对象及其家庭建立信任、友好、合作的关系。访视目标的实现与服务对象及其家庭成员的积极配合有密切关系。

2.评估、计划与实施

对访视对象及其家庭进行评估,找出存在的问题和上次访视后的变化情况,与访视对象一起制订或调整计划,使计划更适合访视对象,进行健康教育和护理操作,操作时遵守无菌操作原则。

3.简要记录访视情况

在访视时,对收集到的主观和客观资料、护理措施和指导的主要内容进行记录。记录时注意只记录重要内容,不要为了记录而忽略与访视对象的谈话。

4.结束访视

与访谈对象一起复习总结,在需要和同意的基础上共同决定是否需要下次访视。

(三)访视后的工作

1.消毒及物品的补充

对所有使用的物品进行必要的消毒处理、整理,补充访视包内物品。

2.记录和总结

整理和补充访视记录,建立家庭健康档案和病历。

3.修改护理计划

根据收集的家庭健康资料和新的问题,修改并完善计划。

4.协调合作

与社区其他工作人员交流访视对象的情况,商讨解决方法。

(四)访视的注意事项

1.着装

要注意穿适合社区护士身份的职业服装,整洁、协调、便于工作。不佩戴贵重首饰,随身携带身份证、工作证及零钱。

2.态度

要求合乎礼节、大方而且稳重,能表示出对访视家庭的关心和尊重。

3.访视时间

以1 h以内为宜,避开家庭吃饭和会客时间。

4.服务项目与收费

护患双方要明确收费项目与免费项目,一般访视人员不直接参与收费。

5.应对特殊情况

(1)访视时如遇有敌意、发怒及情绪反复无常者,提供急需护理后立即离开现场。

(2)尽量有家属在场,如服务对象是异性且独自在家,社区护士应有陪同者。

(3)访视时有不安全因素,应及时离开,与相关部门联系。

三、家庭访视中的沟通技巧

(一)初始

交流初始应使用尊称,自我介绍后说明交流的目的、时间。

(二)语言交流

要求语言交流简单、明了、切题、表达清楚,不使用医学术语,不说忌讳的字、词和事件。注意提问技巧,如访视对象对提出的问题没有理解,应变换口气再提同样的问题。

(三)非语言交流

随时注意服务对象的面部表情、目光、姿势、声音和语调,应表现出认真地倾听或欣赏。

(四)交流阶段

交流时应耐心、主动地倾听。原则是明确服务对象有诉说问题的权利;不剥夺服务对象解决问题的权利;不过度猜测和错误地理解;不超越服务对象的情感层,交谈时社区护士的情感始终要跟随服务对象的情感,有意识拉近双方的情感距离;不遗漏问题和主要内容;不断学习、总结经验。

(五)结束交流

社区护士结束交流前需征询服务对象对本次交流的看法,提出对家庭护理方案的意见和做必要说明,根据服务对象在交流中的表现,用积极的语言鼓励并加以肯定,可为下次交流打下良好的基础。

(赵　雪)

第六节　新生儿的健康管理

一、新生儿家庭访视

社区护士在新生儿出院后,根据"出生报告制"合理安排时间,及时进行家庭访视,并建立新生儿健康管理卡和预防接种卡。社区护士对新生儿进行3次家庭访视,在新生儿出院后3 d内进行初次访视;第2次访视在新生儿出生后2周,第3次访视在出生后第4周。每次访视要详细填写访视记录,评估新生儿的健康状况,并对家长进行健康指导。

（一）新生儿健康状况

评估、了解围生期情况、新生儿出生情况、预防接种情况,在开展新生儿疾病筛查的地区了解新生儿疾病筛查情况等。观察家居环境,重点询问新生儿的喂养、睡眠、大小便情况。观察新生儿的精神、面色、呼吸、皮肤、五官、黄疸、脐部情况、外生殖器、臀部等。进行体格检查,为新生儿测量体温、身长、体重等。

（二）建立手册

建立《0～6岁儿童保健手册》。

（三）新生儿保健指导

根据新生儿的具体情况,有针对性地对家长进行母乳喂养、沐浴、脐部护理、预防接种和常见疾病预防的指导。如新生儿未接种卡介苗和第1剂乙肝疫苗,应提醒家长尽快补种。如新生儿未接受新生儿疾病筛查,告知家长到具备筛查条件的医疗保健机构补筛。

（四）异常新生儿的管理

对于低出生体重、早产、多胞胎或有出生缺陷的新生儿根据实际情况增加访视次数。如果新生儿的体温超过38.5 ℃或物理降温4 h无效,或者体温低于35 ℃或不吃奶,呼吸频率过快（超过每分钟60次或出现呼吸暂停）,瞳孔发白,怀疑先天性白内障,眼睛分泌物过多,新生儿对声音无反应等,要给予转诊。

二、新生儿满月健康管理

新生儿满28 d后,指导家长利用接种第二针乙肝疫苗的时机,带新生儿在乡镇卫生院、社区卫生服务中心进行随访。重点询问和观察新生儿的喂养、睡眠、大小便、黄疸等情况,对其进行体重和身长的测量、体格检查和发育评估。

（赵　雪）

第七节　婴幼儿的健康管理

婴幼儿的健康管理均应在乡镇卫生院、社区卫生服务中心进行,偏远地区可在村卫生室、社区卫生服务站进行,时间分别在 3 个月、6 个月、8 个月、1 岁、1 岁半、2 岁、2 岁半、3 岁时,共 8 次。有条件的地区,建议结合儿童预防接种时间增加随访次数。

一、婴幼儿健康状况评估

询问上次随访到本次随访之间的婴幼儿喂养、患病等情况,定期进行体格检查,测量身高、体重、胸围、头围等,以评估婴幼儿生长发育和心理行为发育状况。

二、婴幼儿生长发育监测

(一)生长发育评价指标

1.体重

体重是衡量儿童营养状况和生长发育的重要指标。儿童的体重可根据以下公式粗略计算:

$$1\sim 6 \text{ 个月婴儿的体重(kg)}=\text{出生体重}+\text{月龄}\times 0.7$$
$$7\sim 12 \text{ 个月婴儿的体重(kg)}=6+\text{月龄}\times 0.25$$
$$2\sim 12 \text{ 岁儿童的体重(kg)}=\text{年龄}\times 2+8$$

2.身高(身长)

婴儿出生时平均身长为 50 cm,0～6 个月平均每月增长 2.5 cm,6～12 个月平均每月增长 1.25 cm,至 6 个月时平均身长为 65 cm,1 岁时平均身高 75 cm,2 岁以后每年增长 5～7 cm。婴儿期身长的增长以躯干为主,幼儿期开始以下肢为主。青春期,儿童进入生长发育的第二个高峰,体格迅速增长。2～12 岁儿童的身高可根据以下公式粗略计算:

$$\text{身高(cm)}=\text{年龄}\times 7+70$$

3.头围

头围的大小反映了大脑和颅骨的发育。出生时头围为 33～34 cm,0～6 个月每月大约增加 1.5 cm,6～12 个月每月增加 0.5 cm。6 个月时平均头围为 43 cm,1 岁时平均头围为 46 cm,2 岁时平均头围为 48 cm。

4.胸围

胸围反映了肺与胸廓的发育。出生时儿童的胸围为 32 cm,比头围小 1～2 cm,1 岁时胸围约等于头围,以后胸围超过头围。

5.头颅

头颅由 6 块扁骨组成,骨与骨之间形成囟门。前囟是一个菱形间隙,出生时长度为 1.5～2 cm(对边中点的连线长度),1 岁半前闭合。后囟呈三角形间隙,在出生后 6～8 个月闭合。

6.牙齿

儿童在 4～10 个月开始出牙,1 岁尚未出牙视为异常,2～2.5 岁乳牙出齐,乳牙共 20 颗。6 岁左右开始出第一恒牙,7～8 岁乳牙按萌出顺序开始脱落,代以恒牙。

(二)生长发育的评价

1.标准差法

标准差法又称均值离差法,是我国评价儿童体格生长状况最常用的方法。标准差法是把体格生长指标(按年龄)的平均值作为基准值,以标准差为离散度,划分评价等级,一般认为平均值±2 个标准差(包含 95%的总体)范围内的被检儿童为正常儿。

2.百分位法

百分位法是世界各国常用的评估儿童体格生长的方法。百分位法是以体格生长指标(按年龄)的中位数(即第 50 百分位 P50)为基准值,一般认为第 3～97 百分位(包含 95% 的总体)范围内的被检儿童为正常儿。

3.曲线图法

曲线图法即生长发育图法。根据儿童体格生长指标(按年龄)参考值的平均值±2 个标准差(或第 3 及第97 百分位的数值),绘制两条标准生长曲线。将被检儿童的体格测量数值按年龄标识,连成一条曲线,与标准生长曲线进行比较,以评价儿童个体的生长发育状况及儿童群体的生长趋势。

4.指数法

指数法是对两项指标的相互比较,综合评价儿童的体格生长、营养状况和体型。儿童常用的指数是 Kaup 指数。Kaup 指数表示单位面积的体重数,低于 12 为营养不良,12～13.4 为偏瘦,13.5～18 为正常,19～20 为营养优良,高于 20 为肥胖。计算公式如下:

$$Kaup 指数 = \frac{体重(kg)}{[身高(cm)]^2} \times 10^4$$

三、婴幼儿保健指导

对家长进行母乳喂养、辅食添加、心理行为发育、意外伤害预防、口腔保健、常见疾病防治等的健康指导。

四、进行贫血及听力筛查

在婴幼儿 6～8 个月、18 个月、30 个月时分别进行血常规检测。在 6 个月、1 岁、2 岁、3 岁时使用听性行为观察法进行听力筛查。

五、定期预防接种

在每次进行预防接种前均要检查有无禁忌证,若没有禁忌证,体检结束后接受疫苗接种。我国免疫规划疫苗包括乙肝疫苗、卡介苗、脊髓灰质炎疫苗、百白破疫苗、麻疹疫苗和白破疫苗 6 种,2008 年原卫生部发布了扩大免疫规划,在以上 6 种规划疫苗的基础上,将甲肝疫苗、流脑疫苗、乙脑疫苗及麻腮风疫苗也纳入国家免疫规划,要求对适龄儿童进行常规接种。

(赵 雪)

第八节 学龄前儿童的健康管理

社区卫生机构为 4～6 岁儿童每年提供一次健康管理服务。散居儿童的健康管理服务应在乡镇卫生院、社区卫生服务中心进行,集体儿童的健康管理服务可在托幼机构进行。

一、学龄前儿童健康状况评估

询问上次随访到本次随访之间儿童的膳食、患病等情况,进行体格检查,测量身高、体重等,进行血常规检测和视力检查,评估儿童生长发育和心理行为发育状况。

二、学龄前儿童保健指导

对家长进行合理膳食、心理行为发育、意外伤害预防、口腔保健、常见疾病防治等的健康指导。

三、健康问题处理

对健康管理中发现的有营养不良、贫血、单纯性肥胖等情况的儿童应当分析其原因,给出指导或转诊的建议。对口腔发育异常(唇腭裂、高腭弓、诞生牙)、有龋齿、视力异常或听力异常的儿童应及时转诊。

(赵 雪)

第九节 社区儿童及青少年保健与护理

儿童是社区卫生保健的重点人群之一,其健康状况是衡量一个国家或地区社会发展、经济、文化、卫生水平的重要指标之一。儿童发育阶段一般可分为新生儿期、婴幼儿期、学龄前期、学龄期和青少年期。社区护士根据各年龄阶段儿童的发育特点,开展社区儿童及青少年健康管理,增强儿童的体质,降低婴幼儿死亡率,减少儿童常见病及多发病的患病率,提高儿童的总体健康水平。

一、社区儿童及青少年保健的意义

(一)基本概念

1.儿童保健

儿童保健是研究各年龄期小儿的生长发育、营养保障、疾病防治和健康管理的综合学科,是一项根据儿童生长发育特点开展的以儿童为对象的健康保健及护理工作。

2.新生儿期

新生儿期指自胎儿从母体娩出至 28 d 的一段时期。此期的保健任务为新生儿健康检查、日常生活指导和育儿知识的传授等。

3.婴幼儿期

婴幼儿期指出生后 28 d 到 3 岁期间。其中婴儿期是指 1~12 个月。婴幼儿期的主要保健任务为喂养与婴幼儿营养,促进感知觉、语言和动作的发展,做好预防接种工作,养成良好生活习惯以及预防意外伤害等。

4.学龄前期

学龄前期指 3~6 岁的幼儿期。此期的保健任务为平衡膳食、促进儿童思维的发展、指导入幼托机构的准备以及协助幼托机构进行儿童保健。

5.学龄期

学龄期指 6~12 岁的小学生时期,也称童年期。此期的主要保健任务为协助学校做好儿童的保健工作,包括形成良好的生活习惯、预防疾病及意外伤害、防止家庭内及学校虐待和对性早熟儿童进行健康管理。

6.青少年期又称青春期

青少年期指 12～18 岁由儿童发育到成人的过渡期,是生长发育的突增期,此期中孩子的生理、心理发生巨大变化。此期的主要保健任务是协助学校进行体格检查、健康指导等。

(二)社区儿童及青少年保健的意义

1.促进儿童生长发育

利用新生儿家庭访视、定期健康体检、生长发育评估、预防接种等服务的机会,引导儿童及家长提高自我保健的意识及能力。如果儿童有生长发育障碍,指导与督促其家长为其进行矫正及治疗。

2.促进早期教育,增强体质

指导家长科学育儿,辅导家长正确喂养儿童,保持儿童均衡摄入各种营养素,增强儿童的身体素质。

3.降低儿童常见病、多发病的患病率和死亡率

在推广计划免疫的同时,普及科学育儿知识并进行安全教育,降低新生儿、婴幼儿死亡率。

4.依法保障儿童及青少年合法权益

依据国家颁布的保护儿童相关法律法规,早期发现并有效制止社区内儿童被虐待、使用童工等侵害儿童权利事件,合理利用社区卫生资源,依法保障社区儿童、青少年生存和发展等权利。

5.开展社区儿童及青少年保健

这是实现人人享有卫生保健的有效策略,是动员全社会参与的重要手段。

二、儿童生长发育与行为特点

(一)新生儿期

新生儿体重生长为胎儿宫内体重生长的延续。新生儿离开母体开始独立生活,有反射性匍匐动作、踏步反射、立足反射,听觉灵敏,对光反射敏感,喜欢看人脸,对不同味觉产生不同反应,如喂酸味果汁出现皱眉。此期的关键是亲子关系的建立。

(二)婴幼儿期

此期是第一个生长高峰期,婴幼儿生长速度快。由于生长活跃,代谢率高,对热量、蛋白质的需求量大,但婴儿期的消化器官功能发育尚不完善,消化、吸收能力弱,如喂养不当,易发生消化吸收紊乱。另外,由母体得来的被动免疫逐渐消失,后天获得性免疫尚未完全建立。小儿容易罹患传染性疾病,如麻疹、上呼吸道感染、肺炎。

(三)幼儿期

生长发育速度减慢,随年龄增长,活动量加大,热能消耗增多,幼儿变瘦。脑功能发育越来越完善,观察、注意、记忆、思维、想象等能力迅速发展,能主动观察、认知,出现第一个违拗期。由于活动范围扩大,接触感染与危险事物的机会增加,而幼儿的自我保护意识与能力尚不足,容易患传染病及发生意外伤害。

(四)学龄前期

体重增长减慢,身高增长增快。活动能力加强,智力发育迅速,求知欲及可塑性强,易发生意外事故。乳牙开始脱落,恒牙萌出,脑发育接近成人,动作协调,语言、思维、想象力成熟。此期是

性格形成的关键时期。但此期免疫系统发育仍不成熟,儿童易患传染病。

（五）学龄期

体格生长稳定增长,身高增长速度趋于平稳,多种生理功能已基本成熟,除生殖系统外,其他器官的发育基本接近成人水平,淋巴系统发育处于高潮。脑的形态发育基本完成,社会心理进一步形成,认知能力增强,综合、理解、分析能力逐步完善,求知欲强。

（六）青春期

此期出现第二次生长高峰,全身器官发育迅速,生殖系统发育日趋成熟,第二性征出现,内脏功能日趋健全。自我意识逐渐产生,对社会的认知能力尚不完善,易产生青春期复杂的心理行为问题。

三、社区儿童及青少年保健工作的内容

社区儿童及青少年保健工作是社区卫生人员根据儿童、青少年时期不同的生长发育特点,以满足社区儿童及青少年的健康需求为目的,解决社区儿童及青少年健康问题所提供的保健服务。

（一）促进儿童及青少年的生长发育

通过评估社区儿童及青少年的生长发育与健康状况,及时发现其生长发育问题,指导家长及托幼机构正确喂养,保证儿童及青少年均衡摄入营养。指导家长建立良好的亲子关系的方法与技巧。

（二）预防保健及健康教育

通过宣传栏、讲座、宣传册等宣传母乳喂养、疾病防治等知识,按期进行预防接种,对托幼机构及学校进行健康指导。

（三）常见健康问题的管理

进行常见病、多发病和传染病的防治工作。

（四）建立社区儿童健康档案

为社区内每一位儿童建立健康档案,及时记录儿童的健康状况。

（赵　雪）

第十节　社区妇女儿童保健的相关理论与应用

一、弗洛伊德的性心理发展理论

（一）理论产生背景

弗洛伊德是奥地利精神病学家,被誉为"现代心理学之父"。1905年,他通过精神分析法观察人的行为,创建了性心理发展理论。他认为性本能是个性发展过程中具有重要意义的因素,他的理论注重儿童性心理发展,他认为儿童对自己身体的关注是建立于他人关系基础之上的。

（二）理论的主要观点

弗洛伊德认为儿童从出生到成年要经历5个发展阶段,儿童在这些阶段中获得的经验决定了他们成年的人格特征。

1.口唇期

口唇期指从出生到 1 岁,婴儿期所有的愉悦之源来自口唇的活动,婴儿通过吸吮、咬、咀嚼、吞咽等活动来获得快乐与安全感。这种口唇的满足有助于婴儿情绪及人格的正常发展。

2.肛门期

肛门期指 1～3 岁,随着肛门括约肌的发育和排便控制能力的形成,1～3 岁的儿童愉悦的中心转移到排泄所带来的快乐及自己对排泄的控制。这段时期排便环境和氛围对儿童的个性产生深远的影响。

3.性蕾期

性蕾期指 3～6 岁,此期儿童对性器官开始发生兴趣,他们察知两性的区别并感到好奇。这段时期女孩容易产生“恋父情结”,男孩则容易产生“恋母情结”,健康的发展在于与同性别的父亲或母亲建立起性别认同感。

4.潜伏期

潜伏期指 6～12 岁,此期儿童早期的性欲冲动被压抑到潜意识领域,精力和能量都放在知识的获取和玩耍上,儿童的兴趣不再限于自己的身体,转而注意周围环境的事物,因此,此期儿童的愉悦感主要来自对外界环境的体验,这对以后的人际交往产生重要影响。

5.生殖期

生殖期指 12～20 岁,随着青春期的来临,儿童的生殖系统开始成熟,性激素开始分泌,潜意识中的性欲冲动开始涌现。生殖器官成为主要关注的中心和愉悦的源泉,注意力转移到性伴侣上,但他们同样会将能量放在寻求友谊、自我发展上。

(三)理论的应用

性心理发展理论的主要贡献在于发现了潜意识及其在人类的个性发展及行为中所起的作用。性心理发展理论有助于社区护士正确理解和评估不同年龄阶段儿童外在的焦虑、紧张、恐惧等不良情绪和反常行为所折射出的内心需求,以采取针对性措施。例如,在口唇期,应促进母乳喂养,当婴儿患病禁食时,如果没有医学禁忌证,应指导给予安慰奶嘴;在肛门期,社区护士应指导家长培养儿童良好的排便习惯;在性蕾期,鼓励家长参与照护,鼓励儿童对性别的认同;在潜伏期,注意保护儿童的隐私,同时引导儿童将精力投入学习和运动中;在生殖期,提供必要的性知识教育,女孩来月经时要进行经期卫生指导等。根据不同年龄阶段的心理发展特点提供有效的护理措施,促进儿童的健康发展。

二、艾瑞克森的心理社会发展理论

(一)理论产生背景

艾瑞克森是美籍丹麦裔心理学家。他的心理社会发展理论建立在弗洛伊德的精神心理理论基础上,强调文化及社会环境对人发展的影响,他认为生命的历程就是不断达到心理社会平衡的过程。艾瑞克森用生物学中的“关键时期”和“后生性”这两个概念来描述儿童个性发展关键时期中的核心冲突。每一阶段核心冲突的顺利解决都建立在前一阶段核心冲突解决的基础上。

(二)理论的主要观点

艾瑞克森将人的一生分为 8 个心理社会发展阶段,认为每个阶段都有一些特定的发展问题,这些问题的解决影响着儿童健康人格的形成和发展。他将儿童时期心理社会发育分为 5 个阶段。

1.婴儿期(0～1岁)

"信任与不信任"是该期心理社会发展的关键问题。健康人格首要的特征是建立一种基础信任感,信任感的形成标志儿童完成了婴儿期最重要的任务,也是儿童在此期最满意的体验。与弗洛伊德的"口唇期"相对应,这段时期是婴儿对各种感观刺激的感受期,婴儿不仅用口,还用视觉、抓取等方式接触外界事物。信任感的建立必须与具体的人和事物相联系,因此该期照护者持续地关爱至关重要,这有助于儿童信任感的发展。反之,当婴儿缺乏信任体验或基本需求没有满足时,就会产生不信任感,婴儿会把对外界的恐惧和怀疑情绪带入以后的发展阶段。因此,在这一阶段,使婴儿对环境和未来产生乐观和信心是最理想的发展结果。

2.幼儿期(1～3岁)

"自主与羞怯或怀疑"是该期心理社会发展的关键问题。随着小儿对自己的身体、行为、环境的控制能力加强,他们希望实践新获得的动作技能,例如走、爬、跳,并用自己的脑力进行选择、做出决定,逐渐建立了自主感。此期与弗洛伊德的"肛门期"相对应,自主感的建立以肛门括约肌自主控制能力的形成为标志。此期儿童开始独立探索,通过模仿他人的动作和行为进行学习。当这种自主行为受到他人嘲笑或羞辱或当他们在本来有能力自理的领域被强迫依赖他人时,消极的怀疑和羞怯感就会形成。此期因尚未形成社会规范的概念,儿童的任性行为达到高峰,喜欢说"不"来满足独立自主的需要。因此,该阶段理想的发展结果是自我控制。

3.学龄前期(3～6岁)

"主动与罪恶感"是该期心理社会发展的关键问题。随着身体活动能力和语言的发展,此期儿童有十足的想象力和好奇心,开始主动探索周围的世界,因而产生一种自我意识。该阶段与弗洛伊德的"性蕾期"相对应,主要特征是活跃的、入侵性行为。该期儿童不再只听从他人的指示,他们乐于自己创造游戏活动,有时会违背父母和他人的意愿行事,同时又因其行为或想象被指责而容易产生罪恶感。此期给予儿童积极鼓励和正确引导有助于自主性的发展。因此,该期积极的结果是建立儿童的方向感和目标感。

4.学龄期(6～12岁)

"勤奋与自卑"是该期心理社会发展的关键问题。此期是儿童成长过程中的决定性阶段,此期儿童学习大量的文化知识和技能,并在完成任务中获得乐趣,该相当于弗洛伊德的潜伏期。该期是儿童社会关系形成的决定性阶段,儿童在该期学会和他人竞争、合作,在实践中出色地完成任务并受到鼓励时,可获得自我价值感和勤奋感。但如果对他们的期望过高,或当他们认为自己不能达到他人为自己设立的标准时,就会产生一种自卑感。此期顺利发展的结果是学会与他人竞争,求得创造与自我发展。

5.青春期(12～18岁)

"自我认同与角色混淆"是该期心理社会发展的关键问题。此期青少年关注自我,开始建立自我认同。该期与弗洛伊德的生殖期相对应。此期由于生长发育迅速,青少年开始关注自己在他人眼中的形象,他们将其自我观念和价值标准与社会观念整合,并开始做职业规划。随着自我认同的建立,他们不再依赖父母和同伴的看法,真正开始独立。如果不能很好解决核心冲突,则会产生角色混淆。该期的理想的结果是奉献和忠诚他人,并实现自身价值和理想。

(三)理论的应用

心理发展理论有助于护理人员认识儿童发展过程中所面临的问题或矛盾,并认识到疾病常常引起这些矛盾激化并影响儿童心理的正常发展。借助此理论,护理人员可以准确认识到影响儿童健康的问题,采取有效的护理措施。在婴儿期,鼓励父母多陪伴婴儿,对住院的婴儿,护理人员应经常抱抱婴儿;在幼儿期,指导父母鼓励幼儿自己吃饭、穿衣、刷牙等,促进其自主感的发展;在学龄前期,鼓励儿童表达自己的感受,尊重儿童做出的决定;在学龄期和青春期,指导其积极应对学习的压力,树立正确的价值观和人生观。

三、皮亚杰的认知发展理论

(一)理论产生背景

皮亚杰是瑞士心理学家。皮亚杰通过对儿童行为的长期观察,提出了儿童认知发展理论。该理论认为儿童的智力起源于他们的动作和行为,儿童对经常变化的外部环境不断做出新反应,促进了智力的发展。

(二)理论的主要观点

皮亚杰认为逻辑思维能力的发展有 4 个主要阶段,每个阶段的出现都有一定的顺序性和连续性,必须建立在前一阶段认知发育的基础上。智力的发展过程是逐渐成熟的、程序化的,分为以下 4 个阶段。

1.感觉运动阶段

感觉运动阶段指 0~2 岁,该阶段受感官活动指导,形成简单的学习过程,期间经历 6 个亚阶段,儿童从反射性活动逐渐形成简单的、重复的行为。该阶段的主要特征是形成自主协调运动,能够将自己同环境区分开,形成自我观念的雏形。在感觉运动的后阶段,儿童开始运用语言和象征性思维。

2.前运算阶段

前运算阶段指 2~7 岁,该阶段儿童能用语言、符号、象征性游戏等来表达外部事物,主要的认知发育特征是以自我为中心。该阶段的儿童只能够站在自身的角度看待事物,其行为往往没有明确的理由。该阶段儿童的思维是具体的、有形的,儿童会根据事物与自己的联系或其用途来解释事物。

3.具体运算阶段

具体运算阶段指 7~11 岁,在该阶段,儿童的思维逐步变得有逻辑性,能够对事物进行分类、整理、排序和组织,但尚不能进行抽象思维。该阶段儿童不再以自我为中心,而是能够考虑他人的利益,即开始有了社会化的概念。

4.形式运算阶段

形式运算阶段指 11~15 岁,该阶段以适应性和灵活性为特征,青少年可进行抽象思维,运用抽象符号,并能通过系列观察得出逻辑性的结论。尽管他们有时会将理想和现实相混淆,但仍然能够处理和解决一些现实的矛盾。

(三)理论的应用

皮亚杰理论过于强调人类发展的生物学因素,忽视了导致个体差异和认知发育差异的因素,但该理论为了解儿童的思维提供了框架。认知发展理论可帮助护理人员了解不同发展阶段儿童的思维和行为方式,采取合适的语言和方式与其沟通,设计合适的活动及有激发性的健康教育方案,例如,根据儿童的认知发展特点,提供相应的玩具、故事书等,并提供适合的读物解释治疗和健康照护过程。

四、库伯格的道德发育理论

（一）理论产生背景

库伯格是美国儿童发展心理学家，他继承了皮亚杰的理论，提出了道德发展阶段理论。库伯格借助道德两难的问题情景，来探讨儿童对道德判断的内在认知心理历程。

（二）理论的主要观点

库伯格认为，儿童的道德判断随其认知发展的程度而改变，根据儿童至青少年的道德发展，按其道德推理思维的不同，分为 3 个时期 6 个阶段。

1.前习俗阶段（1～6 岁）

该阶段儿童已具备关于是非善恶的社会准则和道德要求，但他们是从行动的结果及与自身的利害关系来判断是非的。该阶段又分为两个时期。①惩罚与服从导向期：儿童认为凡是权威就是好的，遭到权威的批评的就是坏的。他们进行道德判断的理由是根据是否受到惩罚或服从权力，而不考虑惩罚或权威背后的道德准则。②工具性的相对主义导向期：儿童首先考虑的是准则是否符合自己的需要，有时也包括别人的需要。人际关系常被看成交易的关系，对自己有利的就好，不利的就不好。好坏以自己的利益为准。

2.习俗阶段（6～12 岁）

在习俗阶段儿童有了满足社会的愿望，比较关心别人的需要。该阶段包括两个时期。①好孩子导向期：儿童认为一个人的行为正确与否，主要看他是否为别人所喜爱，是否对别人有帮助或受别人称赞。②法律和规则导向期：遵守规则，完成任务，尊重权威，维持社会规则才是正确的行为。

3.后习俗阶段（12～19 岁）

在后习俗阶段，儿童开始对道德价值和道德原则做出自己的解释，而不受权威和规则制定者的控制。该阶段分两个时期。①社会契约导向期：在该时期，个人看待法律较为灵活，认识到法律、社会习俗仅是一种社会契约，是可以改变的，而不是固定不变的。②普遍的道德原则导向期：该时期个人在判断道德行为时，不仅考虑到适合法律的道德准则，还考虑到未成文的有普遍意义的道德准则。道德判断已超越了某些规章制度，更多地考虑道德的本质，而非具体的准则。

（三）理论的应用

库伯格从发展心理学的角度来论述道德发展，强调道德发展是认知发展的一部分，道德判断同逻辑思维能力有关，并且，社会环境对道德发展有着巨大的刺激作用。因此，在对儿童进行道德教育时，应根据儿童的认知和道德发展阶段，循循善诱地促进其发展。学校、家庭和社会要创造良好的条件，通过开展各种道德教育活动，促进儿童道德判断能力的发展。

（赵　雪）

第十一节　高血压患者的健康管理

一、全社区人群卫生诊断

社区卫生诊断借用临床诊断一词，是指社区卫生工作者运用社会学、流行病学和管理学等研究方法对社区人群的健康问题及社区资源进行调查,发现和分析社区人群的主要健康问题及其影响因素的一种调查研究方法。社区卫生诊断的目的是确定社区的主要公共卫生问题,寻找造成这些公共卫生问题的可能原因和影响因素,确定本社区综合防治的健康优先问题与干预重点人群及因素,为社区综合防治效果的评价提供基线数据。社区医疗卫生服务部门是高血压防治的第一线,通过对所辖全社区15岁以上的人群进行高血压患病率调查,建立居民健康档案的过程,了解全社区人群的高血压患病率及具体的患病个体,了解全社区人群中的各种高危因素,为社区居民患高血压的状况做出诊断和整体评价,建立并实施以医学科研证据为基础,以服务质量与结局为指标,以控制全社区高血压患者的血压、尽快恢复正常生活和工作为目标的管理方法。

二、高血压的社区检出和社区筛选

(一)高血压的社区筛选

1.有计划地测量成人血压

有计划测量辖区全部成年人的血压,建议正常人至少每2年测量1次血压;利用各种机会将高血压监测出来。

2.机会性筛查

在日常诊疗过程中发现血压异常升高者;利用各种公共活动场所(如老年活动站、单位医务室、居委会、血压测量站)测量血压;通过各类从业人员体检、健康检查、建立健康档案、进行基线调查等机会筛查血压;在各类公共场所安放半自动或自动电子血压计,方便公众自测血压。

3.重点人群筛查

在各级医疗机构门诊对35岁以上的首诊患者应测量血压;筛查高血压易患人群[如血压为17.3~18.5 kPa/11.3~11.9 kPa(130~139/85~89 mmHg)者、肥胖症患者],建议每半年测量血压1次。

4.初次发现血压升高的评估

对首次发现收缩压≥18.7 kPa(140 mmHg)和/或舒张压≥12.0 kPa(90 mmHg)者应进行评估处理。如收缩压≥24.0 kPa(180 mmHg)和/或舒张压≥14.7 kPa(110 mmHg),立即考虑药物治疗并建议加强随访,监测血压,应在2周内多次测量血压。如可疑高血压急症,社区卫生中心立即将患者转至上级医院。如收缩压为18.7~23.9 kPa(140~179 mmHg)和/或舒张压为12.0~14.5 kPa(90~109 mmHg),建议随访观察,至少4周内隔周测量血压2次。

5.高血压的社区诊断及临床评估

高血压的病史、症状和检查项目如下。

(1)应全面、详细地了解患者的病史、家族史:询问患者有无高血压、糖尿病、血脂异常、冠心病、脑卒中或肾脏病的家族史。

(2)病程:了解患高血压的时间,血压最高水平,是否接受过降压治疗,若有,了解其疗效与不良反应。

(3)症状及既往史:了解目前及既往有无冠心病、心力衰竭、脑血管病、外周血管病、糖尿病、痛风、血脂异常、支气管哮喘、睡眠呼吸暂停综合征、性功能异常和肾脏疾病等症状,若有,了解治疗情况。

(4)有无提示继发性高血压的症状:例如,肾炎史或贫血史提示有肾实质性高血压;肌无力、发作性软瘫等低血钾表现,提示有原发性醛固酮增多症;阵发性头痛、心悸、多汗等提示有嗜铬细胞瘤。

(5)生活方式:了解膳食脂肪、盐、酒的摄入量,抽烟支数,体力活动量以及体重变化等情况。

(6)药物引起的高血压:是否服用使血压升高的药物,如口服避孕药、类固醇、非甾体抗炎药、促红细胞生长素、环孢素以及中药甘草。

(7)社会-心理因素:包括家庭情况、工作环境、文化程度及有无精神创伤史。

(8)体格检查:仔细的体格检查有助于发现继发性高血压线索和靶器官损害情况。体格检查包括正确测量血压和心率,必要时测量站立位、卧位血压和四肢血压;测量 BMI、腰围及臀围;观察有无库欣面容、神经纤维瘤性皮肤斑、甲状腺功能亢进性突眼征或下肢水肿;听诊颈动脉、胸主动脉、腹部动脉和股动脉有无杂音;触诊甲状腺;做全面的心肺检查;检查有无肾脏增大(多囊肾)或腹部肿块;检查四肢动脉搏动和神经系统体征。

(9)实验室检查:检查血液生化(钾、空腹血糖、总胆固醇、甘油三酯、高密度脂蛋白胆固醇、低密度脂蛋白胆固醇、尿酸、肌酐),全血细胞计数,血红蛋白,血细胞比容,做尿液分析(蛋白、糖和尿沉渣镜检),做心电图。

评估靶器官损害:高血压患者靶器官损害(心、脑、肾、血管等)的识别,对于评估患者的心血管风险,早期积极治疗具有重要意义。从患高血压到最终发生心血管事件的整个疾病过程中,亚临床靶器官损害是极其重要的中间环节,在高血压患者中检出无症状性亚临床靶器官损害是高血压的社区诊断和临床评估的重要内容,也为高血压社区分级管理和社区随访制订合适的计划提供准确的医学依据。

(二)高血压的建档

1.社区医疗卫生人员的职责

高血压是最常见的慢性病,是终身性疾病,常伴有其他并发症,或是其他疾病的基础。2000 年全球疾病负担调查结果显示,50%的心血管疾病并发症及风险是由高血压引起的。但高血压是可防可治的,因此被纳入社区公共卫生基本服务内容之一。

社区卫生人员的职责,就是要通过首诊测血压、体检筛查、建立居民健康档案、患者主动上门就诊等方式,及早地发现患者,对存在潜在健康危险因素的一般人群实行以健康教育和控制健康危险因素(抽烟、膳食不合理、酗酒、缺乏运动、精神压力与紧张)为主的一级预防措施,对高危人群(高血压、高血脂、高血糖、体重过重及肥胖者)实施以"早发现、早诊断、早治疗"为主的二级预防措施,对已出现临床症状和诊断为高血压的患者实施以"防止病残、促进健康"为主的三级干预措施。

2.高血压健康档案

高血压健康档案是以高血压患者的健康为核心,贯穿整个生命过程,涵盖各种健康相关因素,实现多渠道信息动态收集,满足高血压患者的自我保健、健康决策需要的信息资源。从高血压慢性病管理防治的工作出发,为每一位高血压患者(特别是重点人群)建立起标准的、规范的、科学的、以电子信息平台为基础的健康档案。通过健康筛查建立档案和记录整个治疗过程,诊疗医师和居民本人都能够直接了解居民的健康状况、疾病进展情况,易于医师对症下药和提供健康指导,也有利于患者提高自我防控意识,控制病情发展。

3.建立高血压的居民档案内容和方法

社区高血压筛查和诊断检出后,对辖区内 35 岁及以上常住居民,每年在其第一次到社区卫生服务机构、镇卫生院就诊时为其测量血压,并做好记录。对第一次发现收缩压≥18.7 kPa

(140 mmHg)和/或舒张压≥12.0 kPa(90 mmHg)的居民,在去除可能引起血压升高的因素后预约复查,对非同日3次血压高于正常值的,建议转诊到上级医院以确诊,2周内随访转诊结果,对已确诊的原发性高血压患者纳入高血压患者健康管理。对可疑继发性高血压患者,应及时转诊。对工作中发现的高血压高危人群进行有针对性的健康教育,指导其每半年至少测量1次血压,并进行生活方式指导和行为干预,督促其进行自我保健管理。

(1)测量体重、心率,计算体重指数(BMI)。

(2)对所有患者进行有针对性的健康教育,详细了解患者的症状和生活方式,包括体育锻炼、摄盐情况、饮食、抽烟、饮酒、慢性疾病的常见症状,了解既往所患疾病、治疗及目前用药等情况。在此基础上,评估生活方式和健康状况,与患者一起制定生活方式改进的目标并在下一次随访时评估进展,同时详细告知患者出现哪些异常时应立即就诊。

(3)根据患者血压控制的情况、症状、体征,对患者进行评估和分类干预。对血压控制满意、无药物不良反应、无新发并发症或原有并发症无加重的患者,预约进行下一次随访时间;对第一次出现血压控制不满意,即收缩压≥18.7 kPa(140 mmHg)和/或舒张压≥12.0 kPa(90 mmHg),或出现药物不良反应的患者,结合其服药依从性,必要时增加现用药物剂量,更换或增加不同类的降压药物,2周时随访;对连续两次出现血压控制不满意或药物不良反应难以控制以及出现新的并发症或原有并发症加重的患者,建议其转诊到上级医院,2周内主动随访转诊情况。

(4)健康检查:在高血压患者知情、选择的情况下,每年为患者进行1次健康检查。可帮患者预约到社区卫生服务机构、镇卫生院健康检查,对行动不便、卧床的患者可提供上门健康检查。主要要求如下:①体格检查,包括体温、脉搏、呼吸、血压、体重、皮肤、浅表淋巴结、心脏、肺部、腹部等的检查以及口腔、视力、听力和活动能力的一般检查;②辅助检查,包括血常规、尿常规、大便潜血、空腹血糖、血脂、眼底和心电图检查。

(三)高血压的社区分级管理

1.高血压的危险分层

对高血压患者按危险因素、靶器官损害及临床疾病综合评估,把危险分层简化分为低危、中危、高危,并依此指导医师确定治疗时机、策略与估计预后。

2.高血压分级管理

一旦发生高血压,就需要终生管理。社区高血压防治要采取面对全人群、易患高血压(高危)人群和患者的综合的防治策略。最终形成一级预防、二级预防与三级预防相结合的综合一体化的干预措施。

高血压分级随访管理的内容。根据危险分层,将高血压患者分为一级、二级、三级管理。

(四)社区定期随访的方式

高血压社区随访可采用多种方式同时进行,常用的方式有患者到医院的诊所随访、定期到居民比较集中的社区站点随访、患者自我管理教育后的电话随访、对行动不便者的入户随访以及对中青年高血压人群的网络随访。

(五)社区高血压患者的双向转诊

1.双向转诊原则

确保患者的安全和有效治疗,减轻患者的经济负担,最大限度地发挥基层医师和专科医师各自的优势和协同作用。

2.双向转诊的条件与内容

(1)社区高血压转出的条件:合并严重的临床情况或靶器官的损害;患者年轻且血压水平达3级;怀疑继发性高血压;妊娠和哺乳期妇女;可能有白大衣高血压存在,需明确诊断;因诊断需要到上一级医院进一步检查。

(2)社区随诊高血压转出条件:按治疗方案用药2~3个月,血压不达标;血压控制平稳的患者,再度出现血压升高并难以控制;血压波动较大,临床处理有困难;随访过程中出现新的严重临床疾病;患者服降压药后出现不能解释或难以处理的不良反应;高血压伴发多重危险因素或靶器官损害而处理困难。

(3)上级医院转回社区条件:高血压的诊断已明确,治疗方案已确定,血压及伴随临床情况已控制稳定。

三、高血压社区健康教育方式

(1)根据社区人群的特点,利用各种渠道(如讲座、健康教育画廊、专栏、板报、广播、播放录像、张贴和发放健康教育材料),宣传普及健康知识,提高社区人群对高血压及其危险因素的认识,提高健康意识。

(2)根据不同场所(社区、机关、企事业单位、学校等)人群的特点,利用各种社会资源,开展生活/工作/学习场所的健康教育活动。

(3)开展社区调查,发现社区人群的健康问题和主要目标人群;针对社区人群对高血压的认知程度,确定相应的健康教育内容;针对不同目标人群,制定相应的健康教育策略。

(4)对社区的不同目标人群,提供相应的健康教育内容和行为指导。

四、高危人群健康教育

通过社区宣传相关危险因素、健康促进策略,提高高危人群识别自身危险因素的能力;提高高危人群对高血压及危险因素的认知;改变高危人群的不良行为和生活习惯。提高对定期监测血压重要性的认识,利用社区卫生服务机构对高危个体进行教育,给予个体化的生活行为指导。

(赵　雪)

第十二节　糖尿病患者的健康管理

一、糖尿病患者的社区管理

(一)确定管理对象

(1)因症状就诊:医师在诊疗过程中,通过检测血糖在就诊者中发现和诊断糖尿病患者。

(2)高危人群筛查:根据糖尿病高危人群的界定条件,在高危人群中进行血糖筛查。糖尿病高危人群指35岁以上者、有糖尿病家族史者、肥胖者、曾患妊娠糖尿病的妇女、娩出过巨大儿的妇女、高血压者、高血脂者。建议高危人群每年进行一次血糖检测。

(3)社区卫生调查发现糖尿病患者。

（4）其他途径：社区糖尿病流行病学调查、健康体检等。

（二）建档

对管理对象及时建立管理档案。内容包括患者的基本信息、现病史、家族史、既往史、用药情况、生活行为（饮食和运动情况等）、体检记录、辅助检查情况、诊断和治疗情况、随访管理计划及随访记录等。

（三）糖尿病患者的随访管理

1.随访内容

（1）每年提供4次免费空腹血糖检测，测量空腹血糖和血压，并评估是否存在危急情况，一旦出现危急情况应在紧急处理后紧急转诊，并于2周内随访转诊情况。

（2）若不需紧急转诊，询问上次随访到此次随访期间的症状。

（3）测量体重，计算体重指数，检查足背动脉搏动。

（4）询问患者的疾病情况和生活方式。

（5）了解患者的服药情况。

（6）定期为社区糖尿病患者进行病情、并发症和相关危险因素的评估，及时发现问题，以便采取适当的干预措施。

2.随访要求

（1）常规管理：①管理对象为血糖水平比较稳定的患者、无并发症或并发症稳定的患者、不愿参加强化管理的患者。②随访要求：对常规管理的患者，每年至少随访6次。每次随访都应了解患者的症状、体征、血糖、血压、血脂等指标，了解糖尿病及其并发症的变化，了解药物治疗、非药物治疗、患者自我管理等情况。

（2）强化管理：①对符合以下任一条件的患者实行强化管理：已有早期并发症；自我管理能力差；血糖控制情况差；有其他特殊情况，如妊娠、处于围术期、有1型糖尿病（包括成人迟发型自身免疫性糖尿病）；治疗上有积极要求；相对年轻，病程短。②每年至少随访12次，内容与常规管理相同。

（四）分类干预

根据患者的情况给予不同的有针对性的干预措施。

（1）对血糖控制满意（空腹血糖＜7.0 mmol/L），无药物不良反应及新发并发症或原有并发症无加重的患者，预约下次随访。

（2）对第一次出现空腹血糖控制不满意（空腹血糖≥7.0 mmol/L）或药物不良反应的患者，结合其服药依从情况进行指导，必要时增加现有药物剂量，更换或增加不同类的降糖药物，2周内随访。

（3）对连续两次出现空腹血糖控制不满意或药物不良反应难以控制，出现新的并发症或原有并发症加重的患者，建议转诊到上级医院，2周内主动随访转诊情况。

（4）对所有患者进行有针对性的健康教育。

（五）健康体检

对确诊的2型糖尿病患者，每1年进行1次较全面的体检，并与随访相结合。

二、糖尿病患者的健康指导

(一)疾病知识指导

指导患者及其家属增加对疾病的认识,提高患者对治疗的依从性,使患者以乐观、积极的态度配合治疗。

(二)饮食指导

合理饮食是糖尿病治疗的一项基础措施,饮食应多样化,要科学、合理,食物摄入与代谢消耗应保持正常的平衡状态。饮食控制的总原则有以下几点。

(1)合理控制总热量,保证营养供给。

(2)饮食清淡,避免摄入动物性脂肪和高糖类食物。

(3)定时定量,少食多餐,两餐间隔4～6 h,超过6 h加餐。

(4)增加膳食纤维的摄入。

(5)注意限盐,限制饮酒,戒烟,多饮水。

(三)运动指导

循序渐进,持之以恒,保持一定运动频率和强度。一般每周运动3～5次,每次30 min,尽量选择中等强度的有氧运动,如快走、慢跑、爬山、游泳。选择在餐后1～2 h运动,不宜空腹时进行运动。运动强度相对固定,切忌忽高忽低。运动前需要注射胰岛素者,应注射在腹部肌肉运动少的部位。尽量避免在恶劣的天气情况下锻炼。选择合适的运动场地,穿合适的服装与鞋、袜,随身携带零钱和糖果及保健卡。如血糖控制不好或血糖不稳定,有严重并发症,暂时不宜运动。

(四)药物治疗指导

遵医嘱用药,口服降糖药的患者要掌握正确的服药方法,熟悉药物可能引起的不良反应及应对方式。

(五)自我监测与检查指导

糖尿病患者应进行自我病情监测与定期复查,了解血糖控制情况。每天测量血糖4～7次;每2个月查1次糖化血红蛋白;每个月检查尿常规;对体重与血压首次必查,以后每3个月查1次;对血脂、血黏滞度首次必查,以后每年查1次;对肝功能、肾功能、心电图、眼底根据病情决定检查次数。

(六)足部护理指导

每天检查足部皮肤是否完好,触摸足背动脉的搏动是否正常;保持足的清洁和干爽,掌握正确的洗脚方法,水温不宜太冷或太热,一般40 ℃,浸泡10～15 min为宜;如足部皮肤干燥,使用皮肤护理霜,可适当按摩足部,足跟皲裂者使用含尿素的特殊皲裂霜;定期修剪趾甲;鞋、袜必须合脚、舒适和透气;防止冻伤、烫伤、外伤;定期到专科门诊复查,以早期发现血管、神经病变,早期治疗。

(七)低血糖预防指导

告知患者及其家属不能擅自更改降糖药物及剂量,遵医嘱服药;注意饮食规律;运动适量及选择合适的时间;减少饮酒;随身携带糖果以备急用;随身携带病情卡,一旦出现低血糖,便于他人施救及通知家人。

(八)心理调适指导

向患者及其家属讲解不良情绪及压力对疾病的影响。教会患者一些心理调适技巧,如不良情绪的宣泄、放松方法,帮助患者树立战胜疾病信心。

(赵　雪)

第十三节 老年人的健康管理

一、我国社区老年人护理模式展望

随着社会经济的快速发展,人类平均寿命的延长,人口老龄化现象日益明显。我国是世界老龄化人口数量最多的国家,目前人口老龄化所带来的各种社会问题越来越明显,这对老年人的护理提出了新的挑战。要维护老年人的健康,提高老年人的生活质量,需要社区护士探索符合我国实际情况的社区老年人健康服务模式。

（一）社区老年人护理的现状

1.社区老年人服务内涵不断扩展

近年来在政府统筹规划下,逐步建立了以社区为基础的老年人社会服务体系,组建了老年经济、老年医疗和护理、老年教育、老年精神文化生活、老年社会参与、老年法律、老年心理等多种老年社会服务体系。

2.社区老年人护理形式和内容有待拓展与完善

社区护士为老年人服务的形式逐步从基本医疗服务向公共卫生服务拓展,主要形式有社区卫生服务中心（站）、家庭病床等,服务主要涉及家庭访视、慢性病监测、老年人健康管理、社区健康教育等。但目前家庭健康护理体系不健全,社区护士与社区其他为老年服务人员联系松散,没有发挥应有的培训、指导等作用。

3.社区老年人护理研究有待深入

以老年人心理和社会健康为主的研究有待加强,一些交叉学科的研究报道少见。

（二）未来社区老年护理模式展望

1.以社区为基础的老年人长期照护模式的建立

为应对老龄化日益突出的问题,缓解老龄化带给社会、家庭及医疗保健的巨大压力,社区应探索建立以居家养老为主体,社区为依托的为老年人长期照护提供对接的信息沟通平台,对老年人社区保健提供有针对性的服务。

2.建立有中国特色的社区老年护理服务体系

政府机构应加大对社区养老服务的投入,合理配置卫生资源。为社区老年人提供的主要服务形式有家政服务、养老服务、家庭护理及互助服务等。

二、社区老年人健康管理规范

《老年人健康管理服务规范》由原卫生部于 2011 年 4 月 25 日颁布,规定服务对象为辖区内 65 岁及以上常住居民,社区每年为老年人提供一次健康管理服务,内容包括生活方式和健康状况评估、体格检查、辅助检查和健康指导等。

（一）服务内容

（1）每年进行一次老年人健康管理,包括健康体检、健康咨询指导和干预。

（2）生活方式和健康状况评估:评估体育锻炼、饮食、吸烟、饮酒、慢性疾病常见症状,评估既往所患疾病、治疗及目前用药等情况。

（3）体格检查：包括体温、脉搏、呼吸、血压、体重、腰围、臀围、皮肤、淋巴结、心脏、肺部、腹部等检查以及视力、听力和活动能力的一般检查。

（4）辅助检查：每年检查一次空腹血糖。有条件的地区增加血常规、尿常规、大便潜血、血脂、B超、眼底检查、肝功能、肾功能、心电图检查等以及认知功能和情感状态的初筛检查。

（5）告知居民健康体检结果并进行相应干预：①把发现已确诊的原发性高血压和2型糖尿病等患者纳入相应的慢性病患者健康管理；②建议存在危险因素且未纳入其他疾病健康管理的居民定期复查；③告知居民进行下一次健康检查的时间。

（6）对所有老年居民进行健康指导，告知慢性病危险因素、疫苗接种的必要性、预防骨质疏松及防跌倒措施、预防意外伤害和自救措施等。

（二）服务流程

（1）帮助65岁及以上常住居民预约。

（2）进行体格检查、一般检查，询问相关问题。

（3）根据评估结果进行分类处理。

（4）对所有居民告知健康体检结果，进行健康教育，宣教危险因素干预、疫苗接种、骨质疏松预防、意外伤害预防，告知下次体检时间。

（三）服务要求

（1）加强与居委会、派出所等相关部门的联系，掌握辖区内老年人口信息的变化。

（2）加强宣传，告知服务内容，使更多的老年居民愿意接受服务。

（3）帮助65岁及以上居民预约，到社区卫生服务中心接受健康管理。对行动不便、卧床居民可提供上门健康检查。

（4）每次健康检查后及时将相关信息记入健康档案。

（5）积极应用中医药为老年人提供养生保健、疾病防治等健康指导。

（四）考核指标

（1）老年居民健康管理率＝接受健康管理人数/年辖区内65岁及以上常住居民数×100%。

（2）健康体检表完整率＝填写完整的健康体检表数/抽样的健康体检表数×100%。

三、社区健康管理机构中护士的角色

（一）健康评估者

社区护士评估生活方式和健康状况。

（二）健康指导者

社区护士详细了解老年人的基本生活功能，指导老年人养成健康的生活方式，教导其注意个人卫生，衣着舒适，合理搭配饮食，使居室安全，养成良好的起居习惯，提高生活质量。

（三）直接护理服务者

社区护士提供医疗、护理、康复、保健服务及舒缓治疗服务等。

（四）心理保健指导者

指导老年人保持良好心态，避免情绪强烈波动，学会自我疏导和放松，养成良好的生活规律与睡眠习惯，培养兴趣爱好，适度进行人际交往，定期接受心理健康教育和心理咨询，学会控制情绪和调节心理。

（赵　雪）

第十四节　精神疾病患者的健康管理

随着社会经济高速发展、竞争加剧、压力增大,精神疾病的发病率明显升高,精神疾病已成为我国严重的公共卫生和社会问题。精神疾病患者经过住院治疗后,要回到社区和家庭进行康复,因此社区精神疾病患者的护理和管理就显得尤为重要。

一、概述

（一）基本概念

1.精神疾病

精神疾病又称精神障碍,是指在各种因素（包括生物学因素、心理社会因素等）作用下大脑功能失调,出现感知、思维、情感、行为、意志、智力等精神运动方面的异常,需要用医学方法进行治疗的一类疾病。

根据中国疾病预防控制中心精神卫生中心 2010 年初公布的数据,我国各类精神疾病患者超过 1 亿人,严重精神疾病患者已超过 1 600 万人,精神疾病在我国疾病社会负担中已排首位,精神疾病的防治任务艰巨。

2.社区精神卫生

社区精神卫生是综合应用社会精神病学、精神卫生学和预防医学等学科的理论和方法,来探讨如何保障和促进社区人群的身心健康,提高其承受各种应激和适应社会等能力,以防止各种心理障碍、行为问题和身心疾病。

3.社区精神卫生服务

社区精神卫生服务是指在政府各级卫生机构和相关部门配合下,以基层精神卫生机构为主体,以社区精神卫生工作者和全科医师为骨干,合理利用社区资源,采取预防、医疗、保健、康复和健康教育等相结合的精神卫生干预策略,来解决社区人群中的精神卫生问题,满足其基本心理卫生需要的一种连续性基层卫生服务。

（二）社区精神疾病患者的康复护理管理

社区精神疾病的预防、治疗、康复和社会适应的统筹安排管理是社区精神疾病管理的重点。当前,我国社区精神疾病患者的组织管理方法为三级管理制,即市级、区县级和基层三级管理,这是结合我国国情建立起来的精神卫生保健、群防群治的组织网络。它有利于开展精神卫生服务工作,方便患者就近就医、卫生咨询等,促进患者康复。

1.社区护理管理

社区护士依靠社区各方面的力量,对精神疾病患者开展药物治疗、工娱治疗及心理治疗等;调整周围环境和社会条件,促进社会各阶层的理解和支持;在服务设施等方面为精神疾病患者提供必要的支持,促进患者康复,适应社会环境。

2.家庭护理管理

家庭护理是精神疾病患者社区康复护理的主要形式。患者经过治疗好转后,家庭是其主要活动场所,家庭支持有利于改善患者的精神状态。在社区护士指导下,由家属完成督促患者服药、进行生活能力和人际交往能力训练等。社区护士定期随访,以巩固疗效,预防复发。

(三)社区精神疾病患者康复护理的目的

社区精神疾病的护理与管理是以社区为单位,通过各项康复护理措施,使精神疾病患者因疾病所丧失的躯体功能、心理功能、社会功能和职业功能得到最大限度的恢复。

1.预防精神残疾的发生

早期发现患者,给予及时、充分的治疗和全面康复护理措施,争取达到最好的治疗效果,使大多数患者达到治愈和缓解。在精神疾病的缓解期,巩固疗效,防止复发,防止精神残疾的发生。

2.尽可能减轻精神残疾程度

对难以治愈的患者,要尽可能防止其精神衰退。对已经出现精神残疾者,应设法逐步提高其生活自理能力,减轻精神残疾程度,减轻家庭负担。

3.提高精神残疾者的社会适应能力和劳动能力

在康复过程中,提高精神残疾者的社会适应能力是康复护理工作的重点。通过各种康复护理措施和训练手段,提高患者的社会适应能力,使患者具有代偿性生活和工作技能,提高患者的生活质量。

二、社区重性精神疾病患者的康复护理与管理

(一)社区精神分裂症患者的康复护理与管理

精神分裂症是一种病因不明,以思维、情感、意志行为的分裂,整个精神活动与周围环境的分裂(不协调)为主要特征的一类最常见的重性精神疾病。临床分型有偏执型、单纯型、紧张型、青春型和其他类型,不同阶段和不同类型疾病的临床表现差异较大。该病可导致患者的社会适应能力下降。社区护理对患者的康复有重要意义。

1.用药护理

告知患者及其家属维持药物治疗的重要性,与家属合作,做好患者的用药护理。患者在患病期间无自知力,不承认自己有病,常拒绝服药,指导家属耐心劝说患者服药。药物由家属保管,口服药物时监督患者,防止其发生藏药行为。注意观察药物的不良反应,如头晕、口干、流涎、便秘及锥体外系症状,若不良反应严重,应与专科医师讨论减少用药或暂时停药。

2.基础护理

注意保持营养均衡。对不愿进食者,应针对不同原因,设法诱导进食,必要时遵医嘱给予鼻饲或静脉输液等。对抢食、暴食者应安排单独进餐并限制进食量。为患者创造舒适的睡眠环境,使其养成良好的睡眠习惯,保证充足的睡眠。患者可能因饮食不正常、活动量少、服用抗精神病药等发生便秘或排尿困难,应注意观察患者的排泄情况,如有异常,及时处理。

3.安全护理

患者受疾病影响,可能会发生伤害自己或他人的行为,要注意为患者创造一个安全的环境。不要与患者争辩,减少外界的不良刺激。陪伴患者参加一些其喜爱的活动以转移其注意力。避免其接触刀具等危险用品,病情严重时及时将其送往医院,防止其自杀、自伤、暴力或出现破坏行为。

4.心理护理

给予患者支持、鼓励、安慰。与患者及家属建立良好的护患关系。对家庭成员进行心理指导,使其适应角色转变,建立正确的应对方式。

5.社会功能康复训练

为患者创造良好的社区氛围,鼓励患者多与他人交往,参加适量的社会活动,防止社会功能衰退;锻炼患者的生活技能、基本职业技能,促进患者尽早回归社会。

6.健康教育

向患者及其家属讲解疾病相关知识,如发病的原因、诱因、疾病的表现、治疗方法及预后,使家属理解和支持患者。指导家属观察患者的病情变化,识别疾病复发的早期表现,如情绪不稳、睡眠障碍、生活不能自理、懒散,并及时送患者就医。

(二)社区情感性精神障碍患者的康复护理与管理

情感性精神障碍,又称心境障碍,是以心境显著而持久的改变(高涨或低落)为基本特征,伴有相应思维和行为异常的一类精神疾病。此类精神障碍有反复发作倾向,缓解期间精神状态基本正常,预后一般较好。临床表现分为躁狂发作和抑郁发作两种状态。

1.用药护理

告知患者及其家属要坚持用药,不可因症状缓解而停药。药物由家属保管,每次服药时家属监督患者,以防患者藏药。指导家属观察药物的不良反应,不良反应严重时需及时送患者就医。

2.安全护理

患者躁狂发作时要尽量稳定患者的情绪,可让其参加一些消耗体力而又无危险的活动,防止患者伤人、毁物,对性欲亢进的患者要加强看管。抑郁发作时要加强安全管理,患者的房间不能有危险物品,如金属类的刀、剪、各种玻璃制品及各种绳带,以免为患者提供自杀工具。

3.生活护理

指导家属做好患者的饮食和个人卫生护理,给患者创造安静、舒适的睡眠环境,避免周围环境吵闹。抑郁发作失眠者可采用促进睡眠的方法。

4.心理护理

鼓励患者参加适当的社会活动,提高其生活的兴趣与信心。

5.健康教育

指导家属给患者创造安静、和睦的家庭氛围,去除不良的刺激因素,避免疾病复发的诱因。与患者接触时,要和蔼、亲切、耐心,注意观察患者情绪的变化及异常的言行,督促家属定期陪同患者到医院复诊。

三、社区精神疾病患者危机状态的护理与管理

危机状态是指突然发生的,自己身体无法控制的,有可能危及自己、他人或物体的一种状态。精神疾病的危机状态常常是由精神症状引起的,较为常见的有暴力行为、自杀行为、出走行为等,严重影响了患者自身、他人和社会的安全。社区护士在进行精神疾病患者的护理和管理时,要掌握防范措施,减少或避免危机状态。

(一)暴力行为的护理与管理

暴力行为是基于愤怒、敌意、憎恨或不满等情绪,对他人、自身或其他目标所采取的破坏性暴力行为,可严重伤害或危及生命。表现为突然发生的冲动,可自伤、伤人、毁物,需要加以防范。

1.暴力行为预防

(1)评估暴力行为的危险因素:社区护士可通过某些危险因素来评估精神疾病患者暴力行为发生的可能性。

一般特征分析：男性、年轻、单身的患者易发生暴力行为。刚入院的患者对环境不太熟悉，有抵触等，导致情绪不稳定，易发生暴力行为。

临床特征分析：精神分裂症患者暴力行为的发生率最高，其次是有情感性精神障碍、乙醇和精神活性物质滥用的患者。此外，既往有暴力行为史的患者最可能再次发生暴力行为。

暴力行为先兆的评估如下。①动作：兴奋激动可能是暴力行为的前奏。一些早期的兴奋行为包括踱步、不能静坐、握拳或用拳击物、下颚或面部的肌肉紧绷、呼吸增快、突然停止正在进行的动作等。②情感：易激惹、有敌意、愤怒、异常焦虑、异常欣快、情绪不稳定。③语言：患者在出现暴力行为之前可能有一些语言的暗示，如强迫他人注意，对真实或想象的对象进行威胁，或提一些无理要求，大声喧哗。④意识：精神状态突然改变、定向力缺乏、思维混乱、记忆力损害提示暴力行为可能发生。如出现上述情况，应高度警惕，严防暴力行为发生。

（2）建立有效的护患沟通：良好的护患关系有利于处理各种矛盾，降低暴力行为的发生率。社区护士应掌握与患者沟通的技巧，与患者交往时要尊重、理解患者，要真挚、和蔼。对患者要做到耐心、细心，尽量满足患者的合理要求，减少暴力行为发生。

（3）全面掌握患者的病情：应全面了解患者的病情，包括既往暴力行为史、精神症状、发病诱因、个性特征、自知力变化的特点以及思想动态，对具有既往暴力行为史、幻听、易激惹、有被害妄想、不协调性兴奋等暴力行为发生的高危因素的患者，应重点观察和防范。

（4）加强安全管理：社区护士及患者家属要充分认识到暴力行为的危害性，加强危险物品的管理，严禁患者接触危险物品，消除安全隐患。

（5）做好心理护理：心理护理是防止暴力行为发生的有效手段，尤其对敌对、猜疑、易激惹、精神运动性兴奋症状突出的患者效果更为显著。运用启发、诱导、暗示等方式，耐心地解释、说服和安慰，创造良好的康复环境和氛围。

（6）加强健康教育：使患者了解疾病的相关知识，正确认识疾病，配合治疗；指导患者学会控制情绪，用正确的方法来宣泄自己的愤怒情绪，如听音乐、进行体育锻炼，从而减少或避免暴力行为。

2.暴力行为处理

（1）寻求帮助：当患者有攻击他人的暴力行为时，首先要迅速呼叫其他工作人员，集体行动。

（2）控制局面：暴力事件发生后，应尽快控制局面。一方面，转移被施暴的对象，疏散围观者；另一方面，用平静的声音和语气与患者交流，提醒患者暴力行为可能导致的后果，答应患者的要求，劝患者停止暴力行为。

（3）隔离：在其他非限制性措施都无效时，需要将患者隔离在一个相对安全、安静的环境中，暂时脱离使其不安的人际关系，减轻其感官负荷，以防止其伤害自己和他人。

（4）保护性约束：如果上述措施均无法控制患者的行为，则需要采取保护性约束。保护性约束包括使用机械或人工装置限制患者的身体行动。约束时效率要高，不要伤害患者。保证有足够的工作人员，每人负责患者身体的一部分，接触患者身体要果断、迅速，多人行动要协调。

（二）自杀行为的护理与管理

自杀行为是指受某种幻觉、妄想、价值观、信仰的支配而出现的无能应对，自觉生不如死，有意结束自己生命的一种悲观厌世的行为。抑郁症、精神分裂症等精神疾病患者的自杀率较高，因此自杀行为的防范与护理在社区精神疾病患者的护理中占有极为重要的地位。

1.评估自杀行为危险因素

(1)一般特征分析:经济条件差、性格孤僻、处理社会关系困难的患者易发生自杀行为。

(2)临床特征分析:抑郁症患者、精神分裂症患者、乙醇和药物滥用的患者易发生自杀行为。

(3)自杀行为征兆评估:大部分有自杀行为的患者有一些可观察到的自杀前征兆。①表示一事无成,感到绝望;②通过一些方式表达想死的念头;③陷入抑郁状态,失眠,食欲缺乏;④性格行为突然改变,情绪明显不同于往常;⑤不愿和他人沟通交流,愿意独处。指导家属注意观察患者,如出现上述情况,应高度警惕,严防自杀行为。

2.加强安全管理

患者在家中自杀的方式有服毒、自缢、跳楼等。指导家属给患者提供一个安全的环境,妥善保管家中的危险物品,如刀具、绳索、药物,以防患者自杀。

3.心理干预

要关心、理解、尊重患者,倾听患者的感受,使其充分宣泄内心的痛苦,让负性情绪得以表达,适时给予心理干预。指导患者生活的技巧和方法,制定生活目标,让患者做一些力所能及的事,调动患者生活的积极性,使其认识到自身的价值,恢复自信心。

4.用药护理

治疗的关键是遵医嘱用药。指导家属督促患者遵医嘱服药,不随意增、减药量,每次服药确保药入口、咽下,防止患者弃药或积攒药物用于自杀。

5.利用家庭、社会支持系统

家庭、社会的支持和关怀对促进康复、预防复发起着极为重要的作用。社区护士应动用社会支持系统,将社会资源介绍给患者及其家庭,激发患者的生活热情,提高患者家庭的应对能力。

(三)出走行为的护理与管理

出走行为是指精神疾病患者在发病期间因缺乏自知力,私自离开家庭或医院的行为。患者在出走期间可能发生暴力行为、自杀行为或走失等意外。因此,要切实做好患者出走行为的防范。

1.评估出走行为危险因素

(1)一般特征分析:例如,长期处于封闭家庭环境中的患者易发生出走行为。

(2)临床特征分析:精神分裂症患者中存在迫害性幻觉和妄想的患者易发生出走行为。

(3)出走行为征兆评估:有出走史、有明显的幻觉妄想、有寻找出走机会的表现等,出走前常伴坐卧不安、焦虑、失眠等表现。

2.出走的预防

社区护士及患者家属要加强与患者的交流,对有出走史的患者要重点观察,了解并满足患者的心理需求。对有出走倾向的患者,要了解出走的想法和原因,开展心理疏导,消除患者出走的想法。动员患者的家庭和社会支持系统,给予情感和物质的支持,减轻患者的被遗弃感或社会隔离感。

3.出走的处理

发现患者出走后,应立即通知其他人员,分析和判断患者出走的时间、方式、方向,组织人员寻找。找到患者后要做好患者的治疗和护理,防止再次发生出走。

（赵　雪）

参 考 文 献

[1] 吴小玲.临床护理基础及专科护理[M].长春:吉林科学技术出版社,2019.

[2] 魏晓莉.医学护理技术与护理常规[M].长春:吉林科学技术出版社,2019.

[3] 刘海霞.外科护理[M].北京:科学出版社,2019.

[4] 张鸿敏.现代临床护理实践[M].长春:吉林科学技术出版社,2019.

[5] 程萃华,张卫军,王忆春.临床护理基础与实践[M].长春:吉林科学技术出版社,2019.

[6] 孙小晶.护理技术操作规范[M].天津:天津科学技术出版社,2019.

[7] 黄雪冰.现代手术室护理技术与手术室管理[M].汕头:汕头大学出版社,2019.

[8] 陆小英,李海燕,朱国献.护理安全管理情景模拟案例分析[M].上海:上海科学技术出版社.2022.

[9] 徐友岚.护理管理与临床实践[M].北京:科学技术文献出版社,2019.

[10] 艾翠翠.现代疾病护理要点[M].长春:吉林科学技术出版社,2019.

[11] 王绍利.临床护理新进展[M].长春:吉林科学技术出版社,2019.

[12] 尹秀玲.现代妇产科护理规范[M].天津:天津科学技术出版社,2019.

[13] 杨平.现代护理基础理论与实践[M].长春:吉林科学技术出版社,2019.

[14] 黄粉莲.新编实用临床护理技术[M].长春:吉林科学技术出版社,2019.

[15] 蒋红,顾妙娟,赵琦.临床实用护理技术操作规范[M].上海:上海科学技术出版社,2019.

[16] 周秉霞.实用护理技术规范[M].长春:吉林科学技术出版社,2019.

[17] 张文娟,牟宗双,李丽珍.现代临床护理研究[M].汕头:汕头大学出版社,2019.

[18] 李文锦.新编护理理论与临床实践[M].长春:吉林科学技术出版社,2019.

[19] 高静.临床护理技术[M].长春:吉林科学技术出版社,2019.

[20] 官洪莲.临床护理指南[M].长春:吉林科学技术出版社,2019.

[21] 王金红.现代临床护理思维[M].北京:科学技术文献出版社,2019.

[22] 覃静霞.现代临床护理新进展[M].长春:吉林科学技术出版社,2019.

[23] 崔萍.新编临床疾病规范化护理指南[M].长春:吉林科学技术出版社,2019.

[24] 周芬华,潘卫群.养老护理(医疗照护)[M].上海:上海科学技术出版社,2019.

[25] 魏丽丽,修红,黄霞,等.清单式护理管理实践[M].北京:科学出版社,2019.

［26］彭瑛.全科护理［M］.昆明：云南科技出版社,2018.

［27］刘丽娜.临床护理管理与操作［M］.长春：吉林科学技术出版社,2019.

［28］王翠霞.现代临床规范化护理［M］.天津：天津科学技术出版社,2018.

［29］朱凤英.临床规范化护理技术［M］.天津：天津科学技术出版社,2018.

［30］张纯英.现代临床护理及护理管理［M］.长春：吉林科学技术出版社,2019.

［31］郭秀兰.新编实用临床外科护理知识［M］.长春：吉林科学技术出版社,2019.

［32］栾燕.临床常见病护理实践［M］.北京：科学技术文献出版社,2018.

［33］单强,韩霞,李洪波,等.常见疾病诊治与护理实践［M］.北京：科学技术文献出版社,2018.

［34］殷美萍.实用临床护理思维实践［M］.天津：天津科学技术出版社,2018.

［35］吴欣娟,张晓静.实用临床护理操作手册［M］.北京：中国协和医科大学出版社,2018.

［36］党小红.慢性阻塞性肺疾病临床针对性护理效果［J］.黑龙江中医药,2021,50(2):194-195.

［37］魏萍,穆紫艳,齐海晞.急性肺栓塞患者复发的危险因素分析与护理［J］.血栓与止血学,2022,28(3):858-859.

［38］王静.全科护理模式在哮喘患者中的应用［J］.吉林医药学院学报,2022,43(1):39-40.

［39］李英妮,薛军花.内镜下逆行胰胆管造影术后胆道出血的因素分析与护理措施［J］.血栓与止血学,2022,28(1):131-133.

［40］尹娜,蒋冬娅,夏翠红.神经外科脑肿瘤患者实施心理护理的临床效果探究［J］.心理月刊,2022(1):122-124.